PSIQUIATRIA DA INFÂNCIA E ADOLESCÊNCIA

MEDICINA
USP

HC Hospital das Clínicas Fmusp

Instituto da Criança e do Adolescente
Hospital das Clínicas - FMUSP

PEDIATRIA INSTITUTO DA CRIANÇA E DO ADOLESCENTE DO HCFMUSP | EDITORES DA COLEÇÃO **Filumena Maria da Silva Gomes** **Clovis Artur Almeida da Silva**

PSIQUIATRIA DA INFÂNCIA E ADOLESCÊNCIA

Guilherme Vanoni Polanczyk
Luisa Shiguemi Sugaya
Mauro Victor de Medeiros Filho
Caio Borba Casella

2ª EDIÇÃO
REVISADA E ATUALIZADA

manole
editora

Produção editorial: Paris Serviços Editoriais e Educacionais
Projeto gráfico: Departamento de Arte da Editora Manole
Diagramação e imagens: Luargraf
Capa: Ricardo Yoshiaki Nitta Rodrigues
Imagens de capa: Istockphotos

CIP-BRASIL. CATALOGAÇÃO NA PUBLICAÇÃO
SINDICATO NACIONAL DOS EDITORES DE LIVROS, RJ

P969
2. ed.

Psiquiatria da infância e adolescência / coordenadores Guilherme Vanoni Polanczyk ... [et al.] ; editores da coleção Filumena Maria da Silva Gomes, Clovis Artur Almeida da Silva. - 2. ed., rev. e atual. - Barueri [SP] : Manole, 2026.
(Pediatria ; 20)

Inclui bibliografia e índice
ISBN 9788520458549

1. Psiquiatria infantil. 2. Psiquiatria do adolescente. I. Polanczyk, Guilherme Vanoni I. Gomes, Filumena Maria da Silva. II. Silva, Clovis Arthur Almeida da. III. Série.

CDD: 618.9289
25-100809.0 CDU: 616.89-053.2-053.6

Meri Gleice Rodrigues de Souza - Bibliotecária - CRB-7/6439

1ª edição – 2012; 2ª edição – 2026

Editora Manole Ltda.
Alameda Rio Negro, 967 – CJ 717
Barueri – SP – Brasil
CEP: 06454-000
Fone: (11) 4196-6000
www.manole.com.br | https://atendimento.manole.com.br

Impresso no Brasil | *Printed in Brazil*

Editores da Coleção

Filumena Maria da Silva Gomes

Pediatra pelo Instituto da Criança e do Adolescente do Hospital das Clínicas da Faculdade de Medicina da Universidade de São Paulo (ICr-HCFMUSP). Doutora em Ciências pelo Departamento de Pediatria da FMUSP. Especialista em Pediatria pela Sociedade Brasileira de Pediatria (SBP). Médica assistente do Departamento de Pediatria da FMUSP. Médica assistente em Ensino de Pediatria junto aos cursos de Medicina, Fisioterapia e Fonoaudiologia da FMUSP.

Clovis Artur Almeida da Silva

Professor Titular do Departamento de Pediatria da Faculdade de Medicina da Universidade de São Paulo (FMUSP).

Coordenadores

Guilherme Vanoni Polanczyk

Psiquiatra da Infância e Adolescência pelo Hospital de Clínicas de Porto Alegre da Universidade Federal do Rio Grande do Sul (HCPA-UFRGS). Mestre e doutor em Psiquiatria pela UFRGS. Pós-doutorado no Instituto de Psiquiatria de Londres e na Duke University. Livre-Docente em Psiquiatria da Infância e Adolescência pela Universidade de São Paulo (USP). Professor Associado do Departamento de Psiquiatria da Faculdade de Medicina da USP (FMUSP). Chefe do Serviço de Psiquiatria da Infância e Adolescência do Instituto de Psiquiatria do Hospital das Clínicas da FMUSP e coordenador do Programa de Pós-Graduação em Psiquiatria da FMUSP.

Luisa Shiguemi Sugaya

Psiquiatra da Infância e Adolescência pelo Instituto de Psiquiatria do Hospital das Clínicas da Faculdade de Medicina da Universidade de São Paulo (HCFMUSP). Doutora em Ciências pelo Programa Especial de Cooperação Tripartite em Psiquiatria Translacional do Desenvolvimento (USP/Unifesp/UFRGS). Pós-doutoranda no Departamento de Psiquiatria da FMUSP. Coordenadora do Programa de Residência em Psiquiatria da Infância e Adolescência do Instituto de Psiquiatria do HCFMUSP.

Mauro Victor de Medeiros Filho

Psiquiatra da Infância e Adolescência pelo Instituto de Psiquiatria do Hospital das Clínicas da Faculdade de Medicina da Universidade de São Paulo (IPq-HCFMUSP). Doutorando em Psiquiatria pela FMUSP. Chefe da Unidade de Internação do Serviço de Psiquiatria da Infância e Adolescência do IPq-HCFMUSP.

Caio Borba Casella

Psiquiatra da Infância e Adolescência pelo Instituto de Psiquiatria do Hospital das Clínicas da Faculdade de Medicina da Universidade de São Paulo (HCFMUSP). Doutor em Psiquiatria pela FMUSP. Pesquisador em Saúde Mental Global no Child Mind Institute, nos EUA, com experiência em trabalho humanitário na Síria e na África Central.

Sobre os autores

Adriana Dias Barbosa Vizzotto

Terapeuta ocupacional com formação em Psiquiatria e Saúde Mental. Especialista em Desenvolvimento Infantil pela Child Behavior Institute of Miami. Doutora em Ciências da Saúde pela Faculdade de Medicina da Universidade de São Paulo (FMUSP). Colaboradora do Programa de Esquizofrenia (Porjesq) do Instituto de Psiquiatria do Hospital das Clínicas da FMUSP.

Alexandre Saadeh

Médico psiquiatra, psicodramatista. Doutor pelo Departamento de Psiquiatria da Faculdade de Medicina da Universidade de São Paulo (FMUSP). Médico supervisor do Serviço de Psicoterapia do Instituto de Psiquiatria do Hospital das Clínicas da FMUSP (IPq-HCFMUSP). Coordenador do Ambulatório Transdisciplinar de Identidade de Gênero e Orientação Sexual (Amtigos) do IPq-HCFMUSP. Professor colaborador do Departamento de Psiquiatria da FMUSP. Ex-professor doutor do curso de Psicologia da Faculdade de Ciências Humanas e da Saúde da Pontifícia Universidade Católica de São Paulo (Fachs-PUCSP).

Aline Jimi Myung Cho

Psiquiatra e psiquiatra da Infância e Adolescência pelo Instituto de Psiquiatria do Hospital das Clínicas da Faculdade de Medicina da Universidade de São Paulo (IPq-HCFMUSP).

Ana Cláudia Melcop

Psiquiatra da Infância e Adolescência. Médica Assistente da Unidade de Internação do Serviço de Psiquiatria da Infância e Adolescência (Sepia) do Instituto de Psiquiatria do Hospital das Clínicas da Faculdade de Medicina da Universidade de São Paulo (IPq-HCFMUSP). Coordenadora do Programa de Psicose na Infância e Adolescência (Propria) do Sepia/IPq-HCFMUSP.

Ana Luiza Console Andreotti

Terapeuta ocupacional. Doutora em Psicologia Escolar e do Desenvolvimento Humano e em Psicologia Experimental pela Universidade de São Paulo (USP). Certificação Internacional em Integração Sensorial de Ayres (WPS/Clasi).

Analin Ono Baraniuk

Psiquiatra pelo Hospital de Clínicas de Porto Alegre (HCPA). Psiquiatra da Infância e Adolescência pelo Instituto de Psiquiatria do Hospital das Clínicas da Faculdade de Medicina da Universidade de São Paulo (IPq-HCFMUSP). Supervisora no ambulatório Equilíbrio do IPq-HCFMUSP. Mestre pelo Programa de Pós-Graduação em Psiquiatria da FMUSP.

André Henrique Gonçalves

Médico pela Universidade Federal da Bahia (UFBA). Psiquiatra e psiquiatra da Infância e Adolescência pelo Instituto de Psiquiatria do Hospital das Clínicas da Faculdade de Medicina da Universidade de São Paulo (IPq-HCFMUSP). Voluntário no Ambulatório Transdisciplinar de Identidade de Gênero e Orientação Sexual (Amtigos) do IPq-HCFMUSP e psiquiatra da Infância e Adolescência da Clínica Psicológica da Pontifícia Universidade Católica de São Paulo (PUC-SP).

Anna Viduani

Psicóloga clínica. Mestre em Psiquiatria e Ciências do Comportamento pela Universidade Federal do Rio Grande do Sul (UFRGS) com ênfase em Saúde Mental e Psiquiatria da Infância e da Adolescência. Doutoranda no Programa de Pós-Graduação em Psiquiatria e Ciências do Comportamento da UFRGS e pesquisadora do Programa de Depressão na Infância e na Adolescência (ProDIA) do Hospital de Clínicas de Porto Alegre (HCPA).

Beatriz Borba Casella

Neurologista infantil pela Faculdade de Medicina da Universidade de São Paulo (FMUSP). Preceptoria médica em Neurologia Infantil pela FMUSP. Neurologista infantil do Instituto da Criança e do Adolescente do HCFMUSP.

Beatriz Soares de Azevedo Sardano

Pediatra e médica do sono. Assistente voluntária da residência em Medicina do Sono do Hospital das Clínicas da Faculdade de Medicina da Universidade de São Paulo (HCFMUSP). Assistente do Ambulatório de Sono da Faculdade de Medicina do ABC. Presidente do Departamento de Sono da Sociedade de Pediatria de São Paulo. Docente da Pós-Graduação de Sono do Hospital Israelita Albert Einstein. Instrutora do Pediatric Advanced Life Support pelo Instituto Dante Pazzanese de Cardiologia.

Caio Borba Casella

Psiquiatra da Infância e Adolescência pelo Instituto de Psiquiatria do Hospital das Clínicas da Faculdade de Medicina da Universidade de São Paulo (HCFMUSP). Doutor em Psiquiatria pela FMUSP. Pesquisador em Saúde Mental Global no Child Mind Institute, nos EUA, com experiência em trabalho humanitário na Síria e na África Central.

Candida Helena Pires de Camargo

Psicóloga e neuropsicóloga. Ex-diretora no Serviço de Psicologia e Neuropsicologia do Instituto de Psiquiatria do Hospital das Clínicas da Faculdade de Medicina da Universidade de São Paulo (IPq-HCFMUSP). Foi responsável pelo Programa de Aprimoramento em Psicologia Hospitalar: Psicodiagnóstico do IPq-HCFMUSP. Fundadora do programa do curso de especialização em Psicologia Clínica e Neuropsicologia. Foi integrante do Programa de Controle de Qualidade do IPq-HCFMUSP e da Comissão de Ética para Análise de Projeto de Pesquisa do HCFMUSP.

Christian Kieling

Médico psiquiatra da Infância e Adolescência pelo Hospital de Clínicas de Porto Alegre (HCPA). Mestre e doutor em Psiquiatria pelo Programa de Pós-Graduação em Psiquiatria e Ciências do Comportamento da Universidade Federal do Rio Grande do Sul (UFRGS). Professor de Psiquiatria da Infância e Adolescência da UFRGS. Fundou e dirige o Programa de Depressão na Infância e na Adolescência (Prodia) do HCPA.

Clovis Artur Almeida da Silva

Professor Titular do Departamento de Pediatria da Faculdade de Medicina da Universidade de São Paulo (FMUSP).

Cristiana Castanho de Almeida Rocca

Psicóloga Chefe no Serviço de Psicologia e Neuropsicologia do Instituto de Psiquiatria do Hospital das Clínicas da Faculdade de Medicina da Universidade de São Paulo (IPq-HCFMUSP). Mestre e doutora em Ciências pela FMUSP. Orientadora de pós-graduação pelo setor de Neurociências e Comportamento (NEC) do Instituto de Psicologia da USP. Coordenadora nos cursos de especialização em Neuropsicologia Clínica e Neuropsicologia Aplicada às Especialidades do Serviço de Psicologia e Neuropsicologia do IPq-HC-FMUSP. Professora em outros cursos de especialização em Neuropsicologia e Reabilitação Neuropsicológica.

Cristiane Maximiano Moraes

Enfermeira e gerente de risco da Divisão de Enfermagem do Instituto de Psiquiatria do Hospital das Clínicas da Faculdade de Medicina da Universidade de São Paulo (IPq-HCFMUSP). Especialista em Gerenciamento de Enfermagem.

Daniel Fatori

Psicólogo, doutor em Psiquiatria pela Faculdade de Medicina da Universidade de São Paulo (FMUSP). Pesquisador do Laboratório de Psicopatologia e Terapêutica Psiquiátrica (LIM-23) do Hospital das Clínicas da FMUSP e orientador do Programa de Pós-Graduação em Psiquiatria da FMUSP.

Daniel Luccas Arenas

Médico psiquiatra pelo Hospital Psiquiátrico São Pedro e psiquiatra da Infância e Adolescência pela Universidade Federal de Ciências da Saúde de Porto Alegre e Hospital Materno Infantil Presidente Vargas (UFCSPA/HMIPV). Mestre pelo Programa de Pós-Graduação em Psiquiatria e Ciências do Comportamento da Universidade Federal do Rio Grande do Sul (UFRGS). Preceptor dos programas de residência médica em Psiquiatria e Psiquiatria da Infância e Adolescência da UFCSPA/HMIPV.

Daniel Martins de Barros

Professor Colaborador do Departamento de Psiquiatria da Faculdade de Medicina da Universidade de São Paulo (FMUSP) e médico do Instituto de Psiquiatria do Hospital das Clínicas. Doutor em Ciências e bacharel em Filosofia pela USP.

Daniela C. L. de Godoi

Bacharel e licenciada em Educação Física, mestre e doutora em Ciências pela Escola de Educação Física e Esporte da Universidade de São Paulo (EEFEUSP). Participa dos grupos de estudos do Laboratório do Comportamento Motor (Lacom); do Grupo de Estudo e Pesquisa em Atenção ao Desenvolvimento Infantil (Geadi) e do Grupo de Estudos e Pesquisa em Aprendizagem do Movimento (Gepeamov). Professora de Educação Física e vice-coordenadora do Departamento de Educação Física e Esporte do Colégio Bandeirantes.

Daniela Regina Molini-Avejonas

Professora Associada do curso de Fonoaudiologia da Faculdade de Medicina da Universidade de São Paulo (FMUSP). Livre-Docente, doutora e mestre pela FMUSP. Coordenadora do Laboratório de Investigação Fonoaudiológica em Saúde Mental do CNPq. Docente responsável pelo Serviço de Fonoaudiologia no Serviço de Psiquiatria Infantil do Hospital das Clínicas FMUSP.

Elizabeth Shephard

Professora doutora do Instituto de Psicologia da Universidade de São Paulo (IP-USP). Jovem pesquisadora Fapesp no Instituto de Psiquiatria da Faculdade de Medicina da USP (IPq-FMUSP).

Eloisa Helena Rubello Valler Celeri

Professora Associada do Departamento de Psiquiatria da Faculdade de Ciências Médicas da Universidade Estadual de Campinas (FCM-Unicamp). Livre-Docente em Psiquiatria de Infância e Adolescência pela Unicamp.

Ênio Roberto de Andrade

Diretor do Serviço de Psiquiatria da Infância e da Adolescência do Instituto de Psiquiatria do Hospital das Clínicas da Faculdade de Medicina da Universidade de São Paulo (IPq-HCFMUSP).

Erasmo Barbante Casella

Professor Livre-Docente em Neurologia pela Faculdade de Medicina da Universidade de São Paulo (FMUSP). Chefe da Unidade de Neuropediatria do Instituto da Criança e do Adolescente do Hospital das Clínicas da FMUSP.

Érica da Cruz Santos

Psicóloga clínica e hospitalar. Mestre em Ciências pela Universidade de São Paulo (USP). Supervisora no Serviço de Psicologia e Neuropsicologia e coordenadora do Programa de Aprimoramento em Neuropsicologia no Contexto Hospitalar do Instituto de Psiquiatria do Hospital das Clínicas da Faculdade de Medicina da Universidade de São Paulo (IPq-HCFMUSP).

Euripedes Constantino Miguel

Professor Titular do Departamento de Psiquiatria da Faculdade de Medicina da Universidade de São Paulo (FMUSP). Professor Associado Adjunto da Faculdade de Medicina da Universidade de Yale, New Haven, EUA.

Fábio Sato

Psiquiatra da Infância e Adolescência. Doutorando do Programa de Psiquiatria do Instituto de Psiquiatria do Hospital das Clínicas da Faculdade de Medicina da Universidade de São Paulo (IPq-HCFMUSP). Mestre em Ciências pela FMUSP. Médico do Ambulatório de Autismo Protea do IPq-HC-FMUSP.

Fernanda Valle Krieger

Médica pela Pontifícia Universidade Católica do Rio Grande do Sul (PUCRS). Residência em Psiquiatria de Adultos no Hospital São Lucas da PUCRS e em Psiquiatria da Infância e Adolescência no Hospital de Clínicas de Porto Alegre. Mestre em Psiquiatria no Programa de Pós-Gradução em Psiquiatria da Universidade Federal do Rio Grande do Sul (UFRGS). Doutora em Psiquiatria no Programa de Pós-Graduação em Psiquiatria da Universidade de São Paulo (USP). Doutorado sanduíche no Institute of Psychiatry/King's College London.

Fernando Ramos Asbahr

Médico psiquiatra da Infância e Adolescência. Doutor em Psiquiatria pela Universidade de São Paulo e pós-doutor pela Universidade de São Paulo e pelo National Institute of Mental Health (EUA). Coordenador do Programa de Transtornos Ansiosos na Infância e Adolescência do Instituto de Psiquiatria do Hospital das Clínicas da Faculdade de Medicina da Universidade de São Paulo (IPq-HCFMUSP).

Giovanni Abrahão Salum Júnior

Psiquiatra. Professor Adjunto do Departamento de Psiquiatria e Medicina Legal da Universidade Federal do Rio Grande do Sul (UFRGS). Doutor em Psiquiatria e Ciências do Comportamento pela UFRGS com período sanduíche no National Institute of Mental Health (EUA). Pós-doutor em Psiquiatria e Ciências do Comportamento pela UFRGS. Diretor dos Programas de Global Mental Health, Child Mind Institute.

Gisele Gus Manfro

Professora Titular do Departamento de Psiquiatria e Medicina Legal da Universidade Federal do Rio Grande do Sul (UFRGS). Coordenadora do Programa de Transtorno de Ansiedade e do Programa de Transtorno de Ansiedade da Infância e Adolescência do Hospital de Clínicas de Porto Alegre (HCPA). Doutora em Ciências Biológicas pela UFRGS.

Guilherme Vanoni Polanczyk

Psiquiatra da Infância e Adolescência pelo Hospital de Clínicas de Porto Alegre da Universidade Federal do Rio Grande do Sul (HCPA-UFRGS). Mestre e doutor em Psiquiatria pela UFRGS. Pós-doutorado no Instituto de Psiquiatria de Londres e na Duke University. Livre-Docente em Psiquiatria da Infância e Adolescência pela Universidade de São Paulo (USP). Professor Associado do Departamento de Psiquiatria da Faculdade de Medicina da USP (FMUSP). Chefe do Serviço de Psiquiatria da Infância e Adolescência do Instituto de Psiquiatria do Hospital das Clínicas da FMUSP e coordenador do Programa de Pós-Graduação em Psiquiatria da FMUSP.

Gustavo Bonini Castellana

Psiquiatra especialista em Psiquiatria Forense pela Faculdade de Medicina da Universidade de São Paulo (FMUSP). Mestre e doutor em Ciências pela FMUSP. Coordenador e professor da pós-graduação em Psiquiatria Forense da EEP-HCFMUSP. Professor do curso de Psicopatologia e Entrevista Psiquiátrica da Residência em Psiquiatria do Instituto de Psiquiatria do Hospital das Clínicas da FMUSP (IPq-HCFMUSP).

Helena Paula Brentani

Professora do Departamento de Psiquiatria da Universidade de São Paulo (USP) e responsável pelo Ambulatório de Autismo do Instituto de Psiquiatria do Hospital das Clínicas da Faculdade de Medicina da USP.

Henrique Gonçalves Ribeiro

Médico psiquiatra e psicoterapeuta do Núcleo Técnico-Científico de Cuidados Paliativos do Hospital das Clínicas da Faculdade de Medicina da Universidade de São Paulo. Membro do Comitê de Estudos em Espiritualidade da Associação Brasileira de Psiquiatria (ABP). Membro efetivo da International Psycho Oncology Society (Ipos). Coordenador do Departamento de Saúde Mental da Sociedade Brasileira de Psico Oncologia (SBPO).

Jackeline S. Giusti

Psiquiatra e psiquiatra da Infância e Adolescência. Mestre e doutora em Ciências pela Faculdade de Medicina da Universidade de São Paulo (FMUSP). Psiquiatra supervisora do Ambulatório para o Desenvolvimento dos Relacionamentos e das Emoções (Adre) no Serviço de Psiquiatria da Infância e Adolescência (Sepia) do Instituto de Psiquiatria do Hospital das Clínicas da Faculdade de Medicina da Universidade de São Paulo (IPq-FMUSP).

Joana Portolese

Neuropsicóloga e pesquisadora na Universidade de São Paulo (USP). Doutora em Psiquiatria na Universidade de São Paulo (USP). Neuropsicóloga Assistente e coordenadora do Ambulatório de Transtorno do Espectro Autista no Instituto de Psiquiatria da Faculdade de Medicina da USP (Protea – Programa de Assistência, Ensino e Pesquisa em Transtorno do Espectro Autista na Infância e Adolescência).

João Maurício Castaldelli Maia

Professor Livre-Docente pelo Departamento de Psiquiatria da Faculdade de Medicina da Universidade de São Paulo (FMUSP). Professor Adjunto Assistente de Epidemiologia da Columbia University. Professor Visitante de Psicologia Médica da Universidad Nacional de Asunción.

Jorge Alberto de Oliveira

Professor e Livre-Docente no Departamento de Pedagogia do Movimento do Corpo Humano na Escola de Educação Física e Esportes da Universidade de São Paulo (EEFEUSP). Pós-doutor pela School of Psychology and Speech Pathology at Curtin University, Australia. Orientador no programa de pós-graduação da EEFEUSP em nível de doutorado/mestrado. Pesquisador no Laboratório do Comportamento Motor (Lacom) e do Grupo de Estudo e Pesquisa em Atenção ao Desenvolvimento Infantil (Geadi).

Kette Dualibi Ramos Valente

Professora Livre-Docente da Faculdade de Medicina da Universidade de São Paulo (FMUSP). Presidente da Comissão de Epilepsia na Infância da Liga Internacional contra a Epilepsia. Presidente da Sociedade Brasileira de Epilepsia (2020-2022).

Lee Fu-I

Médica pela Escola Paulista de Medicina da Universidade Federal de São Paulo (EPM-Unifesp). Doutora em Medicina pela Faculdade de Medicina da Universidade de São Paulo (FMUSP). Médica Supervisora III do Serviço de Psiquiatria da Infância e Adolescência (Sepia) do Instituto de Psiquiatria do Hospital das Clínicas da Faculdade de Medicina da Universidade de São Paulo (IPq-HCFMUSP). Coordenadora do Programa de Transtorno Afetivo do IPq-Sepia.

Leticia Santoro Azevedo Soster

Médica pela Universidade Federal do Amazonas (Ufam). Residência médica em Pediatria e especialização em Neurologia Infantil, Neurofisiologia Clínica e Medicina do Sono no Hospital das Clínicas da Faculdade de Medicina da Universidade de São Paulo (HCFMUSP). Responsável pelo setor de Polissonografia Infantil do Instituto da Criança e do Adolescente do HCFMUSP e neurofisiologista clínica da Polissonografia do Hospital Albert Einstein.

Lígia Bruni Queiroz

Médica Assistente na Unidade de Adolescentes do Instituto da Criança e do Adolescente do Hospital das Clínicas da Faculdade de Medicina da Universidade de São Paulo (ICr-HCFMUSP). Mestre, doutora e pós-doutora pela FMUSP.

Luara Nagata Otoch

Médica pela Universidade Estadual de Campinas (Unicamp). Residência médica em Psiquiatria Geral e Psiquiatria da Infância e Adolescência pelo Instituto de Psiquiatria do Hospital das Clínicas da Faculdade de Medicina da Universidade de São Paulo (HCFMUSP). Foi preceptora do Programa de Residência Médica do Instituto de Psiquiatria do HCFMUSP. Colaboradora do Instituto de Psiquiatria do HCFMUSP.

Lucas Almeida Santana Rocha

Médico pela Escola Bahiana de Medicina e Saúde Pública (EBMSP). Psiquiatra Geral pelo Instituto de Psiquiatria do Hospital das Clínicas da Faculdade de Medicina da Universidade de São Paulo (HCFMUSP). Psiquiatra da Infância e Adolescência pelo Instituto de Psiquiatria do HCFMUSP. Médico preceptor da Psiquiatria da Infância e Adolescência do Serviço de Psiquiatria da Infância e Adolescência (Sepia) do Instituto de Psiquiatria do HCFMUSP.

Luis Augusto Rohde

Médico pela Faculdade de Medicina da Universidade Federal do Rio Grande do Sul (UFRGS). Residência médica em Psiquiatria no Hospital de Clínicas de Porto Alegre (HCPA). Mestre e doutor em Clínica Médica pela UFRGS. Livre-Docente em Psiquiatria pela Universidade Federal de São Paulo (Unifesp). Professor Titular de Psiquiatria da UFRGS e professor da pós-graduação em Psiquiatria da UFRGS e da Universidade de São Paulo (USP). Coordenador-geral do Programa de Transtorno de Déficit de Atenção/Hiperatividade (TDAH) do HCPA.

Luis Carlos Farhat

Médico pela Faculdade de Medicina da Universidade de São Paulo (FMUSP) e doutor em Ciências pelo Programa de Psiquiatria da FMUSP. *Associate Research Scientist* no Child Study Center, Universidade de Yale.

Luisa Shiguemi Sugaya

Psiquiatra da Infância e Adolescência pelo Instituto de Psiquiatria do Hospital das Clínicas da Faculdade de Medicina da Universidade de São Paulo (HCFMUSP). Doutora em Ciências pelo Programa Especial de Cooperação Tripartite em Psiquiatria Translacional do Desenvolvimento (USP/Unifesp/UFRGS). Pós-doutoranda no Departamento de Psiquiatria da FMUSP. Coordenadora do Programa de Residência em Psiquiatria da Infância e Adolescência do Instituto de Psiquiatria do HCFMUSP.

Marcelo J. A. A. Brañas

Médico e psiquiatra pela Faculdade de Medicina da Universidade de São Paulo (FMUSP). Co-coordenador do Ambulatório para o Desenvolvimento dos Relacionamentos e das Emoções (Adre) no Serviço de Psiquiatria da Infância e Adolescência (Sepia) do Instituto de Psiquiatria do Hospital das Clínicas da Faculdade de Medicina da Universidade de São Paulo (IPq-FMUSP). *Research Fellowship* pelo McLean Hospital, Harvard Medical School, Estados Unidos. *GPM Official Trainer* pelo Gunderson Personality Disorders Institute, McLean Hospital, Estados Unidos.

Marcia Morikawa

Médica pela Faculdade de Medicina da Universidade de São Paulo (FMUSP). Psiquiatra da Infância e Adolescência pelo Serviço de Psiquiatria da Infância e Adolescência (Sepia) do Instituto de Psiquiatria do Hospital das Clínicas da Faculdade de Medicina da Universidade de São Paulo (IPq-FMUSP). Coordenadora médica do HDI Sepia/IPq-HCFMUSP e Chefe do Serviço de Ambulatórios do Sepia/IPq-HCFMUSP.

Marcos S. Croci

Médico e psiquiatra pela Faculdade de Medicina da Universidade de São Paulo (FMUSP). Co-coordenador do Ambulatório para o Desenvolvimento dos Relacionamentos e das Emoções (Adre) no Serviço de Psiquiatria da Infância e Adolescência (Sepia) do Instituto de Psiquiatria do Hospital das Clínicas da Faculdade de Medicina da Universidade de São Paulo (IPq-FMUSP). *Research Fellowship* pelo McLean Hospital, Harvard Medical School, Estados Unidos. *GPM Official Trainer* pelo Gunderson Personality Disorders Institute, McLean Hospital, Estados Unidos.

Maria Beatriz Martins Linhares

Psicóloga, especialista em Psicologia Clínica Infantil e Psicologia Hospitalar. Mestre em Educação Especial pela Universidade Federal de São Carlos (UFSCar). Doutora em Psicologia Experimental pelo Instituto de Psicologia da Universidade de São Paulo (IP-USP). Pós-doutora pela University of British Columbia. Professora Associada Sênior do Departamento de Neurociências e Ciências do Comportamento da Faculdade de Medicina de Ribeirão Preto da Universidade de São Paulo (FMRP-USP). Orientadora do Programa de Pós-Graduação em Saúde Mental da FMRP-USP. Coordenadora do Laboratório de Pesquisa em Prevenção de Problemas de Desenvolvimento e Comportamento da Criança (Lapredes). Membro do Instituto para Valorização da Educação e da Pesquisa no Estado de São Paulo (Ivepesp).

Maria Odila Buti de Lima

Psiquiatra e psicoterapeuta. Analista junguiana pela Sociedade Brasileira de Psicologia Analítica, filiada à International for Analytical Psychology. Supervisora de residentes do Serviço de Psiquiatria da Infância e Adolescência do Instituto de Psiquiatria do Hospital das Clínicas da Faculdade de Medicina da Universidade de São Paulo (IPq-HCFMUSP). Supervisora de residentes do Serviço de Psicoterapia do IPq-HCFMUSP.

Maria Teresa Ferreira Côrtes

Médica e psiquiatra pela Faculdade de Ciências Médicas da Universidade Estadual de Campinas (FCM-Unicamp). Psiquiatra da Infância e Adolescência pelo Instituto de Psiquiatria da Faculdade de Medicina da Universidade de São Paulo (IPq-FMUSP). Mestranda em Ciências Médicas pela FCM-Unicamp e preceptora do Programa de Residência Médica em Psiquiatria da Infância e Adolescência do IPq-FMUSP.

Marina Aranha Fondello

Médica pela Pontifícia Universidade Católica de Campinas (PUC-Campinas). Psiquiatra pelo Hospital das Clínicas da Faculdade de Medicina de Ribeirão Preto da Universidade de São Paulo (HC-FMRP-USP) e psiquiatra da Infância e Adolescência pelo Instituto de Psiquiatria do Hospital das Clínicas da Faculdade de Medicina da USP (IPq-HCFMUSP).

Marli Novaes Silva

Enfermeira, supervisora de enfermagem e especialista em Gerenciamento de Enfermagem da Divisão de Enfermagem do Instituto de Psiquiatria do Hospital das Clínicas da Faculdade de Medicina da Universidade de São Paulo (IPq-HCFMUSP).

Mauro Victor de Medeiros Filho

Psiquiatra da Infância e Adolescência pelo Instituto de Psiquiatria do Hospital das Clínicas da Faculdade de Medicina da Universidade de São Paulo (IPq-HCFMUSP). Doutorando em Psiquiatria pela FMUSP. Chefe da Unidade de Internação do Serviço de Psiquiatria da Infância e Adolescência do IPq-HCFMUSP.

Natália L. Saldanha

Psiquiatra pelo Instituto Bairral de Psiquiatria. Psiquiatra da Infância e Adolescência pelo Instituto de Psiquiatria do Hospital das Clínicas da Faculdade de Medicina da Universidade de São Paulo (IPq-HCFMUSP). Médica supervisora do Ambulatório para o Desenvolvimento dos Relacionamentos e das Emoções (Adre) no Serviço de Psiquiatria da Infância e Adolescência (Sepia) do IPq-FMUSP. *GPM Official Trainer* pelo Gunderson Personality Disorders Institute, McLean Hospital, Estados Unidos.

Natan Pereira Gosmann

Médico psiquiatra pelo Hospital de Clínicas de Porto Alegre da Universidade Federal do Rio Grande do Sul (HCPA-UFRGS). Doutor em Psiquiatria e pós-doutor pelo Programa de Pós-Graduação em Psiquiatria e Ciências do Comportamento da UFRGS. Pesquisador do Programa de Transtornos de Ansiedade do HCPA-UFRGS.

Pedro Henrique Magalhães Mendes

Médico pediatra pelo Hospital das Clínicas da Faculdade de Medicina da Universidade de São Paulo (HCFMUSP). Assistente do pronto-socorro do Instituto da Criança e do Adolescente do HCFMUSP.

Pedro Macul Ferreira de Barros

Médico pela Faculdade de Medicina da Universidade de São Paulo (FMUSP). Psiquiatra pelo Instituto de Psiquiatria do Hospital das Clínicas da FMUSP (IPq-HCFMUSP). Especialista em Psiquiatria do Desenvolvimento pelo IPq-HCFMUSP. Doutorando pelo IPq-HCFMUSP em colaboração com o Program for Anxiety Disorders da Universidade de Yale, Estados Unidos.

Pedro Mendonça Ferreira

Médico pela Universidade de São Paulo (USP). Residência em Psiquiatria Geral e subespecialização em Psiquiatria Infantil pelo Hospital das Clínicas da USP.

Poliana Alcoforado

Médica pela Universidade de Pernambuco (UPE). Psiquiatra pelo Hospital das Clínicas da Universidade Federal de Pernambuco (UFPE). Psiquiatra da Infância e Adolescência pelo Instituto de Psiquiatria do Hospital das Clínicas da Faculdade de Medicina da Universidade de São Paulo (IPq-HCFMUSP). Médica psiquiatra do Instituto da Criança e do Adolescente do HCFMUSP. Psiquiatra colaboradora do Programa de Psicose na Infância e Adolescência (Propia) do IPq-HCFMUSP.

Rachel Marin de Carvalho

Mestranda do Departamento de Psiquiatria do Hospital das Clínicas das Faculdade de Medicina da Universidade de São Paulo (HCFMUSP).

Rafael Conceição dos Santos

Psiquiatra da Infância e Adolescência pelo Instituto de Psiquiatria do Hospital das Clínicas da Faculdade de Medicina da Universidade de São Paulo (IPq-HCFMUSP). Psicodramatista pela Sociedade Paulistana de Psicodrama. Supervisor voluntário do Serviço de Psiquiatria da Infância e Adolescência e do de Psicoterapia do IPq-HCFMUSP.

Ricardo Nogueira Krause

Psiquiatra, psiquiatra da Infância e Adolescência e psiquiatra forense. *International Fellow* da Associação Americana de Psiquiatria. Membro da Academia Americana de Psiquiatria da Infância e Adolescência.

Tatiane Aparecida Bonifacio Agappes

Graduada em Serviço Social com especialidade em Políticas e Práticas de Promoção Social pela Faculdade Paulista de Serviço Social e formação em Mediação e Conciliação de Conflitos. Assistente social do Serviço de Psiquiatria da Infância e Adolescência (Sepia) do Instituto de Psiquiatria do Hospital das Clínicas da Faculdade de Medicina da Universidade de São Paulo (IPq-HCFMUSP).

Telma Pantano

Fonoaudióloga e psicopedagoga do Serviço de Psiquiatria Infantil do Hospital das Clínicas da Faculdade de Medicina da Universidade de São Paulo (FMUSP). Coordenadora da equipe multidisciplinar do Hospital dia Infantil do Instituto de Psiquiatria da FMUSP. Professora Colaboradora da FMUSP. Especialista em Linguagem, mestre e doutora em Ciências pela FMUSP. Master em Neurociências pela Universidade de Barcelona, Espanha. Pós-doutora em Psiquiatria pela FMUSP.

Thiago Fernando da Silva

Médico pela Faculdade de Medicina da Universidade de São Paulo (FMUSP). Residência em Psiquiatria Geral e Psiquiatria Forense pelo Instituto de Psiquiatria (IPq) do Hospital das Clínicas (HC) da FMUSP. Membro do Núcleo de Psiquiatria Forense e Psicologia Jurídica (Nufor) do IPq-HCFMUSP. Perito do Tribunal de Justiça do Estado de São Paulo. Doutor em Ciências da Saúde pelo Instituto de Ensino e Pesquisa do Hospital Sírio-Libanês.

Tiago Barbosa Toledo

Profissional de Educação Física e bacharel em Direito. Doutorando em Ciências pela Escola de Educação Física e Esporte da Universidade de São Paulo (EEFEUSP). Pós-graduado em Psicomotricidade, Transtorno do Espectro Autista, Análise do Comportamento Aplicada e Neuromotricidade Infantil com menção em natação terapêutica. Participa dos grupos de estudos do Laboratório de Comportamento Motor (Lacom) e do Grupo de Estudos e Pesquisas em Atenção ao Desenvolvimento Infantil (Geadi).

Vanessa Pinzon

Médica pela Faculdade de Medicina do Rio Grande do Sul (UFRGS) e psiquiatra pelo Hospital de Clínicas de Porto Alegre da UFRGS. Mestre em Ciências pelo Departamento de Fisiopatologia Experimental da Faculdade de Medicina da Universidade de São Paulo (FMUSP). Especialista em Transtornos Alimentares. Foi médica psiquiatra do Ambulatório de Bulimia e Transtornos Alimentares na Infância e Adolescência (Ambulim) do Instituto de Psiquiatria (IPq) do Hospital das Clínicas da FMUSP. Médica psiquiatra colaboradora do Programa de Atendimento, Ensino e Pesquisa em Transtornos Alimentares na Infância e Adolescência (Protad) do IPq-HCFMUSP.

Vivaldo Ferreira

Médico psiquiatra pela Universidade Federal de Pernambuco (UFPE). Psiquiatra da Infância e Adolescência pelo Instituto de Psiquiatria do Hospital das Clínicas da Universidade de São Paulo (IPq-HCFMUSP). Aprimorado em Transtornos Alimentares pelo Ambulatório de Bulimia e Transtornos Alimentares na Infância e Adolescência (Ambulim) do HC-FMUSP e colaborador do Programa de Atendimento e Pesquisa em Transtornos Alimentares da Infância e da adolescência do Programa de Atendimento, Ensino e Pesquisa em Transtornos Alimentares na Infância e Adolescência (Protad) do IPq-HCFMUSP.

Wagner de Sousa Gurgel

Médico pela Universidade Federal do Ceará (UFC). Psiquiatra pelo Centro Psiquiátrico Rio de Janeiro (CPRJ). Psiquiatra da Infância e Adolescência e doutor em Psiquiatria pelo Instituto de Psiquiatria da Faculdade de Medicina da Universidade de São Paulo (IPq-FMUSP). Coordenador médico do Programa de Atendimento, Ensino e Pesquisa em Transtornos Alimentares da Infância e Adolescência (Protad) do Serviço de Psiquiatria da Infância e Adolescência (Sepia) do IPq-HCFMUSP.

Sumário

Prefácio da 1ª edição

O aumento da expectativa de vida faz com que as doenças crônicas se tornem o principal alvo das pesquisas e ações em saúde. Entre elas, os transtornos mentais são altamente prevalentes, atingindo quase metade da população em algum momento da vida. Dos indivíduos afetados, até 20% são crianças e adolescentes. Ou seja, no Brasil, cerca de 50 milhões de crianças e adolescentes sofrem de algum transtorno mental.

Tão importante quanto a alta prevalência, os transtornos mentais estão associados a uma alta morbidade. Por exemplo, sabe-se atualmente que transtornos mentais, como esquizofrenia, transtorno bipolar, depressão maior ou abuso de substâncias, têm um enorme impacto em saúde pública, representando 39% dos anos perdidos ajustados por incapacidade e uma redução na expectativa de vida em mais de 15 anos. Só a depressão maior é responsável por mais de 19% dos anos perdidos ajustados por incapacidade, índice que é maior do que o de câncer ou doenças infeciosas. Com a melhora de condições gerais de saúde no país e maior longevidade, a proporção de morbidade associada à depressão tende a aumentar.

Apesar desses dados, vale ressaltar que, no Brasil, existem cerca de apenas 400 psiquiatras da infância e da adolescência. Ou seja, há um número insignificante de profissionais para tratar de um problema de saúde dessa magnitude.

Estudos epidemiológicos bem desenhados documentam claramente que a origem dos transtornos mentais está na infância e adolescência, fornecendo evidências de que se trata de transtornos do desenvolvimento cerebral. Uma vez que se iniciam, os tratamentos atuais trazem apenas alívio parcial. Sem a remissão total ou cura, esses transtornos tendem a se cronificar.

Diante disso, novos paradigmas em psiquiatria têm sido propostos para mudar esse cenário. Entre eles destaca-se a proposta de buscar identificar indivíduos em risco, antes que a doença comece, para neles testar intervenções que possam impedir o aparecimento da doença ou permitir sua expressão de forma mais atenuada, de modo que os tratamentos atuais possam ser mais eficazes.

Portanto, dessa forma, a psiquiatria se aproxima dos referenciais utilizados na pediatria há muitos anos, centrados não apenas no combate à doença, mas também na promoção da saúde.

O desenvolvimento da criança e do adolescente deve ser considerado uma ciência que hoje abriga as maiores possibilidades para promover melhores condições de vida para as crianças e futuros adultos, no mundo contemporâneo. Para o seu progresso, pediatras, psiquiatras, psicólogos, sociólogos, cientistas básicos, entre outros vão precisar trabalhar juntos e integrar conhecimentos tendo como alvo os processos e as trajetórias do desenvolvimento

Transtornos mentais são produto da interação entre genes de vulnerabilidade e fatores ambientais em fases específicas do desenvolvimento. Os avanços nas neurociências e a compreensão mais profunda de como variáveis ambientais (p. ex., experiências traumáticas) podem regular a expressão gênica (p. ex., epigenética) para produzir expressões fenotípicas específicas criaram novos desafios. De um lado podemos olhar para a natureza dos transtornos mentais sem precisar nos apoiar nesta ou naquela doutrina teórica, uma vez que agora podemos integrar conhecimentos da psicodinâmica com os das ciências biológicas. Por outro lado, precisamos transformar esse conhecimento em intervenções efetivas para garantir o desenvolvimento das nossas crianças com maior qualidade.

No entanto, temos assistido a dificuldades na transmissão desses novos conhecimentos para as áreas que cuidam da saúde de crianças e adolescentes. Levando-se em conta o número limitado de profissionais especializados e a alta prevalência dos transtornos mentais, é fundamental que o pediatra esteja preparado para identificar e tratar crianças com transtornos mentais comuns, ficando para o especialista os casos mais complexos.

Essa é a proposta que vemos neste livro: analisar, sintetizar e traduzir conceitos científicos complexos sobre desenvolvimento e saúde mental da criança e do adolescente para a linguagem que os pediatras e outros profissionais de saúde possam entender e aplicar no cotidiano da atenção à saúde de seus clientes. O conhecimento combinado com a experiência dos autores de cada capítulo foi traduzido para um texto de leitura acessível, que seguramente qualificará ainda mais o dia a dia dos pediatras em seus consultórios e apoiará nos momentos de decisão.

Os coordenadores, Guilherme Vanoni Polanczyk e Maria Teresa Martins Ramos Lamberte, compuseram um elenco de temas que vai ao encontro das dificuldades mais frequentes que o pediatra enfrenta no atendimento solitário de seus consultórios.

Certamente, essa publicação integra o grupo de leituras essenciais para os residentes de pediatria e uma fonte constante de consulta para o pediatra e os profissionais de saúde que atuam na atenção à saúde da criança e do adolescente.

Prof. Dr. Euripedes Constantino Miguel
Professor Titular do Departamento de Psiquiatria da FMUSP

Profa. Dra. Sandra Josefina Ferraz Ellero Grisi
Professora Titular do Departamento de Pediatria da FMUSP

Prefácio à 2ª edição

No limiar da segunda edição deste livro, refletimos sobre uma verdade inquietante: os transtornos mentais são uma presença ubíqua, com cerca da metade de nós enfrentando um diagnóstico psiquiátrico ao longo da vida. A compreensão de que essas condições emergem predominantemente na infância e adolescência coloca em voga um imperativo: pediatras, neuropediatras, psiquiatras, psicólogos, fonoaudiólogos, fisioterapeutas, enfermeiros e todos aqueles que atuam nessa área multidisciplinar envolvendo a saúde mental precisam estar instrumentalizados para a identificação e o tratamento precoce desses transtornos.

Vale ressaltar que estudos globais recentes lançam luz sobre a prevalência e o impacto dos transtornos mentais em jovens. Observamos que mais de 1 em cada 10 crianças e jovens no mundo, ou seja, aproximadamente 293 milhões de indivíduos entre 5 e 24 anos, convivem com pelo menos um transtorno mental diagnosticável. Esses números corroboram esforços anteriores de revisão e síntese sobre a prevalência global de transtornos mentais na juventude, que já indicavam 13,4% em crianças e adolescentes até os 18 anos.

O predomínio desses transtornos e seu caráter muitas vezes crônico contribuem significativamente para a carga global de doenças, comparável às incapacidades trazidas por patologias como doenças cardiovasculares, diabetes e neoplasias. Este livro lança luz sobre a complexidade dessas condições, trazendo um panorama clínico, diagnóstico e terapêutico, ao mesmo tempo que reforça a conexão bidirecional entre transtornos mentais e físicos. Reconhecemos que as doenças mentais da juventude não só perpetuam o sofrimento psicológico, mas também pavimentam um caminho para a morbidade somática ao longo da vida.

É nessa confluência de desafios que a prevenção se destaca como uma bandeira de nossa era. A ênfase atual nos programas de saúde mental é uma busca estratégica para identificar e intervir em fatores de risco antes da eclosão de transtornos mentais. Esta obra abraça essa visão, explorando intervenções focadas tanto na prevenção quanto na promoção da saúde, destacando fatores de risco que podem ser modificados, bem como fatores protetores que podem ser fortalecidos para alterar a trajetória das doenças mentais que se iniciam na infância e adolescência.

Ao mesmo tempo, reconhecemos uma lacuna crítica no acesso a cuidados de saúde mental – um recurso precioso, porém escasso. As famílias impactadas enfrentam barreiras significativas, desde a disponibilidade limitada de serviços até a amplitude de cobertura insuficiente. No entanto, a ascensão da tecnologia digital oferece um farol de esperança. Intervenções de saúde mental digital são promissoras, transcendendo fronteiras geográficas, reduzindo custos e aumentando a escala de com que podem ser implementadas.

Assim, esta segunda edição reflete esse *zeitgeist* e representa um esforço colaborativo notável, trazendo perspectivas interdisciplinares e propondo inovações que podem efetivamente transformar a paisagem da psiquiatria da infância e adolescência.

Mais especificamente, a primeira seção do livro, dedicada aos fundamentos conceituais, nos convida a refletir sobre as bases do desenvolvimento e da psicopatologia. Aqui, nos deparamos com a interação intrincada entre temperamento, ambiente familiar, contexto social e a escola, abrindo caminho para compreender a suscetibilidade genética e o balanço entre forças envolvendo o impacto de certos fatores de risco e a capacidade de resiliência na expressão fenotípica.

Avançamos para os fundamentos clínicos na segunda seção, que cuidadosamente delineia o processo de avaliação clínica e formulação diagnóstica, um lembrete do rigor necessário na prática da psiquiatria da infância e adolescência que é por essência multidisciplinar. Avaliações complementares abordam as dimensões cognitivas, linguísticas, pediátricas e neuropediátricas, essenciais para um entendimento completo das condições tratadas.

A seção clínica é o coração do livro, discutindo uma gama de condições desde a mais tenra idade até a adolescência. Transtornos abrangentes como o espectro autista e o transtorno de déficit de atenção/hiperatividade são explorados com detalhe e profundidade. Essa seção é particularmente impactante, pois não só trata da identificação e manejo de condições comuns e complexas, mas também abraça os desafios da esquizofrenia, dos transtornos de humor e da emergente questão da autolesão e suicidalidade entre os jovens.

A quarta seção enfoca as interfaces clínicas, destacando a importância de uma abordagem multidisciplinar. Essa seção reconhece a necessidade de uma colaboração estreita entre pediatras, enfermeiros, fonoaudiólogos, terapeutas ocupacionais e profissionais de educação física, ilustrando o papel vital que cada um desempenha no cuidado à saúde mental das crianças e adolescentes.

Por fim, a quinta seção nos lembra do papel essencial que a sociedade desempenha na promoção da saúde mental. Através de discussões sobre ética, legislação, acolhimento institucional e os desafios únicos impostos pela era digital, somos instados a refletir sobre como os sistemas de saúde mental podem evoluir para melhor servir às necessidades dos jovens.

Concluindo, esta segunda edição é mais do que uma atualização; é um manifesto que captura as mudanças sísmicas e os progressos contínuos na psiquiatria da infância e adolescência. A integração de novas pesquisas, técnicas de avaliação, formulações diagnósticas e terapias inovadoras reflete o dinamismo desse campo.

Como profissional dedicado à psiquiatria e à educação médica, testemunho a importância crítica de livros como este. É um recurso vital para profissionais, estudantes e pesquisadores, com o poder de informar, inspirar e equipar todos nós na missão de melhorar a saúde mental de nossos jovens e aliviar o sofrimento de suas famílias. Que esta edição seja uma bússola para navegar pela complexidade dos transtornos mentais na infância e adolescência e um catalisador para intervenções efetivas que possam trazer mudanças duradouras.

Euripedes Constantino Miguel
Professor Titular do Departamento de Psiquiatria da Faculdade de Medicina da Universidade de São Paulo. Professor Associado Adjunto da Faculdade de Medicina da Universidade de Yale, New Haven, Estados Unidos.

Apresentação

Vivemos, hoje, uma verdadeira emergência mundial na saúde mental de crianças e adolescentes.

Nos Estados Unidos, estima-se que cerca da metade da população será diagnosticada com algum transtorno mental ao longo da vida. Entre crianças e adolescentes de 3 a 17 anos, aproximadamente 1 em cada 11 apresenta transtorno de déficit de atenção/hiperatividade ou ansiedade. Já entre adolescentes de 12 a 17 anos, cerca de 20% relataram ter vivenciado um episódio depressivo grave. Alarmantemente também foi que um terço dos estudantes do ensino médio declarou sentir-se persistentemente triste ou sem esperança no ano anterior, e quase 20% consideraram a possibilidade de suicídio. Ainda nesse grupo etário, em torno de 10% foram atendidos em serviços de saúde mental e cerca de 7% receberam medicamentos para transtornos psiquiátricos.

Assim sendo, a psiquiatria da infância e adolescência tem um papel essencial. Trata-se de uma oportunidade única de intervir precocemente, ajudando jovens e suas famílias a prevenir e tratar transtornos psiquiátricos, que em até quase metade dos casos se iniciam antes dos 18 anos. Essa atuação deve ser necessariamente multiprofissional, envolvendo psiquiatras, psicólogos, pediatras gerais, especialistas pediátricos, enfermeiros, assistentes sociais, nutricionistas, fisioterapeutas, terapeutas ocupacionais, educadores físicos, pedagogos, educadores e outros profissionais comprometidos com o cuidado integral da saúde de crianças e adolescentes.

As diferentes especialidades da saúde que atendem esse público precisam adaptar-se aos desafios contemporâneos. De fato, o aumento das taxas de depressão, ansiedade, estresse, solidão, ideação e tentativas de suicídio tem gerado crescente demanda por serviços especializados. Soma-se a isso a influência de fatores sociais, como pobreza, violência, abuso e condições de vida adversas, que elevam o risco de adoecimento mental, ampliando o impacto econômico sobre os países e intensificando o sofrimento individual e familiar.

É nesse contexto que se insere esta relevante 2ª edição do livro *Psiquiatria da criança e do adolescente*, coordenada por renomados profissionais do Instituto de Psiquiatria do Hospital das Clínicas da Faculdade de Medicina da Universidade de

São Paulo, que são indiscutíveis lideranças em assistência, ensino, pesquisa e inovação.

Portanto, esta importante obra revisada e atualizada visa apoiar os pediatras e demais profissionais da saúde na prevenção, triagem, avaliação, encaminhamento e tratamento de transtornos mentais e comportamentais, com o objetivo de promover a saúde e a qualidade de vida relacionada à saúde em crianças e adolescentes.

Os Editores
Dra. Filumena Maria da Silva Gomes
Prof. Dr. Clovis Artur Almeida da Silva

Nota dos Editores

Lançada em 2008 e com 28 volumes publicados, a Coleção Pediatria do Instituto da Criança e do Adolescente do HC-FMUSP é referência para todos os profissionais que buscam atualização na área.

Com milhares de livros vendidos, seus autores conciliam a experiência acadêmica e de pesquisa com a atuação profissional nos principais centros de referência do Brasil. Apresentam temas de grande interesse da comunidade médica, trazendo conhecimento atualizado e inovação, com vários volumes na terceira ou quarta edição.

Acompanhando as tendências do mercado editorial e da área educacional, a Coleção passou a apresentar materiais interativos que podem ser acessados via QR Code de acordo com o volume.

Outra importante inovação é o material disponível com aulas temáticas ministradas por grandes especialistas. Elas acontecem quinzenalmente e podem ser assistidas ao vivo ou gravadas no canal da Manole:

1. Acesse o menu "Minicurso" no portal Manole.
2. Navegue até a seção desejada ou utilize o link direto: Minicursos Manole.
3. Procure pelo minicurso desejado no campo de busca.

Todo o conteúdo dos livros e dos vídeos foi pensado para que você, leitor, tenha a melhor experiência de aprendizado e atualização para sua carreira profissional.

Para estar sempre atualizado sobre nossos livros e cursos, nos sigam nas nossas redes sociais:

Boa leitura! Bons estudos!

Seção I

Fundamentos conceituais

1

Desenvolvimento e psicopatologia

Elizabeth Shephard
Luis Carlos Farhat
Guilherme Vanoni Polanczyk

PONTOS-CHAVE DESTE CAPÍTULO

- O neurodesenvolvimento é um processo complexo e prolongado, orquestrado por fatores genéticos e influenciado por interações com o ambiente familiar, escolar e social.
- Cada transtorno mental tem um período particular de vulnerabilidade e de início dos sintomas, que corresponde a períodos importantes de desenvolvimento cerebral e em outros sistemas biológicos, assim como de demandas ambientais.
- Evidências crescentes sugerem que há antecedentes nos primeiros meses e anos de vida de transtornos mentais, que no futuro podem atuar como alvos de monitoramento e intervenção preemptiva.

INTRODUÇÃO

O desenvolvimento humano segue uma trajetória prolongada do período pré-natal até a idade adulta. Ao longo desse período, o cérebro passa por um processo dinâmico de crescimento e refinamento. A substância cinzenta, composta de neurônios e células gliais, mostra um crescimento rápido no período fetal até, aproximadamente, os 6 anos de idade, seguido por uma redução na adolescência e na idade adulta (Figura 1). A substância branca, que consiste em conexões estruturais (as fibras brancas) entre neurônios, também apresenta um crescimento rápido do período pré-natal, mas não atinge o pico de maturidade até a idade adulta, em torno dos 28 anos (Figura 1).

Em relação ao desenvolvimento da atividade funcional do cérebro, ela se torna cada vez mais organizada em redes neurais. Essas redes consistem em diversas regiões cerebrais que são conectadas por meio de atividade sincronizada e que trabalham juntas para produzir processos cognitivos e comportamentos complexos.

Seguindo as mudanças cerebrais, as habilidades cognitivas e emocionais se desenvolvem gradualmente ao longo da infância e adolescência. Esse processo de desenvolvimento é orquestrado por fatores genéticos e influenciado pelas experiências que o indivíduo vivencia. Devido à complexidade e à trajetória prolongada do desenvolvimento neurocognitivo humano, os jovens são vulneráveis a problemas de neurodesenvolvimento em vários momentos ao longo da infância e adolescência, que podem levar a psicopatologia e configurar-se em transtornos. Este capítulo considera os transtornos mentais sob a perspectiva desenvolvimental.

TRAJETÓRIA DESENVOLVIMENTAL DOS TRANSTORNOS PSIQUIÁTRICOS

O surgimento dos diferentes transtornos mentais segue uma trajetória desenvolvimental, com picos para o início dos sintomas de cada transtorno em idades diferentes (Figura 2). Por exemplo, evidências metanalíticas de estudos epidemiológicos indicam que, na população geral, o pico para o início do diagnóstico de autismo é aos 5,5 anos de idade e o do TDAH é aos 9,5 anos de idade. Os transtornos de ansiedade, transtornos de alimentação e o transtorno obsessivo-compulsivo (TOC) se iniciam mais tarde, na puberdade, com o pico de início de diagnóstico aos 14 ou 15 anos de idade. No final da adolescência, aos 18 a 20 anos, os transtornos psicóticos, os transtornos de humor e os transtornos de abuso de substâncias têm seu pico de início de sintomas.

Essa trajetória da psicopatologia pode ser entendida a partir da trajetória do desenvolvimento cerebral (Figura 1). As idades de início de sintomas dos transtornos coincidem com mudanças-chave no neurodesenvolvimento. Por exemplo, o crescimento acelerado da substância cinzenta corresponde à idade do início dos sintomas do autismo, e o pico de maturação da substância branca coincide com a idade do início dos sintomas dos transtornos de humor e dos transtornos psicóticos. Mudanças ao longo do desenvolvimento de outros sistemas biológicos, como puberdade e flutuações hormonais, e das demandas ambientais na criança, como o início e o fim da educação formal e a evolução das responsabilidades sociais, também participam dos mecanismos subjacentes às trajetórias desenvolvimentais da psicopatologia.

Além das diferenças cerebrais nas idades do início dos sintomas, existem variações no curso dos sintomas de cada transtorno ao longo da vida. Por exemplo, os sintomas do autismo e do TDAH tendem a persistir ao longo do tempo, com uma tendência de ganho de habilidades, mas podendo apresentar-se com intensidades e prejuízos variáveis. Os sintomas de alguns transtornos, como TOC, são caracterizados por um curso flutuante, com períodos de aumento da gravidade alternados com períodos de redução da gravidade, enquanto outros transtornos, como abuso de substâncias, apresentam um curso de gravidade mais constante.

ANTECEDENTES DOS TRANSTORNOS MENTAIS NOS PRIMEIROS MESES E ANOS DE VIDA: OPORTUNIDADES PARA INTERVENÇÃO PREEMPTIVA

Enquanto cada transtorno tem sua idade típica de início de sintomas, evidências crescentes sugerem que antecedentes des-

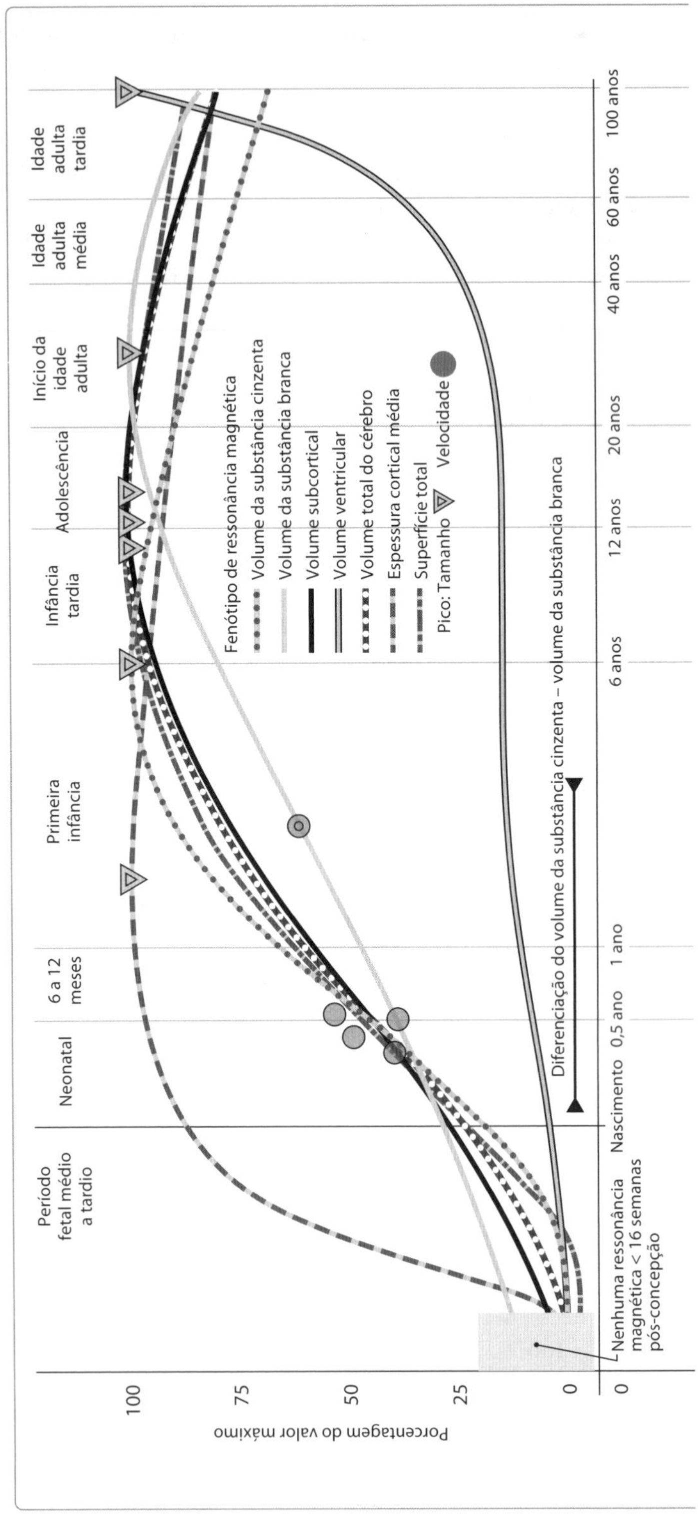
Período fetal médio a tardio
Neonatal
6 a 12 meses
Primeira infância
Infância tardia
Adolescência
Início da idade adulta
Idade adulta média
Idade adulta tardia
Porcentagem do valor máximo
100
75
50
25
0
0
Nenhuma ressonância magnética < 16 semanas pós-concepção
Nascimento
0,5 ano
1 ano
6 anos
12 anos
20 anos
40 anos
60 anos
100 anos
Diferenciação do volume da substância cinzenta – volume da substância branca
Fenótipo de ressonância magnética
Volume da substância cinzenta
Volume da substância branca
Volume subcortical
Volume ventricular
Volume total do cérebro
Espessura cortical média
Superfície total
Pico: Tamanho
Velocidade

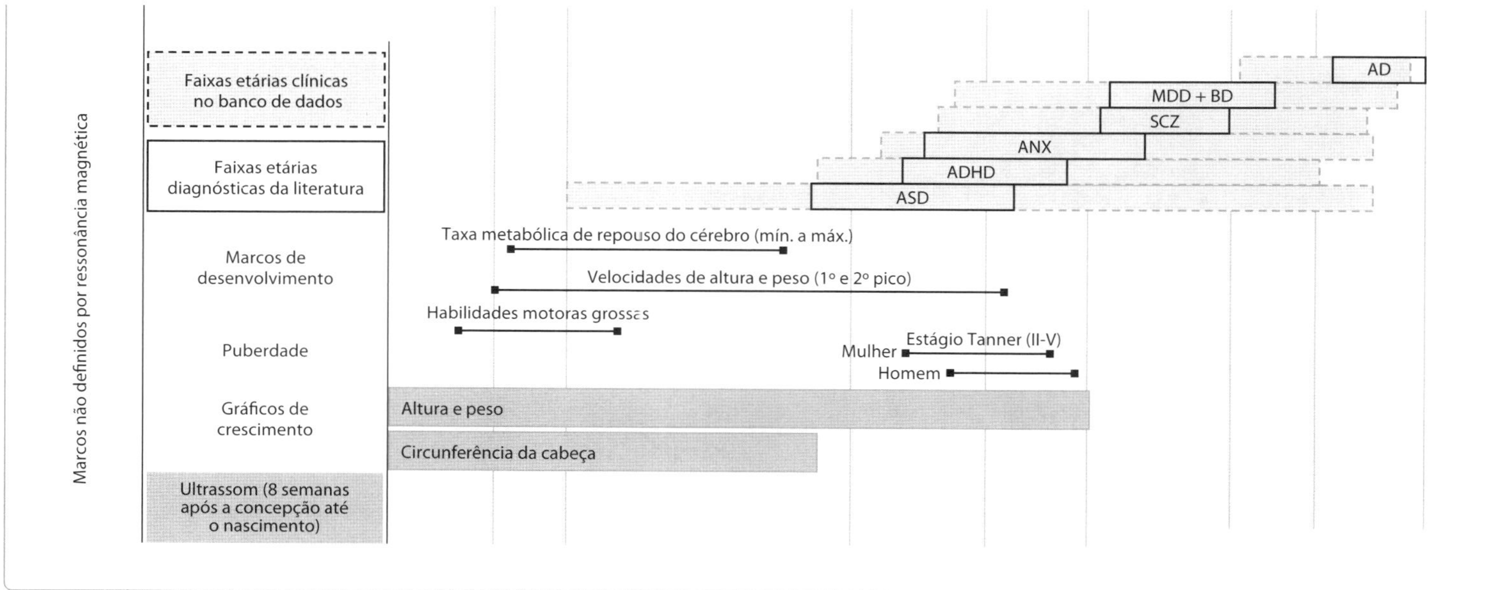

FIGURA 1 **Parte superior da figura:** resumo das trajetórias normativas para cada fenótipo global de ressonância magnética e principais marcos de desenvolvimento, em função da idade. Os círculos representam a taxa máxima dos marcos de crescimento para cada fenótipo. Os triângulos representam o volume máximo de cada fenótipo. **Parte inferior:** resumo de estágios e marcos adicionais de desenvolvimento de ressonância magnética (RM) e não RM. **De cima para baixo:** as caixas pontilhadas indicam a faixa etária de incidência de cada um dos principais transtornos clínicos representados no conjunto de dados de RM; as caixas com bordas pretas indicam a idade em que essas condições são geralmente diagnosticadas, conforme derivado da literatura; as linhas representam os intervalos normativos para marcos de desenvolvimento derivados de dados não RM, com base na literatura anterior e média entre homens e mulheres; as barras cinza mais escuras representam faixas etárias para gráficos de crescimento existentes (Organização Mundial da Saúde – OMS – e Centros de Controle e Prevenção de Doenças – CDC) de variáveis antropométricas e ultrassonográficas. Em ambos os painéis, linhas verticais cinzentas claras delimitam épocas de vida previamente definidas por critérios neurobiológicos.
Tanner refere-se à escala de desenvolvimento físico de Tanner.

AD: doença de Alzheimer; ADHD: transtorno do déficit de atenção e hiperatividade; ASD: transtorno do espectro do autismo (incluindo indivíduos de alto risco com diagnóstico confirmado em idade mais avançada); ANX: transtornos de ansiedade ou fobias; BD: transtorno bipolar; MDD: transtorno depressivo maior; SCZ: esquizofrenia.

Fonte: reprodução, com permissão, da Figura 3 de Bethlehem et al. (2022), *Brain charts for the human lifespan*, publicado na *Nature*.

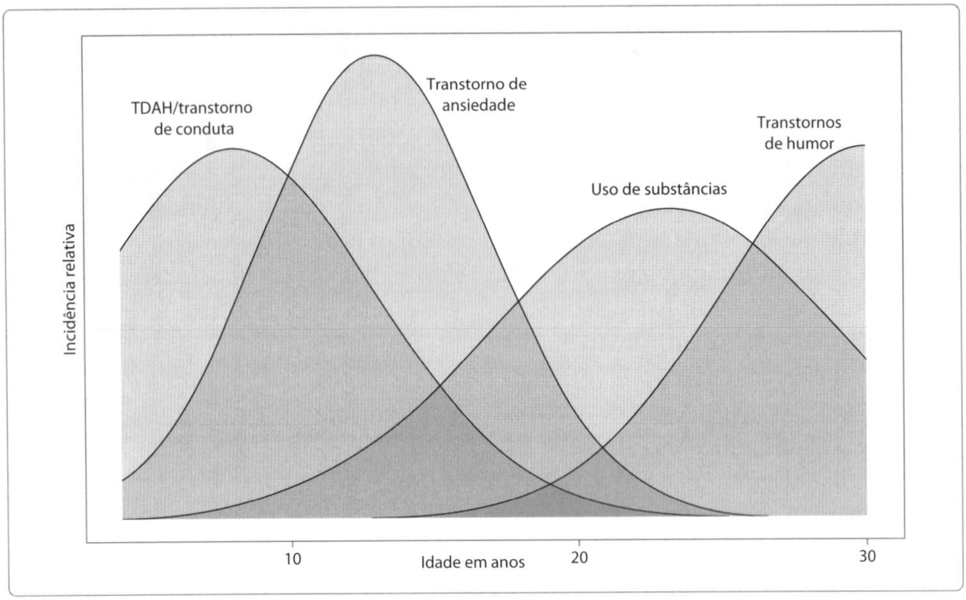

FIGURA 2 As curvas indicam a incidência relativa dos transtornos psiquiátricos ao longo da infância, adolescência e vida adulta jovem.
TDAH: transtorno do déficit de atenção e hiperatividade.

sas condições podem ser observáveis nos primeiros meses ou anos de vida, antes do surgimento de qualquer sintoma. Esses antecedentes se manifestam como diferenças no desenvolvimento cerebral e neurocognitivo, além de alterações de comportamento. Por exemplo, existem evidências de que (alguns) bebês que são diagnosticados com autismo posteriormente na infância apresentam alterações cerebrais no primeiro ano de vida, incluindo aumento dos volumes do líquido cefalorraquidiano, desenvolvimento alterado da substância branca, crescimento acelerado em regiões corticais e subcorticais, particularmente no córtex frontal, temporal e occipital e na amígdala, diminuição da habituação neural à estimulação sensorial e especialização neural reduzida de processamento de rostos e outros estímulos sociais.

Uma gama de diferenças em processos neurocognitivos e comportamentais no primeiro ano também foi associada ao diagnóstico de autismo mais tarde, incluindo problemas de sono, diferenças de atenção (p. ex., resposta reduzida ao nome e dificuldade de mudar o foco de atenção), produção reduzida de vocalizações e gestos, envolvimento reduzido com o cuidador durante interações sociais (indicado por reduções de contato visual, expressões faciais, gestos e vocalizações direcionadas ao cuidador), menor afeto positivo/maior afeto negativo, capacidade de autorregulação reduzida, sensibilidades sensoriais (hipo ou hiper-reatividade sensorial e integração sensorial alterada) e marcos motores atrasados.

As evidências sobre essas alterações iniciais foram usadas para criar instrumentos de triagem para sinais precoces de autismo em bebês, como o *Early Screening for Autism and Communication Disorders Questionnaire*, o *Autism Parent*

Screen for Infants, o *Autism Observation Scale for Infants* (AOSI) e o *Social Attention and Communication Surveillance* (SACS). Em estudos populacionais, esses instrumentos mostraram especificidade adequada em identificar bebês que posteriormente apresentaram diagnóstico de autismo; no entanto, a maioria dos instrumentos apresentou baixa sensibilidade, indicando que identificaram, erroneamente, bebês que não desenvolveram autismo. Além disso, esses instrumentos não são validados em contextos culturais diferentes daqueles em que foram desenvolvidos, como o Brasil. Assim, embora promissoras, atualmente a utilidade clínica das ferramentas de rastreamento do autismo em bebês é limitada.

Alguns dos antecedentes do autismo também foram relatados nos primeiros meses de vida em bebês que mais tarde apresentaram sintomas ou foram diagnosticados com TDAH. Problemas de sono, dificuldades de autorregulação, maior afeto negativo, sensibilidades sensoriais e atrasos do desenvolvimento motor nos primeiros 2 anos de vida foram associados com a presença e a gravidade dos sintomas de TDAH posteriormente na infância. Essa sobreposição entre os antecedentes do autismo e do TDAH é esperada, considerando a alta co-ocorrência dessas condições, e sugere que elas compartilham vias neurodesenvolvimentais. No entanto, alguns antecedentes apresentam mais especificidade para TDAH em relação ao autismo, incluindo níveis aumentados de atividade motora, amplas dificuldades de atenção e sinais de impulsividade. Evidências preliminares também sugerem que o TDAH está associado a alterações neurais distintas nos primeiros meses e anos de vida, incluindo volumes menores da substância cinzenta no córtex frontal, temporal e parietal e nos gânglios basais e no tálamo, bem como atividade neural oscilatória elevada na frequência teta. No entanto, mais estudos que comparem os antecedentes do autismo e do TDAH nos mesmos bebês são necessários para entender melhor os caminhos desenvolvimentais que levam a cada transtorno.

Em contraste com os amplos antecedentes associados ao autismo e ao TDAH, os precursores de outros transtornos parecem estar mais estreitamente limitados a mecanismos neurocognitivos específicos. Por exemplo, estudos indicam que os transtornos de ansiedade estão associados a alterações no desenvolvimento da amígdala e suas conexões com outras regiões cerebrais envolvidas em processamento emocional nos primeiros meses de vida. Especificamente, alterações na conectividade da amígdala em neonatos estão associadas ao medo desregulado e a sinais elevados de ansiedade entre 6 e 24 meses de idade, comportamentos que são preditivos de ansiedade mais tarde na infância e na adolescência. As mesmas alterações na conectividade da amígdala foram relatadas em crianças mais velhas, adolescentes e adultos com transtornos de ansiedade e parecem estar fortemente associadas aos transtornos de ansiedade. Ademais, sugere-se que as alterações no desenvolvimento da amígdala nos primeiros meses de vida medeiam a relação entre a exposição ao estresse pré-natal e o risco para transtornos de ansiedade.

As evidências sobre os antecedentes dos transtornos mentais têm sido utilizadas para desenvolver intervenções preemptivas, que visam apoiar o desenvolvimento inicial de bebês mais propensos a serem diagnosticados com um transtorno posteriormente ou que apresentam sinais precoces do transtorno. Essas intervenções devem ser de baixa intensidade e devem promover benefícios inclusive para aqueles que não desenvolverão o transtorno. Por exemplo, intervenções preemptivas mediadas por pais para autismo foram desenvolvidas para enriquecer o ambiente sociocomunicativo do bebê, ajudar os pais a reconhecer os sinais comunicativos e emoções do bebê e lidar com sinais precoces do autismo. Essas intervenções mostraram eficácia em melhorar o desenvolvimento de habilidades de comunicação social e de autorregulação de bebês com histórico familiar ou sinais precoces do autismo. Intervenções que visam aprimorar habilidades de atenção e autorregulação em bebês com histórico familiar do TDAH também foram desenvolvidas, mas atualmente não apresentam evidências de eficácia no curto prazo.

CONCLUSÕES

É crucial entender os transtornos mentais como resultado de trajetórias anormais do desenvolvimento cerebral que ocorrem devido a fatores genéticos, biológicos, emocionais e sociais interagindo de formas complexas ao longo do tempo. Há dados crescentes que indicam que essas trajetórias anormais já estão presentes muitos anos antes de os transtornos serem expressos e diagnosticados. O desafio futuro será determinar de forma acurada indivíduos de alto risco, que já apresentam alterações do desenvolvimento cerebral, para que possam receber intervenções preemptivas e evitar que expressem os sintomas.

No presente, os profissionais devem caracterizar de forma detalhada o desenvolvimento, atuar para incentivar aspectos importantes que promovem o desenvolvimento (como habilidades cognitivas, relações parentais, hábitos de vida) e estar atentos aos pontos críticos para o surgimento de sintomas dos diferentes transtornos.

DICAS DO ESPECIALISTA

- O neurodesenvolvimento é um processo altamente complexo e interativo, e os profissionais devem tomar o máximo de cuidado ao considerar intervenções para transtornos mentais em crianças e adolescentes. As intervenções selecionadas devem ter uma forte base de evidências de ensaios clínicos randomizados, que demonstraram eficácia e segurança.
- A literatura científica indica que antecedentes ou sinais precoces de alguns transtornos, como autismo, TDAH e ansiedade, podem ser detectados

nos primeiros meses ou anos de vida em algumas crianças. No entanto, a maior parte das crianças com esses sinais não desenvolverá os transtornos; portanto, ainda não é possível identificar com a acurácia necessária se uma criança irá ou não apresentar o transtorno posteriormente.

- Atualmente, nenhum marcador neural apresenta o poder preditivo necessário para atuar como biomarcador para um transtorno mental em crianças e adolescentes. Ademais, ainda é pouco compreendido como os marcadores neurais mudam ao longo do desenvolvimento e como tais mudanças se relacionam com o surgimento dos transtornos mentais.
- Considerando as limitações na identificação precoce dos transtornos mentais e a importância de não perturbar processos de neurodesenvolvimento, recomenda-se que intervenções preemptivas foquem o aprimoramento de fatores ambientais importantes para o desenvolvimento saudável, como relações sensíveis, responsivas e mútuas com os cuidadores e oportunidades para aprendizagem cognitiva e social, e o apoio de outros aspectos do desenvolvimento, como sono e nutrição e o desenvolvimento da autoestima.

SUGESTÕES DE LEITURA

1. Bethlehem RA, Seidlitz J, White SR, et al. Brain charts for the human lifespan. Nature. 2022;604(7906):525-33.
2. Dawson G, Rieder AD, Johnson MH. Prediction of autism in infants: progress and challenges. Lancet Neurol. 2023;22(3):244-54.
3. Doyle CM, Lasch C, Elison JT. Emerging evidence for putative neural networks and antecedents of pediatric anxiety in the fetal, neonatal, and infant periods. Biol Psychiatry. 2021;89(7):672-80.
4. Grayson DS, Fair DA. Development of large-scale functional networks from birth to adulthood: a guide to the neuroimaging literature. Neuroimage. 2017;160:15-31.
5. Green J, Leadbitter K, Ainsworth J, Bucci S. An integrated early care pathway for autism. Lancet Child Adolesc Health. 2022;6(5):335-44.
6. Miller M, Arnett AB, Shephard E, et al. Delineating early developmental pathways to ADHD: setting an international research agenda. JCPP Advances. 2023:e12144.
7. Patel V, Saxena S, Lund C, et al. The Lancet Commission on global mental health and sustainable development. Lancet. 2018;392(10157):1553-98.
8. Sandbank M, Bottema-Beutel K, Crowley S, et al. Project AIM: autism intervention meta-analysis for studies of young children. Psychological Bulletin. 2020;146(1):1.
9. Sandbank M, Bottema-Beutel K, LaPoint SC, et al. Autism intervention meta-analysis of early childhood studies (Project AIM): updated systematic review and secondary analysis. BMJ. 2023;383:e076733.
10. Shephard E, Zuccolo PF, Idrees I, et al. Systematic review and meta-analysis: the science of early-life precursors and interventions for attention-deficit/hyperactivity disorder. J Am Acad Child Adolesc Psychiatry. 2022;61(2):187-226.
11. Solmi M, Radua J, Olivola M, et al. Age at onset of mental disorders worldwide: large-scale meta-analysis of 192 epidemiological studies. Mol Psychiatry. 2022;27(1):281-95.

2

Temperamento, regulação no desenvolvimento e psicopatologia

Maria Beatriz Martins Linhares
Mauro Victor de Medeiros Filho

PONTOS-CHAVE DESTE CAPÍTULO

- O temperamento, que consiste em traços disposicionais observados ao longo do desenvolvimento humano, caracteriza-se por relativa estabilidade, com uma base biológica e potencial para ser modificado pelas experiências vividas no ciclo vital.
- O temperamento inclui os seguintes fatores principais: afeto negativo, extroversão e controle com esforço ou voluntário.
- As características extremas do temperamento, tais como intensa propensão de aproximação ou evitação de pessoas ou situações, elevados níveis de afeto negativo e extroversão e baixo controle com esforço ou voluntário, constituem-se em fatores de risco para a saúde mental.
- Em contrapartida, afetos positivos, extroversão moderada e controle com esforço adequado, particularmente no que diz respeito ao controle inibitório de impulsos e controle da atenção, são características do temperamento que protegem a saúde mental.

TEMPERAMENTO: ABORDAGENS, DEFINIÇÕES E FORMAS DE AVALIAÇÃO

As crianças apresentam desde muito cedo em seu desenvolvimento diferenças individuais no nível de ativação, humor predominante, consolabilidade e intensidade das emoções. Essas diferenças individuais que se manifestam no comportamento representam traços disposicionais do temperamento, que constituem um componente fundamental da personalidade.

Abordagens teóricas e definições

O temperamento tem sido estudado sob a perspectiva de diversas teorias, incluindo suas respectivas abordagens, definições e formas de avaliação. Historicamente, o *New York longitudinal study* foi pioneiro no estudo do temperamento infantil dentro de perspectiva clínica e tipológica do temperamento "fácil", "difícil" ou "lento para aquecer". Essa classificação do temperamento foi proposta com base na observação e em relatos de mães sobre suas relações com seus bebês, sendo propostos os seguintes nove componentes:

1. Atividade: nível, tempo e frequência da atividade motora.
2. Aproximação-afastamento: resposta positiva/negativa para pessoas, objetos e situações não familiares.
3. Limiar de responsividade: intensidade de estimulação necessária para a criança responder.
4. Humor: quantidade de prazer, alegria e comportamento amigável em contraste com desprazer, choro, comportamento não amigável.
5. Intensidade: nível de energia nas reações.
6. Ritmo: regularidade e previsibilidade do sono, fome e eliminação.
7. Adaptabilidade: fácil modificação de resposta em face do novo e de situações alteradas.
8. Distraibilidade: mudanças da direção do comportamento para estímulos externos.
9. Persistência da atenção: duração e manutenção das atividades mesmo que a criança se sinta frustrada.

Em que pese a grande contribuição dessa abordagem do temperamento, ela apresenta uma desvantagem ao tentar compreender o temperamento dos adultos apenas com base na observação restrita ao período inicial do desenvolvimento humano.

Posteriormente, Bluss e Plomin (1984) propuseram o modelo **emocionalidade, atividade e sociabilidade** (EAS), enfatizando a forte influência genética na formação do temperamento e trazendo uma perspectiva de estabilidade de estilos de temperamento ao longo da trajetória do desenvolvimento. Embora a influência ambiental seja reconhecida nessa perspectiva, os autores sugerem que as experiências ambientais teriam menor potencial de modificar os atributos do temperamento. Nessa abordagem, os componentes do temperamento incluem o nível de atividade, a emocionalidade negativa e a sociabilidade.

O **modelo biotipológico do temperamento** de Kagan (2007), por sua vez, trouxe uma inovação metodológica ao avaliar o temperamento por meio de medidas diretas do comportamento das crianças em situações de observação em laboratório e não apenas por meio de relatos dos cuidadores. De acordo com esse modelo, o temperamento é caracterizado em dois tipos:

1. Inibido com afeto negativo.
2. Desinibido com afeto positivo.

O primeiro tipo envolve alta reatividade, hipervigilância e comportamento arredio ao lidar com pessoas e situações novas e não familiares; no segundo tipo, por sua vez, a criança apresenta baixa reatividade e enfrentamento positivo de novidades.

A **abordagem psicobiológica do temperamento** de Mary Rothbart apresentou um avanço em relação aos modelos anteriores por contemplar uma perspectiva longitudinal do desenvolvimento, avaliando o temperamento ao longo do ciclo vital desde a infância até a idade adulta. O temperamento define-se como diferenças individuais de base constitucional na **rea-**

tividade e **autorregulação** nos domínios do afeto, atividade e atenção.

No componente de reatividade incluem-se as características de responsividade do indivíduo em face das estimulações internas e externas, que ocorrem nos níveis autonômicos, neuroendócrinos e comportamentais. No componente de regulação, por sua vez, situam-se os processos de controle com esforço ou voluntário para modulação da reatividade e controle inibitório de impulsos. Nessa abordagem, o temperamento é considerado relativamente estável, na medida em que tem uma base biológica (fatores genéticos e constitucionais), mas pode ser modificado por experiências ambientais ao longo do desenvolvimento. No modelo de Rothbart os componentes do temperamento envolvem:

- Emocionalidade negativa: medo, tristeza, frustração, irritabilidade, reatividade ao fracasso.
- Extroversão: abordagem, sorriso/riso, reatividade vocal, nível de atividade, alta intensidade de prazer, sensibilidade perceptual.
- Orientação/regulação: baixa intensidade de prazer, consolabilidade, duração da orientação, capacidade de se acalmar.

Portanto, o temperamento inclui os fatores principais – afeto negativo, extroversão e controle com esforço ou voluntário. Destaca-se que o afeto negativo é o fator primordial na expressão do temperamento no desenvolvimento inicial, com maior estabilidade ao longo do desenvolvimento dos afetos positivos ou negativos. O controle com esforço, voluntário e intencional, por sua vez, desenvolve-se entre os 2 e os 7 anos, avançando na medida em que se desenvolve o sistema de atenção dos indivíduos.

O controle com esforço desempenha um papel relevante no processo adaptativo, na medida em que inclui tanto o controle atencional (capacidade de manter, compartilhar e transferir atenção) como o controle inibitório (capacidade de planejar, suprimir resposta inapropriada e controlar impulsos). O modelo psicobiológico de Rothbart relaciona-se com os modelos de psicopatologia no que se refere aos processos de ativação comportamental, que se relacionam com o eixo de comportamentos externalizante, e de inibição comportamental, que se associa com o eixo internalizante.

Formas de avaliação do temperamento

A avaliação do temperamento pode ser realizada por meio de questionários, em que se obtêm relatos do cuidador principal sobre o temperamento da criança (**heterorrelato**), ou da observação direta do comportamento das crianças, em que se estruturam situações com a finalidade de avaliar dimensões específicas do temperamento. No conjunto de avaliações por meio de relato, pode-se destacar os seis questionários, desenvolvidos por Mary Rothbart et al., que avaliam o constructo temperamento em diferentes fases do ciclo vital com questionários específicos, a saber:

1. *Infant Behavior Questionnaire* (IBQ) 2 a 12 meses.
2. *Early Childhood Behavior Questionnaire* (EBQ), 18 a 36 meses.
3. *Children Behavior Questionnaire* (CBQ) 3 a 7 anos.

4. *Temperament in Middle Children Questionnaire* (TMCQ), 7 a 10 anos.
5. *Early Adolescent Temperament Questionnaire* (EATQ), 9 a 15 anos.
6. *Adult Temperament Questionnaire* (ATQ), adultos.

Mais informações estão disponíveis em: https://research.bowdoin.edu/rothbart-temperament-questionnaires/.

O *Laboratory Temperament Assessment Battery* (Lab-TAB), por sua vez, avalia o temperamento da criança pequena por meio da observação do comportamento em tarefas estruturadas específicas que provocam a observação de medo, raiva, frustração, entre outras. O Lab-TAB é composto por distintos episódios de 3 a 5 minutos que visam avaliar as diferenças individuais na expressão da emoção, em aproximação/evitação, nível de atividade e regulação do comportamento (ver https://epsy.tamu.edu/gagne-lab/lab-tab/).

O TEMPERAMENTO E A RELAÇÃO COM O PROCESSO DE REGULAÇÃO EMOCIONAL E COMPORTAMENTAL

Considerando que o temperamento envolve reatividade e regulação, é fundamental compreender os processos de regulação emocional e comportamental que interferem diretamente no desenvolvimento humano. Esses processos referem-se à habilidade de o indivíduo controlar comportamentos impulsivos em resposta a emoções negativas e à capacidade de modular respostas emocionais a situações e objetivos específicos. O processo de regulação emocional envolve uma reavaliação cognitiva, que inclui a capacidade de mudar pensamentos e sentimentos evocados diante de determinada situação e a capacidade de mudança de respostas com supressão de impulsos.

É interessante notar que recentemente evidências empíricas indicam que a regulação emocional tem um papel central nos sintomas internalizantes e externalizantes no contínuo normativo-clínico, contribuindo para as diferenças individuais na gravidade dos sintomas independentemente da classificação diagnóstica.

O mecanismo de reação e regulação contribui sobremaneira para o desenvolvimento adaptativo e a saúde mental do indivíduo, destacando-se que a autorregulação permite que o indivíduo inicie, module, mantenha ou coordene os estados emocionais e expressões comportamentais desses estados emocionais de ativação.

Na abordagem do temperamento proposta por Mary Rothbart (2011) a autorregulação é um componente central para o ajuste da aproximação ou evitação de estímulos, que pode ser observado quando o indivíduo direciona a atenção para perto ou longe de determinados estímulos, assim como quando controla suas ações e emoções. O fator do temperamento responsável pelo processo regulatório é o **controle com esforço, voluntário ou intencional**, que inclui a dimensão do **controle inibitório**, que por sua vez possibilita focalizar e transferir a atenção voluntariamente, planejar ações e suprimir respostas inadequadas. É importante mencionar que o controle inibitório é um componente das funções executivas, que responde pelo controle da atenção, pensamentos, emoções e comportamento, o que impede uma predisposição interna ou tentação externa, buscando uma resposta mais apropriada aos estímulos.

Em contrapartida, a desregulação emocional envolve uma sobrecarga de emoções com dificuldades de controle de impulsos diante das experiências de emoções negativas. Consequentemente, o indivíduo pode sentir frustração, labilidade de humor, raiva repentina e muita dificuldade de manejar as emoções, levando a reações emocionais inadequadas e muitas vezes desproporcionais ao evento real. A relação entre temperamento e desregulação pode ser observada em sintomas psicopatológicos, tratando-se da irritabilidade, impulsividade e agressividade. Emocionalidade e autorregulação foram preditores independentes de ajustamento de crianças na fase de 3 a 5 anos, verificando-se que:

- A irritabilidade relacionou-se com problemas internalizantes e externalizantes e baixa competência social, enquanto a emocionalidade positiva predisse alto bem-estar e competência social.
- O controle inibitório foi relacionado com baixo risco para problemas internalizantes e externalizantes e alta competência social.

A avaliação da trajetória de irritabilidade e excitabilidade em crianças de 3 a 5 anos e a posterior desregulação emocional na fase da adolescência mostrou que, enquanto houve declínio da irritabilidade ao longo da infância, a excitabilidade permaneceu estável e predisse desregulação emocional. De maneira interessante, a avaliação nesse estudo foi multidimensional, envolvendo o autorrelato e o relato parental, assim como a medida por meio da ressonância magnética funcional, em que foi observada a diminuição da atividade em regiões de regulação cognitiva e emocional durante a realização de uma tarefa específica de regulação emocional.

Por outro lado, a inibição comportamental nos primeiros anos do desenvolvimento aumenta o risco de ansiedade na infância e na adolescência. Crianças com alta inibição comportamental apresentaram mais de 7 vezes mais risco para desenvolver transtorno de ansiedade social, controlando-se o risco parental e a idade da criança na época da avaliação e diagnóstico. A desregulação da dimensão do medo no afeto negativo do temperamento (medo elevado em situação com baixo poder de ameaça) aos 2 anos, avaliada por meio de observação do comportamento em tarefas do Lab-TAB, foi preditora do sintoma de ansiedade social aos 3, 4, 5 e 6 anos, avaliada por meio de questionários aplicados com os cuidadores. No estudo de Buss et al. (2021), foi realizado um acompanhamento longitudinal demonstrando que os sintomas de ansiedade social observados inicialmente continuaram na fase de 11 a 13 anos, avaliados por meio de questionários de hetero e autorrelato, controlando-se variáveis relacionadas a riscos ambientais concorrentes (p. ex., monitoramento dos pais e relacionamento com os pares).

O processo de regulação emocional e comportamental no desenvolvimento das crianças deve ser também compreendido observando-se os indicadores da regulação materna, devido ao impacto na parentalidade e, por sua vez, no desenvolvimento das crianças. Mães com bom controle emocional mostraram maior chance de apresentar parentalidade positiva e menos disciplina verbal rígida e viés de atribuição hostil, o que influencia a maneira como as mães interagem com as crianças e o comportamento. Além disso, mães com bom controle emocional e bom funcionamento executivo relataram menos problemas de comportamento nas crianças. Por outro lado, a desregulação emocional associou-se à parentalidade negativa autoritária e controladora e, inversamente, relacionou-se com a parentalidade positiva, que envolvia calorosidade e suporte.

Portanto, ao se examinar o temperamento de crianças, deve-se atentar para o conceito de "*goodness-of-fit*", que consiste no interjogo e na combinação entre características da criança e do comportamento parental que explica as variações no desenvolvimento. Os pais ou cuidadores principais das crianças têm um papel fundamental como "correguladores" em seu processo de desenvolvimento emocional e comportamental, visando alcançar um comportamento adaptativo do ponto de vista da saúde mental. Da mesma forma, as crianças são agentes ativos em eliciar determinados comportamentos parentais, havendo relações bidirecionais. Nessa perspectiva transacional, pode-se compreender melhor como orientar os pais sobre o necessário ajuste de suas características como cuidadores em função das características da criança e do contexto social.

TEMPERAMENTO E PSICOPATOLOGIA NA INFÂNCIA E NA ADOLESCÊNCIA

O estudo da relação entre temperamento e psicopatologia é complexo na medida em que existe dúvida sobre a discriminação entre esses dois constructos e sobre quais dados devem ser levados em conta para estudar essa relação. Pode-se identificar quatro modelos científicos básicos que tentaram resumir essa relação.

1. O primeiro, denominado **modelo dimensional**, o mais conhecido, sugere que os traços do temperamento são manifestações subclínicas de diagnósticos psiquiátricos, ou seja, são características consideradas "normais" ao mesmo tempo que os extremos dos traços indicam condições psicopatológicas. De acordo com esse modelo, a psicopatologia é considerada a exacerbação de um traço presente ou ausente e teria a mesma origem etiológica do temperamento. Existe uma vasta literatura que sugere que esse modelo é pelo menos em parte verdadeiro. De um lado, a excessiva extroversão e a busca de novidades estão relacionadas a sintomas do transtorno do déficit de atenção e hiperatividade (TDAH), constituindo fatores de risco para sintomas de comportamento disruptivo e agressivo. Por outro lado, a baixa extroversão, com comportamento extremamente inibido, tem significativa associação com sintomas de ansiedade social e isolamento. Extremos elevados do neuroticismo estão associados a desregulação emocional em múltiplos diagnósticos psiquiátricos, incluindo o espectro internalizante de ansiedade, depressão e transtorno de personalidade. O nível muito baixo de neuroticismo, por sua vez, pode estar associado a comportamentos disruptivos e antissociais quando acompanhados de impulsividade e baixa empatia social. O baixo controle com esforço indica pobre controle inibitório e precária capacidade regulatória emocional, que por sua vez associa-se ao TDAH e a outros diagnósticos de patologias do impulso. Por outro lado, a tendência a organização, cuidado e diligência com as tarefas, quando exagerada/excessiva, pode estar associada a traços anancásticos e ao espectro

do transtorno obsessivo-compulsivo (TOC) em alguns casos. De maneira consistente, os estudos apontam que os traços de temperamento seriam a origem de subgrupos amplos e menos arbitrários para pensar em psicopatologia do desenvolvimento.

2. O denominado **modelo de vulnerabilidade/resiliência** indica que certos traços do temperamento são predisponentes, ou seja, são um fator de risco para psicopatologia, enquanto outros traços são fatores protetivos. Nesse cenário, os traços do temperamento teriam uma relação transacional, ou seja, bidirecional, aumentando a probabilidade de a criança ter comportamentos específicos no ambiente e, por sua vez, de o ambiente agir/reagir a esses traços, ajudando a construir uma teia histórica de comportamentos desafiadores e muitas vezes sintomáticos. Alguns exemplos clássicos podem ser observados. A criança com traços de hiperatividade e baixo controle inibitório tem maior chance de desenvolver sintomas disruptivos e antissociais diante de ambiente coercivo, inconsistente e pouco afetuoso. A criança com traços de inibição comportamental apresenta maior risco de desenvolver sintomas de depressão diante de um cuidado com pouco suporte, exageradamente crítico ou recorrentemente invalidante. O adolescente com traço de temperamento com alto neuroticismo e impulsividade apresenta maior risco para transtorno de uso de múltiplas substâncias, incluindo álcool, tabaco, maconha, cocaína, entre outras drogas psicoativas.
3. O **modelo patoplástico** indica que a expressão e a evolução da psicopatologia são influenciadas pelos traços do temperamento. Por exemplo, dois adolescentes com os mesmos sintomas depressivos têm apresentações sintomáticas e comportamentos distintos dependendo dos traços do temperamento. Um adolescente com alto nível de extroversão terá uma apresentação da depressão distinta daquele com traços de intensa inibição comportamental, criando um desafio clínico para investigação e realização do diagnóstico. Por outro lado, um adolescente pode evoluir com pior prognóstico se suas características temperamentais ligadas a capacidades regulatórias forem frágeis em comparação com um paciente com um controle inibitório adequado.
4. Finalmente, o **modelo de efeito cicatricial** indica que a psicopatologia, principalmente quando grave e duradoura, pode mudar os próprios traços do temperamento e da personalidade.

Possivelmente os quatro modelos descritos são complementares e explicam ainda de modo incompleto nuances distintas da relação entre temperamento e psicopatologia.

Estudos longitudinais mostraram evidências empíricas indicando que certas características do temperamento identificadas nas crianças até a fase pré-escolar foram preditoras de psicopatologias observadas na adolescência e idade adulta. Por exemplo, a falta de controle de impulso associou-se à dependência de substâncias, a um elevado risco de suicídio e criminalidade. Por outro lado, o temperamento inibido relacionou-se a problemas internalizantes, evitação e depressão e timidez. Além disso, o temperamento tímido demonstrou associação com ansiedade social e sintomas depressivos, enquanto alta reatividade teve correlação com ansiedade e hiper-responsividade.

É importante ressaltar que a abordagem da psicopatologia do desenvolvimento evidencia que as características do temperamento também podem ser suscetíveis de modificação, dependendo dos fatores de proteção que atuam para neutralizar o impacto negativo dos riscos nas trajetórias de desenvolvimento. Nesse sentido, é fundamental evitar uma perspectiva determinista e causal na relação entre temperamento e psicopatologias. Em vez disso, é mais apropriado considerar o temperamento um atributo específico do indivíduo, que interage de maneira complexa com outros fatores pessoais e ambientais, contribuindo para o processo global do desenvolvimento e a saúde mental.

CONCLUSÕES

A avaliação dos traços disposicionais do temperamento em crianças e adolescentes é fundamental para os profissionais da área de saúde mental. Essa análise possibilita compreender as características que constituirão a personalidade, investigar exacerbações e potenciais implicações psicopatológicas, assim como entender os riscos associados a diversos diagnósticos. Ao examinar esses traços, os profissionais conseguem obter informações valiosas sobre como o ambiente pode influenciar e, consequentemente, ajudar no processo adaptativo dessas crianças e adolescentes. Essa abordagem integrada proporciona uma compreensão mais abrangente, permitindo subsidiar intervenções preventivas e terapêuticas mais eficazes e personalizadas para promover o bem-estar psicológico e a adaptação desses indivíduos em desenvolvimento.

No processo de orientação voltada a pais e educadores, é essencial incorporar o conhecimento sobre os indicadores do temperamento e destacar a relação entre as demandas e expectativas do ambiente e as características do temperamento das crianças. Quando não há um alinhamento adequado entre essas exigências e o temperamento das crianças, aumenta o risco da ocorrência de problemas emocionais e comportamentais.

Durante as interações bidirecionais entre a criança e seus cuidadores, é crucial identificar as características do temperamento no início do desenvolvimento e os processos regulatórios. Essa identificação serve como precursora, podendo indicar riscos ou proteção à saúde mental da criança. A compreensão dessas dinâmicas permite intervenções mais assertivas, facilitando um ambiente que favoreça o desenvolvimento saudável e adaptado das crianças e contribuindo para sua saúde mental a curto, médio e longo prazo.

DICAS DO ESPECIALISTA

- Caracterize os processos de regulação fisiológica, emocional e comportamental no desenvolvimento das crianças, especialmente durante as fases iniciais do desenvolvimento.
- Adicionalmente, observe a regulação emocional e comportamental dos pais que influenciam sobremaneira as dinâmicas interativas bidirecionais entre pais e filhos.
- Avalie indicadores do temperamento das crianças e adolescentes por meio de questionários de hetero e autorrelato.
- Considere as características do temperamento identificadas até a fase pré-escolar como um preditor de psicopatologia a curto e a longo prazo até a adolescência e idade adulta.
- Mapeie os traços do temperamento das crianças e adolescentes para um estudo mais preciso do indivíduo diante da heterogeneidade da psicopatologia do desenvolvimento e para construção de tratamentos mais específicos e customizados que levem em conta o perfil e o funcionamento do indivíduo.

SUGESTÕES DE LEITURA

1. Anderson NE, Kiehl KA. Psychopathy: developmental perspectives and their implications for treatment. Restor Neurol Neurosci. 2014;32(1):103-17.
2. Arterberry ME, Bornstein M. Development in infancy. 6.ed. New York: Routledge; 2024.
3. Belsky J, Pluess M. Beyond diathesis stress: differential susceptibility to environmental influences. Psychol Bull. 2009;135(6):885-908.
4. Bluss AH, Plomin R. Temperament: early developing personality traits. New York: Taylor & Francis Group; 1984.
5. Buss KA, Cho S, Morales S, et al. Toddler dysregulated fear predicts continued risk for social anxiety symptoms in early adolescence. Dev Psychopathol. 2021;33(1):252-63.
6. Cai RY, Hardan AY, Phillips JM, et al. Brief report: emotion regulation influences on internalizing and externalizing symptoms across the normative-clinical continuum. Front Psychiatry. 2021; 21(12):1-9.
7. Carter NT, Guan L, Maples JL, et al. The downsides of extreme conscientiousness for psychological well-being: the role of obsessive compulsive tendencies. J Pers. 2016;84(4):510-22.
8. Clauss JA, Blackford JU. Behavioral inhibition and risk for developing social anxiety disorder: a meta-analytic study. J Am Acad Child Adolesc Psychiatry. 2012;51(10):1066-75.
9. Crandall AA, Ghazarian SR, Deater-Deckard K, et al. The interface of maternal cognitions and executive function in parenting and child conduct problems. Fam Relat. 2015;67(3):339-53.
10. Diamond A. Executive functions. Annu Rev Psychol. 2013;64:135-68.
11. Fox NA, Buzzell GA, Morales S, et al. Understanding the emergence of social anxiety in children with behavioral inhibition. Biol Psychiatry. 2021;89(7):681-9.
12. Fox NA, Zeytinoglu S, Valadez EA, et al. Annual research review: developmental pathways linking early behavioral inhibition to later anxiety. J Child Psychol Psychiatry. 2023; 64(4):537-61.
13. Gartstein MA, Putnam SP, Aron EN, Rothbart MK. Temperament and personality. In: Maltzman S (ed.). Handbook of treatment processes and outcomes in psychology. Oxford: Oxford University Press; 2016.
14. Goagoses N, Bolz T, Eilts J, et al. Parenting dimensions/styles and emotion in childhood and adolescence: a systematic review and meta-analysis. Curr Psychol. 2023; 42:18798-822.
15. Gross, JJ, John OP. Individual differences in two emotion regulation processes: implications for affect, relationships, and well-being. J Pers Soc Psychol. 2003;85(2):348-62.
16. Kagan J, Fox NA. Biology, culture, and temperament biases. In: Damon W, Lerner RM, Eisenberg N. Handbook of child development. New Jersey: Wiley Library; 2007.

17. Lengua JJ. Associations among emotionality, self-regulation, adjustment problems, and positive adjustment in middle childhood. Applied Developmental Psychology. 2003;24:595-618.
18. Linhares MBM, Altafim ERP, Lotto CR. Parentalidade, regulação emocional e comportamental e desenvolvimento da criança. In: Rodrigues OPR, Pereira VA (orgs.). Parentalidade responsável: investigações e programas. Curitiba: CRV; 2023. p.71-94.
19. Linhares MBM, Cassiano RGM. Compreendendo as relações entre temperamento e desenvolvimento infantil. In: Miguel EC , Lafer B, Elkis H, Forlenza OV (eds.). Clínica psiquiátrica: os fundamentos da psiquiatria. v.1. 2.ed. São Paulo: Manole; 2021. p.898-905.
20. Linhares MBM, Martins CBS. O processo de autorregulação no desenvolvimento de crianças. Estud Psicol. 2015;32(2):281-93.
21. Martel MM, Elkins AR, Eng AG, et al. Longitudinal temperament pathways to ADHD between childhood and adolescence. Res Child Adolesc Psychopathol. 2022;50(8):1055-66.
22. Nigg JT. Annual research review: on the relations among self-regulation, self-control, executive functioning, effortful control, cognitive control, impulsivity, risk-taking, and inhibition for developmental psychopathology. J Child Psychol Psychiatry. 2017;58(4):361-83.
23. Nigg JT. Temperament and developmental psychopathology. J Child Psychol Psychiatry. 2006;47(3-4):395-422.
24. Ormel J, Jeronimus BF, Kotov R, et al. Neuroticism and common mental disorders: meaning and utility of a complex relationship. Clin Psychol Rev. 2013;33(5):686-97.
25. Rettew DC, McKee L. Temperament and its role in developmental psychopathology. Harv Rev Psychiatry. 2005;13(1):14-27.
26. Rothbart MK. Becoming who we are: temperament and personality in development. New York: Guilford Press; 2011.
27. Rothbart MK. Temperament, development, and personality. Current Directions in Psychological Science. 2007;16(4):207-12.
28. Rothbart MK, Ahadi SA, Evans DE. Temperament and personality: origins and outcomes. J Pers Soc Psychol. 2000;78:122-35.
29. Seifer R. Temperament and goodness of fit. In: Sameroff AJ, Lewis M, Miller SM. Handbook of developmental psychopathology. 2.ed. New York: Springer; 2000. p.257-76.
30. Singh MK, Carlson, GA. Emotional dysregulation and outbursts in children and adolescents. Part II. Child and Adolesc Psychiatr Clin of N Am. 2021;30(3):467-667.
31. Thomas A, Chess S. Temperament and development. New York: Brunner/Mazel; 1977
32. Vogel A, Tilman R, El-Sayed NM, et al. Trajectory of emotion dysregulation in positive and negative affect across childhood predicts adolescent emotion dysregulation and overall functioning. Dev Psychopathol. 2021;33(Special Issue 5):1722-33.
33. Wichstrøm L, Penelo E, Rensvik Viddal K, et al. Explaining the relationship between temperament and symptoms of psychiatric disorders from preschool to middle childhood: hybrid fixed and random effects models of Norwegian and Spanish children. J Child Psychol Psychiatry. 2018;59(3):285-95.
34. Zeman J, Cassano M, Perry-Parrish C, Stegall S. Emotion regulation in children and adolescents. J Dev Behav Pediatr. 2006;27(2):155-68.
35. Zentner M. Identifying child temperament risk factors from 2 to 8 years of age: validation of a brief temperament screening tool in the US, Europe, and China. Eur Child Adolesc Psychiatry. 2020;29(5):665-78.

PARA SABER MAIS

- Gartstein MA, Putnam SP, Aron EN, Rothbart MK. Temperament and personality. In: Maltzman S (ed.). Handbook of treatment processes and outcomes in psychology. Oxford: Oxford University Press; 2016. *Referência do estudo do temperamento na abordagem psicobiológica do temperamento proposta por Mary Rothbart, escrita em conjunto com seus dois grandes seguidores na atualidade, Maria Gartstein e Samuel Putnam.*
- Singh MK, Carlson, GA. Emotional dysregulation and outbursts in children and adolescents. Part II. Child and Adolesc Psychiatr Clin N Am. 2021;30(3):467-667. *Referência que discute o desenvolvimento normativo da regulação emocional, desregulação emocional, especificamente tratando da irritabilidade, impulsividade e agressividade, intervenções preventivas da desregulação e fortalecimento de processos de resiliência.*
- Zeman J, Cassano M, Perry-Parrish C, Stegall S. Emotion regulation in children and adolescents. J Dev Behav Pediatr. 2006;27(2):155-68. *Referência que sintetiza a trajetória do desenvolvimento da regulação emocional da infância até a adolescência, envolvendo a discussão sobre as influências biológicas e ambientais, relacionada com o funcionamento psicossocial.*

3

O ambiente familiar

Rafael Conceição dos Santos
Maria Odila Buti de Lima
Luisa Shiguemi Sugaya

PONTOS-CHAVE DESTE CAPÍTULO

- O ambiente familiar tem papel fundamental no desenvolvimento infantil, assim como na constituição da história do indivíduo e nos processos de saúde e doença.
- Um ambiente familiar que proporcione cuidados adequados representa um importante fator protetor, e quando ele é disfuncional se torna um fator de risco para a ocorrência de transtornos mentais.
- A avaliação do ambiente familiar pelo profissional de saúde que atende crianças e adolescentes é necessária para otimizar a avaliação e o tratamento.
- Desse modo, a psiquiatria da infância e adolescência também pode ser pensada como a psiquiatria da família.

INTRODUÇÃO

Ao abordar os processos de saúde e doença de um indivíduo, é necessário considerar a influência de fatores biológicos, psicológicos e ambientais. Esse caráter multifatorial pode ser mais bem compreendido por meio do modelo biopsicossocial, que considera a mútua interação entre fatores biológicos e psicossociais. Essa visão abrangente é crucial para o entendimento dos transtornos mentais e para a busca por desfechos favoráveis.

Entre os fatores ambientais, o ambiente familiar tem particular importância, desempenhando um papel fundamental no desenvolvimento infantil, assim como na constituição da história do indivíduo e nos processos de adoecimento. Para além da herança genética, a família é o berço de nossas primeiras experiências, desde quando nascemos. A influência da família já se mostra quando estamos no ventre materno ou mesmo na idealização de nossos pais e familiares. Isso significa que nossa história começa a ser construída antes de sermos seres biológicos. As angústias da gestação, se desejada, planejada ou não, a escolha do nome, que definirá parte da identidade do ser que virá, as interligações com todas as pessoas próximas e as condições ambientais presentes podem, muitas vezes, moldar nosso futuro, determinar as expectativas da família sobre os filhos e direcionar o olhar dos familiares para as ações da criança.

Em uma visão tradicional e para facilitar o entendimento, considera-se que a família nuclear é constituída por pai, mãe e filhos. Na família estendida há os avós, os tios e toda a rede das famílias de origem de cada um dos componentes do vínculo parental. Pai e mãe exercem papéis diferentes nessa conformação. Estão unidos na parentalidade, como pai e mãe das crianças que foram geradas por eles e pelas quais devem se responsabilizar, podendo ou não estar unidos na conjugalidade, como marido e mulher. Contudo, é importante considerar que a parentalidade pode ser exercida por outras pessoas além do genitor e da genitora, e que nem sempre o papel de pai será exercido pelo genitor ou o papel de mãe será exercido pela genitora. De maneira que diferentes arranjos familiares são possíveis, por exemplo, famílias constituídas por casais homossexuais, famílias em que outros familiares assumem os cuidados, famílias adotivas, famílias monoparentais e outras configurações.

Vivências de negligência, abandono e violência podem surgir em qualquer momento de nossas vidas, mas são particularmente impactantes quando ocorrem durante a infância e a adolescência. Nesses casos, é fundamental que outros atores assumam o cuidado das crianças, sejam outros familiares ou até mesmo o poder público. Esse é um direito das crianças e adolescentes, garantido por lei, por meio do Estatuto da Criança e do Adolescente (ECA). De acordo com o ECA, "a criança e o adolescente gozam de todos os direitos fundamentais inerentes à pessoa humana, [...], assegurando-se-lhes, por lei ou por outros meios, todas as oportunidades e facilidades, a fim de lhes facultar o desenvolvimento físico, mental, moral, espiritual e social, em condições de liberdade e de dignidade".

A compreensão das relações entre ambiente familiar, desenvolvimento infantil e saúde mental é, portanto, essencial para a compreensão do bom desenvolvimento da criança, dos transtornos mentais e para a atuação do psiquiatra da infância e adolescência. É nesse sentido que a psiquiatria da infância e adolescência pode ser também pensada como a psiquiatria da família.

Na prática cotidiana, observa-se que as famílias são afetadas quando as crianças/adolescentes adoecem física e/ou psiquicamente. Do mesmo modo, as crianças podem ser afetadas quando pais, avós e familiares adoecem. Independentemente da dinâmica de funcionamento da família, os sistemas envolvidos se alteram e uma nova ordem se estabelece. Nesses processos, a depender dos comportamentos que surgem no sistema familiar, pode-se obter efeitos protetores ou agravantes da condição clínica imposta. Neste capítulo não será possível esgotar a complexidade e a extensão do tema, mas alguns aspectos teóricos relevantes serão abordados, assim como serão discutidas implicações para a prática clínica.

A CRIANÇA E O AMBIENTE FAMILIAR

Durante a primeira infância, o cuidado parental e o ambiente familiar são fundamentais para a promoção do desenvolvimento saudável, incluindo o desenvolvimento cognitivo e socioemocional. Muitos dos estudos começaram avaliando alterações relacionadas à resposta ao estresse durante a vida adulta, a produção de ocitocina influenciando a expressão de genes e a modulação de reações ao estresse. A maioria dos estudos foi desenvolvida em animais e extrapolada para seres humanos, todavia já existem trabalhos demonstrando alterações neurológicas relacionadas a estressores nos primeiros anos de vida.

Estudos da epigenética realizados com roedores evidenciaram que determinado tipo de cuidado leva ao desenvolvimento de indivíduos que apresentam respostas diferentes ao estresse na vida adulta. Weaver avaliou que mães roedoras que apresentavam um comportamento de lamber e acolher os filhotes mais frequente que o grupo de mães que exibiam menos esse comportamento geraram proles que reagiam de maneira diferente ao estresse na vida adulta. As crias do primeiro grupo apresentaram melhor controle do estresse em comparação às crias do segundo grupo. Essa diferença de resposta está associada a diferenças na metilação do DNA e por consequência na expressão de genes envolvidos com os níveis de serotonina e sua atividade em receptores 5HT, de modo a regular o funcionamento do eixo hipotálamo-pituitário-adrenal, controlando assim a resposta ao estresse. Uma ampla literatura científica demonstra a modulação da expressão gênica em diversos neurorreceptores e vias cerebrais, influenciando na resposta do indivíduo a diversos estressores.

A maneira como o ambiente é percebido pela criança desencadeia respostas fisiológicas que geram sensações de medo e prazer, e as figuras familiares acabam por ser as responsáveis por organizar o modo como a criança percebe o ambiente. Bowlby, com contribuições de Mary Ainsworth, descreveu a teoria do apego, segundo a qual as figuras de cuidado vão organizando as reações afetivas da criança ao ambiente. A depender da reação dos pais e das emoções que são expressas pelas crianças, o apego pode se estruturar de maneira segura ou insegura e posteriormente, com avanços dos estudos, o apego desorganizado. Um processo curioso na estruturação do apego refere-se ao fato de que este ocorre em uma via de mão dupla. A reação da criança gera emoções nos pais e, por consequência, influencia seu cuidado; o cuidado parental gera emoções na criança e influencia sua ação e reação.

Nessa mistura de afetos e respostas as crianças vão se desenvolvendo, e fases críticas conhecidas como períodos sensíveis consolidam o modo como um indivíduo responde a estímulos, tornando crucial a interação parental nos primeiros anos de vida.

O SISTEMA FAMILIAR E SEUS ESTRESSORES

De acordo com conceitos da terapia sistêmica, é essencial observar a família sob uma perspectiva ecológica de modo a entender o problema do estresse no sistema familiar, a maneira como esse sistema responde ao estresse e, assim, exemplificar a determinância no desenvolvimento de um indivíduo.

A definição de Burr de estresse familiar está alinhada com a perspectiva ecológica. Ele descreve o estresse de maneira não inerente a um evento, mas como a resposta da família a situações estressoras; o estresse seria o resíduo das tensões geradas que permanecem com a família. Certas famílias respondem ao estresse de forma mais positiva, enquanto outras apresentam respostas mais negativas, levando a desfechos menos favoráveis.

Para Minuchin, as famílias são sistemas em transição, e o estresse é parte do processo de como a família se adapta e se acomoda diante de novas situações, sendo oriundo de quatro grandes fontes:

1. A primeira fonte de estresse surge de eventos extrafamiliares vividos individualmente mas que são trazidos ao ambiente familiar. Quando uma pessoa da família está sob estresse, as trocas com os outros membros podem resultar em conflitos e afetar todo o sistema. Por exemplo, situações estressoras vividas no ambiente de trabalho dos pais, ou problemas vivenciados pela criança no ambiente escolar.
2. A segunda fonte estressora é um evento sobre todo o sistema e não concentrado em um indivíduo. Como exemplo se pode citar as pressões econômicas, alterações nas condições de moradia, a entrada de inúmeros serviços de saúde na dinâmica familiar quando um dos elementos adoece.
3. A terceira fonte está relacionada aos próprios ciclos da vida presentes em todas as famílias. De certa forma esse estresse é normal e esperado para a evolução do sistema familiar. Mederer e Hill identificaram pontos em que a família precisará se adaptar e acomodar de maneira relativamente previsível:
   - Estabelecimento – o início de uma união.
   - Nascimento do primeiro filho (crianças até 3 anos).
   - Família com um pré-escolar (crianças entre 3 e 6 anos).
   - Família com criança em idade escolar (dos 6 aos 12 anos).
   - Família com adolescente (dos 13 aos 20 anos).
   - Família como plataforma de lançamento (filhos saindo para o mundo).
   - Pais de meia-idade.
   - Aposentadoria do arrimo de família.
4. A quarta fonte de estresse surge de fatores idiossincráticos como o adoecimento de algum dos membros da família ou o nascimento de uma criança que exija mais cuidados que o habitual.

Três fatores individuais podem ajudar a família a lidar com o estresse que afeta um dos membros.

1. A autoestima de cada membro da família.
2. Atitudes sobre o mundo de cada membro da família – no geral, o sistema de crenças de cada um.
3. Habilidades interpessoais, como comunicação, competência e facilidade de interação interpessoal.

Todas as crianças experimentam algum tipo de evento estressor no ambiente familiar. Para a maioria delas, esses eventos têm uma função importante no aprendizado de lidar com emoções e com as adversidades. Nos sistemas familiares saudáveis, os cuidadores são suportivos e auxiliam as crianças a passar pelo evento estressor, reduzindo o impacto fisiológico e psicológico dos estresses e auxiliando-as a voltar a um estado basal.

Minuchin considera que as famílias que aumentam a rigidez sobre seus padrões de transição e passam a criar barreiras para alternativas de mudança são as que necessitam de tratamento.

Pode-se ressaltar que os papéis de cuidados materno e paterno nem sempre estão presentes na figura do pai e da mãe. Muitas vezes os cuidadores não receberam cuidados adequados e não introjetaram modelos de como agir em determinadas situações. Sua história transgeracional de negligência e outras formas de abuso pode dificultar tanto a real percepção das necessidades da criança quanto uma ação efetiva quando essas necessidades são detectadas.

Quando os cuidadores têm dificuldade para dar suporte aos filhos, o sistema de resposta ao estresse fica enfraquecido. As crianças se tornam hipervigilantes para potenciais ameaças, e quando isso acontece de maneira constante é possível haver alterações em funções cerebrais.

O estresse tóxico familiar geralmente está associado a abusos, negligência e psicopatologia parental. Essa condição pode levar o indivíduo a exibir uma resposta exacerbada ao estresse e a apresentar alterações fisiológicas, psicológicas e neurológicas. Em casos extremos, é possível encontrar alterações nos circuitos neurais, morte neuronal ou interferência na neurogênese.

PRÁTICA CLÍNICA

A percepção do ambiente familiar pelo profissional de saúde que atende um indivíduo é necessária para otimizar a avaliação e o tratamento, seja ele de crianças, de adultos ou de mesmo idosos.

Para além dos cuidados com a criança, conhecer a história da família, identificar os cuidadores principais e as adversidades que eles enfrentam possibilita melhor compreensão sobre o processo de adoecimento e maior adesão ao tratamento. O atendimento de uma criança mostra os sofrimentos e adoecimentos parentais e dá a oportunidade de acesso a eles pelo profissional de saúde.

O genograma, representação gráfica do sistema familiar, é uma ferramenta útil para elencar os membros da família e identificar forças e vulnerabilidades nos vínculos que compõem o sistema. Identificar adoecimentos nos membros familiares é fundamental para realizar o planejamento terapêutico, verificar a rede de suporte, propor a intervenção de outros profissionais e também de outros equipamentos de saúde. O conhecimento da estrutura familiar estendida também permite auxiliar a família a lidar com o adoecimento e toda a carga que envolve o cuidado da criança ou do adolescente.

Em muitas das consultas não são encontradas maiores dificuldades para realizar diagnósticos ou mesmo propor tratamento, já que existe uma aceitação familiar das condutas indicadas. Todavia, em algumas ocasiões isso não ocorre. Existem situações em que a família, muito fragilizada, começa a receber as condutas como ataques a sua forma de cuidar. Nesses momentos é prudente recuar, adotar uma postura mais acolhedora e identificar fatores de resistência da família. Um atendimento voltado à família ajuda a identificar fatores culturais e da dinâmica familiar que podem estar envolvidos na resistência ao tratamento.

CONCLUSÕES

Somos seres biopsicossociais, ambientais e históricos. Cada um de nós carrega a própria história, com uma visão individualizada desta e que vai se transformando com o passar dos anos. Em cada momento da vida podemos iniciar nossa narrativa, que tem também a característica de ser incompleta. Cada indivíduo faz parte de um todo que funciona interligado, e somente de forma didática podemos separar as partes.

Os ciclos da vida trazem mudanças que estabilizam e desestabilizam o ambiente familiar. Então, chegamos a um ponto de difícil aceitação: não somos perfeitos, e todas as famílias carregam problemas em seu funcionamento.

Os fatores estressores vão estar sempre presentes. Cabe aos profissionais envolvidos nos cuidados de crianças e adolescentes identificar esses fatores, além de dar atenção e auxílio não só à criança, mas também a seus familiares.

DICAS DO ESPECIALISTA

- No atendimento de crianças e adolescentes é fundamental identificar fatores estressores que incidem sobre o sistema familiar e a maneira como a família responde a ele.
- Na prática clínica, é sempre importante considerar a história familiar, assim como as reações afetivas apresentadas pelos familiares em relação aos diagnósticos e condutas propostas.
- É importante que o profissional de saúde compreenda a família como um sistema e desenvolva uma boa escuta, sem julgamento para as problemáticas apresentadas.
- Deve-se atentar para sinais de adoecimento de outros membros da família e realizar os encaminhamentos necessários.

SUGESTÕES DE LEITURA

1. Barreto M, Crepaldi MA. Genograma no contexto do SUS e SUAS a partir de um estudo de caso. [n.d.].
2. Bornstein MH. Sensitive periods in development: structural characteristics and causal interpretations. Psychological Bulletin. 1989;105(2).
3. Bowlby J. Formação e rompimento dos laços afetivos. 5.ed. São Paulo: Martins; 2015.
4. Burr WR. Satisfaction with various aspects of marriage over the life cycle: a random middle class sample. Journal of Marriage and the Family. 1970;32(1):29.
5. Engel GL. The biopsychosocial model and the education of health professionals. Annals of the New York Academy of Sciences. 1978;310:169-87.
6. Fox NA, Shonkoff JP. How persistent fear and anxiety can affect young children's learning, behavior and health. Early Child Matter. 2011;16:8-14.
7. Heru AM. Reviews and overviews family psychiatry: from research to practice. In Am J Psychiatry. 2006;163(6).
8. Hill R. Families under stress. New York: Harper and Row Publishers; 1949.

9. Kamerman SB, Kahn AJ. Family policy. New York: Columbia University Press; 1978.
10. Mederer H, Hill R. Critical transactions over the family life span: theory and research. In: McCubbin HI, Sussman MB, Patterson JM (eds.). Social stress and the family. New York: The Haworth Press; 1983.
11. Miklowitz DJ. The role of family systems in severe and recurrent psychiatric disorders: a developmental psychopathology view. Dev Psychopathol. 2004;16(3):667-88.
12. Minuchin S. A cura da família: histórias de esperança e renovação contadas pela terapia familiar. Porto Alegre: Artes Médicas Sul; 1995.
13. Pardeck JT. The Minuchin Family Stress Model: a guide for assessing and treating the impact of marital disruption on children and families. International Journal of Adolescence and Youth. 1989;1(4):367-77.
14. Sheridan MA, Mukerji CE, Wade M, et al. Early deprivation alters structural brain development from middle childhood to adolescence. Science Advances. 2022;8(40):eabn4316.
15. Shonkoff JP. Protecting brains, not simply stimulating minds. Science. 2011;333(6045):982-3.
16. Weaver IC, Cervoni N, Champagne FA, et al. Epigenetic programming by maternal behavior. Nat Neurosci. 2004;7(8):847-54.

4
O ambiente social e a escola

Aline Jimi Myung Cho
Marina Aranha Fondello

PONTOS-CHAVE DESTE CAPÍTULO

- A escola desempenha papel central no desenvolvimento infantil ao representar, tal como a família, um microssistema da sociedade.
- Trata-se do ambiente estratégico ideal para promover a saúde mental, detectar situações que necessitem de intervenção precoce e identificar a gravidade de patologias já instaladas.
- A prática da intersetorialidade entre Saúde e Educação e a inclusão, em maior escala, da Assistência Social são fundamentais para a implementação de intervenções de saúde mental eficazes nas escolas.

INTRODUÇÃO

O desenvolvimento humano é um processo complexo e individual, que pode ser estudado sob diferentes perspectivas teóricas e em cada um de seus aspectos, incluindo o cognitivo e o socioemocional. No entanto, é consenso na literatura que tal processo se dá, inevitavelmente, sob forte influência do ambiente em que ocorre. A teoria ecológica de Bronfenbrenner (1979) explora os diversos sistemas implicados no desenvolvimento e a forma como interagem entre si, destacando o papel da escola, tal como o da família, no microssistema do desenvolvimento, o que é bastante coerente, uma vez que grande parte do tempo das crianças e dos adolescentes é dedicada à vida escolar. Cientes disso, muitos pais se dedicam cuidadosamente à escolha do ambiente escolar mais favorável ao desenvolvimento de seus filhos. Pelos mesmos motivos, políticas e práticas educativas são frequentemente debatidas, inclusive nas mídias sociais.

Segundo o Censo Escolar de 2022, a taxa de frequência à escola atingiu 100% na faixa etária entre 7 e 13 anos, mas 1,04 milhão de crianças e adolescentes brasileiros não estavam na escola naquele ano, principalmente aqueles menores de 3 e maiores de 16 anos. A taxa de abandono escolar variou de 0,5% para os anos finais do ensino fundamental até 6,5% para o ensino médio.

Ao funcionarem como a principal instituição social da vida das crianças e dos adolescentes, as escolas têm papel central em seu desenvolvimento socioemocional, mesmo quando não estão engajadas nisso ativamente. Reconhecendo que cognições e sentimentos sociais podem ser tão importantes quanto a inteligência ou o currículo escolar na previsão de resultados posteriores, este capítulo tem o objetivo de descrever como o ambiente escolar participa do desenvolvimento infantil e como pode se tornar palco de intervenções preventivas em saúde mental.

A ESCOLA E O DESENVOLVIMENTO INFANTIL

É evidente o papel central que a escola desempenha no desenvolvimento infantil, sobretudo daqueles mais desfavorecidos economicamente. Seus principais objetivos são:

- Estimular e fomentar o desenvolvimento cognitivo, físico, moral e afetivo.
- Desenvolver a consciência do que é cidadania e a participação na vida social.
- Promover um processo contínuo e diversificado de aprendizagem que permita o ingresso no mercado de trabalho no início da vida adulta.

Para isso, cada escola tem suas peculiaridades quanto à estrutura física e à organização dos conteúdos e metodologias de ensino.

O ingresso na escola nos primeiros anos de vida contribui diretamente para a ampliação de habilidades de linguagem e o desenvolvimento do cérebro social por meio de atividades lúdicas e coletivas. Muitos teóricos, incluindo Jean Piaget, destacam o papel dos pares no desenvolvimento, os quais são entendidos como crianças ou adolescentes pertencentes à mesma faixa etária e que apresentam níveis semelhantes de complexidade de seus comportamentos. Quando inseridas na escola, as crianças passam a maior parte do tempo na companhia dos pares, exercendo papel de igualdade em relação a eles, diferentemente da posição subordinada aos pais. Por meio de brincadeiras e com a mediação de professores, elas aprendem que existem diferentes perspectivas diante das situações sociais e desenvolvem noções de cooperação, negociação e comprometimento para manterem as relações e alcançarem objetivos comuns.

Também no ensino infantil, a escola é capaz de favorecer o desenvolvimento de hábitos e disposições que estimulam a criança a interagir de forma saudável não somente com outras crianças, mas também com as tarefas esperadas para sua idade. Tais aprendizados repercutem positivamente na transição para os anos escolares subsequentes e na trajetória acadêmica como um todo, além de constituírem um fator protetor contra o desajustamento social e a delinquência na adolescência.

Ao longo do ensino fundamental, as competências acadêmicas vão ganhando complexidade crescente e as práticas de ensino com base metacognitiva favorecem a superação de barreiras ao aprendizado, pois buscam desenvolver a construção de sentido, a reflexão sobre o processo de aquisição do conhecimento e a autoavaliação. Dessa forma, os alunos se tornam mais motivados com a vida escolar e se mostram mais capazes de transferir seu aprendizado para outros cenários da vida. Segundo Rutter (1983), "aprender a aprender pode ser tão importante quanto as especificidades do que é aprendido", já que os benefícios educacionais a longo prazo parecem decorrer mais da atitude da criança e do adolescente em relação à aprendizagem, de sua autoestima e de seu senso de responsabilidade do que dos conteúdos acadêmicos propriamente ditos.

Nos anos finais do ensino fundamental e no ensino médio, as interações vão se tornando progressivamente mais sofisticadas e passa a ser notável a necessidade de o jovem se sentir aceito pelos pares e pertencente a um grupo. Esse é um tema constante de estudos baseados em técnicas sociométricas e desperta debates importantes sobre o impacto negativo da rejeição e do *bullying* no desenvolvimento.

Assim, fica evidente que, como um local que reúne grande diversidade de conhecimentos, atividades, regras e valores e que é permeado por conflitos e problemas, a escola oferece oportunidades constantes para as crianças colocarem suas emoções e habilidades sociais à prova. Nesse sentido, é com atenção e mediação que a própria escola pode auxiliar no desenvolvimento das capacidades de reconhecimento e expressão de emoções, regulação comportamental, tolerância a frustrações e resolução de problemas, devendo fazê-lo de maneira direta ou indireta desde o ensino infantil até o médio.

Algumas escolas são mais bem-sucedidas do que outras em alcançar esses objetivos, independentemente da origem étnica, racial ou socioeconômica dos alunos. Mais importante que o investimento financeiro e, por exemplo, o número de alunos por sala é o clima empático e motivador da escola, que se destaca entre os fatores que parecem mais associados a desfechos positivos de aprendizado, tanto acadêmico quanto socioemocional. Quando a equipe escolar é capaz de se apresentar acolhedora e preocupada com seus alunos e, simultaneamente, firme e segura em seus valores, crianças e adolescentes avaliam positivamente a cultura escolar, sentem-se amparados e mais motivados com o próprio processo de aprendizado.

A ESCOLA E A SAÚDE MENTAL

Acreditando que as escolas têm recursos, infraestrutura e os valores necessários para implementar programas de promoção de saúde de maneira geral, a OMS declarou, em 2013, que "a educação em saúde é um preditor mais forte do estado de saúde de um indivíduo do que renda, *status* de emprego, educação e grupo racial ou étnico". Por tais motivos, fica evidente que a escola se apresenta como o ambiente estratégico ideal para fomentar o bem-estar mental, identificar prontamente situações que requeiram intervenção precoce e avaliar a gravidade dos problemas, atuando como um dos principais sistemas de cuidado de crianças e adolescentes. No entanto, é um equívoco assumir que toda escola representa um ambiente seguro e fértil para o desenvolvimento infantil. Como escreveu Rubem Alves, "há escolas que são gaiolas e há escolas que são asas".

Na escola, podem ser construídas relações de confiança e desenvolvidos os sensos de pertencimento e competência. Também é o local onde se espera criar bons hábitos e rotinas e aprender a resolver problemas pragmáticos e questões coletivas. Relações positivas com professores e colegas, tal como com os pais, são fatores determinantes do bem-estar psicológico de crianças e adolescentes, e, não raramente, as escolas também compensam a falta de estímulos adequados em outros ambientes.

Em contrapartida, nesse mesmo ambiente podem ocorrer eventos de vida negativos, como a vitimização do *bullying*, que é, sabidamente, um forte preditor de depressão na vida adulta para ambos os sexos. Nos últimos anos, desde a pandemia de covid-19 em 2020, observa-se aumento significativo de casos de violência escolar e ansiedade coletiva no Brasil. Nos dois primeiros meses do ano letivo de 2022, quando os jovens retornavam às aulas presenciais, foram registrados 4.021 casos de agressões físicas nas unidades estaduais de ensino do país, 48,5% a mais que no mesmo período de 2019. Paralelamente, é possível testemunhar o adoecimento mental dos profissionais da educação, que na maioria das vezes não têm formação ou não recebem suporte da própria rede de ensino para lidar com os problemas de saúde mental dos alunos.

Avaliando o contexto mais amplo de adoecimento mental, sabe-se que 1 em cada 5 crianças são acometidas por algum transtorno mental. A infância e a adolescência são momentos ideais para prevenir doenças e promover a saúde mental, pois 50% dos possíveis transtornos mentais se iniciam até os 14 anos de idade e 75% até os 24 anos.

Os dados sugerem que incorporar suportes de saúde mental diretamente no contexto escolar é um método eficaz para oferecer programas de saúde mental para crianças. Intervenções destinadas a prevenir a ansiedade, a depressão e o suicídio nas escolas resultam em um retorno de até 88,7 dólares a cada dólar investido ao longo de 80 anos em países de renda baixa e média. É uma oportunidade significativa para assegurar uma população adulta mais saudável e que também contribui para o progresso socioeconômico.

As escolas podem desempenhar um papel crucial na prestação de serviços e na colaboração com o sistema de saúde mental. Durante o horário escolar, cuidados adequados podem ser disponibilizados aos alunos. Dado que os funcionários escolares e professores interagem com os estudantes durante a maior parte do tempo deles e, ao mesmo tempo, estabelecem expectativas de desempenho diárias para as crianças, estão bem posicionados para identificar quaisquer dificuldades emergentes ou persistentes entre os alunos, além de colaborar com as famílias na organização de respostas eficazes às necessidades deles. No Brasil, a estrutura para promover saúde mental na escola já existe, através da interação entre a Rede de Atenção Psicossocial (Raps), o Programa Saúde da Escola (PSE), em articulação com o Sistema Universal de Assistência Social (Suas). No ciclo de 2021/2022, o Programa Saúde na Escola (PSE) atendeu 65% dos alunos da atenção básica, em 55% das escolas elegíveis para o programa, o que revela uma lacuna na implementação.

As evidências mostram que as escolas melhoram tanto o acesso quanto a qualidade dos apoios e serviços de saúde mental. Para incluir completamente as escolas como um componente vital do nosso sistema de cuidados para crianças e adolescentes, as lideranças federais e estaduais de educação e saúde mental devem colaborar para apoiar o estabelecimento local da Política Nacional de Atenção Psicossocial nas Comunidades Escolares, aprovada ainda este ano (Projeto de Lei n. 3.383/2021; Lei n. 14.819, de 17 de janeiro de 2024) (Quadro 1).

QUADRO 1 Melhores práticas em saúde mental escolar baseadas em evidências

Três níveis principais de cuidados	Descrição
Nível 1	Promoção universal da saúde mental nas escolas e prevenção universal
Nível 2	Identificação precoce, intervenção e tratamento nas escolas
Nível 3	Coordenação entre o sistema de saúde mental escolar e comunitário e outros sistemas de atendimento à criança

NÍVEL 1: PROMOÇÃO UNIVERSAL DA SAÚDE MENTAL E PREVENÇÃO UNIVERSAL

Os serviços de apoio universal são atividades relacionadas à saúde mental, incluindo a promoção do bem-estar e de habilidades sociais, emocionais e comportamentais positivas, elaboradas para atender às necessidades de todos os estudantes. Podem ser implementadas dentro e fora de sala de aula. Um exemplo é a aplicação da Estratégia de Desenvolvimento de Competências Socioemocionais, ação fomentada pela Secretaria de Educação Básica com base no modelo de Aprendizagem Socioemocional utilizado pelo *Collaborative for Academic, Social, and Emotional Learning* – Casel, que tem por objetivo apoiar a escola, em especial os estudantes dos anos finais do ensino fundamental, na jornada escolar, alinhando-se às propostas existentes na Base Nacional Comum Curricular (BNCC). Esforços de promoção da saúde mental para todos os alunos, incluindo programas de aprendizagem socioemocional, levam ao desenvolvimento positivo de competências e à redução de problemas de conduta e de resultados escolares indesejados, além de auxiliar na prevenção de ansiedade e depressão dos alunos. Ademais, após ações de saúde mental nas escolas, o rendimento acadêmico dos alunos tende a melhorar.

Além disso, educadores treinados para implementar currículos de aprendizagem socioemocional relatam menos depressão e ansiedade relacionada ao trabalho e interação de melhor qualidade com os estudantes.

NÍVEL 2: IDENTIFICAÇÃO PRECOCE, INTERVENÇÃO E TRATAMENTO NAS ESCOLAS

Os serviços e suportes de intervenção precoce em saúde mental, também conhecidos como serviços de prevenção de saúde mental ou de prevenção secundária, são estratégias destinadas a lidar com preocupações de saúde mental em estudantes que enfrentam sintomas leves ou dificuldades funcionais, bem como aqueles em risco de desenvolver problemas específicos. Essas intervenções envolvem terapias em grupos pequenos para alunos com necessidades semelhantes, aconselhamento individual breve, mentoria e suportes de baixa intensidade na sala de aula, como verificação diária com o professor e comunicação regular entre famílias, professores e clínicos de saúde mental escolar. Programas de prevenção e intervenção precoce com base na escola têm demonstrado eficácia na redução de fatores de risco associados a problemas de saúde mental em jovens, incluindo comportamento problemático e uso de substâncias psicoativas.

NÍVEL 3: COORDENAÇÃO ENTRE O SISTEMA DE SAÚDE MENTAL ESCOLAR E COMUNITÁRIO E OUTROS SISTEMAS DE ATENDIMENTO À CRIANÇA

Os serviços destinados a abordar preocupações de saúde mental, chamados por vezes de intervenções em saúde mental ou serviços terciários, são personalizados para atender às necessidades individuais de cada aluno que já esteja manifestando inquietações ou dificuldades significativas em seu funcionamento. É importante notar que a saúde mental nas escolas não substitui o cuidado de saúde mental intensivo. No entanto, o número de Centros de Atenção Psicossocial Infantojuvenil (CAPSi) no país ainda é insuficiente, totalizando apenas 285 serviços no ano de 2022. Portanto, o financiamento adequado e a coordenação eficaz do suporte à saúde mental nas escolas em interlocução com os estabelecimentos de saúde podem contribuir para reduzir a necessidade de aumentar os gastos com esses serviços intensivos.

Em todos os níveis, há uma série de pressupostos baseados em evidências que devem ser aplicados, como os descritos no Quadro 2.

QUADRO 2 Pressupostos baseados em evidências para a implementação de estratégias de atenção à saúde mental em escolas

Intersetorialidade entre os setores da saúde (SUS), da educação e da assistência social (Suas)
Engajamento e colaboração entre estudantes, famílias, professores e a comunidade
Capacitação dos profissionais da saúde e da educação
Avaliação contínua e abrangente das necessidades dos alunos e das escolas e mapeamento de recursos disponíveis
Triagem e encaminhamento para tratamento precoce de transtornos mentais
Práticas baseadas em evidências em todos os serviços de apoio aos estudantes
Uso de dados adequados para monitorar as necessidades dos alunos e avaliar a qualidade das estratégias implementadas
Financiamento diversificado e alavancado do governo

Suas: Sistema Universal de Assistência Social; SUS: Sistema Único de Saúde.

CONCLUSÕES

O desenvolvimento humano é moldado a partir da interação genética com o meio. Dos diversos ambientes em que a criança e o adolescente estão inseridos, a escola está entre os que têm maior poder de influência nessa modelagem. Por isso, é essencial a busca por alterações nas políticas visando à integração dos sistemas de saúde mental e educacional, o que também envolve a capacitação dos profissionais da educação para promover a saúde mental, ajudando na detecção precoce e na implementação de intervenções para lidar com transtornos mentais nas escolas.

Para estabelecer um contínuo abrangente de suporte à saúde mental dos alunos, é necessário aprimorar os sistemas de suporte à saúde mental em múltiplos níveis em todas as escolas.

DICAS DO ESPECIALISTA

- Compreender quão relevante é a escola para o desenvolvimento saudável é essencial para todos os profissionais que lidam com crianças e adolescentes. Da mesma forma, explorar possíveis estressores no ambiente escolar é indispensável para oferecer um cuidado integral a eles.
- Muitas vezes a escola representa o ambiente mais saudável da vida de crianças e adolescentes vulneráveis socialmente, o que amplifica seu papel protetor contra a instalação de transtornos mentais e outras condições médicas.
- Os profissionais da saúde dedicados ao tratamento de crianças e adolescentes precisam estar dispostos a estabelecer contato com os profissionais da educação, não apenas individualmente, para manejo de casos específicos, mas também no nível institucional, para a elaboração de melhores estratégias de cuidado no ambiente escolar.
- É necessário buscar as melhores evidências científicas para embasar a implementação de intervenções preventivas nas escolas, uma vez que se depende de investimentos em saúde pública.

SUGESTÕES DE LEITURA

1. Bronfenbrenner U. The ecology of human development: experiments by nature and design. Harvard University Press; 1979.
2. Harper LV, Huie KS. The effects of prior group experience, age, and familiarity on the quality and organization of preschoolers' social relationships. Child Development. 1985;56:704-17.
3. Hoover S, Bostic J. Schools as a vital component of the child and adolescent mental health system. Psychiatr Serv. 2021;72(1):37-48.
4. Hoover S, Lever N, Sachdev N, et al. Advancing comprehensive school mental health systems: guidance from the field. Baltimore, MD: National Center for School Mental Health; University of Maryland School of Medicine; 2019. Disponível em: https://www.schoolmentalhealth.org/media/som/microsites/ncs-

mh/documents/bainum/Advancing-CSMHS_September-2019.pdf. Acesso em: 15 mar. 2024.
5. Kehusmaa J, Ruotsalainen H, Männikkö N, et al. The association between the social environment of childhood and adolescence and depression in young adulthood: a prospective cohort study. J Affect Disord. 2022;305:37-46.
6. Merikangas KR, He JP, Burstein M, et al. Lifetime prevalence of mental disorders in U.S. adolescents: results from the National Comorbidity Survey Replication: adolescent supplement (NCS-A). J Am Acad Child Adolesc Psychiatry. 2010;49(10):980-9.
7. Phillips M. What makes schools effective? A comparison of the relationships of communitarian climate and academic achievement and attendance during middle school. American Educational Research Journal. 1997;34(4):633-62.
8. Rutter M. School effects on pupil progress: research findings and policy implications. Child Development. 1983;54(1):1-29.
9. Stephan SH, Sugai G, Lever N, Connors E. Strategies for integrating mental health into schools via a multitiered system of support. Child Adolesc Psychiatr Clin N Am. 2015;24(2):211-31.
10. Unicef. The State of the World's Children 2021: On My Mind – Promoting, protecting and caring for children's mental health. Disponível em: https://www.unicef.org/media/114636/file/SOWC-2021-full-re-port-English.pdf. Acesso em: 15 mar. 2024.

PARA SABER MAIS

- Brasil. Ministério da Educação. Estratégia para desenvolvimento de competências socioemocionais: anos finais do ensino fundamental. Disponível em: https://www.gov.br/mec/pt-br/brasil-na-escola/eixos-do-programa/Menu_socioemocional.pdf. Acesso em: 15 mar. 2024.
- Hartup WW. Peer relations. In: Mussen PH (ed.). Handbook of child psychology. v. 4: Socialization, personality, and social development. New York: Wiley; 1983. p.103-96.
- Sanchez AL, Cornacchio D, Poznanski B, et al. The effectiveness of school-based mental health services for elementary-aged children: a meta-analysis. J Am Acad Child Adolesc Psychiatry. 2018;57(3):153-x65.

5

Suscetibilidade genética

Helena Paula Brentani
Luis Carlos Farhat

PONTOS-CHAVE DESTE CAPÍTULO

- A agregação familial, ou a maior ocorrência familial, de diferentes transtornos mentais é comum.
- Transtornos mentais são poligênicos e multifatoriais, ou seja, fatores genéticos explicam grande proporção da distribuição na população. No entanto, fatores ambientais também exercem influência. De maneira geral, quanto mais precoce a idade de início dos transtornos, maior é a contribuição de fatores genéticos.
- Transtornos mentais apresentam alta correlação genética, ou seja, fatores genéticos são compartilhados entre diferentes categorias diagnósticas.
- Variantes comuns, conhecidas como polimorfismos de nucleotídeo único (*single nucleotide polymorphism* ou SNP), são amplamente associadas a transtornos mentais. Considerando que os efeitos dos SNP individualmente são pequenos e vários SNP agem de forma agregada, escores de risco poligênico são calculados para indicar a suscetibilidade genética. No entanto, os escores poligênicos atualmente não apresentam utilidade clínica, especialmente na população brasileira.
- Variantes raras, como variantes de ponto único em região codificante com perda de função do gene ou variantes do número de cópia (*copy-number variants* ou CNV), também estão associadas a transtornos mentais, particularmente em transtornos do neurodesenvolvimento. Quando indicada avaliação genética, essas variantes podem ser identificadas por meio de exames laboratoriais.
- Qualquer caso que apresente características associadas a síndrome genética reconhecida clinicamente, presença de atraso motor, mais que três dismorfismos menores ou um maior, epilepsia ou deficiência intelectual (DI) deve ser encaminhado para avaliação genética.

GENÉTICA EPIDEMIOLÓGICA

Há muito se observou que transtornos mentais tendem a coocorrer entre membros da mesma família. Por exemplo, 1 a cada 5 crianças que têm um irmão mais velho com transtorno do espectro autista (TEA) apresentam esse diagnóstico também, enquanto outras frequentemente apresentam outras alterações do neurodesenvolvimento. Outra questão importante avaliada pela primeira vez por estudos de família é a especificidade da sobreposição familiar entre os diferentes transtornos mentais. Ou seja, parentes de uma pessoa afetada com TEA apresentam risco aumentado para TEA apenas, ou para múltiplos transtornos mentais? A resposta quase sempre é que uma variedade de transtornos mentais se agrupa nas famílias. Por exemplo, parentes de primeiro grau de pessoas com TEA apresentam risco substancial para autismo (risco relativo [RR] 17,46, intervalo de confiança 95% [IC 95%] 15,5-19,67), mas também para transtorno de déficit de atenção/hiperatividade (TDAH) (RR 3,94, IC 95% 3,72-4,17), esquizofrenia (RR 3,05, IC 95% 2,74-3,4), transtorno bipolar (RR 2,22, IC 95% 1,98-2,48) e depressão (RR 1,88, IC 95% 1,76-2).

No entanto, estudos de família que apenas documentam a presença de transtornos mentais em familiares (p. ex., irmãos) não são suficientes para determinar se tal agregação familiar é atribuída a fatores genéticos ou a fatores ambientais compartilhados. Afinal, famílias em geral compartilham tanto fatores genéticos quanto ambientais. Para separar a contribuição de cada um dos fatores, cientistas costumam realizar estudos de gêmeos. Nesse desenho, a concordância para um fenótipo em gêmeos monozigóticos (idênticos) é comparada com a concordância para um fenótipo em gêmeos dizigóticos (fraternais). Se um transtorno mental fosse determinado apenas pelo ambiente, gêmeos monozigóticos e dizigóticos apresentariam taxas de concordância similar. No entanto, se gêmeos monozigóticos apresentam taxa de concordância maior que aquela de gêmeos dizigóticos, conclui-se que genes têm um papel importante para o fenótipo.

Em geral, estudos de gêmeos demonstram que a maioria dos transtornos mentais tem uma herdabilidade substancial, ou seja, uma proporção considerável da variação da distribuição dos transtornos mentais na população é atribuída a fatores genéticos. Transtornos mentais que se iniciam precocemente na vida (p. ex., autismo e TDAH) ou que estão associados à disruptura do neurodesenvolvimento (p. ex., esquizofrenia) apresentam estimativas de herdabilidade maiores do que transtornos depressivos e ansiosos (70 a 80% *versus* 30 a 40%). Em todo caso, essas estimativas demonstram que as exposições ambientais também influenciam a distribuição dos transtornos mentais na população, com as contribuições relativas variando entre os diferentes transtornos (p. ex., maior em transtornos depressivos e ansiosos, menor em TEA, TDAH e esquizofrenia).

Além da determinação de herdabilidade, estudos de gêmeos podem ser utilizados para avaliar a proporção da variação de dois fenótipos que é explicada por fatores genéticos compartilhados, ou seja, a correlação genética. Em linha com resultados de estudos de família, esses estudos demonstram que diferentes transtornos mentais compartilham fatores genéticos.

Por exemplo, a correlação genética entre autismo e TDAH (0,87, IC 95% 0,77-1) ou entre esquizofrenia e transtorno bipolar (0,68, IC 95% 0,67-0,73) é substancial, o que indica etiologia compartilhada entre transtornos mentais que transcende categorias de diagnóstico.

GENÉTICA MOLECULAR

O ácido desoxirribonucleico (DNA) é a peça fundamental da genética molecular. O DNA é um polímero caracterizado pela repetição de nucleotídeos (unidades de carboidrato, fosfato e base nitrogenada). Existem quatro bases nitrogenadas no DNA: adenina, guanina, citosina e tiamina. As bases nitrogenadas são os componentes variáveis dos nucleotídeos, já que o esqueleto de carboidrato e fosfato é o mesmo ao longo de todo DNA. Cada molécula de DNA é composta por duas fitas que formam uma dupla hélice organizada, junto com proteínas, em uma estrutura conhecida como cromossomo.

Seres humanos herdam material genético dos pais na forma de DNA. Durante o processo de gametogênese, durante a prófase, os cromossomos homólogos podem fazer recombinação, garantindo troca de material genético entre o DNA herdado da mãe e do pai. Ademais, após a primeira meiose, os cromossomos homólogos são segregados em gametas diferentes, gerando células com genomas haploides. O genoma diploide de cada pessoa é formado por meio da fertilização do ovócito secundário pelo espermatozoide. Dessa maneira, cada pessoa é geneticamente única, e existem milhões de variantes genéticas que podem representar fatores causais ou modificadores de risco para diferentes fenótipos.

As variantes genéticas podem ser classificadas de diferentes maneiras. Em relação a sua frequência, as variantes genéticas podem ser classificadas como comuns, quando apresentam a frequência populacional do alelo menos frequente (denominado frequência de alelo menor, MAF) ≥ 1-5%, ou incomum/raro, quando apresentam MAF < 1%. Em relação ao tamanho, variantes de sequência incluem alterações pequenas, tais quais: uma diferença em uma única posição genômica, denominada polimorfismo de nucleotídeo único (SNP) quando MAF ≥ 1-5% ou variante de nucleotídeo única (SNV) quando em frequências menores; também se manifestam como deleções ou inserções pequenas (≤ 50 pares de bases [pb]), denominadas *indels*. Por sua vez, variações estruturais representam alterações maiores (em geral > 50 pb), tais quais variantes de número de cópias (CNV). De maneira geral, variantes comuns apresentam efeitos pequenos na explicação de fenótipos, e múltiplas dessas variantes são necessárias para caracterizar suscetibilidade genética (modelo poligênico). Por outro lado, variantes raras apresentam efeitos maiores, e podem ser suficientes (p. ex., em doenças mendelianas como esclerose tuberosa) ou contribuir de maneira mais substancial para a presença de um transtorno (modelo mono ou oligogênico). As variantes genéticas também são classificadas de acordo com sua localização no genoma, ou seja, se estão localizadas em regiões codificadoras ou não, e finalmente por seu efeito funcional.

A maioria das variantes genéticas contribui para a variabilidade genotípica e não tem efeito patológico, ou seja, é considerada neutra. Mesmo aquelas que se localizam em regiões codificadoras, por exemplo, SNV e SNP, podem levar à substituição de bases e nucleotídeos que codificam o mesmo aminoácido (mutação silenciosa) ou a troca por um aminoácido de mesma polaridade que não interfere na estrutura quaternária da proteína resultante (mutação de sentido trocado conservativa). Por outro lado, algumas variantes genéticas localizadas em regiões codificadoras podem prejudicar a estrutura da proteína (p. ex., *indels* com alteração do quadro de leitura, inserção do códon de parada prematura), o que pode levar à perda de função do gene. Tais variantes em genes conservados evolutivamente contribuem de maneira importante para diferentes fenótipos, incluindo transtornos do neurodesenvolvimento.

GENÉTICA MOLECULAR EM PSIQUIATRIA

Em psiquiatria, cientistas inicialmente assumiram que transtornos mentais poderiam ser causados por uma, ou algumas, variantes genéticas de grande efeito (ou seja, que as condições psiquiátricas eram monogênicas ou oligogênicas). Assim, os estudos iniciais de genética molecular em psiquiatria seguiram a lógica comum a estudos mendelianos e utilizaram-se de análise de *linkage* para identificar *loci* de risco. Brevemente, cientistas recrutavam famílias multiplex (ou seja, com múltiplos casos) para identificar a região genômica que era transmitida através de gerações e associada ao fenótipo. Em seguida, os pesquisadores realizavam hipóteses para genes específicos pertencentes a dada região. Essa abordagem, no entanto, não levou a sinais consistentes entre os estudos. Por exemplo, uma reanálise de genes candidatos de depressão indicou ausência de evidência clara para qualquer variante genética de gene candidato previamente associada com depressão em estudos individuais.

Assim, o campo passou a entender que os transtornos mentais são poligênicos e geneticamente heterogêneos (ou seja, onde muitas dezenas ou centenas de *loci* genéticos influenciam o risco de doenças e onde a combinação de alelos de risco é diferente em pessoas diferentes). Ou seja, não existiria um único "gene da doença" para transtornos mentais, mas milhares de variantes genéticas que agem juntas e influenciam coletivamente o risco para o transtorno. Essa foi uma mudança de paradigma na psiquiatria. O campo também passou para o entendimento de que abordagens ao longo de todo o genoma seriam importantes para identificar fatores genéticos de risco para transtornos mentais. Novas tecnologias mais eficientes e abordagens colaborativas em larga escala, como aquelas conduzidas pelo consórcio psiquiátrico de genômica (*Psychiatric Genomics Consortium*, PGC, disponível em: https://pgc.unc.edu/), aceleraram nosso conhecimento da arquitetura genética de muitos transtornos mentais.

Estudos de associação do genoma completo

Considerando que transtornos mentais são comuns, cientistas realizaram a hipótese de que variantes genéticas comuns como os SNP explicariam o componente genético dos transtornos mentais (hipótese da doença comum, variantes comuns). Assim, na última década, estudos de associação do genoma completo (*Genome Wide Association Studies*, GWAS), que mensuram SNP, tornaram-se a abordagem mais bem-sucedida para identificar variantes genéticas associadas aos transtornos mentais.

Para conduzir um GWAS, centenas de milhares de variantes genéticas comuns são genotipadas em cada participante usando matrizes de SNP relativamente baratas (*arrays*) e mais recentemente sequenciamento completo do genoma de baixa cobertura. Então, compara-se a frequência dessas SNP nos casos e nos controles, e corrige-se o nível de significância estatística para evitar erro tipo I ao realizar múltiplos testes de hipótese independente (em geral, corrige-se para 1 milhão de comparações, ou seja, $p < 5 \times 10^{-8}$). Assim, a capacidade de um GWAS de identificar uma variante genética que afeta características fenotípicas como os transtornos mentais depende da força de associação da variante com a característica (e, portanto, sua frequência populacional) e do poder estatístico do estudo. Quanto maior o tamanho da amostra, maior o poder estatístico. De maneira geral, as SNP têm força de associação pequena com os fenótipos (isto é, razão de chances < 1,5), incluindo os transtornos mentais, e por isso são necessários tamanhos de amostras muito grandes para alcançar um poder estatístico suficiente para identificar SNP que passem o limiar de significância $p < 5 \times 10^{-8}$. Dessa forma, à medida que as amostras de GWAS aumentam de tamanho, são descobertas mais variantes genéticas comuns associadas aos transtornos mentais.

Diversos estudos GWAS com mais de 10 mil casos foram publicados em psiquiatria, incluindo transtornos como esquizofrenia, autismo e TDAH. Esses estudos identificaram alguns *loci* como conferindo risco aumentado para os transtornos mentais. Ademais, os achados desses estudos são compatíveis com um modelo de limiar de vulnerabilidade, no qual muitos alelos contribuem de maneira aditiva para o risco do transtorno psiquiátrico. A agregação desses efeitos de SNP é estimada com base nos escores de risco poligênico (PGS). Dado que as SNP são comuns, todo ser humano tem um PGS para cada transtorno psiquiátrico variando de baixo a alto. Existe grande interesse em utilizar PGS como biomarcadores (de diagnóstico, prognóstico, resposta terapêutica) em psiquiatria, mas até o momento é importante enfatizar que não existem biomarcadores confiáveis e válidos para prática clínica em psiquiatria. Isso inclui testes farmacogenômicos, que repetidamente se mostram ineficazes para guiar avanços na clínica em relação à prática rotineira.

Os estudos de GWAS são fascinantes e contribuíram para avançar nosso conhecimento sobre a arquitetura genética dos transtornos mentais. No entanto, esses estudos também apresentam limitações. Os estudos de GWAS geram estimativas de herdabilidade de SNP, ou seja, a proporção da variação fenotípica que é explicada pelo efeito agregado das SNP. Notavelmente, a herdabilidade de SNP representa uma pequena fração da herdabilidade identificada por estudos de gêmeos para a maioria das características estudadas até o momento, incluindo transtornos mentais.

De forma relacionada, os estudos de GWAS são baseados no conceito de desequilíbrio de ligação, e a avaliação de SNP na verdade considera todas as variantes do haplótipo (ou seja, o grupo de alelos que é herdado de maneira conjunta em proporção maior do que a esperada por chance).

Assim, os achados de GWAS não devem ser interpretados como prova de que as SNP encontradas como associadas ao fenótipo no nível do genoma completo são as variantes genéticas que participam na etiologia do transtorno mental especificamente. Na verdade, outra variante genética, ou várias variantes genéticas, dentro do *locus* indexado pela SNP, pode(m) influenciar o fenótipo. Portanto, a identificação de *loci* genético em GWAS através de SNP *index* se traduz de maneira mais lenta para a identificação de genes de risco, que por sua vez podem de fato avançar nosso conhecimento sobre a etiologia dos transtornos mentais.

Ademais, porque variantes comuns diferem entre populações, o foco dos estudos em populações europeias limita a generalização dos resultados para outras populações, incluindo aqueles relacionados ao cálculo do PGS. De fato, é extremamente importante entender que um PGS pode ser fortemente influenciado pelas diferenças de frequência de alelos, assim como blocos de desequilíbrio de ligação; portanto, diferentes ancestralidades podem apresentar diferentes tamanhos de efeito detectados e diferentes grupos de SNP maximamente informativos. A inclusão de características genéticas quantitativas da ancestralidade como covariáveis nos testes de associação ajuda a lidar com efeitos ancestralidade-específicos, mas a aplicação desses dados para amostras independentes é especialmente propensa a erros.

Essa preocupação é ainda maior quando tratamos de populações miscigenadas, como a brasileira. Até o momento não existem estudos válidos de GWAS de transtornos mentais para a população brasileira considerando tamanho amostral adequado. Dessa forma, a criação de PGS específicos para o Brasil é impossibilitada.

De maneira semelhante aos estudos familiares e de gêmeos, os GWAS se concentraram primeiro em transtornos mentais específicos e depois passaram a examinar se as SNP associadas a um transtorno mental afetariam os riscos para outros transtornos mentais. Esses estudos demonstraram que as variantes genéticas apresentam pleiotropia em relação aos transtornos mentais (ou seja, uma mesma variante está associada a diferentes transtornos mentais). Os métodos de estimação da herdabilidade de SNP foram estendidos para estimar a correlação genética considerando todos os SNP entre pares de transtornos, e hoje sabemos que existe alta correlação genética entre transtornos mentais. De maneira geral, quanto maior o número de características clínicas em comum e a taxa de comorbidade, maior grau de correlação genética (p. ex., TDAH e depressão).

Estudos de variantes raras

Diante da conclusão de que SNP não explicariam todo componente genético associado aos transtornos psiquiátricos, cientistas realizaram a hipótese de que variantes raras poderiam contribuir para o risco para transtornos mentais. O sequenciamento de exoma completo (*whole-exome sequencing*, WES) é mais comum por ser mais barato. Nele, apenas variantes nas sequências codificadoras (ou seja, os genes) são capturadas. No entanto, com o barateamento das técnicas, o sequenciamento de genoma completo (*whole-genome sequencing*, WGS) tem se tornado cada vez mais comum.

Ainda que a maior parte das nossas variantes genéticas sejam herdadas, mutações surgem espontaneamente durante a gametogênese ou após a fertilização (também conhecidas como *de novo*). Mutações *de novo* patogênicas em regiões codificadoras tendem a ter um efeito grande no fenótipo. No entanto, é difícil encontrar a mesma variante em dois casos e mesmo a recorrência de variantes herdadas patogênicas muito raras não é comum, de tal forma que a contribuição dessas variantes é contabilizada por diferentes métodos estatísticos que consideram a presença delas em regiões genômicas predeterminadas, na maioria das vezes no nível dos genes.

Estudos de WES e WGS identificaram diversos genes de risco para transtornos mentais a partir de estudos de sequenciamentos de caso-controle ou trios pais-filhos para identificação de variantes de novo. Por exemplo, a partir do sequenciamento de milhares de indivíduos com TEA, existem mais de mil genes associados ao transtorno, mas poucos (em torno de 100) de alta confiabilidade. Também se observou sobreposição significativa entre os genes identificados como de risco para TEA e aqueles identificados como de risco para outros transtornos mentais e aspectos do desenvolvimento de maneira mais ampla. De modo geral, os genes associados ao TEA, TDAH e esquizofrenia são mais expressos no cérebro, na gestação e primeiros anos de vida, associados a janelas do desenvolvimento cerebral.

Por fim, além das variantes de ponto, é importante lembrar que diferentes variantes de estrutura como CNV muito raras ou *de novo* estão associadas com transtornos mentais. No entanto, mais uma vez não existe especificidade nas associações encontradas, ou seja, TDAH, TEA, epilepsia e DI podem compartilhar as mesmas CNV patogênicas.

RELAÇÕES ENTRE GENÓTIPO E FENÓTIPO

Existe grande interesse em entender como a variação no genótipo pode explicar as variações nos fenótipos observadas nos transtornos mentais. No TDAH, um estudo demonstrou que variantes comuns diferentes estão associadas a diferenças no curso longitudinal desse transtorno ao longo da vida. No TEA, a presença de variantes raras deletérias está associada a pior desempenho cognitivo, presença de dismorfismos, atraso motor e comorbidades neurológicas como epilepsia. No entanto, é importante ressaltar que, mesmo em indivíduos portadores dessas variantes raras, hoje é bem estabelecido o importante papel de variantes comuns na manifestação dos transtornos mentais. Também é importante lembrar que variações genéticas não têm uma relação direta com as definições categóricas dos transtornos mentais, ou com a apresentação clínica dentro de cada categoria diagnóstica. O impacto das variantes genéticas se dá no nível celular; conjuntos de células agem em diferentes áreas do cérebro e contribuem para produzir diferenças em circuitos cerebrais. Por sua vez, variações dos circuitos cerebrais se relacionam com traços do comportamento. No entanto, a formação dessa rede não é determinística e provavelmente varia conforme diferentes experiências do indivíduo e exposições ambientas.

IMPLICAÇÕES CLÍNICAS

Entender a genética ajuda no acolhimento de casos e famílias, podendo contribuir para explicar a heterogeneidade clínica, as comorbidades ou o histórico familiar. Além disso, o conhecimento sobre a genética torna clara a importância de certas perguntas que devem sempre ser feitas na anamnese.

Espera-se que, com os avanços no entendimento da genética dos transtornos mentais, implicações clínicas diretas sejam conquistadas. Em psiquiatria, até o momento, a única indicação de encaminhamento para geneticista e a realização de exames de alto custo ocorrem em TEA. Em algumas situações recorre-se a testes específicos como presença de aumento do perímetro cefálico maior que dois desvios padrão, testículo em xale e maneirismos das mãos, frequentes em síndrome de Rett.

Qualquer caso que apresente características associadas a síndrome genética reconhecida clinicamente, à presença de atraso motor, mais que três dismorfismos menores ou um maior, epilepsia ou DI deve ser encaminhado para avaliação genética. Como algumas das variantes genéticas apresentam associações claras com doenças somáticas (p. ex., algumas cardiopatias), esse encaminhamento pode mudar a conduta e o prognóstico clínico do paciente.

O exoma é coberto pelo Sistema Único de Saúde (SUS) no Brasil.

Testes farmacogenômicos não têm aplicação clínica comprovada por estudos rigorosos até o momento, especialmente na população brasileira.

CONCLUSÕES

Espera-se que este capítulo tenha contribuído para melhor compreensão da genética dos transtornos mentais. À medida que nosso conhecimento das contribuições de diferentes variantes aumenta, espera-se que haja maiores avanços no conhecimento em relação à biologia dos transtornos mentais e em suas implicações clínicas.

Os transtornos psiquiátricos, em sua maioria, apresentam etiologia multifatorial, e diversos genes contribuem para o risco para transtornos mentais. É importante reconhecer que em pouquíssimos casos existirá uma causa monogênica para transtornos psiquiátricos (ou seja, deve-se desconfiar ao ouvir expressões como "o gene do autismo").

DICAS DO ESPECIALISTA

- Os transtornos psiquiátricos coocorrem em famílias; assim, é importante que o histórico familiar de diferentes transtornos mentais seja diretamente questionado na anamnese.
- A herdabilidade indica a proporção da variação do fenótipo que é explicada por fatores genéticos no nível populacional. Portanto, a herdabilidade não indica o risco de familiares apresentarem dado transtorno psiquiátrico.
- Nenhum transtorno psiquiátrico tem herdabilidade 100%; desse modo, fatores ambientais desempenham um papel na distribuição dos transtornos mentais no nível populacional. No entanto, em geral ainda não existe clareza em relação a fatores ambientais específicos que aumentam o risco para transtornos psiquiátricos. Fatores perinatais e exposições gestacionais devem fazer parte da anamnese para caracterização de possíveis fatores ambientais.
- Crianças com características associadas a síndrome genética reconhecida clinicamente, à presença de atraso motor, mais que três dismorfismos menores ou um maior, epilepsia ou DI devem ser encaminhadas para avaliação genética.

SUGESTÕES DE LEITURA

1. Agrawal A, Bulik CM, Abebe DS, et al. The psychiatric genomics consortium: discoveries and directions. Lancet Psychiatry. 2025;12(8):600-10.
2. Bishop SL, Farmer C, Bal V, et al. Identification of developmental and behavioral markers associated with genetic abnormalities in autism spectrum disorder. Am J Psychiatry. 2017;174(6):576-85.
3. Fitzpatrick SE, Antony I, Nurmi EL, et al. Review: child psychiatry in the era of genomics: the promise of translational genetics research for the clinic. JAACAP Open. 2024;3(2):157-70.
4. Fu JM, Satterstrom FK, Peng M, et al. Rare coding variation provides insight into the genetic architecture and phenotypic context of autism. Nat Genet. 2022;54(9): 1320-31.
5. Grove J, Ripke S, Als TD, et al. Identification of common genetic risk variants for autism spectrum disorder. Nat Genet. 2019;51(3):431-44.
6. Lichtenstein P, Carlström E, Råstam M, et al. The genetics of autism spectrum disorders and related neuropsychiatric disorders in childhood. Am J Psychiatry. 2010;167(11):1357-63.
7. Ozonoff S, Young GS, Carter A, et al. Recurrence risk for autism spectrum disorders: a baby siblings research consortium study. Pediatrics. 2011;128(3):e488-495.
8. Parellada M, Andreu-Bernabeu A, Burdeus M, et al. In search of biomarkers to guide interventions in autism spectrum disorder: a systematic review. Am J Psychiatry. 2023;180(1):23-40.
9. Smoller JW, Andreassen AO, Edenberg HJ, et al. Psychiatric genetics and the structure of psychopathology. Mol Psychiatry. 2019;24(3):409-20.

6

Estresse e resiliência

Natália L. Saldanha
Caio Borba Casella

PONTOS-CHAVE DESTE CAPÍTULO

- Formas de resposta ao estresse e desenvolvimento de resiliência se correlacionam com risco ou proteção quanto à psicopatologia, à medida que eventos estressores recorrentes e falta de suporte ao longo do desenvolvimento de crianças e adolescentes são preditores de diversos transtornos psiquiátricos.
- Resiliência é a capacidade de adaptação e superação de estressores que surgem ao longo da vida. A exposição a esses eventos é importante na estruturação da personalidade, capacidade de autorregulação emocional e resolução de problemas/estratégias de enfrentamento.
- Intervenções em programas generalistas no nível individual, familiar e comunitário, incluindo a escola, são caminhos para melhorar o bem-estar e promover a resiliência em crianças e adolescentes.

INTRODUÇÃO

Estresse é uma ameaça (que pode ser física e/ou psicológica) à homeostase de um organismo. Cada vez mais se têm estudado os efeitos da resposta ao estresse nos primeiros anos de vida, o que é essencial, tendo em vista a prevalência desses estímulos estressores e seus potenciais efeitos a longo prazo. Em um estudo nos Estados Unidos, por exemplo, cerca de 2/3 dos adultos relataram ter passado pelo menos por um evento adverso significativo na infância, como episódios de negligência, abuso ou intenso conflito familiar.

As respostas ao estresse podem se dar em diferentes graus, de acordo com a intensidade do estímulo estressor e dos fatores de proteção do indivíduo, conforme descrito no Quadro 1. Exposições breves a estímulos estressores de menor intensidade são benéficas na infância, preparando o indivíduo para outras exposições a estressores na vida adulta. A presença da figura de um cuidador suportivo é importante nesse processo. Por outro lado, exposições mais prolongadas e intensas, em especial na ausência de um cuidador suportivo, podem levar à ativação crônica da resposta ao estresse, levando a consequências negativas duradouras.

FISIOLOGIA DA RESPOSTA AO ESTRESSE

O circuito de resposta ao estresse tem um componente central (amígdala, hipotálamo, *locus coeruleus*, medula) e periférico (eixo simpático-adreno-medular [SAM], e eixo hipotálamo-hipófise-adrenal [HHA]). A amígdala tem um papel importante em identificar potenciais ameaças, e o *locus coeruleus* atua mediando as respostas autonômicas do organismo. Ambos os eixos são ativados diante do estímulo estressor. Com a ativação do SAM, há a liberação de catecolaminas (adrenalina e noradrenalina), que ativam a resposta de luta-ou-fuga, levando a alterações fisiológicas como aumento da pressão arterial e da frequência cardíaca, do tônus muscular, da frequência respiratória e da liberação de glicose a partir do glicogênio. Por sua vez, a ativação do HHA leva à liberação de glicocorticoides no organismo, principalmente cortisol; ele atua em receptores mineralocorticoides, contribuindo para a resposta de luta-ou-fuga por meio de efeitos como aumento na pressão arterial, na disponibilidade de glicose no cérebro e na responsividade neuronal, e por sua vez também atua em receptores glicocorticoides, tendo um efeito de *feedback* negativo na ativação desse eixo e ajudando no término da resposta ao estresse, junto à ação do sistema nervoso parassimpático.

IMPACTOS DA EXPOSIÇÃO AO ESTRESSE TÓXICO

Quando a exposição ao estímulo estressor é intensa e crônica, em especial se não há fatores protetores associados, esses eixos podem ficar cronicamente ativados, levando a respostas desadaptativas. Eventos adversos que ocorrem na infância modificam o sistema de resposta ao estresse.

Como a infância é uma fase de grande plasticidade, esses eventos estresso-

QUADRO 1 Tipos de resposta ao estresse

Tipo de estresse	Tipo de resposta
Positivo	Resposta a um estressor leve a moderado (como uma prova na escola). Há manifestações fisiológicas, como alterações dos níveis pressóricos e hormonais, e elevação da frequência cardíaca, mas um retorno rápido à homeostase devido às habilidades de enfrentamento do organismo.
Tolerável	Resposta adaptativa a um estressor mais intenso (como um desastre natural). As respostas fisiológicas ao estresse são ativadas, mas por tempo limitado. Intervenções externas (como o apoio de cuidadores) ajudam no restabelecimento da homeostase.
Tóxico	Resposta mal adaptativa a um estressor intenso e prolongado, como algumas situações de abuso ou um ambiente familiar violento. As respostas fisiológicas são ativadas de forma mais contínua e/ou frequente, trazendo efeitos negativos, como alteração da arquitetura cerebral, e aumento do risco de ocorrência de doenças (tanto físicas quanto psicológicas).

res podem desencadear efeitos negativos na arquitetura cerebral, como redução da plasticidade cerebral no córtex pré-frontal (que tem um papel importante na cognição e nas funções executivas) e sua atrofia na vida adulta, aumento do volume da amígdala na infância (porém atrofia na vida adulta), além da diminuição do volume ou atrofia no hipocampo, uma das regiões cerebrais mais implicadas na memória. A diminuição do volume do hipocampo, por exemplo, está relacionada tanto a um histórico de abuso na infância quanto ao desenvolvimento de depressão na vida adulta. Algumas alterações são evidenciadas em adultos que passaram por experiências traumáticas, com repercussões a longo prazo.

Esses efeitos negativos da exposição ao estresse tóxico não se restringem ao sistema nervoso central. Há um impacto nas variações circadianas dos níveis de cortisol, além de prejuízos na resposta imune e inflamatória. No início há um aumento da secreção diária de cortisol, mas em casos mais graves e prolongados de exposição os níveis desse hormônio podem cair com o tempo, chegando a níveis deficitários. A função tireoidiana também é inibida em situações de estresse, com diminuição da produção do hormônio tireoestimulante (TSH). Por sua vez, os níveis de citocinas pró-inflamatórias e da proteína C-reativa ficam mais elevados, e há supressão da resposta imunitária celular (linfócitos T) e estímulo da resposta humoral (linfócitos B).

Ocorrem também alterações epigenéticas (isto é, alterações na expressão genômica não associadas à alteração da sequência de nucleotídeos, mas sim a processos como metilação do DNA e acetilação de histonas). A fase intrauterina e dos primeiros anos de vida é a mais vulnerável a essas alterações, com impactos importantes em quais genes serão ou não expressos ao longo da vida. Estresse psicológico e social crônico está associado a uma diminuição no tamanho dos telômeros, achado epigenético encontrado não só na depressão como também em doenças cardiovasculares, diabetes e câncer.

Todas essas alterações levam a um risco aumentado de desenvolver doenças crônicas, como síndrome metabólica, asma e doenças cardiovasculares, além de prejuízos cognitivos e transtornos psiquiátricos. Essa associação tem um efeito dose-resposta, com exposição a maior número/intensidade de adversidades na infância associada a maior risco.

RESILIÊNCIA

Embora situações de estresse intenso possam representar riscos à saúde mental e física, um certo grau de exposição ao estresse desempenha um papel essencial no desenvolvimento e adaptação dos indivíduos. De acordo com o Modelo de Calibração Adaptativa, a exposição ao estresse ao longo da vida é justamente o que permite que o organismo ajuste seus sistemas de resposta fisiológicos e comportamentais, tornando-se mais apto a lidar com futuras adversidades. Esse processo de "calibragem" contribui para o desenvolvimento da resiliência – um conceito originalmente emprestado da física dos materiais, em que descreve a capacidade de um corpo retornar a sua forma original após sofrer deformações. Analogamente, nas ciências da saúde, resiliência refere-se à habilidade do indivíduo de se recuperar após experiências estressantes, preservando ou retomando um funcionamento fisiológico e psicológico saudável.

Russo et al. descreveram resiliência como a capacidade e o processo dinâmico de adaptação que se sobrepõe ao estresse enquanto há a manutenção do funcionamento físico e psicológico. O estudo da resiliência ainda se encontra com muitas lacunas, porém investigações recentes identificaram a contribuição de fatores genéticos, epigenéticos, desenvolvimentais, psicológicos e neuroquímicos, contribuindo tanto na consolidação da resiliência quanto com uma suscetibilidade maior ao estresse e ao trauma, gerando mais transtornos mentais.

Da mesma forma que efeitos estressores e traumáticos têm um papel cumulativo, existe a compreensão de uma capacidade de desenvolvimento da resiliência. Em relação a uma compreensão psicológica, o indivíduo que sente que tem algum grau de controle sobre o estressor (leve ou moderado) e o supera tem maior chance de conseguir lidar com futuros estressores, aprimorando sua resiliência, mesmo que esses novos estressores sejam incontroláveis. Esse fenômeno é denominado "inoculação de estresse", em um modelo análogo ao da imunidade adquirida após uma infecção ou vacinação.

Alguns fatores estão associados com resiliência, como traços de personalidade e suporte social. Esses fatores estão mais bem descritos no Quadro 2. A neuroplasticidade que modifica estruturas cerebrais diante de estressores nessa fase inicial do desenvolvimento também é responsiva e passível de mudança diante de um ambiente suportivo e amoroso, fazendo esse indivíduo alcançar suas potencialidades.

PROMOVENDO RESILIÊNCIA

Algumas ações podem ajudar a promover resiliência, tanto no nível individual quanto no comunitário. Um cuidado parental próximo e afetuoso nos primeiros anos de vida pode ajudar a diminuir os efeitos negativos de um ambiente mais estressor. Estudos em ratos, como o de Weaver et al., já mostraram que compor-

QUADRO 2 Fatores associados à resiliência

Tipos de fatores	Descrição
Genéticos	Polimorfismos do gene do transportador de serotonina SLC6A estão associados a maior risco de depressão e outras formas de psicopatologia após exposição a maus-tratos na infância e outros estressores psicológicos
Habilidades de enfrentamento (*coping*)	Habilidades de *coping* ativo, isto é, voltado ao enfrentamento e à resolução de problemas, em comparação a um *coping* mais passivo e de esquiva, são um fator protetor
Psicológicos	Sensação de pertencimento, otimismo, esperança, autoestima, sensação de controle sobre sua vida, flexibilidade cognitiva, altruísmo, determinação, aceitação do que não é possível mudar
Rotina	Ter uma rotina saudável, praticar atividade física
Familiares	Boa relação com os pais; harmonia parental e familiar; cuidado parental suportivo; apego seguro
Sociais	Boa rede de suporte social; serviços comunitários; ambiente sem violência
Religião e espiritualidade	Ajudam a dar um sentimento de "sentido" a um evento adverso e a compreendê-lo

tamentos maternos de cuidado com o filhote promovem alterações epigenéticas que vão modular a ativação do eixo HHA na resposta ao estresse mesmo na vida adulta. Existem menos estudos em humanos, porém o de Lester et al., por exemplo, encontrou resultados que vão em um mesmo sentido. Nesse estudo, bebês de 5 meses que foram amamentados apresentaram menor reatividade de cortisol ao estresse e menor metilação da região do promotor do gene de receptor de glicocorticoide do que os que não foram. Com essa menor metilação, é esperado que o receptor seja mais expresso, o que facilitaria a regulação do eixo HHA.

Ensaios clínicos relevantes investigaram o desenvolvimento de resiliência em crianças e adolescentes e como isso se sucede na vida adulta. Fatores cruciais identificados foram o funcionamento familiar, a relação com os pares, a conexão com adultos capazes de fornecer suporte, a habilidade cognitiva e a capacidade de planejamento.

Sobre o funcionamento familiar, treinamento parental, suporte em momentos de adoção, apoio de assistência social e casas de acolhimento para crianças em alta vulnerabilidade são caminhos capazes de moldar tipos de apego e promover a resiliência e um funcionamento mais adaptativo. Em estudos que pesquisaram a resiliência em crianças expostas a guerra, fatores protetores citados foram um vínculo forte com o cuidador principal, suporte social de professores e colegas, valores compartilhados com a comunidade, crenças religiosas que auxiliam na compreensão do sofrimento, altruísmo e humor como mecanismos de defesa.

Atividades que estimulam o senso de autoeficácia também podem contribuir para fortalecer a resiliência de uma criança. Assim, estimular suas habilidades e ajudá-la a reconhecer seus pontos fortes é importante.

No nível escolar, ainda há poucos estudos que avaliaram intervenções específicas nesse meio relacionados à promoção da resiliência. No Reino Unido, um programa denominado "Arts on Prescription" testou intervenções grupais com alunos de 13 a 16 anos em ambiente escolar, com o objetivo de mensurar o impacto dessa atividade no bem-estar e na resiliência dos adolescentes. Esse programa é conhecido como uma "prescrição social" e usa de um suporte comunitário de artistas e músicos para propor atividades artísticas sem um intuito terapêutico específico, mas como uma forma de dar acesso a novas formas de interação. Já com evidências em termos de melhora no bem-estar e no humor em adultos, esse foi o primeiro estudo em adolescentes, com resultados de melhora mensurados por escalas no bem-estar geral e na resiliência, apesar de a melhora não ter sido sustentada a longo prazo, 3 meses depois.

Em outra revisão (Fenwick-Smith) de programas de promoção da resiliência em crianças de 5 a 12 anos, foram avaliadas propostas de promoção à saúde mental em escolas de forma mais universal e abrangente. Não foram selecionados alunos em risco, mas diferentes intervenções foram propostas dentro do ambiente escolar como intervenção precoce e preventiva, evitando a instalação de problemas mais sérios no futuro. Diferentes recursos educacionais foram implementados, incluindo treinamento dos professores e pais, mudança curricular e adaptação de meios de acesso de pedidos de ajuda. Dentro dos formatos, programas que avaliaram a resiliência incluíram diferentes modalidades, como habilidade de enfrentamento, uso de *mindfulness*, identificação e regulação emocional, busca de interações sociais mais empáticas. Como desfechos secundários, também foram avaliados níveis de depressão, ansiedade e desempenho escolar. Os programas mais efetivos reforçam a importância do envolvimento dos professores e, em parte dos programas, a capacitação deles para o ensino desses tópicos, visando a maior conhecimento e envolvimento com os alunos. Outro ponto importante foi a adaptação dos programas de acordo com as demandas da turma, com flexibilidade. Assim como no estudo mencionado, também há dificuldade na sustentação da melhora em medidas mais a longo prazo pós-intervenção.

No nível comunitário, intervenções que melhorem as condições de vida da população também têm um efeito positivo sobre a resiliência. Ações que contribuam para criar um ambiente seguro e suportivo, sem maus-tratos e com laços comunitários mais fortes, são importantes. Assim, políticas públicas que diminuam disparidades sociais e melhorem o acesso à educação e à saúde são fundamentais.

CONCLUSÕES

Promover um ambiente saudável e suportivo para a criança ao longo de seu desenvolvimento é essencial para a construção de resiliência, além de evitar a exposição a estresses intensos e sem solução (estresse tóxico). Ao mesmo tempo, é importante auxiliá-las na superação de dificuldades e desafios, como uma forma de habituação à resolução de problemas, lidando com o desconforto que isso envolve. O olhar para as famílias, incluindo auxílio em questões de parentalidade e treino de habilidades para pais e crianças que promovam autoeficácia e autoestima, é uma forma de intervenção para promoção da resiliência. No nível comunitário, são necessários mais estudos para essa população em idade escolar, visto que o ambiente escolar é um ótimo meio para medidas preventivas e com alcance abrangente num período crítico de desenvolvimento.

O estudo da resiliência da infância e adolescência torna-se instigante na medida em que envolve características individuais, a estrutura familiar, o contexto social e cultural. Como a resiliência pode ser construída dentro de todos esses fatores, intervenções que a envolvam podem ser uma ferramenta preventiva em relação à psicopatologia.

DICAS DO ESPECIALISTA

- Apesar da relação do estresse tóxico no desenvolvimento de transtornos psiquiátricos como transtorno do estresse pós-traumático (TEPT) e depressão, estes não são fatores determinantes, e a resiliência, caracterizada como uma adaptação efetiva a desafios do ambiente, é um importante fator protetor.

- De forma semelhante ao desenvolvimento de risco à saúde com exposição crônica ao estresse tóxico, a experiência de viver desafios e superá-los em conjunto com um meio que dê suporte para isso é uma forma de aprender a lidar com o estresse e desenvolver resiliência.
- Fatores de risco como baixa autoestima e questões de saúde mental podem ser diminuídos e balanceados com fatores protetores que promovam a resiliência, dentre eles habilidades de enfrentamento, suporte familiar e de amigos e envolvimento em atividades que façam sentido dentro de valores do indivíduo.
- Capacitar crianças a habilidades de enfrentamento pode auxiliá-las e reagir de maneira mais positiva a mudanças e obstáculos inerentes à vida, promovendo o desenvolvimento de saúde mental, sucesso acadêmico e social.

SUGESTÕES DE LEITURA

1. Bucci M, Marques SS, Oh D, Harris NB. Toxic stress in children and adolescents. Adv Pediatr. 2016;63(1):403-28.
2. Burt KB, Paysnick AA. Resilience in the transition to adulthood. Dev Psychopathol. 2012;24(2):493-505.
3. De Magalhães-Barbosa MC, Prata-Barbosa A, da Cunha AJLA. Toxic stress, epigenetics and child development. J Pediatr (Rio J). 2022;98 Suppl 1(Suppl 1):S13-S18.
4. Del Giudice M, Ellis BJ, Shirtcliff EA. The adaptive calibration model of stress responsivity. Neurosci Biobehav Rev. 2011;35(7):1562-92.
5. Efstathopoulou L, Bungay H. Mental health and resilience: arts on prescription for children and young people in a school setting. Public Health. 2021:198:196-9.
6. Fenwick-Smith A, Dahlberg EE, Thompson SC. Systematic review of resilience-enhancing, universal, primary school-based mental health promotion programs. BMC Psychol. 2018;6(1):30.
7. Herrman H, Stewart DE, Diaz-Granados N, et al. What is resilience? Can J Psychiatry. 2011;56(5):258-65.
8. Hornor G. Resilience. J Pediatr Health Care. 2017;31(3):384-90.
9. Lester BM, Conradt E, LaGasse LL, et al. Epigenetic programming by maternal behavior in the human infant. Pediatrics. 2018;142(4):e20171890.
10. Mesman E, Vreeker A, Hillegers M. Resilience and mental health in children and adolescents: an update of the recent literature and future directions. Curr Opin Psychiatry. 2021;34(6):586-92.
11. Russo SJ, Murrough JW, Han MH, et al. Neurobiology of resilience. Nat Neurosci. 2012;15(11):1475-84.
12. Rutter M. Annual research review: resilience – clinical implications. J Child Psychol Psychiatry. 2013;54(4):474-87.
13. Southwick SM, Charney DS. The science of resilience: implications for the prevention and treatment of depression. Science. 2012;338(6103):79-82.
14. Southwick SM, Vythilingam M, Charney DS. The psychobiology of depression and resilience to stress: implications for prevention and treatment. Annu Rev Clin Psychol. 2005:1:255-91.
15. Weaver IC, Cervoni N, Champagne FA, et al. Epigenetic programming by maternal behavior. Nat Neurosci. 2004;7(8):847-54.

PARA SABER MAIS

- Shonkoff JP, Garner AS; Committee on Psychosocial Aspects of Child and Family Health; Committee on Early Childhood, Adoption, and Dependent Care; Section on Developmental and Behavioral Pediatrics. The lifelong effects of early childhood adversity and toxic stress. Pediatrics. 2012;129(1):e232-46.
- Wu G, Feder A, Cohen H, et al. Understanding resilience. Frontiers in Behavioral Neuroscience. 2013;7:10.

Seção II

Fundamentos clínicos

7

Avaliação psiquiátrica e a formulação diagnóstica

Mauro Victor de Medeiros Filho
Eloisa Helena Rubello Valler Celeri

PONTOS-CHAVE DESTE CAPÍTULO

- A anamnese na psiquiatria da infância e adolescência é um processo com quatro objetivos específicos explorados neste capítulo.
- As diferentes demandas tanto da criança quanto da família devem ser acolhidas e mediadas para uma aliança terapêutica sólida entre o psiquiatra e a família.
- A anamnese deve explorar sintomas, funcionalidade, antecedentes pessoais e antecedentes e funcionamento familiares.
- As informações devem ser colhidas de forma separada a partir dos pais, da criança e de outros informantes como a escola. Além disso, instrumentos padronizados podem ser usados.
- Além das hipóteses diagnósticas, a formulação diagnóstica é essencial para a construção de um projeto terapêutico efetivo.

INTRODUÇÃO

A anamnese na psiquiatria da infância e adolescência é um processo com objetivos específicos. O **primeiro** deles é a construção sólida de uma aliança terapêutica, tanto com a criança quanto com a família, que servirá de base para o cuidado e a facilitação de outros objetivos descritos a seguir. O **segundo** é a investigação da presença de psicopatologia desenvolvimental, incluindo sintomas e diagnósticos psiquiátricos. O **terceiro** é a compreensão e a contextualização desses sintomas/diagnósticos, ou seja, a elaboração de uma formulação diagnóstica com o entendimento dos fatores tanto biológicos quanto psicossociais relacionados aos sintomas evidenciados. O **quarto** é a estruturação de um plano terapêutico individualizado que leva em conta as melhores evidências científicas e as preferências do paciente/família baseadas em seu contexto e histórico-cultural para ações terapêuticas. Certamente, a construção do plano terapêutico se relaciona à aliança terapêutica na medida em que exige uma colaboração entre a visão técnica e empática do médico e as prioridades e opiniões da família.

A anamnese da infância e adolescência é um processo sempre complexo por conter uma dinâmica intrínseca de mediação. O psiquiatra da infância e adolescência, como mediador, "está no meio" de um grupo familiar, e como consequência tem o dever de conversar e obter informações objetivas e subjetivas de diferentes fontes, incluindo a própria criança/adolescente, a família e muitas vezes outros membros da sociedade, como professores e profissionais da saúde mental. Assim, o psiquiatra da infância e adolescência enfrenta o desafio técnico e ético de escutar, avaliar e integrar as informações colhidas nas entrevistas, que comumente são divergentes, conflitantes e ambíguas. Porém, o maior desafio, para a construção de uma aliança sólida, é "distar igualmente", ou seja, ser intermediário entre indivíduos de uma família, dando voz a diferentes interesses, motivações e visões de mundo e organizando uma harmonia grupal em direção a um tratamento que faça sentido para todos. Isso sempre com o dever de resguardar a posição de "sujeito de direito" das crianças bem descrita e endossada pelo Estatuto da Criança e Adolescente.

Este capítulo descreverá as etapas da anamnese, destacando o processo com os diferentes informantes e as informações objetivas buscadas durante as consultas. Em seguida, explorará a definição de formulação diagnóstica e sua importância para a construção de um plano terapêutico individualizado e efetivo.

ESTRUTURA GERAL DA ANAMNESE

Qualquer anamnese psiquiátrica começa por uma demanda a ser respondida. Esse é o ponto de partida para a estruturação consistente da anamnese e o cumprimento dos objetivos listados na introdução do capítulo. Contudo, não raro as crianças e adolescentes vão aos consultórios sem demandas ou queixas aparentes, com pais que tendem a centralizar as queixas e construir barreiras para integração e participação da criança/adolescente no processo investigativo. Outras vezes, as demandas dos pacientes são distintas e divergentes daquelas descritas pelos pais, a ponto de existir uma dinâmica tensa e conflitiva explícita já no começo da consulta. Ainda, há situações em que a demanda vem de terceiros fora da família nuclear, como instituições de ensino ou Conselho Tutelar, e nesses casos a família e/ou o paciente podem ter postura de indiferença ou discordância que contribuem para um questionamento da validade e necessidade de avaliação psiquiátrica. A harmonização das demandas a partir da aliança terapêutica parece estar associada à diminuição de comportamentos externalizantes (como agressividade) e internalizantes (como ansiedade) da criança/adolescente e maior facilidade de comunicação com os pais.

A demanda pode ser conhecida muitas vezes antes do início da consulta, por meio de documentos ou relato formal ou informal, verbal ou por escrito, dos familiares. Para o primeiro encontro, não há uma regra rígida sobre a vinda da criança/adolescente. Enquanto alguns profissionais preferem dividir a primeira consulta para conhecer somente os cuidadores e a segunda para conhecer o paciente, muitos organizam o primeiro encontro já com a família inteira, dividindo um momento somente para os pais/cuidadores, outro somente para o paciente e o final para uma reunião de todos com orientações iniciais e organização do plano de consultas. Como as demandas são heterogêneas, com diferentes fontes, a sugestão é seguir as necessidades da família e sempre avaliar a criança se há um senso de urgência para cuidado psíquico e comportamental. No começo da consulta, é fundamental o psiquiatra acolher tanto a família quanto a criança e entender as diferentes demandas e visões do que será a consulta para descrever os objetivos para todos.

Depois desse momento de acolhimento inicial, organiza-se um cronograma para dividir os espaços de entrevistas e interações com o paciente e a família. O Quadro 1 apresenta os itens objetivos principais da anamnese que devem ser colhidos com

QUADRO 1 Anamnese de psiquiatria da infância e adolescência

1A. Identificação individual: nome, idade, orientação sexual, relacionamento amoroso, escolaridade, naturalidade, procedência e religião.

1B. Identificação familiar: dos genitores, irmãos e outros que moram junto com o paciente – idade, vínculo com o paciente e função laboral. Relatar possível adoção e/ou separação de pais e diferentes núcleos familiares.

2. Queixa e sintomas referentes à demanda:
- Natureza/fenomenologia, início, frequência, intensidade, evolução, prejuízo e sintomas associados, incluindo comorbidades.
- Fatores etiológicos: predisponentes/precipitantes/perpetuantes/protetores, associados à descrição do contexto ligado aos sintomas.
- Tratamentos prévios biológicos e psicossociais.

3. Funcionalidade histórica e atual:
- Padrão de sono.
- Padrão de eliminações e higiene.
- Escolaridade, padrão de aprendizado e possíveis dificuldades.
- Socialização, padrão de amizade e possíveis dificuldades.
- Hábitos e rotina, incluindo alimentação, atividades de preferência e uso de mídia.
- Traços de personalidade marcantes, incluindo investigação de traços de neuroticismo, extroversão, conscienciosidade, amabilidade e abertura.

4. Antecedentes individuais
- Gravidez, pré-natal, incluindo eventos vitais e intercorrências.
- Via de parto, idade gestacional, peso e comprimento do recém-nascido e possíveis intercorrências.
- Puerpério, com possíveis intercorrências, amamentação e investigação de sintomas depressivos maternos.
- Desenvolvimento neuropsicomotor com investigação dos principais marcos do desenvolvimento.
- Antecedentes psicológicos, psicopedagógicos e psiquiátricos.
- Antecedentes clínicos, ginecológicos e sexuais.
- Antecedentes traumáticos, incluindo maus-tratos e eventos traumáticos.

(continua)

QUADRO 1 (*continuação*) Anamnese de psiquiatria da infância e adolescência

5. Antecedentes familiares e padrão familiar: ▪ Antecedentes familiares psiquiátricos/médicos. ▪ Dinâmica familiar e estilo de cuidado parental: incluindo busca de padrões como negligência, permissividade, cuidado autoritativo ou autoritário. ▪ Avaliação do estilo de comunicação e interação afetiva da família e padrão de resolução de problemas do grupo.
6. Exame físico: ▪ Peso e estatura. ▪ Avaliação específica geral e neurológica, conforme necessidade clínica.
7. Exame psíquico: ▪ Vigilância, aparência, postura, contato visual, expressão emocional, motricidade. ▪ Orientação, atenção seletiva e sustentada, memória operacional e evocativa, pensamento lógico, aprendizado, linguagem verbal receptiva e expressiva e pragmatismo. ▪ Sensopercepção, humor e afetividade, forma e conteúdo do pensamento, vontades/interesses e crítica em relação ao estado mórbido.
8. Hipóteses diagnósticas

o paciente, a família e terceiros. Todas as fontes contribuem para integrar as informações objetivas descritas.

ENTREVISTA COM OS PAIS

A entrevista com os pais deve começar com a identificação familiar, incluindo a localidade e as características culturais e regionais da família. A partir desse espaço empático, deve-se conhecer ou retomar a demanda que motivou a busca por ajuda psiquiátrica. A melhor forma de fazer isso é usar perguntas abertas como "o que traz vocês aqui hoje?" ou "qual é o problema central em relação a seu filho que fez vocês pedirem ajuda?", sempre reforçando a disponibilidade em ouvir de forma empática e sem julgamentos. Deve-se atentar a possíveis sentimentos de culpa ou vergonha dos pais, ajudando-os a reconhecer essas emoções e a quebrar a perspectiva polarizada de que determinados comportamentos foram causados por falhas ou omissões deles ou que possíveis diagnósticos vão gerar necessariamente estigma social. Sempre que possível, diminuir a culpa e o autoestigma e falar de responsabilidade ajuda a criar uma atmosfera de aceitação e esperança para a mudança individual e familiar.

A partir do momento que se organiza a demanda associada a possíveis sintomas, realiza-se a descrição detalhada do problema, como indicado no Quadro 1. Quando o problema está claro, é substancial investigar o contexto em que as dificuldades emocionais/cognitivas/comportamentais ocorrem e os fatores etiológicos associados a ele. Esses fatores são amplos e seu espectro é tanto biológico (como a puberdade) quanto social (como um conflito interpessoal grave). "Por que você acha que isso está acontecendo com seu filho/a?" ou "O que você acha que são as causas do problema que descreveu?" são formas de explorar o contexto. Perguntar as visões de outras pessoas envolvidas com o paciente é válido para colher diferentes perspectivas. "O que outras pessoas na sua família ou comunidade/escola acham que está causando esse problema?"

Perguntar como os pais reagem a exemplos práticos de determinados comportamentos problemáticos contribui para um entendimento funcional dos sintomas e a possível influência dos cuidadores na perpetuação deles. É vital buscar outros fatores de piora (perpetuantes) e de melhora (protetivos) do problema.

A entrevista depois segue para a exploração de comorbidades associadas e da funcionalidade do paciente. Depois, é hora de conversar sobre o histórico desenvolvimental com os antecedentes importantes que compõem a história biográfica dele. Por último, os pais devem relatar o antecedente psiquiátrico da família de origem e conversar sobre o estilo dinâmico da família (momentos de lazer, convivência, formas de colocação de limites e responsabilização).

AVALIAÇÃO DA CRIANÇA E DO ADOLESCENTE

A entrevista com a criança/adolescente é a parte mais delicada, sensível e importante da anamnese. O objetivo primordial é estabelecer um vínculo de autenticidade, empatia e confiança, resguardando os interesses e preferências do paciente e reforçando o direito ao sigilo médico, salvo em situações de risco. Idealmente, esse momento da consulta deve ser realizado somente com o paciente, observando como é a resposta em face da separação dos pais. Assegurar que a criança poderá interromper a entrevista e sair da sala para reencontro com os pais ajuda a criar segurança emocional. Os pacientes jovens tendem a ter maior sugestionabilidade; portanto, perguntas abertas não indutivas contribuem para uma interação mais efetiva e genuína. Perguntas como "Existe algo que está te incomodando em casa ou na escola?" ou "Existe algo que você queira mudar na sua vida? O quê?" ajudam a criar um espaço de conversa com demandas da criança, independentemente das demandas alheias. Se os pacientes confiam em seus psiquiatras, eles rapidamente vão descrever os contextos ambientais relacionados a suas dificuldades, incluindo as reações comportamentais de pais e professores que influenciam a psicopatologia.

Dependendo da idade cronológica e principalmente do estágio desenvolvimental, a interação com o paciente muda. Em geral, para crianças de 0 a 6 anos, a avaliação ocorre por interação lúdica, por meio de brincar livre (sem direcionamentos), brincar simbólico (de faz de conta) e/ou do brincar estruturado por meio de jogos específicos com diferentes objetivos avaliativos. Durante o processo avaliativo, o diálogo "casual" sobre as preferências e a afetividade positiva em torno de comportamentos pró-sociais ajudam a criar engajamento e senso de apoio terapêutico. Alguns pacientes, mesmo muito novos, podem trazer, durante essa interação, demandas espontâneas, e suas falas devem ser validadas, gerando um ambiente acolhedor e empático.

Para aqueles entre 6 e 11 anos, a avaliação pode se apoiar no lúdico e/ou no uso de desenhos, mas agora, diante de uma maior capacidade de verbalização da criança, sintomas, preocupações, comportamentos e situações podem ser diretamente investigados e relatados. A partir de 11 e 12 anos, as entrevistas tendem a ser parecidas, em seu formato, com as entrevistas de um adulto, apesar de haver especificidades ligadas à maior sensibilidade e à reatividade emocional do jovem, além das preferências e do momento identitário que ele vive. A curiosidade e o compromisso de mediar os interesses dos adolescentes pode ser um caminho para diminuir resistências durante a consulta.

A exploração dos itens objetivos da anamnese dependerá do bom senso clínico, incluindo a percepção da abertura do paciente para conversar sobre determinados assuntos e a relevância da exploração destes em face das hipóteses diagnósticas. No fim do processo, cabe ao psiquiatra fazer uma síntese do que conseguiu apreender da entrevista, cabendo ao paciente confirmar ou corrigir essas percepções. Os combinados sobre sigilo devem ser relembrados, juntamente com a explicitação dos próximos passos do projeto terapêutico, que terá como objetivo o enfrentamento das dificuldades e o reforço das capacidades.

ANAMNESE COMPLEMENTAR COM ESCOLA E OUTROS PROFISSIONAIS

Depois de uma consulta inicial com o paciente e sua família, há possibilidade de expansão da anamnese por meio de entrevistas, pedidos de relatórios descritivos e preenchimento de instrumentos padronizados complementares. Para isso, é crucial ter o consentimento verbal dos cuidadores e pacientes (devidamente documentado em prontuário). Os relatórios escolares e de outros profissionais ajudam a entender a preocupação, demanda e/ou avaliações dos educadores/profissionais de saúde e ampliar a descrição de sintomas, comportamentos e funcionalidade trazida pelos pais. Os relatórios escolares indicam a *performance* acadêmica, o padrão disciplinar, o contato com os professores e a interação social com os pares, enquanto o relatório do psicólogo, neuropsicólogo, terapeuta ocupacional, fonoaudiólogo e pediatra podem agregar informações importantes, a partir de olhares especializados e esclarecedores. Os relatórios escolares indicam também, em alguns casos, os projetos de inclusão e adaptação escolar já em andamento em face das dificuldades históricas do aluno. O uso de instrumentos específicos preenchidos pela escola é útil e será explorado a seguir.

USO DE INSTRUMENTOS PADRONIZADOS COMPLEMENTARES

Escalas, entrevistas estruturadas e semiestruturadas e métodos padronizados observacionais são ferramentas potentes na prática clínica, desde que associados a entrevista aberta e com o compromisso de o profissional associar uma investigação com um modelo de formulação diagnóstica que engloba as demandas específicas das famílias e sua visão de mundo, pontos que interferem na coleta objetiva e análise crítica dos dados obtidos mediante instrumentos clínicos. Os instrumentos padronizados podem ser valiosos em ambientes onde há pouco tempo e condições adversas para uma coleta completa das informações ou ainda quando há motivação para realização de triagem e investigação da presença de sintomas/comportamentos antes de chegar ao especialista. Ainda assim, devem ser usados como ferramenta de apoio e nunca como estratégia central da investigação clínica.

Dentre as escalas gerais, vale destacar os instrumentos do *Achenbach System of Empirically Based Assessment* (Aseba), que avaliam o comportamento de crianças e adolescentes de forma abrangente e em ampla faixa etária, de 1,5 a 18 anos, além da idade adulta. Os questionários são direcionados tanto para os cuidadores, como o Inventário de Comportamentos Para Crianças e Adolescentes de 1,5 a 5 anos (CBCL/1,5-5) e de 6 a 18 anos (CBCL/6-18), quanto para os professores, como o Formulário dos Professores (TRF/1,5-5 e TRF/6-18). Além disso, há uma versão para adolescentes, chamada Inventário de Comportamentos Autorreferidos para Jovens de 11 a 18 anos (YRS/11-18).

A análise das respostas provenientes de diferentes informantes possibilita o estudo da psicopatologia sob múltiplas perspectivas e contextos, aumentando a validade do achado psicopatológico e do estudo contextual. Os questionários incluem itens tanto de competências, adaptação, funcionalidade quanto de sintomas ligados às dimensões internalizantes e externalizantes nos últimos 6 meses. Seus itens podem ser analisados de formas distintas: problemas comportamentais totais, problemas externalizantes (comportamento opositor e comportamento agressivo) e problemas internalizantes (ansiedade/depressão, retraimento/depressão, queixas somáticas) ou mediante escalas baseadas no DSM-5. Para uma análise com maior acurácia, as pontuações devem ser convertidas em escores-T comparando crianças da mesma idade e sexo.

Há outros instrumentos gerais que podem ser citados, como a *Development and Well-Being Assessment* (Dawba), entrevista traduzida para o português, que pode ser aplicada por entrevistadores leigos e respondida por múltiplos informantes. Há também escalas específicas para medir e controlar o seguimento sintomático de diagnósticos específicos.

FORMULAÇÃO DIAGNÓSTICA E PLANO TERAPÊUTICO

O diagnóstico psiquiátrico não é o fim, mas o início de um raciocínio clínico que levará à construção de um projeto terapêutico efetivo, podendo sofrer mudanças ao longo do tempo, dependendo de novas informações vindas de novos encontros, da resposta às intervenções e do próprio desenvolvimento. O diagnóstico possibilita a descrição de uma situação clínica sob uma perspectiva que pode ser compartilhada, sendo a base para o planejamento terapêutico. Com base no diagnóstico nosográfico, deve-se elaborar a **formulação diagnóstica**, que, ao levar em conta a biografia, as relações interpessoais e o momento histórico daquele indivíduo. permite um diagnóstico compreensivo, contextual e idiográfico, ou seja, um diagnóstico individualizado. A formulação diagnóstica possibilita ao clínico compreender profundamente seu paciente, sua família e seu ambiente estendido, devendo ser entendida como uma forma de comunicação. Um dos modelos de formulação diagnóstica mais utilizados na clínica é a formulação diagnóstica baseada nas dimensões biopsicossocial e desenvolvimental.

A **dimensão biopsicossocial** leva em conta três grandes domínios de influência na gênese da psicopatologia: o nível biológico ou físico; o nível psicológico e o nível social. Esse modelo se une ao modelo de "4 Ps", os **4 fatores influenciadores dos sintomas psiquiátricos**: **predisponentes** *(áreas de vulnerabilidade que aumentam a probabilidade de ocorrência do problema atual),* **precipitantes** (estressores que mantêm relação temporal com o início dos sintomas e que influenciam o início sintomático), **perpetuantes** (condições ou situações que contribuem para a manutenção dos sintomas de forma direta ou indireta) e **protetores** (potencialidades individuais ou estruturas de apoio apresentadas pelo paciente e pelo ambiente para o tratamento).

Já a **dimensão do desenvolvimento** avalia atrasos, avanços ou desvios do desenvolvimento em relação àquilo que seria esperado para a idade do paciente, sendo importantíssima na avaliação de crianças e adolescentes. A formulação diagnóstica deve ser entendida como um modelo dinâmico, impactado pelo desenvolvimento, pelas respostas ou não às intervenções e pelas mudanças contextuais e históricas do indivíduo. Assim como o plano terapêutico, construído com base na formulação diagnóstica com a participação ativa do paciente e de sua família, deve ser revista ao longo do seguimento, à medida que a própria formulação diagnóstica é reelaborada.

CONCLUSÕES

A anamnese psiquiátrica infantil é um processo complexo que serve de base para a construção de um plano de cuidado do paciente e sua família. Para a efetividade do processo, deve-se equilibrar a consulta priorizando a busca de informações para diagnóstico e formulação completa e investindo na aliança com a família por meio de um vínculo de autenticidade e empatia que ajudará na construção de um plano de tratamento sensível ao contexto cultural da família.

DICAS DO ESPECIALISTA

- Avalie de quem é a demanda (criança, família ou terceiros, como a escola) para explorar qual é a posição de cada membro da família diante das queixas trazidas na consulta.
- Na anamnese da criança, esforce-se para criar um vínculo de autenticidade e segurança emocional para a construção de uma aliança terapêutica sólida.
- Diante de uma hipótese diagnóstica, investigue sintomas comórbidos para melhor especificidade e mapeamento da gravidade do caso.
- Para a formulação diagnóstica, conheça os traços de temperamento e personalidade da criança para conhecer respostas emocionais e a capacidade de controle cognitivo e emocional.

SUGESTÕES DE LEITURA

1. Achenbach TM. International findings with the Achenbach System of Empirically Based Assessment (Aseba): applications to clinical services, research, and training. Child Adolesc Psychiatry Ment Health. 2019;13:30.
2. Achenbach TM, Ivanova MY, Rescorla LA. Empirically based assessment and taxonomy of psychopathology for ages 1½-90+ years: developmental, multi-informant, and multicultural findings. Compr Psychiatry. 2017;79:4-18.
3. Biel MG, Tang MH, Zuckerman B. Pediatric mental health care must be family mental health care. JAMA Pediatr. 2020;174(6):519-20.
4. Havighurst SS, Downey L. Clinical reasoning for child and adolescent mental health practitioners: the mindful formulation. Clin Child Psychol Psychiatry. 2009;14(2):251-71.

5. Josephson AM; AACAP Work Group on Quality Issues. Practice parameter for the assessment of the family. J Am Acad Child Adolesc Psychiatry. 2007;46(7):922-37.
6. King RA. Practice parameters for the psychiatric assessment of children and adolescents. American Academy of Child and Adolescent Psychiatry. J Am Acad Child Adolesc Psychiatry. 1997;36(10 Suppl):4S-20S.
7. Pumariega AJ, Rothe E, Mian A, et al.; American Academy of Child and Adolescent Psychiatry (AACAP) Committee on Quality Issues (CQI). Practice parameter for cultural competence in child and adolescent psychiatric practice. J Am Acad Child Adolesc Psychiatry. 2013;52(10):1101-15.
8. Santos DHAO, Gazzola RK, Celeri EHRV, et al. Empirical comparison of ICD-10, DSM-IV, K-SADS, and IGDA in child psychiatry clinical practice. IJPCM. 2022;10(2):9-21.
9. Welmers-van de Poll MJ, Roest JJ, van der Stouwe T, et al. Alliance and treatment outcome in family-involved treatment for youth problems: a three-level meta-analysis. Clin Child Fam Psychol Rev. 2018;21(2):146-70.

PARA SABER MAIS

- Achenbach TM. Multicultural evidence-based assessment of child and adolescent psychopathology. Transcult Psychiatry. 2010;47(5):707-26.
- Winters NC, Hanson G, Stoyanova V. The case formulation in child and adolescent psychiatry. Child Adolesc Psychiatr Clin N Am. 2007;16(1):111-32.

8

Avaliação complementar cognitiva e de linguagem

Cristiana Castanho de Almeida Rocca
Telma Pantano
Candida Helena Pires de Camargo

PONTOS-CHAVE DESTE CAPÍTULO

- Cognição e linguagem têm uma relação significativa, uma vez que o desenvolvimento da linguagem é influenciado por habilidades cognitivas e sociocognitivas, e a própria linguagem desempenha um papel essencial em vários processos cognitivos, como memória, resolução de problemas e autorregulação.
- Problemas de desenvolvimento nos componentes da fala e da linguagem precisam ser avaliados devido ao fato de que seus déficits podem levar à diminuição do desempenho em outras medidas de capacidade cognitiva, bem como a problemas significativos nos estudos e nas relações sociais.
- Os processos cognitivos são necessários para perceber e interpretar enunciados, e os sinais da linguagem possibilitam atribuir os significados. Assim, a linguagem é o meio pelo qual a comunicação é possível.

INTRODUÇÃO

A avaliação de crianças e adolescentes faz parte da rotina dos médicos que acompanham seus pacientes durante as várias fases do desenvolvimento, ficando atentos a queixas e sinais que indiquem a presença de dificuldades na adaptação, ao se defrontarem com as demandas que vão surgindo em cada faixa etária.

Quase invariavelmente, é no ambiente da escola que as dificuldades se manifestam, ou ficam mais realçadas e evidentes. Isso é compreensível, pois, a cada etapa, uma ampla gama de capacidades é recrutada em nível crescente de complexidade. Dessa forma, as experiências geradas a partir das habilidades instrumentais mais simples, no plano motor, da atenção, perceptual, da fala e linguagem, dão origem ao armazenamento dessas informações na memória, desenvolvem-se o raciocínio lógico e o pensamento espacial, e novas habilidades, como as visomotoras, leitura e escrita. Apesar do fato de dificuldades em qualquer desses aspectos poderem chamar a atenção, problemas na esfera da linguagem mobilizam muita preocupação nos pais e profissionais envolvidos com os sujeitos.

Isso é facilmente compreensível, tendo em vista que é por meio da linguagem que a criança passa a destacar, discriminar e dar significado ao que se passa à sua volta, representando isso internamente. Assim, os elementos externos passam a ter existência, mesmo quando estão ausentes do campo fenomenal, e uma infinita possibilidade de estabelecer relações entre coisas, pessoas ou de outra natureza passa a ocorrer, sejam estas aparentes e imediatas ou feitas de forma indireta, complexa e abstrata, de tal maneira que nenhuma forma complexa de atividade mental humana pode ocorrer sem a participação direta ou indireta da fala ou linguagem.

Além disso, a aprendizagem, particularmente aquela adquirida na vida escolar, é realizada por meio da linguagem, que possibilita compactar e armazenar novos conhecimentos e desenvolver as funções correlatas de leitura e escrita. Embora as relações sociais sejam construídas com base nas necessidades afetivas de interagir, e envolvam capacidades (como a empatia) e habilidades (de fazer trocas, ceder a vez, respeitar o outro), elas são mediadas e reguladas via linguagem. Isso porque a internalização dos frutos da aprendizagem via experiência é conceitualizada via linguagem, possibilitando a expressão dos sentimentos nas trocas sociais.

Tendo em vista o papel essencial desempenhado pela linguagem (e da fala, seu componente expressivo) ao longo do desenvolvimento, fica clara a importância de investigar déficits cognitivos relacionados direta ou indiretamente com a linguagem, lembrando que esta compreende também os aspectos paralinguísticos, como os simbolizados nos gestos, na prosódia e nas funções correlatas de escrita e leitura. O impacto que dificuldades nesses aspectos assumem na adaptação da criança e do adolescente nos âmbitos pessoal, social, familiar e escolar é significativo, não sendo de admirar que se situem entre as queixas mais frequentes, além do fato de que alterações no desenvolvimento da linguagem também estão presentes em vários transtornos que têm início na infância, sejam estes de etiologia neurológica ou psiquiátrica.

Pelo fato de a linguagem ser uma função tão complexa, que pode ser compreendida por um lado da perspectiva de sua organização cerebral e funcional e de outro pelo componente de sua origem social, ela pode ser avaliada por diferentes profissionais e ângulos de visão, a rigor cabendo ao médico decidir a quem solicitar o exame para complementação diagnóstica, ou atribuir ao profissional não médico a indicação a ser feita subsequentemente, para dar maior contribuição ao diagnóstico e à orientação a ser fornecida aos responsáveis.

Quando a solicitação é para avaliação neuropsicológica, a expectativa é que os dados obtidos façam sentido, ou seja, justifiquem as dificuldades que o sujeito vem apresentando, e tenham correlação com os dados de história do desenvolvimento do sujeito, por exemplo, problemas de aquisição ou dificuldades persistentes de linguagem, leitura e escrita, com antecedentes de familiares com quadro semelhante, ou de canhotismo único numa família em que todos são destros, ou, ainda, com história de hipóxia/anóxia, acidente vascular ao nascimento.

Assim, o primeiro passo da investigação neuropsicológica é a anamnese detalhada da vida do sujeito, que esclareça como o desenvolvimento neuropsicomotor ocorreu, se foi conforme o previsto em cada etapa quanto ao aparecimento da marcha, domínio na motricidade ampla e fina, fala, como se passou a interação social (com mãe, familiares, outros), o início e o desenrolar da escolarização. Este último aspecto merece atenção particular quando há queixas de aprendizagem ou comportamento, sendo importante esclarecer a contribuição dos diferentes aspectos para a queixa – por exemplo, se a queixa é de atenção-concentração, verificar se os problemas aparecem em todas as áreas ou apenas naquelas em que a linguagem é fundamental.

Uma pesquisa particularmente importante na anamnese é dedicada ao desenvolvimento afetivo-emocional, aos aspectos precoces de temperamento e comportamento e ao ambiente familiar e social (no âmbito escolar e em outros).

A avaliação neuropsicológica é um exame que inclui o mapeamento cognitivo, além de dados sobre o comportamento, podendo também abarcar aspectos da linguagem e sendo fundamental para compreender o comportamento de crianças e adolescentes com transtornos do neurodesenvolvimento e aqueles acometidos por doenças orgânicas ou lesões cerebrais. O mapeamento cognitivo e das características afetivas e emocionais auxilia os clínicos e terapeutas a identificar como os problemas cerebrais se relacionam com as dificuldades na escola e a compreender como quadros neurológicos e psiquiátricos impactam na adaptação psicossocial.

Essa avaliação pode ser realizada com diferentes instrumentos e recursos, tendo em vista que não há testes neuropsicológicos, há neuropsicólogos que fazem diagnóstico, escolhem os instrumentos e procedimentos a partir de sua formação específica, que os ensinou a olhar o funcionamento do sujeito por meio do instrumental disponível, para entender o que está vendo, fazendo a correlação entre o comportamento e o funcionamento cerebral.

Assim, independentemente dos procedimentos técnicos que se utilizem, o objetivo será sempre o mapeamento cognitivo e comportamental e o delineamento de padrões, seja por meio da observação do comportamento, da aplicação de testes qualitativos, procedimentos experimentais usados em pesquisa, escalas, inventários e testes empregados na psicologia clínica, baterias que medem capacidades como memória, provas específicas com algum constructo da cognição, como o *fator g* (inteligência geral), ou ainda aqueles que investigam o funcionamento psicodinâmico.

Da mesma forma, é fundamental investigar o plano do funcionamento afetivo-emocional, para que a compreensão do indivíduo seja global, tendo em vista que cognição e emoção são aspectos que se inter-relacionam.

Entretanto, para fazer essas correlações é necessário conhecer amplamente cada etapa do desenvolvimento infantojuvenil, com seus marcos de aquisições psicomotoras e cognitivas, bem como as necessidades afetivas e expressões emocionais esperadas em cada fase. Dessa maneira, é preciso ter em mente o que é esperado em cada faixa etária, para que a escolha dos instrumentos da avaliação neuropsicológica seja apropriada, e forneça dados válidos que indiquem tanto a presença de problemas cognitivos e comportamentais como as áreas preservadas. Feita assim, a avaliação se torna uma lente através da qual se observa como o sujeito processa e organiza as provas e procedimentos, bem como quais as características do temperamento e do humor que podem interferir na *performance*, de forma a causar uma expressão comportamental desadaptativa ou desajustada.

Uma vez obtido o conjunto dos dados, indicando quais os déficits primários e os secundários que contribuem para o padrão comportamental, e levando em consideração antecedentes familiares, história médica, de adaptação social e emocional, estabelece-se a correlação possível com quadros de desenvolvimento ou outros. A partir disso, o passo seguinte é sugerir o tipo de remediação que pode ser dado: quais as intervenções e formas de manejo mais adequadas para os problemas encontrados, quais as estratégias ambientais que poderiam melhorar a cognição e o comportamento, a fim de promover o melhor percurso para o desenvolvimento e a qualidade de vida não só da criança, mas da família de modo geral.

A compreensão de como os problemas de comportamento e de rendimento cognitivo afetam a população jovem é de fundamental importância. Tome-se como exemplo uma situação bastante corriqueira na vida acadêmica, que é fazer as provas das diferentes disciplinas que compõem o currículo escolar. Ter que lidar com isso na sala de aula mobiliza vários eventos: desde o trabalho mental complexo, que vai envolver os processos atencionais, a compreensão verbal, o raciocínio, memória, habilidade visomotora, entre outras funções cognitivas que podem ser acionadas para que o sujeito execute o necessário para cumprir essa meta. Todavia, se sua exigência em relação à nota for alta, e, ainda, se houver preocupação em atender a expectativa dos pais quanto ao rendimento, é possível que muita ansiedade e medo venham permear o estado emocional daquela criança, gerando problemas para recuperar/lembrar o conteúdo estudado. A ansiedade não permitirá que a memória operacional seja capaz de atualizar aquele conteúdo estudado, que se encontra na memória de longo prazo, se foi devidamente trabalhado anteriormente, no tempo de estudo em casa.

A emoção modula praticamente todos os aspectos da cognição, e estímulos emocionais parecem consumir mais recursos de atenção do que aqueles não emocionais, além de serem capazes de aumentar ou de prejudicar o aprendizado e a retenção da memória de longo prazo.

Vários processos cognitivos relacionados às funções executivas, como a memória operacional, o controle inibitório, o planejamento e a flexibilidade cognitiva, participam da capacidade de autorregulação emocional, uma vez que os circuitos neurais ligados à regulação emocional são altamente interativos com aqueles associados às funções executivas. A autorregulação pode ser definida como a capacidade de controlar e gerenciar as emoções, o aparato cognitivo e, portanto, o comportamento, sendo fundamental para a aprendizagem, bem como para o sucesso acadêmico e social. Isso ressalta a necessidade de a avaliação neuropsicológica não se centrar apenas no mapeamento cognitivo, mas também na compreensão de aspectos emocionais, de padrões de pensamento, da maneira como se experimenta e lida com as emoções, da autoestima e de seu modo de interação nas relações interpessoais.

A coleta de dados propiciada pela avaliação neuropsicológica pode ter diferentes propósitos ou objetivos. O primeiro deles é de **auxílio diagnóstico**, porque na infância sinais e sintomas podem se superpor, gerando dúvidas quanto ao diagnóstico que vai alicerçar as condutas clínicas. Em muitos casos pode não ser fácil para o profissional que está atendendo o sujeito determinar apenas pela entrevista clínica se o transtorno de déficit de atenção e hiperatividade (TDAH) seria seu quadro de base, e os problemas no rendimento escolar decorreriam da sintomatologia característica desse transtorno, ou se haveria comorbidade com outro dos quadros de transtorno de aprendizagem, ou ainda se estaria associado a uma limitação intelectual.

A avaliação neuropsicológica também permite delimitar o **prognóstico**, ou seja, antecipar a evolução de um quadro, fornecer dados para **orientar o tratamento**, indicando os manejos específicos – por exemplo, sugerir que a criança sente perto da mesa da professora para aumentar o monitoramento externo e assim diminuir as distrações –, ou manejar comportamentos cotidianos inadequados de forma mais adaptativa, provendo **auxílio para planejamento da reabilitação** – a avaliação neuropsicológica é o primeiro passo para o trabalho de reabilitação, pois hierarquizar as forças e fraquezas é fundamental para traçar o plano de intervenção.

Além disso, certos tipos de cirurgias ou tratamentos medicamentosos podem oferecer risco para o paciente, ocasionando algumas mudanças no funcionamento cognitivo e no comportamento de modo geral, o que torna necessário estimar de forma objetiva tanto os benefícios como os possíveis prejuízos decorrentes de tais procedimentos. A avaliação neuropsicológica pode auxiliar no processo de **triagem de pacientes elegíveis para determinados procedimentos**.

A avaliação neuropsicológica pode ser utilizada no contexto judicial, para fins de **perícia**, quando é necessário investigar o funcionamento mental de envolvidos em ações judiciais, como processos de interdição, por exemplo.

Um uso que deve ser cuidadoso, mas que é muito importante, é o de **acompanhar o desenvolvimento evolutivo** a partir de reavaliações, considerando que a repetição do processo mostra se houve melhora ou evolução do perfil inicial. No entanto, essa repetição não deve ser feita em curto intervalo de tempo, pois a aplicação do teste pode ficar comprometida pelo efeito de aprendizado. Também não é aconselhável essa aplicação se não foram seguidas as orientações da avaliação anterior; ou seja, se os acompanhamentos sugeridos não tiverem sido seguidos pela família, a reavaliação se limitará a mostrar se está havendo alguma evolução espontânea ou se, ao contrário disso, não há mais o mesmo padrão de resposta, dada à falta de estimulação mais específica.

A avaliação neuropsicológica não deve se basear apenas em protocolos fixos, mais utilizados em pesquisas ou em ocasiões nas quais é preciso reaplicar a bateria devido a um propósito bem delimitado. Os protocolos precisam ser estabelecidos de acordo com a faixa etária e o objetivo do exame.

Para a coleta de informações e de dados que balizarão o processo avaliativo, algumas etapas deverão ser seguidas. A primeira delas é a entrevista de anamnese, na qual dados sobre o desenvolvimento infantil, assim como dinâmicas relacionais, serão abordados e descritos junto aos responsáveis. Sinais de transtornos mentais poderão estar presentes no relato, sendo importante que no decorrer da entrevista o examinador se detenha em aspectos da vida da criança nos quais esses sinais ficaram expressos. Além disso, a anamnese é o espaço no qual se discutem os relatórios e laudos de diversas especialidades pelas quais a criança passou junto com os pais, e assim se delimita a queixa que motivou o pedido para esse exame. A partir dessa queixa é possível delimitar áreas do desenvolvimento que precisarão ser investigadas com maior especificidade.

Em seguida à entrevista de anamnese, inicia-se a etapa de organização do protocolo de avaliação, que envolve a escolha de instrumentos. Testes e escalas ou inventários serão utilizados com foco na queixa e nos objetivos do exame.

Finalizada essa coleta de dados, que serão organizados e descritos em um laudo, agenda-se a entrevista de devolutiva para os pais, que pode se estender para a escola e a equipe clínica. O importante nessa fase é que todos os envolvidos entendam a relação entre os sintomas ou comportamentos do paciente e o que foi evidenciado no mapeamento cognitivo e dos aspectos emocionais. Nessa fase as hipóteses diagnósticas poderão ser confirmadas ou não, e encaminhamentos serão feitos para melhor condução do caso.

A função visuoespacial envolve a capacidade de discriminar a posição dos objetos no espaço e é uma habilidade fundamental relacionada, em particular, à função de leitura. Dificuldades nessa área podem causar impacto não apenas na leitura (referente a componentes espaciais de algumas letras, como **b**, **d** ou **p**), mas também na matemática (como ao ter que alinhar números para efetuar uma operação) ou na caligrafia (p. ex., ao inserir espaços entre palavras). Um déficit nesse domínio cognitivo pode causar outros problemas na escola, como dificuldades na leitura de um mapa, dificuldades na montagem de objetos tridimensionais como modelos ou quebra-cabeças.

As habilidades visuoespaciais geralmente exigem integridade de outras funções cognitivas; por exemplo, uma tarefa de desenho geralmente usada para avaliar a função visuoespacial requer integridade das habilidades motoras, o que resulta na ativação dos hemisférios direito e esquerdo. Dificuldades consideradas não verbais podem estar associadas a sintomas de TDAH, depressão ou mesmo a problemas socioemocionais.

Na devolutiva, explicações sobre a função cognitiva e a relação com a dificuldade na vida da criança são essenciais para que os pais possam aprender a observar e manejar. Muitas vezes um comportamento desadaptativo é entendido como preguiça e má vontade quando na verdade pode refletir um problema específico no funcionamento. Considere um menino que seja trazido para a avaliação com queixa de desatenção e fácil distratibilidade, mas que também apresenta atitudes impulsivas de interromper os outros e de incomodá-los como se não tivesse noção imediata das consequências. No exame são verificadas dificuldades na atenção seletiva e no controle inibitório, função definida como a capacidade de inibir respostas inadequadas para o contexto ou então respostas a estímulos distratores. Essa relação entre a definição da função e o comportamento emitido precisa ficar clara, e assim intervenções ou orientações de manejo serão aceitas com mais facilidade pelos pais. Tais dificuldades costumam estar presentes no TDAH, por exemplo; e se esse for o caso a relação entre transtorno, função comprometida e comportamento desadaptativo se estabelece, favorecendo a compreensão do quadro geral.

Crianças com transtornos de aprendizagem apresentam uma gama de dificuldades em funções específicas, mas considere que nesse mapeamento foi encontrada a dificuldade no recrutamento da memória operacional, e os pais trouxeram como uma queixa que lhes causa muito incômodo o fato de a criança mostrar dificuldade de acompanhar conversas, de seguir instruções e de estruturar narrativas desorganizadas. Se a memória operacional pode ser compreendida como um sistema temporário de armazenamento e monitoração de informações, tais dificuldades que se mostram incômodas não cessarão apenas sob controle de repreensões.

AVALIAÇÃO DA LINGUAGEM

A avaliação do potencial simbólico e das possibilidades de expressão e compreensão é extremamente complexa, sendo necessário considerar os canais sensoriais de entrada e saída e o ambiente em que a linguagem será produzida. Quando se considera especificamente a linguagem oral, estamos nos referindo à fala e a seus componentes fonoarticulatórios.

Os componentes da fala são denominados segmentos fonéticos, regulados pelas regras da língua e pelas características individuais do falante e do ambiente ao qual pertence. O desenvolvimento fonético ocorre bastante precocemente. Aos 3 meses de idade, o cérebro dos bebês já ativa as mesmas redes neurais de adultos; porém, para uma fala funcional, aspectos sensoriais (audição – aspectos segmentares e suprassegmentares), motores (movimentação dos órgãos fonoarticulatórios), linguísticos (símbolos) e cognitivos (capacidade de organização sequencial, temporal, atenção e memórias) devem ser integrados. Esses aspectos devem ser organizados, descritos e compreendidos para uma avaliação adequada. A fluência da fala é um marcador importante para o desenvolvimento da expressão oral.

No Quadro 1 são apresentados os aspectos a serem avaliados com relação à linguagem.

Dessa forma, devem ser avaliados os órgãos fonoarticulatórios (estrutura, forma e função), assim como a capacidade de realizar movimentos integrados e constantes para a produção fonoarticulatória. Do mesmo modo, a sensorialidade auditiva também deve ser avaliada com testes específicos (imitanciometria para a mobilidade timpânica e audiometria / emissões otoacústicas para a percepção coclear dos sons).

Independentemente do canal sensorial de entrada, que pode diferir entre as formas distintas de linguagem, os processos semânticos (relação entre o objeto e sua representação mental), a organização sintática (organização sequencial da frase) e textual (organização sequencial do pensamento) são comuns a todas as representações de linguagem. Esses processamentos envolvem diversos processos cognitivos já citados, porém seu funcionamento precisa ser verificado com a sobrecarga linguística.

Assim, temos necessidade de avaliar a memória operacional fonológica e a nomeação rápida para verificar as capacidades de armazenamento, manipu-

QUADRO 1 Avaliação da linguagem

Tipo de linguagem	Oral (fala)	Escrita	Gestual
Principais canais sensoriais – entrada	Auditivo e visual	Visual	Visual
Unidade básica	Fonema	Grafema	Gestos motores
Segmentação	Sutil – observada através da prosódia	Visual	Sutil
Produção	Temporal	Pode ser vista como um todo	Temporal
Recuperação	Não pode ser recuperada	A todo momento	Não pode ser recuperada
Aquisição	Não consciente	Formal	Não consciente/formal
Principais canais sensoriais – saída	Motor – órgãos fonoarticulatórios	Motor – mão	Motor – corpo e face

lação e acesso dos processos cognitivos de forma específica para a linguagem. A apresentação final desses processamentos também diverge em função do tipo de linguagem expressiva utilizado (linguagem oral, escrita, corporal, facial e/ou gestual) e de questões relativas à leitura ambiental em que a linguagem é expressa (função pragmática).

Antes da apresentação da linguagem expressiva para o ambiente, uma fala interna se estrutura, e esta pode ser representada em diferentes formas de apresentação. Deve-se observar, portanto, não somente os sons produzidos corretamente pela criança, mas também o uso de gestos, expressões faciais e corporais que contribuem para a efetividade da comunicação.

A semântica refere-se à capacidade de construir representações mentais de palavras e frases. Tanto crianças quanto adultos usam as similaridades conceituais como base para generalizar a nomeação e outras propriedades do objeto, ou seja, são os processamentos sensoriais que fornecem as bases para que o armazenamento das relações objeto-nome seja relacionado. Isso explica por que a aquisição da nomeação infantil, que se inicia lentamente, sofre um aumento expressivo com relação à velocidade e à quantidade de aquisições. À medida que o vocabulário se amplia, a integração estrutural entre as palavras permite a construção de regras na organização da expressão e da compreensão, dando origem à sintaxe da língua.

As habilidades conscientes da semântica e da sintaxe são fundamentais para o uso funcional da linguagem (pragmática), para as diversas modalidades, oral, gestual, e principalmente para a escrita. A pragmática refere-se à capacidade de adequar a linguagem às pessoas e aos ambientes, e, embora muito utilizada desde o início do desenvolvimento, é aprimorada e atinge seu auge na pré-adolescência e adolescência.

O desenvolvimento dessas competências depende sobretudo de estímulos com pares, familiares e escola, levando a criança a desenvolver recursos expressivos e compreensivos diversos, independentes do ambiente. Para que a funcionalidade da linguagem possa se desenvolver é necessário que as habilidades de fazer e compreender perguntas, dar ordens, concordar, discordar, brincar, elogiar, pedir desculpas, recusar, utilizar metáforas, compreender atos de fala indiretos e prosódias emocionais linguísticas possam ser constantemente estimuladas.

Com relação à linguagem escrita, um sistema fonológico íntegro é essencial para a alfabetização, e para que essa forma de linguagem se estruture é necessária a associação entre grafemas (símbolos visuais) e fonemas (símbolos auditivos), já adquiridos na oralidade. Dessa forma, atrasos no desenvolvimento da fala devem ser cuidadosamente considerados, pois constituem riscos para as dificuldades na linguagem escrita.

CONCLUSÕES

As avaliações cognitiva e de linguagem possibilitam uma compreensão funcional a partir do acesso ao funcionamento do paciente. Sabe-se que problemas cognitivos e emocionais impactam o rendimento acadêmico mesmo em crianças e adolescentes com bom potencial intelectual. Conhecer as capacidades expressivas e compreensivas para a interação do paciente com o ambiente permite estruturar planos terapêuticos e processos de estimulação individuais e focados nas necessidades específicas para o desenvolvimento.

A avaliação neuropsicológica e específica da linguagem configura exames de alta complexidade, mas que dispõem de procedimentos específicos e muito bem planejados para determinar um mapeamento completo, a fim de fornecer modificações e propostas de intervenções para otimizar o aprendizado e a capacidade de adaptação de forma geral, bem como para formular um plano educacional individualizado que pode prevenir a evasão escolar e problemas comportamentais de maior gravidade.

DICAS DO ESPECIALISTA

- Na dúvida quanto ao diagnóstico de uma criança ou adolescente, a avaliação neuropsicológica é um exame elegível, que poderá auxiliar na configuração de um perfil comportamental.
- Crianças com dificuldades escolares, de leitura, escrita e compreensão de texto podem apresentar problemas diferentes que englobam aspectos cognitivos e emocionais; ou seja, na dúvida se há uma limitação intelectual ou um transtorno específico da aprendizagem, a avaliação será o exame que discriminará se existe ou não um atraso no desenvolvimento das habilidades de raciocínio lógico, entre outras que atestem uma limitação ou deficiência intelectual leve, por exemplo.

SUGESTÕES DE LEITURA

1. Alduais A, Al-Qaderi I, Alfadda H. Pragmatic Language development: analysis of mapping knowledge domains on how infants and children become pragmatically competent. Children (Basel). 2022;9(9):1407.
2. Cunha JA. Psicodiagnóstico-V. 5.ed. São Paulo: Artmed; 2007.
3. Diamond A. Executive functions. Annual Review of Psychology. 2013;64(1):135-68.
4. Fisher EL, Zimak E, Sherwood AR, Elias J. Outcomes of pediatric neuropsychological services: a systematic review. The Clinical Neuropsychologist. 2022;36(6):1265-89.
5. Frisby SL, Halai AD, Cox CR, et al. Decoding semantic representations in mind and brain. Trends Cogn Sci. 2023;27(3):258-81.
6. Gervain J. Handbook of clinical neurology. v.173 (3rd series). Neurocognitive development: normative development. In: Gallagher A, Bulteau C, Cohen D, Michaud JL (eds.). Elsevier B.V.; 2020. p.15.
7. Lezak MD. Neuropsychological assessment. 3.ed. New York: Oxford University Press; 1995.
8. Linhares MBM, Martins CBS. O processo da autorregulação no desenvolvimento de crianças. Estudos de Psicologia (Campinas). 2015;32(2):281-93.
9. Luria AR. Fundamentos de neuropsicologia. Rio de Janeiro: Livros Técnicos e Científicos. São Paulo: Ed. da Universidade de São Paulo; 1981.
10. Misciagna S. Neuropsychological assessment of children with learning disabilities. In: learning disabilities: neurobiology, assessment, clinical features and treatments. IntechOpen; 2022.

PARA SABER MAIS

Leituras sugeridas

- Boarati MA, Pantano T, Scivoletto S. Psiquiatria da infância e adolescência: cuidado multidisciplinar. 2.ed. Santana de Parnaíba: Manole; 2023.
- Kandel ER, Schwartz JH, Jessell TM. Fundamentos da neurociência e do comportamento. Rio de Janeiro: Prentice-Hall do Brasil; 1997.
- Serafim AP, Rocca CCA, Saffi S, Yokomizo JE. Psicologia hospitalar em psiquiatria. São Paulo: Vetor; 2018.

Sugestão de filme

- Como estrelas na Terra. Direção Aamir Khan, 2007. *O filme conta a história de um professor de artes não convencional que ajuda um estudante de 8 anos com transtorno específico de aprendizagem a descobrir seu verdadeiro potencial.*
- Sei que vou te amar. Direção Elissa Down, 2008. *O filme aborda o relacionamento entre dois irmãos, sendo o mais velho diagnosticado com transtorno do espectro do autismo (TEA) e transtorno do déficit de atenção/hiperatividade (TDAH). O caçula se sente constrangido com a condição do primogênito, mas, com a ajuda da namorada, consegue fazer ajustes em seu modo de lidar com a situação familiar e social.*

9

Avaliação complementar pediátrica clínica

Pedro Henrique Magalhães Mendes
Lígia Bruni Queiroz
Clovis Artur Almeida da Silva

PONTOS-CHAVE DESTE CAPÍTULO

- Entender os aspectos essenciais da atenção primária à saúde da criança e do adolescente.
- Entender a relação de possíveis doenças somáticas da população pediátrica com agravos psiquiátricos.
- Entender a avaliação inicial e o suporte clínico, quando necessário, em situações de emergências psiquiátricas.

INTRODUÇÃO

Transtornos psiquiátricos têm se tornado frequentes na população pediátrica. Dados norte-americanos mostram que 20 a 25% das crianças acompanhadas na atenção primária têm alguma comorbidade psiquiátrica, e em países em desenvolvimento essa proporção pode ser maior (28 a 36% em países do Oriente Médio e Leste Europeu).

Existem evidências de que transtornos psiquiátricos em crianças e adolescentes podem aumentar o risco de uma série de doenças somáticas, e que reconhecê-las e tratá-las adequadamente melhora a qualidade de vida dos pacientes. Assim, o profissional de saúde que cuida de crianças e adolescentes com transtornos psiquiátricos deve conhecer as possíveis comorbidades clínicas que podem afetar seus pacientes, realizar a avaliação inicial, o seguimento e, quando necessário, o encaminhamento adequado para o pediatra.

Em emergências por agravos mentais, como em tentativas de suicídio, não é incomum que o paciente necessite de suporte clínico, sendo importante para o profissional de saúde mental identificar os principais sinais de instabilidade clínica e conhecer os primeiros passos de atendimento do paciente crítico.

PONTOS-CHAVE DA ATENÇÃO PRIMÁRIA PEDIÁTRICA

O seguimento de saúde da criança e do adolescente deve ser estruturado para a identificação precoce de doenças e de hábitos de vida que possam estar relacionados ao processo de adoecimento, como alimentação, prática de atividade física, qualidade do sono, higiene, entre outros fatores, com o objetivo de orientar o paciente e seus familiares e prevenir agravos.

Alguns pontos são importantes e refletem o estado geral de saúde da criança, devendo ser acessados em todas as consultas. A determinação do peso, da altura/comprimento e do índice de massa corporal (IMC) do paciente é parte fundamental de toda avaliação clínica pediátrica, pois esses fatores refletem, de maneira inespecífica, o estado geral de saúde do paciente. A Organização Mundial de Saúde (OMS) e a Sociedade Brasileira de Pediatria (SBP) recomendam que sejam utilizadas as tabelas padronizadas da OMS 2007 para avaliação das medidas antropométricas dos pacientes, avaliadas em desvio padrão pelo escore Z ou por percentil. O peso isolado para a idade para pacientes maiores de 5 anos não é a medida mais adequada para avaliação do estado nutricional, sendo recomendado o acompanhamento do IMC pelo desvio padrão.

Para crianças e adolescentes, o desvio padrão adequado está entre −2 e +1 (escore Z):

- Desvio padrão menor que −3 classifica como magreza extrema.
- Entre −3 e −2 classifica como magreza.
- Entre +1 e +2 classifica como sobrepeso.
- Entre +2 e +3 classifica como obesidade.
- Acima de +3 classifica como obesidade grave.

A avaliação da estatura e do crescimento é mais complexa e envolve fatores como a velocidade de crescimento (em centímetros por ano) e o alvo genético de estatura do paciente (definido pela altura dos pais). A avaliação especializada do paciente com baixa estatura (escore Z menor que −2 de estatura para a idade) ou do paciente que esteja em queda de desvio padrão de crescimento em duas aferições diferentes é recomendada.

Outro aspecto relevante da avaliação clínica é o desenvolvimento neuropsicomotor, com avaliação da fala, marcha, interação social e reflexos adequados para a idade. Até os 2 anos é importante avaliar a evolução do perímetro cefálico, também usando como referência a tabela padronizada da OMS 2007, com valores normais entre −2 e +2 desvios padrão (escore Z). Alterações de desvio padrão em duas medidas consecutivas necessitam de avaliação de especialista.

As fontanelas podem estar palpáveis até aproximadamente 18 meses de vida; diante do fechamento precoce, recomenda-se avaliação de especialista em neurocirurgia pediátrica.

Para pacientes em idade escolar e adolescentes, não há uma ferramenta objetiva adequada e validada para a avaliação completa do desenvolvimento. Parte importante dessa avaliação envolve a percepção dos pais sobre como seus filhos têm se desenvolvido e sua relação com os pares. Na suspeita de alteração do desenvolvimento, a avaliação de um pediatra ou especialista em desenvolvimento infantil deve ser solicitada.

Um dos fatores críticos na atenção primária é a garantia da imunização adequada para os pacientes. O Programa Nacional de Imunizações (PNI) fornece imunizantes nas Unidades Básicas de Saúde por todo o país para grande parte das infecções e doenças com repercussão para a saúde pública. Já a Sociedade Brasileira de Imunizações (SBIm) e a SBP adotam calendários próprios, incluindo imunizantes não disponíveis no PNI, mas que podem ser obtidos na rede de saúde suplementar e devem ser oferecidos aos pacientes pelos pais e responsáveis.

É imprescindível que o estado vacinal do paciente seja checado em cada consulta com base em registros em carteira de vacinação e que a imunização seja incentivada por todos os profissionais de saúde, por serem métodos seguros e eficazes na prevenção de infecções e doenças infectocontagiosas. É importante ressaltar que alguns pacientes com doenças crônicas têm recomendação de receber imunizantes especiais, fornecidos pelo SUS, devendo ter seguimento com pediatra para garantir a imunização completa.

Fica a critério do profissional de saúde mental solicitar avaliação conjunta com pediatra ou outro especialista em saúde diante da percepção de sinais clínicos ou do surgimento de sintomas somáticos, para avaliação complementar e seguimento adequado dos pacientes.

DOENÇAS SOMÁTICAS ASSOCIADAS A AGRAVOS PSIQUIÁTRICOS

Em 2019, um estudo transversal realizado na Suécia mostrou uma relação positiva entre diagnósticos psiquiátricos e uma série de doenças somáticas em crianças de ampla faixa etária (3 a 18 anos), particularmente obesidade, cefaleia crônica, asma e eczema.

Distúrbios de ansiedade, comportamentais e de afeto podem estar relacionados a dietas inadequadas, o que pode levar à obesidade, sabidamente um fator de risco para doenças cardiovasculares e metabólicas, como a insuficiência coronariana e o diabetes melito. A monitorização do ganho de peso e o manejo adequado da dieta são essenciais nesse sentido.

O sedentarismo, um hábito de vida comum na adolescência, está relacionado a uma série de agravos de saúde, incluindo o risco de depressão. Dados recentes da literatura sugerem que o sedentarismo na adolescência está associado a maior incidência de sintomas depressivos e a maior risco cardiovascular. É importante avaliar o grau de atividade física regular de crianças e adolescentes em cada consulta e incentivar os pacientes e os responsáveis a manterem um nível adequado de exercício físico na rotina. A Academia Americana de Pediatria recomenda que crianças maiores de 6 anos e adolescentes pratiquem pelo menos 60 minutos de atividade física moderada a vigorosa por dia.

Transtornos imunológicos como asma e eczema atópico têm uma incidência maior em pacientes com transtornos psiquiátricos, particularmente déficit de atenção e hiperatividade (TDAH), transtornos de ansiedade e depressão. A asma deve ser prontamente tratada na presença de sintomas, como tosse noturna, dispneia, sibilância e intolerância ao exercício físico, que devem ser pesquisados em cada consulta em pacientes que tenham esse diagnóstico. A asma não adequadamente tratada pode acarretar outras comorbidades em longo prazo, como hipertensão pulmonar e doença pulmonar obstrutiva crônica. É muito importante ressaltar que doenças de hipersensibilidade como as citadas têm como tratamento frequente o uso de corticoides, que podem sabidamente causar efeitos adversos psiquiátricos, como sintomas psicóticos. O uso recente de corticoides sistêmicos ou tópicos deve ser interrogado na presença desses sintomas.

Com a evolução recente na assistência à saúde, tem aumentado o número de pacientes com doenças crônicas com maior expectativa de vida, inclusive na população pediátrica. Novos dados na literatura sugerem elevada incidência de comorbidades psiquiátricas em adolescentes com doenças crônicas, sobretudo os transtornos de ansiedade e depressão; porém, existem poucas evidências de boa qualidade que estabeleçam uma relação objetiva entre esses fatores. O tratamento adequado das doenças de base é fundamental para melhorar a qualidade de vida dos pacientes, e o bom controle dos sintomas de depressão e ansiedade melhora a adesão aos outros tratamentos clínicos. Assim, o seguimento conjunto com pediatra e especialidades clínicas, quando pertinente, é recomendado.

Alguns transtornos psiquiátricos específicos estão relacionados a doenças somáticas, como acontece nos transtornos alimentares. O diagnóstico de anorexia nervosa tem como um dos critérios diagnósticos a perda de peso, levando à magreza para a idade. Não é incomum que esses quadros de magreza acentuada estejam relacionados a quadro de desnutrição proteico-calórica, que pode levar a repercussões clínicas severas para o paciente, como alterações cardíacas, endocrinológicas, ósseas, neurológicas, hidroeletrolíticas e gastrintestinais. Nesses casos, recomenda-se que a avaliação de função renal, hepática e metabólica seja feita em conjunto com o pediatra, sobretudo nos casos mais graves.

No tratamento desses casos, a nutrição do paciente deve ser restabelecida de maneira gradual, de modo a evitar a síndrome de realimentação, que consiste em uma série de distúrbios hidroeletrolíticos, particularmente de fósforo, potássio e do manejo de fluidos do paciente, que pode ter repercussão clínica grave. Em pacientes com desnutrição severa, a realimentação deve ser iniciada em ambiente hospitalar, com equipe multiprofissional especializada e experiente em saúde mental, nutrição e pediatria.

MANEJO CLÍNICO ASSOCIADO A EMERGÊNCIAS PSIQUIÁTRICAS

A procura por serviços de emergência pediátrica por queixas psiquiátricas ou comportamentais tem crescido nos últimos anos, correspondendo a cerca de 5% dos atendimentos de pronto-socorro nos Estados Unidos.

Muitas vezes, queixas psiquiátricas demandam suporte clínico, como em tentativas de suicídio e abuso de substâncias.

O método mais adotado para tentativa de suicídio globalmente é o autoenvenenamento, seja por ingesta copiosa de medicamentos ou toxinas. Outros métodos, como autoasfixia, estrangulamento e exsanguinação, também são possíveis.

O manejo clínico inicial em pronto atendimento para todas as situações compreende a estabilização clínica, garantindo ventilação, oxigenação e perfusão tecidual adequada. Na avaliação primária, é importante reconhecer rapidamente os sinais de instabilidade para definir a urgência do tratamento, avaliando ritmo respiratório, nível de consciência e coloração da pele de maneira simultânea logo no primeiro contato. Se o paciente está inconsciente, com respiração irregular (*gasping*) ou em apneia, acionar o time de resposta rápida e avaliar a presença de pulso central. Na ausência de pulso, iniciar reanimação conforme protocolos de suporte avançado de vida da Associação Americana do Coração (American Heart Association – AHA). Caso o paciente apresente pulso, o suporte de vida deve seguir o mnemônico ABCDE para a ordem dos procedimentos de atendimento:

- Garantir a patência de via aérea (***A****irways*).
- Ventilação adequada (***B****reathing*).
- Controlar hemorragias e garantir a perfusão adequada (***C****irculation*).
- Avaliar o comprometimento neurológico (***D****isability*) e a glicemia.
- Controlar a hipotermia (***E****xposure*).
- Avaliar outras lesões.

Após a estabilização inicial, é importante caracterizar o evento e o método da tentativa de suicídio executada, para aplicar as medidas terapêuticas específicas. Em casos de intoxicação aguda, conhecer o agente farmacológico ou toxina utilizado é de vital importância para manejar seus efeitos. É sempre recomendado consultar um serviço especializado em intoxicações de referência para aplicar as medidas mais eficazes e antídotos necessários, quando estes forem aplicáveis.

Em casos de choque hemorrágico, as recomendações mais atuais de suporte avançado de vida indicam a transfusão precoce de concentrado de hemácias, e, em casos de choque refratário, protocolos de transfusão maciça com uso simultâneo de hemácias, plaquetas e plasma fresco devem ser aplicados.

A solicitação de exames complementares iniciais e sua periodicidade são definidas pelo quadro inicial. Pacientes que necessitem de suporte avançado de vida têm indicação de internação hospitalar para manejo clínico e para evitar lesões secundárias.

CONCLUSÕES

O seguimento pediátrico de rotina é essencial para acompanhar o desenvolvimento da criança e do adolescente, além de reconhecer precocemente agravos que podem impactar a qualidade e a expectativa de vida. Doenças psiquiátricas estão relacionadas a maior risco de doenças somáticas, e seu reconhecimento e tratamento são de fundamental importância para o cuidado médico adequado do paciente.

DICAS DO ESPECIALISTA

- É preciso acompanhar o crescimento e o ganho ponderal do paciente em todas as consultas com o auxílio das curvas de crescimento e ganho de peso da OMS, principalmente em pacientes com uso de medicações que possam ter como efeito colateral alterações metabólicas, como antipsicóticos. Alterações de desvio padrão, quando reconhecidas, permitem intervenções precoces que podem evitar complicações em longo prazo, como síndrome metabólica ou alterações de estatura final.
- Deve-se acompanhar a imunização do paciente e perguntar ativamente sobre possíveis dúvidas dos familiares em relação à segurança das vacinas. Os pais podem ter acesso a informações equivocadas sobre a relação entre imunizantes e saúde mental e desenvolvimento, por isso a orientação adequada é essencial para garantir a aderência às imunizações recomendadas.
- É necessário conhecer o histórico de saúde do seu paciente no que diz respeito a possíveis doenças crônicas e intercorrências clínicas, pois isso pode afetar a aderência ao tratamento e o surgimento de comorbidades psiquiátricas. Incentivar o paciente e a família a aderir a tratamentos clínicos pode ser o diferencial no bom controle de agravos de saúde mental e melhorar sua qualidade de vida.
- Deve-se manter um diálogo constante com o pediatra e com os profissionais da equipe multidisciplinar que seguem em conjunto o paciente, para que o cuidado seja coordenado e para que haja alinhamento nas frentes de ação entre todos os profissionais envolvidos. Manter discursos alinhados e coerentes é essencial para que a família se sinta segura e o tratamento seja eficaz.

SUGESTÕES DE LEITURA

1. Agnafors S, Norman Kjellström A, Torgerson J, Rusner M. Somatic comorbidity in children and adolescents with psychiatric disorders. Eur Child Adolesc Psychiatry. 2019;28(11):1517-25.
2. Brady AM, Deighton J, Stansfeld S. Psychiatric outcomes associated with chronic illness in adolescence: a systematic review. J Adolesc. 2017;59:112-123.
3. Ercan ES, Bilaç Ö, Uysal Özaslan T, Akyol Ardic U. Prevalence of psychiatric disorders among turkish children: the effects of impairment and sociodemographic correlates. Child Psychiatry Hum Dev. 2016;47(1):35-42.
4. Farrer LM, Walker J, Harrison C, Banfield M. Primary care access for mental illness in Australia: patterns of access to general practice from 2006 to 2016. PLoS One. 2018;13(6).
5. Khaleghi A, Mohammadi MR, Zandifar A, et al. Epidemiology of psychiatric disorders in children and adolescents in Tehran, 2017. Asian J Psychiatr. 2018;37:146-53.
6. Reale L, Bartoli B, Cartabia M, et al. Comorbidity prevalence and treatment outcome in children and adolescents with ADHD. Eur Child Adolesc Psychiatry. 2017;26(12):1443-57.
7. Santillanes G, Gerson RS. Special considerations in the pediatric psychiatric population. Psychiatr Clin North Am. 2017;40(3):463-73.
8. Schlesinger A, Sengupta S, Marx L, et al. Clinical update: collaborative mental health care for children and adolescents in pediatric primary care. J Am Acad Child Adolesc Psychiatry. 2023;62(2):91-119.

9. Weffort VRS, Maranhão HS, Mello ED, et al. Manual de avaliação nutricional da criança e do adolescente. 2.ed. São Paulo: SBP, 2021.

PARA SABER MAIS

- American Academy of Pediatrics (AAP); Hagan Jr JF, Shaw JS, Duncan PM (eds.). Bright futures: guidelines for health supervision of infants, children, and adolescents. 4.ed. AAP, 2017: livro oficial da AAP com *guidelines* de seguimento dividido por idades. O *site* da entidade oferece gratuitamente um resumo em formato de calendário com as principais recomendações de acompanhamento para crianças e adolescentes. Disponível em: https://www.aap.org/en/practice-management/bright-futures/bright-futures-materials-and-tools/. Ver também: https://downloads.aap.org/AAP/PDF/periodicity_schedule.pdf. Acesso em: 27 jun. 2024.
- Brasil. Ministério da Saúde. Calendários de vacinação do Programa Nacional de Imunizações: o programa oficial do Ministério da Saúde informa sobre as recomendações de imunização por idade e todos os imunizantes disponíveis no Sistema Único de Saúde (SUS). Disponível em: https://www.gov.br/saude/pt-br/vacinacao/calendario. Acesso em: 27 jun. 2024.
- Sociedade Brasileira de Imunizações (SBIm). Calendários de vacinações: recomendações da SBIm para vacinação em todas as idades, incluindo os imunizantes disponíveis nos SUS e aqueles que, embora recomendados, só estão disponíveis na rede de saúde complementar. O *site* da SBIm também fornece recomendações de imunização especial, por exemplo, para pacientes com comorbidades específicas e para viajantes. Disponível para *download* em: https://sbim.org.br/calendarios-de-vacinacao. Acesso em: 27 jun. 2024.
- Topjian AA, Raymond TT, Atkins D, et al; Pediatric Basic and Advanced Life Support Collaborators. Part 4: Pediatric basic and advanced life support: 2020 American Heart Association guidelines for cardiopulmonary resuscitation and emergency cardiovascular care. Circulation. 2020;142(16 Suppl 2):S469-S523: atualização mais atual do protocolo de suporte avançado de vida em pediatria, disponível gratuitamente em https://pubmed.ncbi.nlm.nih.gov/33081526/ e no ***site*** da American Heart Association: https://cpr.heart.org/en/resuscitation-science/cpr-and-ecc-guidelines/pediatric-basic-and-advanced-life-support. Acesso em: 27 jun. 2024.
- World Health Organization (WHO). Child growth standards: tabelas de referência de normalidade para crescimento, ganho de peso e perímetro cefálico por sexo e idade, formuladas e organizadas pela Organização Mundial de Saúde (OMS) e recomendadas pela Sociedade Brasileira de Pediatria (SBP). Disponíveis gratuitamente em: https://www.who.int/tools/child-growth-standards/standards. Acesso em: 27 jun. 2024.

10

Avaliação complementar neuropediátrica

Beatriz Borba Casella

PONTOS-CHAVE DESTE CAPÍTULO

- O conhecimento básico de como se estruturam a anamnese e o exame físico em neurologia infantil é fundamental para todo psiquiatra.
- A avaliação neuropediátrica se estrutura com base na anamnese e no exame físico detalhado. Esses elementos, quando combinados, permitem a determinação do diagnóstico sindrômico, topográfico, nosológico e etiológico.
- O exame neurológico se baseia em quatro etapas: atitude, exame cognitivo, exame somático (motricidade; sensibilidade; coordenação; equilíbrio; movimentos involuntários e sinais meníngeos) e avaliação dos pares cranianos.

INTRODUÇÃO

A neurologia e a psiquiatria são áreas que compartilham hoje diversas interfaces e se complementam em inúmeros aspectos. Transtornos do neurodesenvolvimento, como transtorno do espectro autista e transtorno de déficit de atenção e hiperatividade; distúrbios do sono; síndrome de Tourette; encefalites e até mesmo epilepsia são afecções cujo conhecimento complementar pode apresentar grande relevância.

Frequentemente o psiquiatra pode se deparar com situações em que há dúvida sobre uma base orgânica para as manifestações psíquicas daquele indivíduo. O conhecimento básico de como se estruturam a anamnese e o exame físico em neurologia infantil é, assim, fundamental para todo psiquiatra que se dedica ao atendimento de crianças e adolescentes, para avaliação de diagnósticos diferenciais e de possíveis comorbidades.

AVALIAÇÃO NEUROLÓGICA E RACIOCÍNIO CLÍNICO EM NEUROPEDIATRIA

Durante a infância, o sistema nervoso central (SNC) está em constante amadurecimento e desenvolvimento, e cada fase apresenta sua própria semiologia.

O conhecimento desta é essencial, pois doenças neurológicas próprias da infância se manifestam muitas vezes por atraso, dissociação ou involução do desenvolvimento neuropsicomotor (DNPM). Desse modo, a avaliação neurológica nesse período é dependente do aprendizado dos marcos de DNPM esperados para cada idade.

A avaliação neuropediátrica consiste na combinação de uma ampla anamnese, um exame físico minucioso e, em alguns casos, exames complementares. Com base nessas etapas é possível o estabelecimento do diagnóstico sindrômico (p. ex., síndrome piramidal, síndrome atáxica, síndrome de pares cranianos), topográfico (corticossubcortical, medula, cerebelo, raiz, nervos periféricos, junção neuromuscular e músculo), nosológico (vascular, infeccioso, traumático, autoimune, metabólico, iatrogênico, neoplásico, degenerativo, elétrico, congênito/hereditário) e, por fim, etiológico (exemplos: encefalite, meningite, intoxicação). Trata-se de uma extensa análise, que se baseia na habilidade de extrair os relatos de familiares, cuidadores e da interação do médico com a criança. Atualmente a avaliação neuropediátrica pode ser enriquecida por meio da observação de vídeos do paciente em seu ambiente natural, com os pares, ou mesmo de reuniões com a escola e equipe multidisciplinar, exigindo, assim, dedicação, criatividade e paciência (Quadro 1).

HISTÓRIA CLÍNICA

Uma boa anamnese é a grande chave de um diagnóstico preciso. É fundamental fazer uma investigação extensa, detalhar as características dos sintomas observados pelos responsáveis, bem como investigar possíveis alterações neurológi-

QUADRO 1 Avaliação neuropediátrica e seus diagnósticos: sindrômico, topológico, nosológico e etiológico

Diagnóstico sindrômico:	**Diagnóstico nosológico:**
▪ Síndrome piramidal. ▪ Síndrome extrapiramidal. ▪ Síndrome atáxica. ▪ Síndrome de neurônio motor inferior. ▪ Síndrome de pares cranianos.	▪ Vascular. ▪ Infeccioso. ▪ Traumático. ▪ Autoimune. ▪ Metabólico. ▪ Iatrogênico. ▪ Neoplásico. ▪ Degenerativo. ▪ Elétrico. ▪ Congênito/hereditário.
Topográfico:	**Etiológico:**
▪ Corticossubcortical. ▪ Medula. ▪ Cerebelo. ▪ Raiz. ▪ Nervos periféricos. ▪ Junção neuromuscular. ▪ Músculo.	▪ Meningite. ▪ Encefalite. ▪ AVC. ▪ Atrofia muscular espinhal. ▪ Esclerose múltipla.

AVC: acidente vascular cerebral.

cas ou psiquiátricas prévias à queixa atual. A maioria das crianças sem deficiência intelectual, após os 4 anos, já é hábil para contribuir com a história clínica.

Ao abordar queixas relacionadas a alterações no neurodesenvolvimento, é crucial detalhar a aquisição dos marcos motores, cognitivos, socioemocionais, linguísticos e de comunicação. É essencial avaliar a presença de atrasos ou, eventualmente, regressões no DNPM, fenômeno observado, por exemplo, em algumas encefalopatias epilépticas e em uma série de outras doenças de base genética. Da mesma maneira, é necessário analisar possíveis sinais de involução na interação social e na linguagem, como se evidencia em parte dos pacientes com transtorno do espectro autista (TEA).

Em casos de meninas com quadro clínico indicativo de TEA, especialmente aquelas que manifestam estereotipias, perda de habilidades manuais, alterações de marcha, epilepsia e involuções de linguagem entre 6 e 18 meses, é recomendável requisitar a curva de perímetro cefálico realizada pelo pediatra. Essa avaliação visa investigar a eventual desaceleração desse parâmetro, como pode ocorrer na síndrome de Rett, associada a variantes patogênicas no gene MECP2.

No caso de alterações comportamentais recentes, deve-se questionar sobre a presença de sintomas infecciosos atuais ou nas últimas semanas, como febre, queixas respiratórias, alterações gastrintestinais ou urinárias, sobre lesões de pele (como exantemas), contactantes doentes, além da administração de vacinas, visando à exclusão de possíveis etiologias orgânicas como encefalites infecciosas ou autoimunes.

O início da psicose em pacientes com menos de 13 anos é considerado incomum, sendo um sinal de alarme para uma condição orgânica. Deve-se questionar sobre distúrbios de movimento e eventos potencialmente sugestivos de crises epilépticas. Além da possibilidade de um quadro de encefalite, torna-se crucial investigar outros diagnósticos diferenciais em casos de mudanças de comportamento: recomenda-se avaliar o uso de medicamentos pelo paciente, além de afastar a possibilidade de acesso a fármacos de outros moradores do domicílio, principalmente medicações para ansiedade e epilepsia.

O uso de substâncias tóxicas como álcool e drogas ilícitas, bem como os últimos alimentos ingeridos e alergias, devem ser indagados. Qualquer trauma cefálico ou do pescoço deve ser valorizado e merece atenção especial, sendo também importante afastar trauma não acidental. Cefaleia, vômitos, alterações visuais e piora dos sintomas ao deitar-se devem ser pesquisados e podem sinalizar para aumento de pressão intracraniana.

O tempo de início dos sintomas é fundamental. O início súbito deve sinalizar para etiologias vasculares, traumáticas, ao passo que neoplasias e doenças autoimunes tendem a se manifestar de forma subaguda.

Em pacientes com queixa de comportamento hiperativo de início recente e dificuldades de aprendizagem, é importante afastar a presença de alterações motoras associadas, visuais, sintomas sugestivos de crises epilépticas e sintomas de insuficiência adrenal, que podem ser encontrados em pacientes com adrenoleucodistrofia. Esta é uma doença genética, de herança ligada ao X, causada por variantes patogênicas no gene ABCD1, que resulta no acúmulo de ácidos graxos de cadeia muito longa, e cuja agilidade para o início do tratamento consiste em um fator prognóstico essencial.

Além disso, a história gestacional e neonatal deve ser detalhada, investigando antecedentes de diabetes ou ganho de peso excessivo na gestação, de doença hipertensiva específica da gestação (DHEG), infecções, sangramentos, uso de medicações, vitaminas ou drogas ilícitas. Deve-se perguntar sobre a movimentação fetal, uma vez que sua redução pode ser encontrada em casos de doenças neuromusculares ou insuficiência placentária. É importante questionar a idade gestacional, o Apgar, o peso de nascimento, o perímetro cefálico, a via de parto, a necessidade de manobras de reanimação neonatal ou outras intercorrências, como hemorragias intracranianas e infecções de SNC, icterícia e a necessidade de internação em unidade de terapia intensiva (UTI), uma vez que estas podem ter impacto futuro no neurodesenvolvimento.

Os antecedentes pessoais de outras patologias clínicas, internações e alergias também são fundamentais. Quanto aos antecedentes familiares, é fundamental afastar a possibilidade de consanguinidade, que pode favorecer o risco de doenças genéticas autossômico-recessivas. A idade dos pais, antecedentes neurológicos e psiquiátricos das últimas três gerações e a história de morte súbita de crianças na família devem ser investigados.

O ambiente físico e socioemocional, domiciliar e escolar, os interesses da criança e o padrão de sono também devem ser avaliados com cautela.

Após a anamnese, o próximo passo consiste na realização do exame neurológico.

A perspectiva de realizar o exame neurológico pode parecer inicialmente intimidadora para o psiquiatra. No entanto, o conhecimento sobre aspectos básicos dessa avaliação pode ser extremamente útil. O exame físico da criança consiste em duas etapas: exame físico especial e exame neurológico propriamente dito.

EXAME FÍSICO ESPECIAL

O exame físico especial engloba os seguintes passos:

- Avaliar medidas antropométricas, como peso, estatura, índice de massa corporal (IMC).
- Crânio: avaliar o perímetro cefálico, a distância anteroposterior, a distância biauricular, fontanelas, suturas e assimetrias. É importante destacar que até 25% das crianças com TEA apresentam perímetro cefálico acima do percentil 97 e que cerca de 15% podem ter microcefalia.
- Coluna: realizar inspeção, palpação, investigação de desvios e de malformações.
- Pele: observar manchas ou hemangiomas. Exemplos: no caso de pacientes com esclerose tuberosa podem ser observadas máculas hipomelanóticas, marcas de Shagreen, fibromas e angiofibromas.
- Dismorfismos: a avaliação da fácies, de mãos, pés, implantação e tamanho auricular é essencial para buscar traços que sugiram possíveis alterações genéticas.
- Membros: buscar assimetrias, contraturas e malformações.

EXAME NEUROLÓGICO

É importante destacar que a maior parte dos dados do exame neurológico pediátrico é obtida por meio da observação clínica. A avaliação da criança se dá desde o momento em que a família adentra o consultório médico, quando já se podem analisar aspectos importantes da interação social, da marcha e da coordenação. Brinquedos devem estar disponíveis para propiciar um ambiente mais acolhedor (Quadro 2).

QUADRO 2 Etapas do exame neurológico
1. Atitude.
2. Exame cognitivo.
3. Exame somático.
4. Avaliação dos pares cranianos.

Atitude

Esta é a primeira e uma das principais fases do exame. Tem início com a avaliação do estado de consciência do indivíduo: se está vigil, prostrado, apático ou apresenta comportamento hiperativo. Em seguida, deve-se observar como é a movimentação do paciente: buscar por assimetrias. Por fim, avalia-se a interação social: observar o contato visual (se a criança estabelece e consegue sustentá-lo), a resposta a estímulos, o interesse por brinquedos, pelos pais e pelo examinador.

Exame cognitivo

Conforme mencionado anteriormente, a avaliação cognitiva também deve ser correlacionada com os marcos do DNPM esperados para a faixa etária. Muitas habilidades são avaliadas por meio de brincadeiras com a criança. Além disso, é possível utilizar alguns instrumentos, como escalas de desenvolvimento, a exemplo da Escala Bayley III ou da Escala Denver II. A primeira consiste nas seguintes etapas: avaliação do desenvolvimento cognitivo, socioemocional, adaptativo, motor e da linguagem; e a segunda se baseia na avaliação das habilidades pessoais-sociais, motora-fina adaptativa, de linguagem e motora grossa. Nessa etapa do exame neurológico é avaliada a linguagem verbal e a não verbal.

De acordo com a faixa etária, é crucial observar a capacidade de vocalização, a formação de palavras-frases, frases agramaticais, frases gramaticais, a presença de ecolalias ou de disfluência. A depender da queixa e da idade, é importante a avaliação de habilidades de leitura, escrita e matemática. A avaliação da memória e das funções executivas também é relevante, incluindo aspectos como memória operacional, capacidade de controle inibitório, flexibilidade cognitiva, capacidade de planejamento, fluência verbal, habilidade de solução de problemas e capacidade de abstração.

Exame somático

Consiste na etapa mais extensa do exame neurológico e se baseia na avaliação dos seguintes aspectos:

- Motricidade.
- Sensibilidade.
- Coordenação.
- Equilíbrio.
- Movimentos involuntários.
- Sinais meníngeos.

No caso de bebês, inclui-se a análise de reflexos primitivos e de praxias de defesa. Estes últimos não serão detalhados neste capítulo, uma vez que a avaliação psiquiátrica dessa faixa etária não é habitual.

Motricidade

Avaliação da força

Consiste na realização de manobras deficitárias e de oposição. Com relação às manobras deficitárias, a principal a ser realizada em membros superiores é a do desvio pronador. Deve-se solicitar que o paciente fique com os membros superiores estendidos à frente, com as palmas das mãos voltadas para cima e de olhos fechados. Em caso de lesão piramidal, há fraqueza dos músculos abdutores do ombro, rotadores laterais, supinadores e extensores do cotovelo, que são superados pelos antagonistas, ocasionando assim pronação, flexão do cotovelo e desvio para baixo.

Para avaliação dos membros inferiores a principal manobra é a de Mingazzini. O indivíduo, em decúbito dorsal, mantém as coxas fletidas, formando ângulo de 90 graus com o tronco, as pernas fletidas sobre as coxas, horizontalmente, formando ângulo reto com as coxas, e os pés formando ângulo reto com as pernas na vertical. Deve-se solicitar que o indivíduo se mantenha nessa posição por 2 minutos. Em condições em que há déficit, ocorrem oscilações ou quedas progressivas do pé, da perna ou da coxa, combinadas ou isoladas, caracterizando déficits distais, proximais ou combinados.

Posteriormente se pode realizar as manobras de oposição, avaliando separadamente cada grupo muscular e realizando uma graduação, de acordo com a escala do Medical Research Council (MRC) (Quadro 3).

QUADRO 3 Escala de força muscular do Medical Research Council (MRC)

0	Ausência de contração
1	Tremor ou esboço de contração
2	Movimento ativo com eliminação de gravidade
3	Movimento ativo contra a gravidade
4	Movimento ativo contra a gravidade e resistência
5	Força normal

Em transtornos psiquiátricos, pode ocorrer a suspeita de fraqueza de origem não orgânica, e sua distinção pode ser desafiadora. Uma das pistas é que neste caso a resistência a manobras de oposição é muitas vezes inconstante e o paciente costuma ceder bruscamente. As contrações musculares são insuficientemente mantidas e podem cessar de maneira súbita, em vez de gradual. Pode ser possível também sentir a contração do músculo aparentemente fraco quando o paciente é instruído a fazer movimentos sinérgicos. Além disso, testes funcionais podem ser de grande utilidade: por exemplo, pode ocorrer uma fraqueza aparente à dorsiflexão do pé, mas ao caminhar não há nenhuma dificuldade, o que caracterizaria uma incompatibilidade clínica. Deve-se pesquisar também o sinal de Hoover. Caracteriza-se pela extensão involuntária do membro que se quer testar quando o paciente eleva a perna contralateral contra resistência. No caso de patologia orgânica não se sentirá pressão no calcanhar da perna com paralisia. No caso de patologia não orgânica o paciente inicialmente procura não exercer força e quando aplicado o teste é possível sentir pressão no membro "afetado".

Amplitude e velocidade de movimento

Em membros superiores pode-se pedir para o paciente abrir e fechar as mãos, ou os dedos indicadores e polegares (*"finger tapping"*), ou realizar um movimento de rolamento de antebraços. Em membros inferiores pode-se solicitar que o paciente realize o movimento de pedalar ou flexão plantar dos pés repetidamente no chão, e buscar por diferenças de velocidades entre os dimídios direito e esquerdo.

Tônus

Realizar inspeção, palpação, manobra de balanço passivo e de movimentação passiva. Neste último deve-se analisar a resistência ao deslocamento passivo do membro.

Trofismo

Buscar sinais de atrofia, hipertrofia ou pseudo-hipertrofia. Avaliar também a presença de deformidades, posturas patológicas ou espessamento de nervos.

Reflexos tendinosos profundos

Em membros superiores, avaliar os reflexos bicipital, tricipital estilorradial, cubitopronador e flexor dos dedos. Em membros inferiores, avaliar os reflexos patelar, adutor e aquileu. O martelo de preferência utilizado nessa instituição é o de Babinski. Em linhas gerais, no caso de síndrome do neurônio motor superior, ou seja, de lesões piramidais, pode ocorrer hiper-reflexia (caracterizada por aumento da área reflexógena, redução da latência para o início do reflexo, presença de pontos de exaltação, por exemplo) e em alguns casos de síndrome do neurônio motor inferior, os reflexos profundos podem estar hipoativos ou abolidos[1].

Nas situações em que houver hiper-reflexia intensa, pode-se observar o clônus, caracterizado por uma série de contrações musculares rítmicas involuntárias, induzidas pelo estiramento passivo de um músculo. Isso pode ser avaliado com o paciente em decúbito dorsal, segurando o joelho da criança com a mão esquerda em posição de semiflexão e com a mão direita se realizando uma súbita dorsiflexão do pé, mantendo pressão residual ao fim do movimento.

Reflexos superficiais

O principal reflexo superficial a ser avaliado é o cutâneo plantar. Deve-se realizar a estimulação da superfície plantar lateral com um objeto de ponta romba, traçando o movimento do calcanhar em direção aos dedos, curvando-se medialmente e parando até o nível do quarto metatarso. Após 1 ano de idade, a resposta esperada é a flexão dos dedos.

O sinal de Babinski, ou resposta plantar extensora, corresponde à extensão dos dedos, sobretudo do hálux, com variável separação ou abertura em leque dos 4 dedos laterais. Ocorre em caso de lesões do trato corticoespinal, ou seja, na síndrome do neurônio motor superior.

Sensibilidade

Sensibilidade superficial

Avaliar a sensibilidade tátil com algodão ou monofilamento, a térmica com tubos de ensaio e a dolorosa com agulha ou espátula de madeira quebrada.

Existem algumas maneiras de avaliar a suspeita de perda sensorial de origem não orgânica. Esta, muitas vezes, não acompanha nenhum tipo de distribuição anatômica, e a demarcação referida pelo paciente como normal ou anormal costuma ocorrer em um ponto sem significado neurológico, como uma articulação ou prega cutânea. Um exemplo é a perda de sensibilidade facial de origem psicogênica, que costuma cessar na linha de implantação do cabelo ou no ângulo da mandíbula, distribuições que mostrariam incompatibilidade semiológica.

No teste do dedo-nariz, com o paciente de olhos fechados, o examinador pode tocar o dedo da mão com a suposta alteração

---

[1] É importante destacar que existem inúmeras especificidades quanto ao padrão esperado dos reflexos profundos, que fogem ao escopo do capítulo. Foi colocado em linhas gerais para fins didáticos.

sensitiva e pedir para o paciente tocar o próprio nariz com ele. O indivíduo com perda de sensibilidade exteroceptiva de origem orgânica não saberia qual foi o dedo tocado. Outra técnica é pedir para o paciente, de olhos fechados, dizer "sim" se sentir o estímulo e "não" se não sentir. O paciente com alteração de sensibilidade orgânica não consegue dizer quando foi realizado o estímulo.

Sensibilidade profunda

Avaliar a sensibilidade vibratória, por meio do uso de diapasão de 128 Hz sobre proeminências ósseas como a região interfalangiana do hálux, maléolo medial, crista tibial, ou nos membros superiores: na região interfalangiana distal ou processos estiloides.

Coordenação

Coordenação apendicular

O exemplo mais conhecido é a manobra do índex-nariz. O paciente deve tocar o indicador na ponta do nariz e estender o braço, repetindo o movimento diversas vezes, devendo-se observar se há a presença de dismetria (erro de medida), hipermetria e hipometria ou erro de direção.

Em membros inferiores pode-se realizar a manobra do calcanhar-joelho. Com o paciente em decúbito dorsal e os membros inferiores estendidos, deve-se solicitar que o paciente toque o joelho com a ponta do calcanhar do lado oposto e deslize o calcanhar pela crista da tíbia, de olhos abertos e fechados. Em caso de lesões cerebelares, por exemplo, podem ocorrer alterações.

Coordenação axial

Esta etapa da avaliação neurológica apresenta interface com outras. Deve-se avaliar alterações no equilíbrio estático e na marcha; alterações na motricidade ocular; na fala (que pode estar escandida no caso de lesões cerebelares). Pode-se solicitar que o paciente realize também as provas de Babinski: em uma delas se solicita que o paciente, em decúbito dorsal e com os braços cruzados sobre os ombros, tente se sentar. Em caso de alterações cerebelares pode ocorrer a elevação dos membros inferiores.

Equilíbrio

Equilíbrio estático

Deve-se observar a criança descalça e de pé, de olhos abertos, de olhos fechados, na ponta dos pés, dos calcanhares e em tandem (com os dedos de um pé logo atrás do calcanhar do outro).

Equilíbrio dinâmico

Trata-se da avaliação da marcha de olhos abertos, fechados, na ponta dos pés, dos calcanhares e em tandem (andar de costas em linha reta, colocando os dedos de um pé logo atrás do calcanhar do outro).

Movimentos involuntários

Observar a presença de tiques, estereotipias, mioclonias, coreia, balismo, distonia. Nesta etapa, para o psiquiatra é importante o conhecimento da possibilidade de discinesias associadas ao uso de antipsicóticos, principalmente com as classes mais antigas de medicamentos.

Sinais meníngeos

Realizar as manobras de rigidez de nuca, Kernig e Brudzinski, no caso da suspeita clínica de meningite ou meningoencefalite.

Avaliação dos nervos cranianos

A avaliação detalhada dos nervos cranianos pode ser bastante extensa e foge ao escopo deste capítulo. O Quadro 4 apresenta alguns exemplos simples de como avaliar cada nervo craniano (I a XII).

PATOLOGIAS ESPECÍFICAS

Crises não epilépticas psicogênicas

Crises não epilépticas psicogênicas (CNEP) ou crises funcionais são episódios de movimento, sensação ou experiência alterados que se assemelham a crises epilépticas, mas não estão associadas a descargas epileptiformes ictais, ou seja, sem um correlato eletrográfico ou evidência clínica para epilepsia. Trata-se de um transtorno conversivo e não de um transtorno factício.

Eventos psicogênicos são frequentes em pacientes com crises aparentemente refratárias e ocorrem aproximadamente em um terço dos pacientes em centros terciários direcionados ao tratamento de epilepsia. Estima-se que CNEP ocorram em cerca de 12% dos pacientes com epilepsia e que, por sua vez, cerca de 22% dos pacientes com crises não epilépticas psicogênicas apresentem também epilepsia.

Um estudo de Villagrán et al., realizado com uma população da Noruega, trouxe importantes dados sobre a epidemiologia das crises não epilépticas psicogênicas. Nesse trabalho foi encontrada uma prevalência estimada de 23,8/100.000, sendo a confirmada com videoeletroencefalograma (VEEG) de 10.6/100.000. A prevalência foi de aproximadamente 3,2 mulheres para 1 homem, porém na infância pode não haver uma diferenciação clara entre os sexos. É importante destacar que as crises funcionais não são um fenômeno exclusivo do adulto; a prevalência encontrada no estudo mencionado, nos jovens de 15 a 19 anos, foi de 59.5/100.000.

Com frequência há evidência de um fator psicogênico que precipitou o episódio,

QUADRO 4 Avaliação dos pares de nervos cranianos

Nervos	Nome	Avaliação
I	Nervo olfatório	Avaliar uma narina por vez, com oclusão da outra (começar pelo lado afetado). Usar substâncias como café, canela e cravo. Evitar substâncias como amônia e álcool.
II	Nervo óptico	Avaliação de pupilas, campimetria, fundoscopia.
III, IV e VI	Oculomotor, troclear e abducente	Avaliar a motricidade ocular com base nas 9 posições do olhar, vergência, seguimento, sacadas, fita NOC (nistagmo opticocinético).
V	Trigêmeo	Avaliar a sensibilidade da face ou realizar o reflexo córneo palpebral (integração do V e VII par).
VII	Facial	Mímica da face: pedir para o paciente sorrir, franzir, enrugar a testa, fazer bico, avaliar a sensibilidade gustativa.
VIII	Vestibulococlear	▪ Porção coclear: avaliar a acuidade auditiva com diapasão ou esfregar dedos. ▪ Porção vestibular: avaliar o reflexo vestíbulo-ocular por meio do teste de impulso cefálico ou do reflexo oculocefálico.
IX e X	Glossofaríngeo e vago	Avaliar o palato em repouso e ação e os reflexos nauseoso e palatino.
XI	Acessório	Inspeção e manobras de oposição do trapézio e esternocleidomastóideo.
XII	Nervo hipoglosso	Inspeção e manobras de oposição.

sendo importante investigar a presença de um evento traumático prévio, como abuso psicológico, físico, sexual, bem como afastar a presença de estresse persistente e de relacionamentos disfuncionais.

O diagnóstico diferencial entre crise epiléptica e crise não epiléptica psicogênica pode ser desafiador. O diagnóstico pode demorar até 7 a 10 anos, período em que o paciente fica sujeito a um risco elevado de iatrogenias como o uso de doses elevadas de fármacos anticrise. Cerca de 20% dos pacientes são diagnosticados com estado de mal epilético, o que pode acarretar até mesmo intubação orotraqueal. A comorbidade com transtornos depressivos ou ansiosos com transtorno de ansiedade generalizada e transtorno de pânico é muito frequente, bem como com outros transtornos neurológicos funcionais.

São características que podem sugerir crises psicogênicas:

- Manter os olhos fechados, muitas vezes forçadamente.
- A presença de movimentos fora de fase, movimentos de rotação de corpo ou cabeça, o curso flutuante e a longa duração.
- A resposta a estímulos.
- A vocalização de palavras complexas.
- A postura de opistótono.
- A ausência de cianose.

Pode haver resposta parcial durante o evento.

Crises epilépticas psicogênicas podem ter início gradual, por vezes podem ser induzidas com certas manobras e podem ocorrer apenas em contextos particulares, como na presença de uma testemunha. Após o evento, o paciente pode ter uma recuperação rápida da consciência, não apresentando o pós-ictal classicamente observado após crises tônico-clônicas generalizadas, e pode se recordar do evento.

O padrão ouro para o diagnóstico é a anamnese detalhada somada à realização de um VEEG, e o tratamento é bastante desafiador, envolvendo a necessidade de psicoterapia.

Encefalites autoimunes

Encefalite é uma grave inflamação do cérebro com diversas possíveis causas e diagnósticos diferenciais complexos. É uma condição debilitante, que em geral progride rapidamente, em menos de 6 semanas, e afeta pacientes de todas as idades, podendo ter origem infecciosa ou autoimune.

Segundo o *International Encephalitis Consortium* de 2013, o paciente deve apresentar uma alteração do estado mental com duração de mais de 24 horas, sem uma causa alternativa identificada; e pelo menos 3 critérios menores: febre dentro de 72 horas da apresentação clínica, novos sintomas neurológicos focais, pleocitose no liquor, alteração de neuroimagem sugestiva de encefalite ou alteração eletroencefalográfica consistente com encefalite.

A encefalite autoimune (EA) pode ser desencadeada após um processo infeccioso, vacinação ou ter origem paraneoplásica.

Sintomas neuropsiquiátricos como comportamento repetitivo ou estereotipado, irritabilidade, hipersexualidade, hiperatividade e insônia são muito frequentes, e assim o paciente pode inicialmente se apresentar ao psiquiatra, sendo fundamental o conhecimento sobre essa patologia. Sintomas prodrômicos, incluindo febre, ocorrem em mais de 50% dos pacientes. Sintomas neurológicos incluem alteração de nível de consciência, confusão, distúrbios de movimento e crises epilépticas. Alterações cognitivas são encontradas na maior parte dos pacientes e são consideradas um sintoma cardinal.

Uma série de diferentes anticorpos foi descrita em pacientes com EA. Atualmente os mais comuns encontrados nas encefalites pediátricas são antirreceptor N-metil-D-aspartato (anti-NMDA), antimielina dos oligodendrócitos (anti-MOG) e autoanticorpos contra a isoforma de 65 kDa da descarboxilase do ácido glutâmico (anti-GAD65). Dentre elas, a encefalite antirreceptor NMDA é atualmente a mais comum em crianças e pode ter o curso clínico ligeiramente distinto do que ocorre em adultos. Afeta predominantemente indivíduos jovens, ocorrendo em 95% dos casos antes dos 45 anos e em 36% antes dos 18 anos, e tem preponderância feminina, de cerca de 4:1. Essa preponderância é menos frequente em crianças, situação em que há maior similaridade entre os sexos.

A ocorrência de tumores associados varia com a idade e o sexo, de 0 a 5% das crianças menores de 12 anos a 58% das mulheres acima de 18 anos (principalmente teratoma ovariano). Adolescentes e adultos em geral se apresentam com alteração comportamental, podendo ocorrer episódios de psicose, alucinações, agitação, agressividade ou catatonia, irritabilidade e insônia, seguidos de alteração de linguagem, discinesias, prejuízo de memória, instabilidade autonômica e alteração de nível de consciência. Em crianças é mais frequente e precoce a presença de distúrbios de movimento e de crises epilépticas. A manifestação de sintomas autonômicos também pode ser mais rápida e podem ocorrer menos sintomas psiquiátricos no primeiro momento, apesar de estes serem ainda comuns.

O eletroencefalograma é frequentemente anormal, evidenciando um alentecimento difuso ou focal e/ou descargas epileptiformes. O padrão de *extreme delta brush* pode ser encontrado em alguns pacientes e corrobora o diagnóstico. Ressonância magnética de crânio evidenciou anormalidades em menos da metade dos pacientes pediátricos, incluindo áreas de hipersinal em T2 nas regiões corticais e subcorticais, gânglios da base ou infratentoriais. Anticorpos anti-NMDA podem ser encontrados no sangue ou no liquor. Um quadro prévio de encefalite por herpes-vírus é um desencadeante comum.

O tratamento envolve o uso de corticoides (metilprednisolona 30 mg/kg/dia, por 3 a 5 dias) e imunoglobulina 2 g/kg, dividido em 2 a 5 dias. Caso não haja resposta, pode ser considerado o uso de plasmaférese. O prognóstico é em geral favorável.

CONCLUSÕES

A compreensão dos aspectos neurológicos em pacientes pediátricos é crucial para uma avaliação abrangente pelo psiquiatra da infância e adolescência. Ao incorporar elementos da neuropediatria à sua prática, o psiquiatra amplia sua perspectiva, permitindo uma abordagem mais refinada no diagnóstico e no desenvolvimento do plano terapêutico.

A identificação precoce de distúrbios neurológicos subjacentes pode impactar significativamente no prognóstico e na eficácia de suas intervenções. A compreensão da interação entre fatores neurológicos e psiquiátricos enriquece a prática clínica, promovendo uma abordagem mais completa e efetiva na promoção da saúde mental na população pediátrica.

DICAS DO ESPECIALISTA

- Para realizar o exame neuropediátrico, deve-se começar sempre pelo item menos invasivo e posteriormente avançar para o mais invasivo. A medida do perímetro cefálico costuma ser desconfortável para crianças.
- Um evento de psicose de início antes dos 13 anos, especialmente em pacientes previamente hígidos, a presença de sintomas infecciosos precedendo esse episódio, bem como a manifestação de distúrbios de movimento e crises epilépticas, são indícios que alertam para possíveis causas orgânicas em pacientes que procuram atendimento psiquiátrico.
- Regressões do desenvolvimento neuropsicomotor consistem em sinal de alarme para avaliação neurológica, principalmente na ausência de sintomas clássicos de TEA.
- A comunicação de um diagnóstico de crises não epilépticas psicogênicas (CNEP) pode ser desafiadora, demandando a abordagem colaborativa de uma equipe interdisciplinar. Deve ser realizada com cautela, esclarecendo à família que o paciente não está deliberadamente "produzindo os sintomas" de forma consciente.

SUGESTÕES DE LEITURA

1. Barbagallo M, Vitaliti G, Pavone P, et al. Pediatric autoimmune encephalitis. J Pediatr Neurosci. 2017;12(2):130-4.
2. Benbadis SR, O'Neill E, Tatum WO, Heriaud L. Outcome of prolonged video-EEG monitoring at a typical referral epilepsy center. Epilepsia. 2004;45(9):1150-3.
3. Campbell WW, Barohn RJ (eds.). DeJong: O exame neurológico. 8.ed. Rio de Janeiro: Guanabara Koogan; 2021.
4. Cellucci T, Van Mater H, Graus F, et al. Clinical approach to the diagnosis of autoimmune encephalitis in the pediatric patient. Neurol Neuroimmunol Neuroinflamm. 2020;7(2):e663.
5. Doss RC, LaFrance WC Jr. Psychogenic non-epileptic seizures. Epileptic Disord. 2016;18(4):337-43.
6. Engelen M, Kemp S, de Visser M, et al. X-linked adrenoleukodystrophy (X-ALD): clinical presentation and guidelines for diagnosis, follow-up and management. Orphanet J Rare Dis. 2012;7:51.

7. Graus F, Titulaer MJ, Balu R, et al. A clinical approach to diagnosis of autoimmune encephalitis. Lancet Neurol. 2016;15(4):391-404.
8. Haslam RH. Clinical neurological examination of infants and children. Handb Clin Neurol. 2013;111:17-25.
9. Ivy AS, Standridge SM. Rett syndrome: a timely review from recognition to current clinical approaches and clinical study updates. Semin Pediatr Neurol. 2021;37:100881.
10. Kutlubaev MA, Xu Y, Hackett ML, Stone J. Dual diagnosis of epilepsy and psychogenic nonepileptic seizures: systematic review and meta-analysis of frequency, correlates, and outcomes. Epilepsy Behav. 2018;89:70-8.
11. Rodrigues MM, Vilanova LCP. Neurologia infantil: fundamentos e prática clínica. São Paulo: Editora dos Editores; 2022.
12. Swaiman KF, Ashwal SS, Ferriero DM, et al. Swaiman's pediatric neurology: principles and practice. 6.ed. Elsevier; 2018.
13. Sansevere AJ, Avalone J, Strauss LD, et al. Diagnostic and therapeutic management of a first unprovoked seizure in children and adolescents with a focus on the revised diagnostic criteria for epilepsy. J Child Neurol. 2017;32(8):774-88.
14. Venkatesan A, Tunkel AR, Bloch KC, et al.; International Encephalitis Consortium. Case definitions, diagnostic algorithms, and priorities in encephalitis: consensus statement of the international encephalitis consortium. Clin Infect Dis. 2013;57(8):1114-28.
15. Villagran A, Eldoen G, Duncan R, et al. Incidence and prevalence of psychogenic nonepileptic seizures in a Norwegian country: a 10-year population-based study. Epilepsia. 2021;62(7):1528-35.

11

Transmissão de diagnóstico clínico

Eloisa Helena Rubello Valler Celeri
Ricardo Nogueira Krause

PONTOS-CHAVE DESTE CAPÍTULO

- Os transtornos psiquiátricos, em sua maioria, apresentam etiologia multifatorial, e diversos genes contribuem para o risco para transtornos mentais. É importante reconhecer que em pouquíssimos casos existirá uma causa monogênica para transtornos psiquiátricos (ou seja, desconfie quando ouvir expressões como "o gene do autismo").
- Os transtornos psiquiátricos coocorrem em famílias; desse modo, é importante que o histórico familiar de diferentes transtornos mentais seja diretamente questionado na anamnese.
- A herdabilidade indica a proporção da variação do fenótipo que é explicada por fatores genéticos no nível populacional. Portanto, a herdabilidade não indica o risco de familiares apresentarem dado transtorno psiquiátrico.
- Nenhum transtorno psiquiátrico tem herdabilidade 100%; portanto, fatores ambientais desempenham um papel na distribuição dos transtornos mentais no nível populacional. No entanto, em geral ainda não existe clareza em relação a fatores ambientais específicos que aumentam o risco para transtornos psiquiátricos. Fatores perinatais e exposições gestacionais devem fazer parte da anamnese para caracterização de possíveis fatores ambientais.
- Crianças com características associadas a síndrome genética reconhecida clinicamente, a presença de atraso motor, mais que três dismorfismos menores ou um maior, epilepsia, ou deficiência intelectual devem ser encaminhadas para avaliação genética.

INTRODUÇÃO

A transmissão do diagnóstico clínico é um dos aspectos mais complexos de uma intervenção terapêutica. Longe de ser um ponto-final, é o desfecho de uma primeira fase, que se iniciou com as entrevistas com os pais e a criança, prosseguiu com a coleta de informações da escola, relatórios e avaliações de outros profissionais envolvidos no seu cuidado e possibilitou uma formulação diagnóstica, que necessita ser comunicada, com a finalidade de construir, em comum acordo com os pais, um projeto terapêutico efetivo e factível, que pode ou não incluir a prescrição de um psicofármaco. Esse é um momento no qual as habilidades de comunicação do profissional de saúde definirão a qualidade e o prosseguimento do tratamento.

No que tange à comunicação dos diagnósticos em psiquiatria da infância e adolescência, algumas peculiaridades e variáveis precisam ser consideradas. Para começar, o diálogo se estabelece entre o médico e os responsáveis pelo paciente, que poderá e deverá ser ouvido e esclarecido. Quanto mais madura e maior for sua compreensão, mais a criança/adolescente deve participar da decisão sobre como e se as intervenções preconizadas serão efetivadas.

É esperado que, ao longo do processo de avaliação e diagnóstico, os responsáveis tenham tido oportunidade de partilhar seus valores, estilos parentais, expectativas, preconceitos, capacidade de entendimento, tendência à negação e engajamento efetivo nos cuidados da prole com o clínico, sendo essas percepções e informações peças fundamentais para que uma relação empática e de confiança seja estabelecida e que a consulta possa atingir seus objetivos.

Ao contrário das fases que a precedem, a transmissão do diagnóstico envolve um diálogo em que emoções serão suscitadas em ambas as partes envolvidas na comunicação, emoções essas que precisam ser adequadamente manejadas para o prosseguimento minimamente eficaz do processo. A comunicação simplista e unilateral das conclusões de um processo investigativo, acompanhada pela prescrição do tratamento, fere os princípios da empatia e da boa prática, além de prejudicar ou até mesmo inviabilizar a adesão e o melhor resultado do tratamento.

Este capítulo discutirá, tomando por base o momento do encontro do profissional de saúde com o responsável pelo paciente, as questões envolvidas nesse processo, os riscos e as estratégias de abordagem para contorná-los.

O MÉDICO E A TRANSMISSÃO DO DIAGNÓSTICO

A ampliação dos diagnósticos em psiquiatria para faixas etárias mais jovens e a divulgação midiática mais ampla desses quadros, observadas a partir do final do século XX, alterou de forma significativa as concepções sobre a extensão e o alcance desses diagnósticos. A internet proporcionou o acesso do público em geral a temas antes restritos aos especialistas.

Se, por um lado, isso possibilitou uma procura mais precoce por cuidados, por outro trouxe questionamentos, por parte do paciente ou de seu responsável, quanto ao diagnóstico formulado pelo médico e ao tratamento preconizado. Essa possível discordância, particularmente presente nas alterações comportamentais e/ou de desempenho acadêmico, pode soar como questionamento e desqualificação da competência do médico, podendo provocar no profissional irritabilidade, desconforto e reações contratransferenciais negativas.

O novo perfil de paciente, com certa frequência, pesquisa e formula seus próprios diagnósticos com base em informações obtidas na internet, às vezes enviesadas pelo senso comum e nem sempre validadas cientificamente, com a possibilidade de polarizações que se estendem desde a negação da existência de qualquer diagnóstico em questões de comportamento à defesa apaixonada de determinado diagnóstico e tipo de intervenção terapêutica.

O modelo categorial dos sistemas classificatórios vigentes, DSM-5 e CID-11, acirra esse impasse quando seus critérios são utilizados de forma reducionista e não pareada com a análise longitudinal do desenvolvimento, e com o contexto familiar, social e cultural da criança. Ressalta-se, assim, a importância do momento da enunciação de um diagnóstico juntamente com explicações sobre a origem da condição do paciente e de sua família, isto é, quais fatores o tornam vulnerável, quais contribuíram para suas dificuldades, quais fatores estão contribuindo para a manutenção e a severidade dessas dificuldades e quais os aspectos protetores e de resiliência que poderão ser disponibilizados na construção de seu projeto terapêutico.

É importante ressaltar que a gravidade dos sintomas, os prejuízos para o desenvolvimento e para o funcionamento familiar e social e a perspectiva de comprometimentos futuros, enunciados pela formulação diagnóstica, interferem de forma diretamente proporcional na dificuldade envolvida em sua transmissão. Fatores que comprometem desfavoravelmente o prognóstico, tais como cronicidade, comprometimento grave da funcionalidade, necessidade de cuidados permanentes e ausência de recursos terapêuticos eficazes, elevam sobremaneira a tensão emocional do profissional no momento da comunicação do diagnóstico.

Um estudo australiano, com consultas médicas simuladas, nas quais boas e más notícias eram transmitidas, demonstrou aumento da frequência cardíaca do médico já no início da consulta, sendo esse aumento positivamente associado às más notícias.

A depender da gravidade da situação, o profissional responsável pela comunicação de uma "má notícia" pode ser acometido por sentimentos de impotência, culpa e frustração, além de incômodo, dificuldade e despreparo para lidar com as reações emocionais e os sentimentos evocados nos responsáveis e nos pacientes, quando confrontados com perspectivas mais sombrias de futuro. Essas dificuldades podem levar à postergação da comunicação sobre o real quadro do paciente, ou a informações pouco claras e pouco efetivas.

Outro ponto a ser considerado é a dificuldade e a dúvida do profissional médico em expressar seus sentimentos ao comunicar diagnósticos mais difíceis ou expor situações mais conflituosas. O vínculo construído ao longo do processo de avaliação bem conduzido possibilita uma posição mais confortável e empática em um momento delicado, não devendo ser interpretado como vulnerabilidade, falha ou transgressão indevida dos limites profissionais.

Entre os transtornos mais difíceis de serem abordados estão os que envolvem comprometimento da capacidade cognitiva, o autismo em suas apresentações mais severas, os quadros psicóticos, as depressões mais graves com risco importante de suicídio e situações que envolvem violência contra a criança.

A ENTREVISTA DEVOLUTIVA COM OS PAIS/CUIDADORES

No momento da transmissão do diagnóstico, fica clara a assimetria da relação médico-paciente, sendo o primeiro o detentor de um saber técnico, aquele escolhido para nomear e indicar um caminho e a família, que, em posição de maior ou menor desamparo, espera encontrar, por meio dos esclarecimentos e explicações, soluções para os problemas comportamentais, emocionais e/ou de desempenho, que diferenciam a criança sob seus cuidados das demais crianças.

É importante ressaltar que toda e qualquer comunicação de diagnóstico, por mais benigno e menos comprometedor que seja, demanda extremo cuidado em sua formulação e enunciação. Diferentemente do que ocorre com a maioria das doenças físicas, os transtornos mentais são ainda vistos, por muitas famílias, como algo que está sob controle voluntário do indivíduo, sendo resultado de fraqueza, inadequação ou falha moral, associando-se a vergonha e culpa. Por outro lado, dar um nome para um conjunto de comportamentos e sintomas pode proporcionar uma sensação de alívio, diminuindo a angústia perante o desconhecido e permitindo que fantasias, medos e apreensões sejam verbalizados e possivelmente elaborados por meio do amparo e apoio recebidos.

Faz parte do dia a dia do clínico se defrontar com comportamentos e expressões de afeto que preocupam pais e professores, mas que, ao serem mais bem avaliados, são entendidos como manifestações normais e esperadas em certos momentos do desenvolvimento. Nessas situações, frases como "Isso não é nada", "Daqui a pouco passa" ou "É assim mesmo", embora proferidas com intenção tranquilizadora, podem soar como descaso ou sugerir uma avaliação negligente e pouco aprofundada por parte do profissional.

Quadros associados ao estilo parental, a valores e ao manejo ineficaz de contingências, são outro campo fértil para ruídos de comunicação e impasses complicadores da relação terapêutica. Colocações como "Essa criança precisa de limites" ou "A senhora exige muito da sua filha" são ouvidas como acusações de incompetência e desqualificação do cuidado oferecido à criança por parte do cuidador. A consulta de transmissão diagnóstica é um momento de acolhimento, psicoeducação, durante o qual dúvidas, medos e incertezas sobre estilos de parentalidade podem começar a ser explicitados e trabalhados, evitando o reforçamento de inseguranças, medos e sentimentos de culpa.

Nos diagnósticos com fortes componentes de herdabilidade, dois tipos de reação parental merecem a atenção do profissional: um certo tipo de orgulho narcísico de ver reproduzidas na prole características suas ou culpa por se sentir responsável pelo sofrimento do filho, que podem ser expressas em frases como "Eu passei isso para ele". Quanto mais ego-sintônicos forem os sintomas para o responsável, mais delicado e sutil deverá ser o trabalho de psicoeducação e construção de um projeto terapêutico, pois a negação das próprias dificuldades ou de desenvolvimento de recursos eficazes de enfrentamento ao longo da vida pode levar à naturalização das dificuldades vivenciadas pelos filhos e/ou ao não reconhecimento das disfuncionalidades destes, como algo passível de intervenção.

O transtorno do déficit de atenção e hiperatividade (TDAH) e o transtorno explosivo intermitente, por exemplo, podem ser vistos por alguns pais como "um jeito de ser" e não como um transtorno a ser tratado. Já os transtornos ansiosos e da esfera do humor, por sua própria configuração cognitiva, costumam vir acompanhados por culpa, autorresponsabilização e tendência à desesperança, que também podem colocar dificuldades durante a entrevista devolutiva e a adesão ao tratamento. A comunicação desses diagnósticos precisa incluir um amplo esclarecimento dos avanços das possibilidades terapêuticas e a reversão da autoimagem de "causador" para de um agente terapêutico, especialmente qualificado, por entender, melhor que ninguém as dificuldades enfrentadas pelo filho.

Existem, porém, quadros de tamanha gravidade que requerem protocolos especiais de abordagem. São transtornos crônicos, sem possibilidade de tratamento, doenças degenerativas e/ou incapacitantes, caracterizando o que Colin Murray Parkes denominou como luto das expectativas associado a seu conceito de "perda do futuro presumido".

Receber um diagnóstico de tamanho grau de comprometimento de um filho pode evocar reações que envolvem raiva, medo, negação, culpa, tristeza, choque e até agressividade. Para auxiliar nesse tipo de comunicação tão complexa foram elaborados protocolos específicos, sendo um deles o **Protocolo de Comunicação de Más Notícias: Spikes** (Quadro 1).

Utilizado inicialmente pela oncologia, seguido, posteriormente, pela medicina paliativa, o Protocolo Spikes foi criado em 2000 por Bayle e Buckman, sendo uma metodologia que descreve, sequencialmente, seis boas práticas a serem utilizadas para a comunicação de más notícias.

A ENTREVISTA DEVOLUTIVA COM A CRIANÇA

Independentemente de a criança/adolescente estar ou não presente na entrevista de finalização com os pais, é recomendável que, ao se encerrar a entrevista diagnóstica, esta possa receber algum esclarecimento, adequado à sua compreensão, sobre os

QUADRO 1 Protocolo de comunicação de más notícias: Spikes

		Descrição
S	*Setting*	O ambiente adequado, a preparação do encontro (revisão das informações) e a disponibilidade de tempo.
P	*Perception*	Perceber e entender o paciente e sua família em suas especificidades, investigando o que sabem sobre a real gravidade da condição e o que sentem a respeito.
I	*Invitation*	Convidar para o diálogo (o que querem saber e o quanto estão preparados para ouvir).
K	*Knowledge*	Transmitir e esclarecer o conhecimento disponível, evitando mal-entendidos e armadilhas defensivas. A clareza aqui é fundamental.
E	*Emotions*	Viabilizar a expressão de emoções e saber acolhê-las.
S	*Strategy and Summary*	Resumir informações e estabelecer estratégias de enfrentamento.

Fonte: adaptação de Baile et al. (2000).

sintomas e comportamentos que motivaram a avaliação e sobre os encaminhamentos que serão discutidos a seguir com seus pais. Questões como as apresentadas a seguir favorecem a construção de um vínculo de confiança, abrindo caminho para encontros futuros.

- Há algo no que conversamos que você gostaria que eu dissesse para seus pais?
- Há algo que você queira que eu não fale?
- Estou pensando em dizer isto para seus pais (explicar de forma clara o que encontrou na avaliação). O que você acha?
- Estas são as sugestões que vou fazer para eles (projeto terapêutico).

Um aspecto importante deste momento refere-se aos limites da confidencialidade das informações obtidas nas entrevistas com a criança. Essa questão, que já deve ter sido discutida com a família durante as entrevistas iniciais, quando ficou acordado que, exceto nas situações nas quais houver risco para o paciente (ideação ou planejamento suicida, condutas de risco, como dirigir alcoolizado, uso abusivo de substâncias psicoativas etc.) ou situações com risco de heteroagressão, a confidencialidade será mantida, pode e deve ser reafirmada e reacordada.

Nas situações nas quais essa quebra se fizer necessária, recomenda-se esclarecer a criança/adolescente sobre a necessidade de falar com os pais sobre a questão, sugerindo uma entrevista conjunta médico-pais-criança caso ela se recuse, se sinta incapaz ou temerosa de o fazer sozinha.

Esse também é um momento de psicoeducação, durante o qual o clínico pode conversar e explicar para seu jovem paciente, de forma compatível com seu desenvolvimento e compreensão, os múltiplos aspectos implicados naquilo que o trouxe para avaliação, sobre seu diagnóstico e o projeto terapêutico recomendado, procurando desfazer fantasias e preconcepções que poderiam interferir na adesão e confiança no tratamento e favorecer o estigma.

CONCLUSÕES

A tarefa de comunicação adequada da formulação diagnóstica, apesar de ser parte fundamental da relação médico-paciente, nem sempre é uma competência treinada e desenvolvida, especialmente quando envolve quadros complexos e de pior prognóstico, situações nas quais ela se faz ainda mais necessária.

Esse é um momento privilegiado da relação médico-paciente, durante o qual a família pode vir a se dar conta, de maneira mais realista, tolerante e protegida, das dificuldades, capacidades e necessidades da criança, podendo tornar-se um momento transformador ao capacitar a família a se responsabilizar e se comprometer com o projeto terapêutico do filho.

Cabe ao médico a função de manejar, conter e dar suporte ao sofrimento implicado no diagnóstico, procurando criar e favorecer as capacidades de enfrentamento e resiliência da criança e de sua família.

Essas são habilidades que podem ser ensinadas, desenvolvidas e incorporadas ao dia a dia da clínica psiquiátrica da criança e do adolescente.

DICAS DO ESPECIALISTA

- A transmissão do diagnóstico clínico se estabelece entre o médico, os responsáveis pelo paciente, e a criança/adolescente, a depender de sua idade, envolvendo um diálogo, em que as emoções devem ser adequadamente manejadas.
- Os valores e estilos parentais, expectativas, preconceitos, capacidade de entendimento, tendência à negação e engajamento efetivo nos cuidados da prole devem ser levados em conta na transmissão do diagnóstico e planejamento do tratamento.
- A gravidade dos sintomas, os prejuízos para o desenvolvimento e para o funcionamento familiar e social e a perspectiva de comprometimentos futuros, enunciados pela formulação diagnóstica, interferem na dificuldade envolvida na transmissão do diagnóstico.
- O vínculo construído ao longo do processo de avaliação possibilita uma posição mais confortável e empática na transmissão do diagnóstico, e não deve ser interpretado como vulnerabilidade, falha ou transgressão indevida dos limites profissionais.

SUGESTÕES DE LEITURA

1. Anselm AH, Palda V, Guest CB, et al. Barriers to communication regarding end-of-life care: perspectives of care providers. Journal of Critical Care. 2005;20:214-23.
2. Back AL, Arnold RM, Baile WF, et al. Efficacy of communication skills training for giving bad news and discussing transitions to palliative care. Arch Intern Med. 2007;167:453-60.
3. Baile WK, BucKman R, Lenzi R, et al. Spikes: a six-step protocol for delivering bad news: application to the patient with cancer. Oncologist. 2000;5:302-11.
4. Brown R, Dunn S, Byrnes K, et al. Doctors' stress responses and poor communication performance in simulated bad-news consultations. Acad Med. 2009;84:1595-602.
5. Caprara A, Rodrigues J. A relação assimétrica médico-paciente: repensando o vínculo terapêutico [Asymmetric doctor-patient relationship: rethinking the therapeutic bond]. Ciênc Saúde Coletiva. 2004;9(1):139-46.
6. Cohen L, Baile WF, Henninger E. Physiological and psychological effects of delivering medical news using a simulated physician: patient scenario. J Behav Med. 2003;26:459-71.
7. Curtis JR. Communicating about end-of-life care with patients and families in the intensive care unit. Crit Care Clin. 2004;20:363-80.
8. Díaz FG. Comunicando malas notícias en medicina: recomendaciones para hacer de la necesidad virtud. Med Intensiva. 2006;30:452-9.
9. Fallowfield L, Jenkins V. Communicating sad, bad, and difficult news in medicine. Lancet. 2004;363:312-9.
10. Meert KL, Eggly S, Pollack M, et al. Parents' perspectives on physician-parent communication near the time of a child's death in the pediatric intensive care unit. Pediatr Crit Care Med. 2008;9:2-7.
11. Parkes CM. Luto: estudos sobre a perda na vida adulta. São Paulo: Summus; 1998.

PARA SABER MAIS

- Felnhofer A, Bussek T, Goreis A, et al. Mothers' and fathers' perspectives on the causes of their child's disorder. Journal of Pediatric Psychology. 2020;45(7):803-11.
- Isobel S. Considering the moral implications of psychiatric diagnosis for children. Children & Society. 2023;00:1-17.

12

Princípios do tratamento

Wagner de Sousa Gurgel
Marcia Morikawa
Guilherme Vanoni Polanczyk

PONTOS-CHAVE DESTE CAPÍTULO

- O tratamento psiquiátrico na infância e na adolescência deve ser conduzido a partir de uma abordagem integrada que considere aspectos biológicos, emocionais, familiares e sociais ao longo do desenvolvimento, e deve priorizar intervenções com indicações baseadas em evidências científicas.
- A participação ativa da família é um elemento fundamental no tratamento, reconhecendo o impacto significativo do ambiente familiar sobre o desenvolvimento e a saúde mental. Estratégias que envolvem os familiares são promovidas para fortalecer os vínculos e o ambiente em que o jovem está inserido.
- Reconhecendo as especificidades de cada jovem e família, os tratamentos devem levar em consideração as características individuais, o ambiente familiar e social, adaptando as intervenções para atender às necessidades específicas de cada criança ou adolescente.
- A evolução marcante das modalidades de tratamento remoto e teleconsulta permitiu aumentar o acesso aos cuidados de saúde mental por equipes especializadas.
- O sucesso de um tratamento exige precisão do diagnóstico, conhecimento técnico sobre as modalidades de tratamento e amparo das melhores evidências disponíveis, além de uma relação médico-paciente sólida.

INTRODUÇÃO

Os transtornos mentais causam sofrimento individual e familiar e aumentam o risco de uma ampla gama de prejuízos no momento em que ocorrem e ao longo da vida do jovem. Assim, tratamentos efetivos são imprescindíveis para mitigar o sofrimento, preservar o desenvolvimento saudável e prevenir prejuízos futuros.

O tratamento de transtornos mentais em crianças e adolescentes é amplo porque deve considerar a complexidade em que os problemas surgem e são perpetuados. É sempre a partir de um diagnóstico preciso, não apenas das categorias diagnósticas a partir dos manuais, mas principalmente de um diagnóstico compreensivo sobre o desenvolvimento emocional, cognitivo e comportamental do indivíduo, o ambiente familiar, educacional e sociocultural onde está inserido, que tratamentos efetivos poderão ser oferecidos e implementados. Assim, o tratamento envolve o indivíduo, mas também a família e a escola, frequentemente amigos e grupos sociais e eventualmente órgãos de proteção do estado. O tratamento deve considerar também a natureza crônica dos transtornos e assim abordar os problemas e desafios variados que surgem ao longo do tempo.

Apesar das inúmeras intervenções terapêuticas já desenvolvidas e testadas, há uma grande lacuna entre o número de crianças e adolescentes que têm necessidade de tratamento e aqueles recebendo tratamento em todo o mundo, inclusive no Brasil. Inúmeros fatores explicam essa lacuna de tratamento, como a escassez crônica e generalizada de psiquiatras da infância e adolescência (em 2008, no Brasil, havia um psiquiatra da infância e adolescência para 621.504 crianças e adolescentes, enquanto a Organização Mundial da Saúde – OMS – recomenda 3,3 para cada 100 mil jovens), de profissionais de saúde mental especializados nessa faixa etária, a falta de treinamento de outros profissionais de saúde para reconhecimento e encaminhamento, a falta de serviços e as dificuldades de acesso àqueles existentes, os altos custos e o financiamento restrito do estado, a falta de conhecimento e o estigma na sociedade.

Assim, torna-se ainda mais urgente que os tratamentos oferecidos utilizem intervenções que tenham sido testadas por métodos científicos rigorosos e que sejam comprovadamente eficazes e custo-efetivas, e também que possam alcançar amplamente a população. Muitos tratamentos, apesar de eficazes e disponíveis, não são aceitos pelos indivíduos e famílias, geralmente devido à falta de informações e ao estigma. Assim, são de extrema importância a educação e a conscientização do jovem, seus cuidadores e familiares sobre o tratamento a ser instituído, sua duração, seus possíveis efeitos benéficos e adversos, além de orientação sobre prognóstico e curso do transtorno.

PLANO DE TRATAMENTO

Os diagnósticos são estabelecidos a partir da avaliação do paciente, de eventual necessidade de investigação complementar (como exames laboratoriais, funcionais e de imagem, avaliação neuropsicológica e fonoaudiológica), da documentação objetiva dos sintomas por meio de instrumentos estruturados, respondidos pelos profissionais que assistem o paciente, profissionais da escola e eventualmente outros cuidadores. Uma vez definidos os diagnósticos psiquiátricos, psicológicos e sociais, os fatores de risco, a perpetuação dos problemas e os fatores de proteção específicos para cada jovem, é realizado então o planejamento do tratamento. Este será composto por inúmeras intervenções, que envolverão necessariamente orientação sobre o desenvolvimento, sobre rotinas e hábitos, sobre os sintomas específicos, e também poderão envolver intervenções psicoterápicas e farmacológicas.

PSICOEDUCAÇÃO

A psicoeducação é uma intervenção terapêutica que envolve informações sistemáticas, estruturadas e didáticas sobre os transtornos mentais e seus tratamentos, com o objetivo de capacitar os pacientes e seus familiares a enfrentar as situações e questões práticas impostas pelos transtornos, bem como de facilitar a adesão ao tratamento e mesmo reduzir situações de estresse e aumentar fatores de proteção. Nesse sentido, orientações sobre rotinas e hábitos importantes para o desenvolvimento saudável de uma criança ou adolescente, como estratégias e práticas parentais, atividade física, sono, alimentação e uso de telas, são essenciais.

A abordagem psicoeducacional promove a ampliação do conhecimento do jovem e de sua rede acerca do que é um transtorno e seu tratamento e o ajuda a melhorar as habilidades de manejo dos problemas. Com isso, busca-se o aumento do compromisso com as indicações terapêuticas, a diminuição da duração e/ou intensidade dos episódios, do número de hospitalizações e a prevenção de recorrências. O número limitado de estudos, a heterogeneidade dos protocolos e formas de avaliação e a variabilidade na definição de psicoeducação tornam difícil medir a eficácia global, ainda que seja clara a importância desse estágio do tratamento.

TOMADA DE DECISÕES CLÍNICAS BASEADAS EM EVIDÊNCIAS

A medicina baseada em evidências é o cuidado dos pacientes por meio das melhores evidências de pesquisa disponíveis que orientam a tomada de decisões clínicas. Seus elementos básicos incluem formular uma questão clínica, encontrar as melhores evidências disponíveis, avaliar a validade das evidências, aplicar as evidências na prática, em conjunto com a experiência clínica do profissional e as preferências do paciente. O foco está na aplicação dos resultados de pesquisas envolvendo pacientes e desfechos clínicos. A tomada de decisões baseadas em evidências destina-se a complementar o julgamento clínico na adaptação dos cuidados a pacientes individuais, de forma que recebam os tratamentos mais eficazes e sensíveis, de acordo com pesquisas científicas comprovadas.

A literatura científica voltada para transtornos mentais em jovens cresceu exponencialmente nas últimas décadas, e já dispomos de ensaios clínicos randomizados de alta qualidade e metanálises testando a maior parte das intervenções disponíveis para os diversos transtornos. Existe uma série de limitações dessa literatura que precisam ser identificadas pelos clínicos para que possam avaliar criticamente os resultados. Algumas limitações envolvem a realização de estudos em centros universitários de excelência com características particulares, a seleção de participantes sem comorbidades, faixas etárias restritas, intervenções implementadas por especialistas altamente treinados, tempo curto de acompanhamento dos resultados, desfechos centrados em escalas de sintomas e não desfechos funcionais, entre outros. Assim, é fundamental que o clínico tenha conhecimentos sobre a medicina baseada em evidências para selecionar e avaliar criticamente a literatura e assim utilizá-los da melhor forma possível para a tomada de decisão.

TRATAMENTOS PSICOTERÁPICOS

A psicoterapia é um tratamento interpessoal baseado em teorias psicológicas e técnicas específicas. Existem vários tipos de psicoterapia, com diversos formatos e níveis de evidências científicas muito variados. Embora existam muitas linhas de psicoterapias, a maioria deriva de algumas teorias originais que oferecem um modelo explicativo e um conjunto de técnicas semelhantes. As terapias são frequentemente modificadas (e eventualmente renomeadas) quando aplicadas a novas condições ou populações. As principais linhas de psicoterapia testadas para diversos transtornos e problemas de saúde mental entre jovens são psicoterapias cognitivas, comportamentais, psicoterapias psicanalíticas, psicoterapia interpessoal, entrevista motivacional, terapia comportamental dialética, psicoterapia de apoio, terapia familiar sistêmica e psicoeducação.

As psicoterapias demonstradamente eficazes para cada problema ou transtorno são descritas nos capítulos correspondentes. É fundamental que se tenha uma visão objetiva sobre os alcances e limitações de cada técnica psicoterápica, e que o foco do tratamento seja definido a partir desse conhecimento. A escolha do tipo mais apropriado de psicoterapia deve ser baseada no perfil do paciente, incluindo qual o problema ou diagnóstico específico. Infelizmente, é comum que terapeutas ofereçam intervenções psicoterápicas de forma errônea, seja porque não receberam treinamento adequado e seus métodos são falhos, ou porque buscam objetivos que não serão alcançados com as técnicas de que dispõem, ou ainda não definem os objetivos claramente. Nessas situações, há prejuízo para o paciente e familiares, que não obtêm a melhora necessária dos problemas, investem tempo e recursos e mesmo podem apresentar piora por consequência das técnicas inadequadas ou da evolução do transtorno não tratado.

TRATAMENTOS FARMACOLÓGICOS

Os primeiros estudos que avaliam o efeito de medicações para o tratamento de transtornos mentais na infância e na adolescência foram realizados há cerca de 50 anos. Desde então, o número de medicações testadas e o rigor exigido dos estudos aumentaram consideravelmente. Conhecemos os efeitos terapêuticos clínicos e adversos a curto prazo de inúmeras medicações, e estamos cada vez mais cientes sobre os efeitos a longo prazo. Assim, temos amplas informações para amparar a definição dos clínicos e das famílias sobre a indicação ou não de uma medicação. Ainda há muito desconhecimento e resistência pela maior parte da população sobre o tratamento medicamentoso, o que contribui para que jovens não recebam tratamentos eficazes e seguros de que eventualmente possam necessitar.

Para a definição da indicação de tratamento, seja farmacológico ou psicoterápico, é fundamental uma avaliação cuidadosa dos riscos e benefícios das intervenções, assim como do risco de não implementar a intervenção. Quando é feita a indicação do tratamento medicamentoso, é fundamental explicar para a família e para o jovem a necessidade da intervenção, o planejamento do tratamento, seu tempo de duração, os possíveis efeitos benéficos e adversos. A psicoeducação, já mencionada anteriormente, é uma ferramenta muito válida nessa etapa do processo. Ao indicar o tratamento medicamentoso, é fundamental considerar que esse procedimento poderá ter efeitos sobre o desenvolvimento da identidade do jovem. É sempre importante explicar o alcance do efeito da medicação, esclarecer mitos como o de dependência, necessidade de tratamento para toda a vida, piora dos sintomas, entre outros. Além disso, é fundamental estimular que os jovens sejam agentes ativos em seu tratamento, tanto na escolha da medicação como em sua continuidade ao longo do tempo.

Todas as medicações podem provocar efeitos adversos, e não é possível definir *a priori* quem desenvolverá quais efeitos adversos. Assim, é fundamental explicar antes do início do tratamento os possíveis efeitos adversos e orientar os eventuais manejos para cada um deles. É necessário monitorar a ocorrência de efeitos adversos a curto prazo e também a longo prazo. Os efeitos adversos geralmente são a principal causa para a não adesão ao tratamento. A adesão precisa ser monitorada continuamente, diretamente com a família, mas também com os jovens; e a necessidade de um relato verídico sobre a dose e a frequência da ingestão da medicação precisa ser reforçada.

Vale ressaltar que a maior parte dos transtornos psiquiátricos em manifestações leves e eventualmente moderadas não tem como primeira escolha o tratamento farmacológico. Este é reservado para casos de maior gravidade ou que não apresentaram melhora com as intervenções psicoterápicas de primeira linha. As medicações específicas para cada transtorno serão discutidas nos capítulos correspondentes. Alguns transtornos mentais demandam tratamentos farmacológicos para sintomas-alvo, e o medicamento não visa a sintomas centrais do transtorno, como a autoagressão em pacientes com autismo. Nesses casos, os medicamentos devem ser usados para atingir sintomas específicos que estejam claramente definidos, e os sintomas devem ser medidos ao longo do tempo (de preferência usando escalas de avaliação) para monitorar a eficácia do tratamento e a definição da continuidade.

Crianças e adolescentes diferem de adultos quanto a aspectos de farmacocinética e farmacodinâmica, apresentando efeitos adversos muitas vezes específicos. A taxa de metabolismo hepático em crianças de até 6 anos é muito elevada: dos 6 aos 10 anos é 2 vezes maior do que em adultos e se equipara por volta de 15 anos de idade. Algumas medicações devem ter suas dosagens ajustadas pelo peso. A taxa de filtração glomerular também é mais elevada em crianças, na comparação com adultos.

Observamos alguns erros frequentemente cometidos por clínicos que indicam e acompanham o tratamento medicamentoso de crianças e adolescentes. Primeiro, muitos clínicos não seguem as evidências científicas geradas por ensaios clínicos randomizados ou metanálises atuais e usam dados pré-clínicos ou sobre mecanismos de ação para definir a medicação indicada. Segundo, muitos clínicos prescrevem medicações em subdose ou suspendem a medicação em uso ou acrescentam novas medicações antes de um tempo adequado de tratamento. Terceiro, interpretam um efeito terapêutico positivo ou negativo como evidência a favor ou contrária da validade do diagnóstico. Quarto, solicitam testes farmacogenéticos para embasar a escolha da medicação. Quinto, mantêm medicações por tempo indeterminado, sem terem conhecimento claro sobre seus efeitos. Sexto, associam inúmeras medicações buscando objetivos que não serão alcançados com as medicações. Sétimo, subestimam os efeitos das psicoterapias e do tratamento combinado e usam medicações quando o mais indicado seriam intervenções psicossociais. Inúmeros outros erros são frequentemente cometidos na prática clínica, e há uma grande necessidade de treinamento adequado e continuado para os profissionais que prescrevem psicofármacos para crianças e adolescentes.

COMBINAÇÃO DE MODALIDADES TERAPÊUTICAS

O tratamento combinado emprega intervenções psicossociais e medicamentosas para o tratamento de uma condição específica. Para diversos problemas e transtornos, a combinação de medicamentos e psicoterapia é a primeira indicação de tratamento. Ainda, o tratamento combinado pode envolver objetivos específicos diferentes a serem alcançados pela medicação e pela psicoterapia. Algumas situações que frequentemente justificam a indicação de tratamento combinado são: jovens que apresentam uma resposta abaixo do ideal a uma modalidade isolada, que apresentam comorbidade, que vivenciam situações de estresse familiar, que apresentam prejuízos emocionais ao longo do desenvolvimento, entre outros.

TRATAMENTO REMOTO E TELECONSULTA

O cenário de rápida evolução da telemedicina durante a pandemia de covid-19, a regularização dessa prática e as características do atendimento psiquiátrico estabeleceram o atendimento remoto como estratégia muito útil para o cuidado de jovens. A telepsiquiatria não é mais um modelo de prestação de serviços usado exclusivamente para alcançar comunidades carentes ou distantes, mas é uma alternativa para remover diversas barreiras no cuidado de crianças e adolescentes. Já existem diretrizes clínicas disponíveis que orientam o atendimento remoto para que sejam implementados adequadamente. Além do teleatendimento, inúmeros estudos já testaram intervenções digitais oferecidas diretamente aos jovens para o tratamento de problemas específicos, sobretudo ansiedade e sintomas depressivos. Um modelo com grande perspectiva é aquele em que pais são treinados ou recebem supervisão para implementar as intervenções diretamente em seus filhos. Essa estratégia é potencialmente efetiva para reduzir as dificuldades de acesso a tratamento, principalmente quando é intensivo e a longo prazo, como o tratamento de crianças com autismo.

CONCLUSÕES

Considerando o impacto significativo dos transtornos mentais na população de jovens, é imperativo proporcionar tratamentos fundamentados em evidências científicas recentes que embasem sua eficácia. A medicina baseada em evidências, embora tenha limitações, é um guia essencial para a tomada de decisões clínicas, assegurando que intervenções sejam adaptadas de forma sensível e eficaz.

A abordagem psicoeducacional é uma ferramenta valiosa, que capacita pacientes e familiares para enfrentar desafios ligados aos transtornos mentais. Além disso, a telepsiquiatria revelou-se como uma alternativa viável e eficaz para aumentar o acesso aos cuidados de saúde mental.

Para o sucesso do tratamento de um jovem, além da precisão do diagnóstico, do conhecimento técnico sobre as medicações e psicoterapias, do amparo das melhores evidências disponíveis, é fundamental uma relação médico-paciente sólida, o que garantirá que a família siga as recomendações e que os jovens se sintam de fato cuidados.

DICAS DO ESPECIALISTA

- Priorize a psicoeducação, ferramenta fundamental para capacitar pacientes e familiares a enfrentar as situações impostas pelos transtornos, o que aumenta o compromisso com as indicações terapêuticas e melhora o prognóstico a longo prazo.
- Elabore um plano de tratamento individualizado. A partir de uma avaliação abrangente do paciente, é crucial elaborar um plano de tratamento considerando as necessidades específicas de cada caso. Esse plano deve priorizar a colaboração entre profissionais de saúde mental, assistência social, escola e família.
- Tomada de decisões clínicas baseadas em evidências. O médicos devem formular questões clínicas específicas, buscar as melhores evidências disponíveis e avaliar a validade dessas evidências antes de aplicá-las na prática.
- Incorpore tratamentos psicoterápicos. Os médicos devem considerar a psicoterapia como uma opção visando reduzir sintomas, melhorar o funcionamento, mudar comportamentos inadequados e fornecer apoio em momentos de crise. A avaliação periódica do progresso e a adaptação do tratamento são essenciais.
- Avalie cautelosamente o tratamento farmacológico. A prescrição de medicamentos psicotrópicos para crianças e adolescentes deve ser feita com cautela. Há risco de efeitos colaterais e de impacto no desenvolvimento. O uso inadequado de medicamentos, seja em termos de dose, tipo ou duração, pode agravar os sintomas ou causar efeitos adversos. Esteja ciente dos erros mais comuns em que os clínicos incorrem.

SUGESTÕES DE LEITURA

1. American Academy of Child and Adolescent Psychiatry (AACAP) Committee on Collaborative and Integrated Care and AACAP Committee on Quality Issues. Clinical Update: Collaborative Mental Health Care for Children and Adolescents in Pediatric Primary Care. J Am Acad Child Adolesc Psychiatry. 2023;62(2):91-119.
2. Baldwin SA, Goldberg SB. Methodological foundations and innovations in quantitative psychotherapy research. In: Bergin and Garfield's handbook of psychotherapy and behavior change. Barkham M, Lutz W, Castonguay LG (eds.). 7.ed. John Wiley & Sons Inc; 2021. p.19.
3. Barkham M, Lambert MJ. The efficacy and effectiveness of psychological therapies. In: Barkham M, Lutz W, Castonguay LG (eds.). Bergin and Garfield's handbook of psychotherapy and behavior change: 50th anniversary edition. 7th ed, John Wiley & Sons, Inc; 2021. p.135.
4. Lebow JL. Twenty-first century psychotherapies: contemporary approaches to theory and practice. Hoboken., NJ: John Wiley & Sons; 2008.
5. Nathan PE, Gorman JM. A guide to treatments that work. 4.ed. New York: Oxford University Press; 2015. p.391.
6. Polanczyk GV. Psicofarmacoterapia na infância e adolescência. In: Miguel EC, Lafer B, Elkis H, et al. Clínica psiquiátrica. 2.ed. v.3. Barueri: Manole; 2021. p.642-8.
7. Scivoletto S, Fondello MA, Otoch LN, et al. Child and adolescent psychiatry training in Brazil, Argentina, Uruguay and Chile: current panorama and future challenges. Eur Child Adolesc Psychiatry. 2020;29(1):71-81.

PARA SABER MAIS

- Mares S, Woodgate S. The clinical assessment of infants, preschoolers and their families. In: Rey JM, Martin A (eds.). IACAPAP e-Textbook of Child and Adolescent Mental Health. Genebra: International Association for Child and Adolescent Psychiatry and Allied Professions; 2020.
- Martin A, Volkmar FR, Bloch M. Lewis's child and adolescent psychiatry: a comprehensive textbook. 5.ed. Philadelphia: Wolters Kluwer; 2018.
- Thapar A, Pine DS, Leckman JF, et al. Rutter's child and adolescent psychiatry. John Wiley & Sons; 2015.

13

Intervenções psicoterápicas para crianças, adolescentes e famílias

Mauro Victor de Medeiros Filho
Maria Odila Buti de Lima
Luara Nagata Otoch

PONTOS-CHAVE DESTE CAPÍTULO

- As intervenções psicoterápicas são a principal modalidade terapêutica para o tratamento de crianças, adolescentes e famílias com transtornos mentais.
- Atualmente há diversas modalidades psicoterápicas, embasadas por diferentes modelos teóricos e divididas em duas principais vertentes: as analíticas (psicanálise e psicologia analítica) e as não analíticas (psicodrama, terapia analítico-comportamental e terapia cognitivo-comportamental).
- O trabalho terapêutico com crianças e adolescentes envolve também o sistema familiar no qual está inserido o indivíduo.
- A abordagem psicoterápica de crianças e adolescentes apresenta particularidades de acordo com o estágio de desenvolvimento do paciente.
- Os mecanismos por meio dos quais as psicoterapias promovem mudança ainda estão em processo de elucidação, havendo o desafio de entender se são específicos para cada modalidade de terapia ou amplos, independentemente da modalidade proposta.

INTRODUÇÃO

A psicoterapia é definida como um método de intervenção psicológica para problemas comportamentais, sintomas clínicos e transtornos mentais de crianças, adolescentes, adultos e famílias. Os objetivos principais de qualquer psicoterapia são melhorar a capacidade de funcionamento do indivíduo, ajudando-o a modificar o significado de seus problemas ou sintomas, aumentando as ferramentas para lidar com seu sofrimento e ampliando o repertório emocional, cognitivo e interpessoal para se relacionar com a realidade. Esse processo traz clareza e controle sobre a realidade vivida e senso de apoio interpessoal para aquele que é cuidado. Diante do cenário de alta prevalência de transtornos mentais na infância e na adolescência em todo o mundo, com consequentes prejuízos que podem persistir ao longo da vida, a psicoterapia é um dos principais métodos de intervenção terapêutica.

HISTÓRICO E PRINCIPAIS MODALIDADES DE PSICOTERAPIAS

As modalidades de psicoterapia se baseiam em diferentes referenciais teóricos que norteiam a prática profissional. Uma das formas de classificar as psicoterapias é considerá-las em duas vertentes: as analíticas, que têm em seu corpo teórico o conceito de **inconsciente**, e as não analíticas, que consideram outras formas de funcionamento e dinâmica da psique. Entre as analíticas, têm-se como principais representantes Sigmund Freud e Carl Jung, fundadores e principais pensadores da psicanálise e da psicologia analítica, respectivamente. Entre as não analíticas podemos citar a terapia analítico-comportamental (TAC), a terapia cognitiva (TC) e o psicodrama, entre outras.

Freud, neurologista e pai da psicanálise, surpreendeu-se ao observar pacientes com sintomas aparentemente neurológicos que não tinham a correspondência biológica esperada. Concluiu que esses sintomas eram da ordem psíquica e, com base na prática da hipnose, percebeu que fatos relatados pelos pacientes com sintomas pseudoneurológicos em estado hipnótico não eram recordados depois da saída do estado de transe, sendo muitos dos conteúdos de natureza sexual e incestuosa, não acessíveis à consciência egoica. Com base nesses estudos, Freud organizou uma teoria que indicava que as pessoas constroem diferentes mecanismos de defesa diante dos conflitos que surgem entre o desejo individual e a realidade/expectativa das normas da sociedade vigente. Em suas pesquisas e estudos, elaborou os conceitos de Id, Ego e Superego, o trabalho com a interpretação dos sonhos e estabeleceu que o substrato da psique é a sexualidade, com todos os seus simbolismos.

Freud abriu caminho para muitos seguidores que desenvolveram outras linhas dentro do próprio corpo teórico psicanalítico e que se dedicaram ao estudo psicanalítico em crianças e adolescentes, como Anna Freud, René Spitz, Donald Winnicott e John Bowlby, com a conhecida teoria do apego.

Jung, psiquiatra suíço, teve contato com Freud, mas divergiu deste na maneira de ver e conceituar a psique. Jung postulou que a energia psíquica, que chamou de libido, é única, movida pelos diversos dinamismos da consciência. E concluiu que os mitos, e não a sexualidade, são o substrato da psique. Conceituou o "inconsciente coletivo" e adotou o termo "arquétipo", cunhado pelos gregos para descrever as "formas *a priori*" que estruturam nosso ego e consciência.

No cerne da teoria de Jung está o conceito de "processo de individuação", que é o desenvolvimento das potencialidades psíquicas únicas e inerentes a cada ser. Jung descreveu os sonhos como a manifestação da vida ao dormir, diferentemente de Freud, para quem o sonho é portador de dois tipos de conteúdo: o aparente, que descreve sonho em si, e o reprimido, ligado aos símbolos não acessados pela consciência egoica.

Burrhus Frederic Skinner é considerado um dos maiores influenciadores do behaviorismo radical, teoria em que baseia as terapias analítico-comportamentais. A técnica analítico-comportamental teve sua origem no estudo de dados empíricos no século XX, oriundos da pesquisa animal em laboratório, com ênfase na intervenção direta sobre as variáveis de controle dos comportamentos-alvo em ambientes controlados, onde era possível observá-los e mensurá-los.

Na prática clínica com pacientes, o estudo das variáveis que influenciam na construção e manutenção dos comportamentos chama-se "análise funcional" ou "análise de contingências", com ênfase no contexto em que o comportamento ocorre e nas consequências que o ambiente apresenta para determinado comportamento, aumentando ou diminuindo a probabilidade de este ocorrer novamente. Isso significa que, para Skinner, o comportamento humano é fortemente influenciado pelo ambiente.

Aaron Temkin Beck foi um dos dissidentes da psicanálise e pai da terapia cognitiva. O foco do tratamento que propôs, inédito para a época (1960), consistiu em analisar e reestruturar as crenças ou representações específicas – e idiossincráticas por vezes – que os pacientes tinham a respeito de si mesmos e de determinado contexto da realidade vivida, gerando uma cascata de emoções e respostas comportamentais, com consequentes sintomas e síndromes psiquiátricos. Beck ficou conhecido por desenvolver uma psicoterapia estruturada e de curta duração com foco na modificação de pensamentos problemáticos (inadequados ou pouco úteis) e na ampliação na capacidade de resolução de problemas.

Jacob Moreno foi o fundador do psicodrama e um dos precursores da psicoterapia de grupo. Esse psiquiatra romeno viveu em Viena no início de 1900 e adaptou recursos e conceitos do teatro para a prática psicoterapêutica. Estruturou a teoria dos papéis, seguindo Martin Buber com a ideia de que "o homem é um ser em relação". Ressaltou a importância do vínculo, da criatividade e da espontaneidade no desenvolvimento psíquico e postulou que o ser humano existe ao exercer seus papéis intrínsecos na sociedade. Moreno indicou a prática terapêutica como um caminho para o paciente ampliar a vivência de diferentes papéis no vínculo com o outro e consigo mesmo, tornando-se mais livre para pensar e fazer escolhas.

A PRÁTICA CLÍNICA PSICOTERÁPICA PARA CRIANÇAS E FAMÍLIAS

O trabalho de psicoterapia de crianças envolve sempre o cuidado de um sistema familiar; portanto, é um processo de mediação que envolve o trabalho com a criança e seus familiares, ouvindo de forma empática e simétrica ambos os lados. Independentemente da linha teórica seguida, a aliança terapêutica, que engloba uma série de variáveis na relação entre o paciente e o terapeuta, é um componente fundamental durante todo o processo psicoterápico.

Alguns estudos dividem a aliança entre uma dimensão pessoal, ligada à conexão e à confiança entre o paciente e o terapeuta, e uma dimensão ligada ao objetivo, relacionada a um contrato mais ou menos formal de objetivos, etapas e métodos do processo psicoterápico. Certamente esses domínios estão correlacionados e um influencia o outro para a manutenção da aliança terapêutica.

As terapias, conforme a referência teórica, variam entre serem diretivas e específicas em seus objetivos ou não diretivas, quando trabalham de maneira mais livre para uma expressão fenomenológica do universo subjetivo do indivíduo. Existe também uma ampla variação de métodos para acessar o conteúdo subjetivo e ampliar o repertório cognitivo e socioemocional dos pacientes, como o brincar em suas diferentes formas (desenhar, brincar livre, brincar imitativo, brincar simbólico e brincar estruturado), falas e conversas e as representações/*role-plays* que os pacientes podem fazer.

Ao cuidar de uma criança e de um adolescente, consideramos sempre o sistema familiar e o ambiente mais amplo onde o paciente está inserido. A existência de conflitos é inerente e necessária para o desenvolvimento infantil, e a família deveria ser o espaço primordial, a célula máter da sociedade, onde se pode aprender a elaborar as equações psíquicas de somar, subtrair, dividir e multiplicar no convívio com o outro. No entanto, muitas famílias precisam de ajuda profissional para construir, manter e modificar as ferramentas que apoiam o desenvolvimento das crianças e adolescentes.

Diversas linhas teóricas focam a abordagem e o atendimento familiar. Na **terapia de família**, pode-se considerar que a família funciona como um sistema que deve ser visto e analisado em todos os seus componentes. Na anamnese inicial, buscam-se informações sobre como o núcleo familiar é constituído e sobre quais sistemas se interpõem.

Na contemporaneidade, com diversas formações familiares, deve-se observar como os papéis da criança ou adolescente estão sendo estruturados e quais papéis o pai e a mãe estão exercendo como estruturadores e propiciadores de seu desenvolvimento. Deve-se notar como a família se comunica, como organiza atividades cognitivas e emocionais que estimulam a criança no desenvolvimento de sua autoestima, como é o sistema de regras e limites e se os pais exercem uma função de autoridade de fato ou se há um deslocamento e terceirização do cuidado psicológico para outros espaços, como escolas e outros profissionais.

A **orientação parental** é outra linha de abordagem familiar com referência teórica da TAC, com o objetivo de ajudar as famílias a entender a gênese dos principais comportamentos problemáticos por meio de uma análise funcional, que investigue o contexto e a interação dos pais com a criança. Essa abordagem permite pensar em maneiras diferentes de enxergar o comportamento e aumentar o repertório de soluções para lidar com situações desafiadoras da rotina.

A EFICÁCIA E A EFETIVIDADE DAS PSICOTERAPIAS

O tratamento psicoterápico é uma ferramenta importante no tratamento de crianças e adolescentes com múltiplos diagnósticos, com uma extensa literatura sobre sua eficácia e efetividade. No entanto, há menor tamanho de efeito das intervenções psicoterápicas em crianças e adolescentes em comparação aos adultos, possivelmente pelas particularidades intrínsecas dessa população, como a maior resistência para engajamento psicoterápico.

Ao contrário dos adultos, em muitas ocasiões a busca pelo tratamento não é feita pelo paciente, mas por seus responsáveis, o que pode acarretar menor motivação para o tratamento. Como o tratamento do jovem envolve o contato com terceiros (como familiares e escola) e existe diferença de idade entre paciente e terapeuta, é possível que estes últimos desenvolvam menor vínculo de autenticidade, tenham menos interesses clínicos em comum e observem sistemas de valores distintos, gerando dificuldade para se estabelecer uma aliança terapêutica sólida. Esse cenário pode apresentar barreiras para um engajamento consistente no processo psicoterápico.

OS MECANISMOS TERAPÊUTICOS DAS PSICOTERAPIAS

Um meio de examinar como as psicoterapias promovem a mudança é tentar identificar os mecanismos dessa mudança. Um mecanismo de mudança explica de que maneira uma intervenção se traduz em um processo que leva a um resultado como a diminuição de sintomas, por exemplo. Assim, um mecanismo é um conceito que depende da identificação de mediadores, ou seja, de fatores que levam aos resultados terapêuticos a partir da intervenção. Os conhecimentos atuais dos mecanismos de mudança (investigados usando mediação estatística) são em sua vasta maioria baseados em estudos de intervenção com TCC. Há uma escassez de conhecimento sobre mecanismos de mudança baseados em evidências em outras abordagens psicoterápicas.

Uma revisão sistemática recente, financiada por um programa denominado Rede Europeia de Tratamento Psicoterapêutico Individualizado de Jovens com Transtornos Mentais, revisou estudos de mecanismos de mudança em pacientes com problemas psicológicos diversos (ou seja, transdiagnóstico), entre 10 e 19 anos, que receberam intervenções psicoterápicas (de diferentes abordagens) e apontou que, até o presente momento, os mediadores mais estudados em ensaios clínicos randomizados são:

- Fatores cognitivos.
- Fatores comportamentais.
- Fatores relacionados à família.
- Fatores relacionados à terapia.
- Fatores associados aos padrões relacionais e emocionais.

Para os mediadores cognitivos, os principais fatores associados à mudança encontrados foram:

- Mudança nos pensamentos negativos, nas crenças disfuncionais e nas atitudes.
- Mudanças em habilidades metacognitivas (capacidade de autopercepção, aceitação e uso de atenção plena) e nas expectativas.
- Mudanças na autoeficácia e na autoestima.

As medidas cognitivas usadas por esses estudos foram adaptadas para a idade dos pacientes.

Já em relação a mediadores comportamentais, as mudanças encontradas foram:

- Maior engajamento nas atividades terapêuticas.
- Aumento do controle de impulsos (principalmente em estudos sobre o uso de substâncias psicoativas ou transtornos alimentares).
- Maior engajamento em comportamentos positivos fora do ambiente terapêutico (tais como atividades físicas e de lazer, engajamento escolar e diminuição de comportamentos evitativos).
- Maior motivação para a mudança ao longo do tratamento.

Para os mediadores relacionados à família, mudanças no funcionamento familiar, que envolvem mudança de padrão nos conflitos familiares, na coesão familiar, na capacidade de comunicação, na qualidade do relacionamento, no suporte e conexão entre os membros e na acomodação familiar aos sintomas do paciente, tiveram maior significância nos resultados. Os mediadores relacionados às habilidades parentais (parentalidade negativa e positiva, envolvimento e apoio parental, monitoramento e supervisão por parte dos pais) também tiveram significância nos resultados.

Quanto aos mediadores relacionados à terapia, a capacidade de estabelecer uma aliança terapêutica foi a mais significativa. Em relação aos padrões relacionais, mudanças na maneira como os pacientes são influenciados por seus pares e mudanças no padrão de apego foram os principais fatores encontrados. Por último, em relação aos fatores emocionais, as evidências foram inconclusivas. No entanto, havia um número pequeno de estudos focados nesse mediador. É sabido que durante o desenvolvimento há maior oscilação do humor e imaturidade emocional e que a adolescência pode ser um período de turbulência emocional, o que faz com que as terapias focadas no ganho de habilidades socioemocionais sejam fundamentais. Deve-se considerar a necessidade de mais estudos para conhecer os mediadores no campo socioemocional.

CONCLUSÕES

Tanto o histórico social e cultural quanto os dados científicos apontam para a importância e o efeito terapêutico das psicoterapias em crianças e adolescentes com diferentes sintomas ou mesmo diagnósticos psiquiátricos. O trabalho psicoterápico com crianças e adolescentes apresenta particularidades, uma vez que o envolvimento familiar é fundamental e o estágio do desenvolvimento tem implicações técnicas no atendimento (p. ex., uso de desenhos, brincadeiras e jogos para acessar crianças, abordagem de temas específicos como regulação emocional ou interação com pares na adolescência).

Muitos desafios se colocam para esse campo, por exemplo, entender se os efeitos mediadores que refletem os mecanismos de melhora são específicos para cada tipo de terapia ou gerais e amplos, independentemente da modalidade de terapia proposta. Para tanto, existe um caminho possível e saudável de diálogo entre as diferentes linhas teóricas psicoterápicas. Outro ponto de desafio consiste em entender e testar o uso das psicoterapias na infância e na adolescência de maneira transdiagnóstica, ou seja, independentemente do diagnóstico do paciente, já que estamos diante de um campo clínico no qual as comorbidades são praticamente uma regra e a continuidade psicopatológica é muitas vezes heterotípica, com mudança do perfil fenomenológico dos sintomas do paciente ao longo do tempo.

Finalmente, existe o desafio de incorporar tecnologias para novas terapias, tornando-as mais acessíveis e efetivas e também facilitando a disseminação e a implementação em escala, considerando o alto custo e a pouca disponibilidade de terapeutas treinados.

Assim, existe um caminho futuro muito profícuo para o aprimoramento das psicoterapias para crianças e adolescentes.

DICAS DO ESPECIALISTA

- O estabelecimento de uma boa aliança terapêutica (paciente-terapeuta) é fundamental no processo psicoterápico, independentemente do referencial teórico do terapeuta.
- O sistema familiar concentra boa parte das vivências de mundo das crianças e adolescentes, sendo importante a compreensão de seu funcionamento para uma formulação ampla do problema do paciente.
- As mudanças no funcionamento do sistema familiar têm sido apontadas como fator mediador no funcionamento das psicoterapias na infância e na adolescência, ressaltando a importância do olhar paciente-família nessa população.

SUGESTÕES DE LEITURA

1. Bahji A, Pierce M, Wong J, et al. Comparative efficacy and acceptability of psychotherapies for self-harm and suicidal behavior among children and adolescents: a systematic review and network meta-analysis. JAMA Netw Open. 2021;4(4):e216614.
2. Büscher R, Torok M, Terhorst Y, Sander L. Internet- based cognitive behavioral therapy to reduce suicidal ideation: a systematic review and meta-analysis. JAMA Netw Open. 2020;3(4):e203933.
3. Fordham B, Sugavanam T, Edwards K, et al. Cognitive-behavioural therapy for a variety of conditions: an overview of systematic reviews and panoramic meta-analysis. Health Technol Assess. 2021;25(9):1-378.
4. Gilligan C, Wolfenden L, Foxcroft DR, et al. Family--based prevention programmes for alcohol use in young people. Cochrane Database Syst Rev. 2019;3(3):CD012287.
5. Havinga PJ, Maciejewski DF, Hartman CA, et al. Prevention programmes for children of parents with a mood/anxiety disorder: systematic review of existing programmes and meta-analysis of their efficacy. Br J Clin Psychol. 2021;60(2):212-51.
6. Hornstra R, Groenman AP, van der Oord S, et al. Review: which components of behavioral parent and teacher training work for children with ADHD? A metaregression analysis on child behavioral outcomes. Child Adolesc Ment Health. 2023;28(2):258-68.
7. Méndez J, Sánchez-Hernández Ó, Garber J, et al. Psychological treatments for depression in adolescents: more than three decades later. Int J Environ Res Public Health. 2021;18(9):4600.
8. Moltrecht B, Deighton J, Patalay P, Edbrooke-Childs J. Effectiveness of current psychological interventions to improve emotion regulation in youth: a meta-analysis. Eur Child Adolesc Psychiatry. 2021;30(6):829-48.
9. Pegg S, Hill K, Argiros A, et al. Cognitive behavioral therapy for anxiety disorders in youth: efficacy, moderators, and new advances in predicting outcomes. Curr Psychiatry Rep. 2022;24(12):853-9.
10. Polanczyk GV, Salum GA, Sugaya LS, et al. Annual Research Review: A meta-analysis of the worldwide prevalence of mental disorders in children and adolescents. J Child Psychol Psychiatry. 2015;56(3):345-65.

11. Rodgers M, Marshall D, Simmonds M, et al. Interventions based on early intensive applied behaviour analysis for autistic children: a systematic review and cost-effectiveness analysis. Health Technol Assess. 2020;24(35):1-306.
12. Serafini G, Costanza A, Aguglia A, et al. Overall goal of cognitive-behavioral therapy in major psychiatric disorders and suicidality: a narrative review. Med Clin North Am. 2023;107(1):143-67.
13. Solmi M, Radua J, Olivola M, et al. Age at onset of mental disorders worldwide: large-scale meta--analysis of 192 epidemiological studies. Molecular Psychiatry. 2021;27(1).
14. Venturo-Conerly KE, Fitzpatrick OM, Horn RL, et al. Effectiveness of youth psychotherapy delivered remotely: a meta-analysis. Am Psychol. 2021;77(1):71-84.
15. Zhou X, Zhang Y, Furukawa TA, et al. Different types and acceptability of psychotherapies for acute anxiety disorders in children and adolescents: a network meta-analysis. JAMA Psychiatry. 2019;76(1):41-50.

PARA SABER MAIS

- Slade A, Holmes J. Attachment and psychotherapy. Curr Opin Psychol. 2019;25:152-6.
- Taubner T, Ioannou Y, Saliba A, et al. Mediators of outcome in adolescent psychotherapy and their implications for theories and mechanisms of change: a systematic review. Eur Child Adolesc Psychiatry. 2024;33(10):3321-58. https://pubmed.ncbi.nlm.nih.gov/36918434/
- Weisz JR, Venturo-Conerly KE, Fitzpatrick O, et al. What four decades of meta-analysis have taught us about youth psychotherapy and the science of research synthesis. Annu Rev Clin Psychol. 2023;19(1):79-105.

14

Tratamentos farmacológicos

Ana Cláudia Melcop
Luisa Shiguemi Sugaya

PONTOS-CHAVE DESTE CAPÍTULO

- A formulação diagnóstica e a identificação dos sintomas-alvo são passos fundamentais para uma prescrição adequada.
- O planejamento terapêutico deve ser individualizado e abrangente, incluindo o diagnóstico adequado, a escolha da medicação, o monitoramento da resposta terapêutica e dos efeitos adversos, a determinação do tempo de tratamento e a descontinuação da medicação.
- A escolha do tratamento farmacológico deve ser baseada no julgamento clínico e nas melhores evidências científicas disponíveis.
- Fatores culturais, econômicos, regulatórios e éticos podem interferir na escolha e na adesão ao tratamento farmacológico e devem ser considerados.
- O conhecimento aprofundado sobre princípios farmacológicos, o monitoramento clínico e o manejo dos efeitos adversos tornam a prescrição mais segura.

INTRODUÇÃO

Sabemos, hoje, que a maior parte das condições de saúde mental começa antes dos 15 anos de idade. No entanto, a maioria dos casos não é diagnosticada ou tratada durante a infância e a adolescência. As consequências de não tratar os transtornos mentais de crianças/adolescentes se estendem à idade adulta, prejudicando a saúde física e mental e limitando futuras oportunidades. Assim, intervenções precoces são fundamentais para os pacientes e suas famílias. Nesse contexto, o uso de psicofármacos apresenta-se como uma relevante modalidade de tratamento que pode compor o plano terapêutico de crianças e adolescentes.

Nas últimas décadas, houve avanços científicos importantes em relação à psicofarmacologia na infância e na adolescência e o uso de psicotrópicos aumentou de maneira significativa. No entanto, a psicofarmacoterapia em crianças e adolescentes envolve um processo complexo e desafiador. Em muitos casos, faltam evidências robustas que suportem a escolha de tratamento. E, na prática clínica, a indicação e a escolha do tratamento farmacológico devem ir além do esclarecimento diagnóstico, do reconhecimento dos sintomas a serem tratados (sintomas-alvo) e da prescrição de um medicamento. Fatores culturais, religiosos, econômicos, regulatórios, aspectos sociais e éticos também interferem no tratamento dos transtornos mentais na infância e na adolescência e devem ser considerados.

Este capítulo tem como objetivo apresentar, de forma sucinta e objetiva, os princípios para introdução do tratamento farmacológico em crianças e adolescentes, passando por noções da farmacocinética e farmacodinâmica, pela indicação do tratamento, planejamento terapêutico, monitoramento da eficácia e dos efeitos adversos e aspectos éticos.

PRINCÍPIOS FARMACOLÓGICOS

Farmacocinética

A absorção, distribuição, metabolismo e excreção dos medicamentos mudam com o desenvolvimento. Embora as crianças apresentem peso corporal menor, a massa relativa do fígado e do rim é maior do que nos adultos quando ajustada para o peso corporal. Elas também apresentam relativamente mais água, menos gordura e menos albumina plasmática à qual os medicamentos podem se ligar. Assim, o volume de distribuição de um medicamento tende a ser maior em crianças do que em adultos. As medicações nas crianças têm menor biodisponibilidade, são metabolizadas e eliminadas mais rápido.

Os medicamentos, depois de absorvidos, passam primeiro por uma transformação oxidativa e hidrolítica mediada por enzimas microssômicas, citocromo p450 (CYP450), encontradas no fígado. As duas enzimas mais importantes do CYP450 são o CYP3A4 e o CYP2D6, que estão envolvidos no metabolismo da maioria dos psicotrópicos. Medicamentos como sertralina, citalopram, escitalopram, aripiprazol e quetiapina são metabolizados pela CYP3A4. Já fluoxetina, olanzapina, haloperidol e risperidona são metabolizados pelo CYP2D6. Além disso, algumas medicações podem atuar como inibidores ou como indutores dessas enzimas.

Dessa forma, a combinação de alguns medicamentos pode elevar ou diminuir o nível sérico de uma das substâncias ingeridas. Por exemplo, a carbamazepina pode induzir o CYP3A4, potencializando sua capacidade de metabolização. Assim, sua administração junto com a sertralina pode resultar em níveis baixos e inadequados do antidepressivo. É, portanto, essencial que o clínico considere as características farmacocinéticas dos medicamentos e as possíveis interações farmacológicas ao realizar a prescrição a um paciente.

A principal via de eliminação dos metabólitos são os rins. As crianças apresentam uma eliminação mais rápida, logo a meia-vida plasmática dos medicamentos tende a ser menor. Com a meia-vida mais curta, o estado estacionário, que ocorre quando a taxa de absorção da droga no sangue se iguala à taxa de eliminação, é atingido mais cedo. Dessa forma, o fracionamento da dose de alguns psicotrópicos deve ser indicado, assim como é preciso atentar para os possíveis sintomas de abstinência após descontinuação ou esquecimento da tomada da medicação.

Farmacodinâmica

A farmacodinâmica busca entender como as medicações atuam no corpo: a bioquímica e os efeitos fisiológicos. A maioria dos psicotrópicos age em sistemas de neurotransmissores como dopamina, serotonina, noradrenalina, glutamato e Gaba (*gamma-aminobutyric acid* ou ácido gama-aminobutírico), cujos receptores se modificam ao longo do desenvolvimento, conforme o cérebro amadurece.

Os receptores cerebrais apresentam pico de densidade na idade pré-escolar e declinam durante a adolescência. O impacto dessas mudanças na ação dos psicotrópicos ainda é pouco compreendido, mas os resultados de ensaios clínicos realizados com adultos, adolescentes e crianças mostram que podem existir diferenças em relação à eficácia e à ocorrência de efeitos adversos de acordo com a faixa etária. Por exemplo, antidepressivos tricíclicos são efetivos para depressão em adultos e não são efetivos para o tratamento de depressão em crianças.

Farmacogenômica (farmacogenética)

Estudos genéticos já identificaram polimorfismos que podem afetar a farmacocinética e a farmacodinâmica dos medicamentos e, consequentemente, impactar sua eficácia e tolerabilidade. Dessa forma, testes farmacogenéticos têm se apresentado como um caminho promissor na busca por tratamentos mais individualizados. Atualmente, os testes farmacogenéticos são capazes de identificar:

- Variantes genéticas relacionadas ao citocromo p450, como CYP2C19, CYP2D6 e CYP2B6, que afetam a capacidade de metabolização dos medicamentos.
- Variantes genéticas que alteram o efeito dos medicamentos, como o gene *SLC6A4* e o gene *HTR2A*, que alteram o efeito de antidepressivos.
- Variantes genéticas que aumentam o risco de eventos adversos, como os genes HLA-A e HLA-B, que aumentam o risco de síndrome de Stevens-Johnson após a exposição a carbamazepina/oxcarbazepina.

No entanto, as evidências sobre o uso dos testes farmacogenéticos para guiar o tratamento de crianças e adolescentes ainda são limitadas. Além disso, questões relacionadas a disponibilidade, alto custo e tempo para a obtenção do resultado também restringem sua utilização. Dessa maneira, a American Academy of Child and Adolescent Psychiatry (Aacap) atualmente recomenda que os clínicos evitem o uso de testes farmacogenéticos na seleção de psicofármacos e destaca a necessidade de mais estudos prospectivos de boa qualidade. Em contrapartida, alguns pesquisadores defendem que a testagem de genes com maior nível de evidência (como CYP2D6, CYP2C19, HLA-A e HLA-B) pode ser indicada de acordo com avaliação clínica, por exemplo, no caso de pacientes com respostas inadequadas ou baixa tolerabilidade ao uso de antidepressivos e antipsicóticos ou no caso dos genes HLA-A e HLA-B, antes da introdução de carbamazepina/oxcarbazepina. Diretrizes sobre o uso dos testes farmacogenéticos podem ser encontradas no site do *Clinical Pharmacogenetics Implementation Consortium* – CPIC (www.cpicpgx.org).

PRINCÍPIOS DO TRATAMENTO FARMACOLÓGICO

Avaliação e diagnóstico

O primeiro passo necessário para a escolha do tratamento é uma avaliação clínica abrangente e minuciosa, que deve incluir: avaliação diagnóstica, avaliação do estágio do desenvolvimento e funcionalidade, pesquisa de comorbidades clínicas, avaliação de fatores ambientais e dos modelos explicativos do paciente e de sua família.

A realização do diagnóstico correto e a identificação de sintomas-alvo são fundamentais para a indicação do tratamento farmacológico, pois alguns diagnósticos, como os transtornos psicóticos, requerem tratamento farmacológico imediato, enquanto outros, como episódios depressivos leves, podem ser tratados com sucesso com intervenções não farmacológicas. Ademais, em alguns casos, os tratamentos terão como objetivo modificar os sintomas centrais do transtorno, como no caso do uso de inibidores da recaptação da serotonina para tratamento de um episódio depressivo. Em outros, os tratamentos buscarão a redução de sintomas-alvo, por exemplo, a redução de irritabilidade e agressividade em pacientes com transtornos do espectro autista.

No entanto, a realização de um diagnóstico preciso na infância e adolescência pode ser bastante desafiadora. Os sintomas podem ser confundidos com variações do desenvolvimento normal, podem se modificar ao longo do desenvolvimento, assim como podem ser inespecíficos e fazer parte de diversos diagnósticos. Por exemplo, o comportamento isolado de um adolescente pode fazer parte da abertura de um quadro depressivo ou ser interpretado como comportamento comum dessa fase da vida, enquanto a irritabilidade pode fazer parte de diferentes quadros clínicos, como transtorno opositor desafiante, episódio depressivo ou transtorno de déficit de atenção e hiperatividade (TDAH). Além disso, a comorbidade entre transtornos mentais é frequente. Dessa forma, é necessário que, ao longo do seguimento, o paciente possa ser reavaliado e o diagnóstico revisto, especialmente em casos de dúvida diagnóstica ou falha terapêutica.

Planejamento terapêutico

O planejamento terapêutico deve ser feito de maneira individualizada e levar em consideração não só diagnóstico e os sintomas-alvo, mas também o funcionamento da criança/adolescente, a dinâmica familiar, o ambiente escolar e o contexto social. O tratamento deve visar não só à remissão dos sintomas, mas também à melhora da funcionalidade e à prevenção de desfechos negativos.

Dada a complexidade dos fatores relacionados aos transtornos mentais, o plano terapêutico deve considerar diferentes modalidades de tratamento, e a combinação de intervenções farmacológicas e não farmacológicas é, em muitos casos, recomendada. Além disso, a indicação do tratamento farmacológico deve levar em consideração as crenças e opiniões de pacientes e familiares. Nesse processo, o estabelecimento da aliança terapêutica e a comunicação adequada são fundamentais para que o clínico possa transmitir as informações pertinentes, para que sejam abordados aspectos culturais e emocionais envolvidos e para que o paciente e seus familiares tomem uma decisão informada.

Pacientes e familiares muitas vezes têm ideias previamente concebidas sobre a causa dos transtornos mentais e sobre o uso de medicamentos, que podem estar relacionadas a sentimentos negativos como culpa, medo, impotência, entre outros. A escuta ativa e a abordagem cuidadosa desses aspectos podem fortalecer o vínculo entre médico, paciente e familiares, reduzir o estigma e aumentar a aceitação do tratamento.

Na sequência, parte-se para a escolha do fármaco. Para um mesmo diagnóstico existem algumas opções de tratamento farmacológico, e cabe ao psiquiatra indicar a melhor opção, considerando aspectos clínicos do paciente (idade, peso, altura, presença de comorbidades), o nível socioeconômico, a disponibilidade do fármaco e o nível de evidência clínica. O tratamento farmacológico de escolha deve superar os ganhos das terapias não farmacológicas. E, desde o início, o psiquiatra deve transmitir à família quais sintomas espera melhorar, e orientar sobre o risco de efeitos adversos. O alinhamento das expectativas do paciente e da família auxilia na adesão ao tratamento.

Nas primeiras semanas do tratamento (tratamento agudo), é realizada a titulação do fármaco. Na infância e na adolescência, a medicação deve ser iniciada em doses baixas e tituladas lentamente de acordo com a resposta e com a tolerância do paciente à medicação. A titulação deve ser respeitada considerando o tempo de início de ação e a meia-vida do fármaco. A dose-alvo desejada é aquela que é mais bem tolerada pelo paciente e aquela com a qual se atingiu a remissão completa dos sintomas. Dependendo do tipo de medicação, a resposta pode acontecer em apenas alguns dias ou demorar várias semanas.

Após o tratamento agudo, há a fase de continuação, em que as doses devem ser ajustadas até a remissão total dos sintomas e a recuperação funcional. Em seguida, o tratamento visa prevenir recaídas e/ou recorrências (fase de manutenção), mantendo a melhora clínica alcançada.

Também faz parte do planejamento terapêutico tentar estabelecer a duração do uso da medicação. O tempo de tratamento varia de acordo com o diagnóstico, com a resposta clínica alcançada e com a tolerância do paciente à medicação. Estudos de longo prazo mostraram que o uso dos antidepressivos para tratamento de quadros depressivos por mais de 6 meses previne a recaída em crianças e adolescentes, e nos quadros psicóticos o uso dos antipsicóticos é recomendado por um longo prazo.

Contudo, as crianças e adolescentes podem não obter resposta clínica satisfatória com o tratamento inicialmente estabelecido. Nesses casos, é importante verificar a adesão ao tratamento, avaliar se o paciente fez uso de doses efetivas e por tempo adequado e, se necessário, realizar a troca de medicação. O clínico deve, portanto, estar pronto para reconhecer a falha no tratamento, reavaliar o quadro clínico e o tratamento e estabelecer um novo plano de tratamento.

Monitoramento dos efeitos terapêuticos e dos efeitos adversos

Ao longo de todo o tratamento, é necessário avaliar o paciente periodicamente para monitorar a resposta clínica e os possíveis efeitos adversos. A avaliação da resposta terapêutica deve considerar a redução de sintomas, a melhora da funcionalidade e os ganhos desenvolvimentais, e deve ser feita por meio da avaliação clínica, do uso de escalas e questionários e da obtenção de informações com diferentes informantes.

Em geral, as crianças e adolescentes são mais sensíveis aos efeitos adversos. Ter conhecimento deles é fundamental para estabelecer um tratamento de segurança, minimizando os riscos e garantindo a adesão. Alguns efeitos adversos podem ser previstos com base no mecanismo de ação da medicação, enquanto outros podem ocorrer de maneira inesperada.

Inicialmente é preciso estabelecer a linha de base de parâmetros clínicos e laboratoriais (peso, altura, pressão arterial, frequência cardíaca, hemograma, função hepática e renal, glicemia, colesterol e triglicerídeos). Esses dados ajudam a monitorar os possíveis efeitos adversos. Por exemplo: as alterações metabólicas são efeitos adversos comuns dos antipsicóticos de segunda geração, e a diminuição do apetite com perda de peso pode ocorrer com o uso de estimulantes. A prescrição de algumas medicações, como o lítio e o ácido valproico, necessita do monitoramento dos níveis plasmáticos.

NÍVEL DE EVIDÊNCIA E NORMAS DE REGULAÇÃO

Outro fator importante na escolha terapêutica é o nível de evidência que apoia a eficácia e a segurança de um medicamento para determinada condição clínica. A eficácia de um tratamento pode ser medida com base na diminuição dos sintomas, na eliminação das principais manifestações do transtorno, na restauração do funcionamento e na diminuição do risco de recaída ou recorrência dos sintomas.

O nível de evidência pode variar desde níveis baixos, estabelecidos por opiniões de autoridades, baseadas em evidências clínicas empíricas, estudos descritivos ou relatórios de comitês de especialistas, até os níveis mais altos, baseados em revisões sistemáticas feitas a partir de vários ensaios clínicos randomizados conduzidos com rigor metodológico. Nesse contexto, é importante que o clínico tenha conhecimento sobre metodologia científica para avaliar a qualidade dos estudos, interpretar os resultados de modo adequado e fornecer dados relevantes para os pacientes e familiares. Tendo em vista os constantes avanços científicos, é também fundamental que os clínicos se mantenham atualizados.

Além do nível de evidência, os clínicos precisam entender as normas regulatórias. Alguns psicotrópicos já receberam aprovação de indicações pediátricas pelas agências regulatórias de medicamentos (Food and Drug Administration – FDA – nos Estados Unidos e Agência Nacional de Vigilância Sanitária – Anvisa – no Brasil), enquanto outros são usados sem indicação formal (*off-label*). Há medicamentos com alto nível de evidência, como a sertralina para o tratamento de transtorno de ansiedade na infância, mas sem aprovação pelo FDA. Essas inconsistências devem-se principalmente ao fato de o processo de aprovação pelo FDA não ter sido planejado para regular a prática clínica e sim para regular a comercialização por empresas farmacêuticas de novos medicamentos patenteados. Logo, o uso de medicamentos sem indicação formal por essas agências é comum e pode não ser uma prática inadequada. Esses conceitos são importantes para explicar aos pais/responsáveis quando uma medicação *off-label* com bom nível de evidência é escolhida para o tratamento do paciente (Quadro 1).

QUADRO 1 Passos para o uso de medicamentos psicofármacos em crianças e adolescentes

1. Elaborar a formulação diagnóstica e identificar os sintomas-alvo.
2. Informar pais/responsáveis e criança sobre os potenciais benefícios e riscos da medicação.
3. Informar e documentar se a medicação escolhida for *off-label*.
4. Obter parâmetros clínicos e laboratoriais de linha de base para monitoramento de efeitos adversos.
5. Iniciar a medicação com doses baixas.
6. Monitorar a adesão ao tratamento, a resposta clínica e efeitos adversos.
7. Caso necessário, realizar ajuste gradual da dose.
8. Reavaliar o paciente periodicamente e considerar a necessidade de ajuste, manutenção ou descontinuação do tratamento farmacológico.

ASPECTOS ÉTICOS

Ao se propor o tratamento farmacológico para uma criança ou adolescente, os pais/responsáveis precisam concordar e consentir. Para tanto, eles devem ser esclarecidos sobre o projeto terapêutico, o que inclui entender os potenciais benefícios e os riscos esperados da medicação escolhida. Essas informações devem ser explicadas por médicos de forma acessível a pessoas que não sejam da área médica, tentando minimizar termos técnicos que não fazem parte do vocabulário não médico.

A participação dos pais/responsáveis é fundamental no tratamento. Além de autorizar o uso da medicação, eles devem garantir a tomada diária do medicamento e relatar os efeitos adversos associados ao tratamento. As crianças e adolescentes também devem ser informados sobre sua condição e sobre o tratamento na medida do permitido pelo seu desenvolvimento cognitivo e emocional. No entanto, o consentimento só pode ser dado pelos pais ou tutor (Quadro 2).

QUADRO 2 Principais medicações psicotrópicas utilizadas na infância e na adolescência

Medicação	Mecanismo de ação	Indicações
Haloperidol	Antagonista D2 potente.	▪ **Síndrome de Tourette.** ▪ **Problemas comportamentais severos.** ▪ **Esquizofrenia.**
Aripiprazol	Agonista parcial D2 e 5HT1A.	▪ **Esquizofrenia (> 13 anos).** ▪ **TAB (> 10 anos).** ▪ **Irritabilidade em pacientes com TEA (6-17 anos).** ▪ **Síndrome de Tourette (6-18 anos).**
Clozapina	▪ Antagonista D2, D4, 5HT2A e outros.	▪ Esquizofrenia resistente ao tratamento (único antipsicótico com superioridade).
Lurasidona	Antagonista D2, 5HT2A, 5HT7. Agonista parcial 5HT1A.	▪ **Esquizofrenia (> 13 anos).** ▪ **Depressão bipolar (> 10 anos).**
Olanzapina	Antagonista 5HT2A, D2 e outros.	▪ **Esquizofrenia (> 13 anos)** ▪ **TAB (>13 anos)** ▪ **Depressão bipolar (em combinação com fluoxetina, > 10 anos).** ▪ Síndrome de Tourette.

(continua)

QUADRO 2 (*continuação*) Principais medicações psicotrópicas utilizadas na infância e na adolescência

Medicação	Mecanismo de ação	Indicações
Quetiapina	▪ Doses sedativo-hipnóticas (50 mg/dia): antagonismo H1. ▪ Doses antidepressivas (cerca de 300 mg/dia): inibição de recaptação de noradrenalina, agonismo parcial 5HT1A e antagonismo 5HT2A, 5HT2c, 5HT7 e alfa-2. ▪ Doses antipsicóticas (300-800 mg/dia): múltiplos receptores serotoninérgicos, muscarínicos e alfa-adrenérgico.	▪ **Esquizofrenia (> 13 anos).** ▪ **TAB (10-17 anos).** ▪ Síndrome de Tourette.
Risperidona	Antagonista D2, alfa 1, alfa 2, 5HT2A.	▪ **Esquizofrenia (> 13 anos).** ▪ **TAB (> 10 anos).** ▪ **Irritabilidade em pacientes com TEA (5-16 anos).** ▪ Síndrome de Tourette.
Lítio	Mecanismo de ação complexo e ainda não estabelecido.	**TAB (> 7 anos).**
Valproato	Mecanismo de ação ainda não estabelecido.	▪ TAB. ▪ Agressividade.
Citalopram	Inibição da recaptação da serotonina. Antagonista H1 leve.	▪ Depressão. ▪ TOC. ▪ Transtornos ansiosos.
Escitalopram	Inibição da recaptação da serotonina.	**Depressão (> 12 anos).**
Fluoxetina	Inibição da recaptação da serotonina. Antagonista 5HT2c.	▪ **Depressão (8-18 anos).** ▪ **TOC (> 7 anos).** ▪ **Depressão bipolar (em combinação com olanzapina, > 10 anos).** ▪ Transtornos ansiosos.
Fluvoxamina	▪ Inibição da recaptação da serotonina. ▪ Ligação ao receptor alfa-1.	▪ **TOC (> 8 anos).** ▪ Transtornos ansiosos.
Sertralina	▪ Inibição da recaptação da serotonina. ▪ Inibição do transportador de dopamina. ▪ Ligação ao receptor alfa-1.	▪ **TOC (> 6 anos).** ▪ Depressão. ▪ Transtornos ansiosos.
Venlafaxina	Inibidor seletivo da recaptação da serotonina e inibição do transportador da noradrenalina (em doses mais elevadas).	Depressão.
Duloxetina	Inibidor seletivo da recaptação da serotonina e inibição do transportador da noradrenalina.	**TAG (7-17 anos).**
Clomipramina	Inibição da recaptação da serotonina, norepinefrina/noradrenalina.	**TOC (> 10 anos).**
Lisdexanfetamina	Bloqueadores dos transportadores de noradrenalina e dopamina.	**TDAH (> 6 anos).**
Metilfenidato	Bloqueadores da recaptação de noradrenalina e dopamina.	**TDAH (> 6 anos).**

(*continua*)

QUADRO 2 (*continuação*) Principais medicações psicotrópicas utilizadas na infância e na adolescência

Medicação	Mecanismo de ação	Indicações
Atomoxetina	Inibidor seletivo da recaptação de noradrenalina.	**TDAH (> 6 anos).**
Clonidina	Agonista alfa-2 adrenérgico.	▪ **TDAH (> 6 anos).** ▪ **Síndrome de Tourette.**

O **negrito** indica transtornos mentais para os quais o uso das medicações foi aprovado pelo FDA.
FDA: Food and Drug Administration; TAB: transtorno afetivo bipolar; TDAH: transtorno de déficit de atenção e hiperatividade; TOC: transtorno obsessivo-compulsivo.
Fonte: Stahl (2020); McVoy (2024).

CONCLUSÕES

Os psicofármacos são uma importante opção terapêutica para crianças e adolescentes com transtornos mentais. Para que o tratamento farmacológico seja efetivo, é necessário que o clínico esteja capacitado para realizar uma avaliação adequada, elaborar um plano terapêutico global e conduzir todas as etapas do tratamento.

É fundamental que o profissional compreenda a complexidade dos fatores envolvidos e possa integrar os conhecimentos de diferentes áreas, incluindo psicopatologia do desenvolvimento, farmacologia, metodologia científica, políticas de prescrição, ética e conhecimento sobre tratamentos não farmacológicos. É também importante que se estabeleça uma aliança terapêutica entre médico, paciente e familiares, e que todos possam atuar de maneira colaborativa.

O plano terapêutico deve ser reavaliado e modificado sempre que necessário, acompanhando a evolução do quadro e o desenvolvimento da criança ou adolescente.

DICAS DO ESPECIALISTA

- Inicie apenas uma medicação por vez.
- A introdução das medicações deve ser feita com doses pequenas, e a titulação deve ser feita de forma gradual. No entanto, é importante atingir doses eficazes e manter o tratamento por tempo adequado.
- Evite trocas de medicações frequentes sem razões consistentes, e tenha cautela e ceticismo em relação a novos medicamentos.
- Descontinue medicações que não estão sendo eficazes ou que não são mais necessárias.
- Não é recomendável o uso de outra medicação para tratar efeitos adversos.

SUGESTÕES DE LEITURA

1. American Academy of Child & Adolescent Psychiatry (Aacap). Clinical use of pharmacogenetic tests in prescribing psychotropic medications for children and adolescents. Washington, DC, 2020. Disponível em: https://www.aacap.org/AACAP/Policy_Statements/2020/Clinical-Use-Pharmacogenetic-Tests-Prescribing-Psychotropic-Medications-for-Children-Adolescents.aspx. Acesso em: 22 abr. 2024.
2. Lorberg B, Davico C, Martsenkovskyi D, Vitiello B. Principles in using psychotropic medication in children and adolescents. In: Rey JM, Martin A (eds.). IACAPAP e-textbook of child and adolescent mental health. Geneva: IACAPAP; 2019. Disponível em: https://iacapap.org/_Resources/Persistent/22c86e366ffb774708a17429cd9dfef60ff08f2d/A.6-EBM-Portuguese-version-2019.pdf. Acesso em: 22 abr. 2024.
3. Koelch M, Schnoor K, Fegert JM. Ethical issues in psychopharmacology of children and adolescents. Curr Opin Psychiatry. 2008;21(6):598-605.
4. Ramsey LB, Namerow LB, Bishop JR, et al. Thoughtful clinical use of pharmacogenetics in child and adolescent psychopharmacology. J Am Acad Child Adolesc Psychiatry. 2021;60(6):660-4.
5. Schiff GD, Galanter WL, Duhig J, et al. Principles of conservative prescribing. Arch Intern Med. 2011;171(16):1433-40.
6. Steinhausen HC. Recent international trends in psychotropic medication prescriptions for children and adolescents. Eur Child Adolesc Psychiatry. 2015;24(6):635-40.
7. Stahl SM. Stahl's essential psychopharmacology: prescriber's guide. 7.ed. Cambridge University Press; 2020.
8. Taylor DM, Barnes TRE, Young AH. The Maudsley prescribing guidelines in psychiatry. 14.ed. Wiley-Blackwell; 2021.

PARA SABER MAIS

- Martin A, Oesterheld JR, Bloch MH, et al. General principles and clinical practice. In: Martin A, Volkmar FR, Bloch MH. Lewis's child and adolescent psychiatry: a comprehensive textbook. 5.ed. Wolters Kluwer Health. E-book.
- McVoy M, Stepanova E, Findling RL. Clinical manual of child and adolescent psychopharmacology. 4.ed. American Psychiatric Association Publishing, 2024.
- Namerow LB, Walker SA, Loftus M, et al. Pharmacogenomics: an update for child and adolescent psychiatry. Curr Psychiatry Rep. 2020;22(5):26.

15

Tratamentos complementares e novas abordagens terapêuticas

Maria Teresa Ferreira Côrtes
Luis Carlos Farhat
Luisa Shiguemi Sugaya

PONTOS-CHAVE DESTE CAPÍTULO

- Além dos tratamentos medicamentosos e psicoterápicos, outras modalidades de intervenção são propostas para os transtornos mentais de crianças e adolescentes. No entanto, o nível das evidências científicas disponíveis sobre a eficácia e a segurança desses tratamentos é variável, fato que deve ser levado em consideração ao indicar qualquer um deles.
- Em relação aos benefícios de intervenções dietéticas como estratégia terapêutica, os estudos apresentam limitações metodológicas. Os resultados encontrados, por exemplo, para o tratamento de transtorno de déficit de atenção/hiperatividade (TDAH) indicam um tamanho de efeito pequeno, de modo que seu uso não é rotineiramente recomendado para tratar crianças e adolescentes com transtornos mentais.
- Métodos que atuam sobre o funcionamento cerebral, como *neurofeedback*, estimulação magnética transcraniana (EMT) e estimulação transcraniana por corrente contínua (tDCS), têm se mostrado seguros e despertam interesse pelo potencial de atuarem sobre a plasticidade cerebral. No entanto, na prática clínica, seu uso para o tratamento de transtornos mentais em crianças e adolescentes é ainda limitado pela falta de evidências científicas robustas sobre sua eficácia.
- Durante a infância e a adolescência, a eletroconvulsoterapia (ECT) pode ser empregada para o tratamento de condições clínicas específicas, como quadros graves, persistentes e refratários de depressão, mania, transtorno esquizoafetivo, esquizofrenia, catatonia e síndrome neuroléptica maligna. Destaca-se, no entanto, a ausência de ensaios clínicos randomizados controlados na literatura. Por isso, a indicação da ECT deve ser feita de maneira parcimoniosa, considerando os riscos e benefícios associados à realização do procedimento.

INTRODUÇÃO

Os tratamentos medicamentosos e psicoterápicos representam as principais abordagens terapêuticas baseadas em evidências para crianças e adolescentes com transtornos mentais. No entanto, diversas outras intervenções são propostas para o manejo dessas condições na rotina clínica. Enquanto algumas dessas intervenções apresentam evidências científicas justificando sua recomendação para pacientes, outras não oferecem dados claros sobre suas relações de risco-benefício.

O objetivo deste capítulo é fornecer uma visão abrangente e reunir evidências científicas sobre as principais modalidades complementares adotadas no tratamento de crianças e adolescentes com transtornos mentais. Embora não seja possível esgotar o tema, espera-se que o capítulo seja informativo para profissionais de saúde aprofundarem seus conhecimentos sobre quais modalidades complementares podem ser recomendadas e/ou são apropriadas para seus pacientes.

DIETAS

Como dieta e nutrição são fatores modificáveis (em contrapartida aos fatores genéticos), diversos estudos ao longo das últimas três décadas têm examinado as associações e o papel de nutrientes e nutrição nos transtornos mentais ao longo da vida. De maneira geral, os estudos, focados principalmente na depressão em adultos, indicam relações claras entre baixa qualidade da dieta e transtornos mentais.

Por exemplo, uma revisão sistemática de 20 estudos longitudinais e 21 estudos transversais indicou que pessoas que mais aderiram à dieta mediterrânea apresentaram uma redução de 33% no risco de depressão em relação a pessoas que menos aderiram a essa dieta. Ademais, dietas menos inflamatórias se mostraram associadas a risco de depressão 24% menor em relação a dietas mais inflamatórias. Por fim, outra revisão sistemática e metanálise de 17 estudos observacionais (15 transversais e 2 longitudinais) indicou que o maior consumo de alimentos ultraprocessados estava associado a maiores razões de chance de sintomas depressivos e ansiosos na população.

Contudo, esses estudos observacionais não conseguem separar a porcentagem (se é que existe alguma) das reduções de risco causadas pelas diferenças em nutrição e nutrientes. É possível que esses achados de associações entre os transtornos mentais e a dieta sejam na verdade confundidos por outros fatores frequentemente associados a dietas de melhor qualidade, por exemplo, nível educacional, nível socioeconômico e funcionamento cognitivo. É possível também que, apesar de associados à distribuição dos transtornos mentais na população, os nutrientes e a nutrição não sejam capazes de modificar os sintomas e o curso clínico desses transtornos, condição desejável para sua recomendação como tratamento.

Dados de ensaios clínicos randomizados e controlados (ECRC), em contrapartida, podem ser informativos em relação aos efeitos causais de uma dada intervenção em saúde. Na literatura existem diversos ECRC avaliando o efeito de intervenções dietéticas e de suplementação com nutrientes em pessoas com transtornos mentais. Até o momento, a maioria também foi conduzida em adultos, no entanto já existem estudos em crianças e adolescentes.

Por exemplo, no caso do transtorno de déficit de atenção/hiperatividade (TDAH) existem diversos estudos que demonstram o benefício de algumas intervenções dietéticas. Em uma metanálise importante no campo, o Grupo Europeu de *Guidelines* para o TDAH demonstrou que intervenções dietéticas como suplementação com ômega 3 (diferença de média padronizada [DMP] -0,16; 95% intervalo de confiança [IC] -0,31, -0,01), eliminação de corantes artificiais (DMP -0,42; 95% IC -0,7, -0,13) e outras restrições alimentares (DMP -0,51; 95% IC -1,04, 0,02) estavam, em geral, associadas com maiores reduções de sintomas de TDAH em crianças em comparação com nenhum tratamento ou placebo. Todavia, é importante ressaltar que esses dados são baseados em alguns poucos ensaios clínicos de tamanho amostral pequeno. Assim, é provável que esses achados provenientes da metanálise não sejam generalizáveis para a população de crianças e adolescentes com TDAH.

Ademais, a magnitude do tamanho de efeito para cada uma dessas intervenções é pequena, e não há evidência comparativa de que essas estratégias dietéticas são eficazes em relação a abordagens farmacológicas para o TDAH. Ainda, não é possível descartar viés de publicação (ou seja, apenas os ensaios clínicos positivos são publicados). Por fim, é também importante considerar que o desenvolvimento típico de uma criança envolve a experimentação de diversos alimentos, e não há evidência suficiente para avaliar os efeitos a longo prazo no desenvolvimento infantil de dietas caracterizadas por poucos (ou com restrição de alguns) alimentos.

Portanto, de maneira geral, o profissional de saúde não deve recomendar intervenções dietéticas como estratégia terapêutica para o TDAH. Entretanto, esse profissional deve investigar se há alimentos percebidos como prejudiciais para o comportamento durante a consulta. E então, se houver alguma relação clara e específica com algum alimento, pode-se consultar um nutricionista e considerar a realização de substituição alimentar.

ERVAS TERAPÊUTICAS DA MEDICINA CHINESA

O uso de ervas terapêuticas para o tratamento de diversas condições neuropsiquiátricas, inclusive na infância e na adolescência, faz parte das práticas da medicina tradicional chinesa. Apesar de esse uso ser feito na China e em outras regiões do mundo, o número de ensaios clínicos randomizados controlados ainda é limitado.

Na literatura há alguma evidência de eficácia do uso de ervas, por exemplo, um estudo randomizado controlado por placebo e medicação antipsicótica (tiaprida) com tamanho amostral de 603 crianças e adolescentes com síndrome de Tourette e transtornos de tiques, que encontrou resultado positivo a favor do uso de compostos como 5-Ling para redução da gravidade dos tiques em comparação ao placebo. No entanto, é importante considerar que até o momento não existem estudos de países ocidentais sobre a eficácia dessas ervas terapêuticas para o tratamento de transtornos neuropsiquiátricos, e os estudos provenientes da China de maneira geral restringem a elegibilidade dos participantes de maneira a comprometer a generalizabilidade dos achados (p. ex., na síndrome de Tourette excluindo pacientes com TDAH ou transtorno obsessivo-compulsivo comórbido, quando estes representam 50% dos casos que chegam para atenção clínica). Ademais, a disponibilidade e a segurança dessas preparações podem gerar preocupações. Por exemplo, em alguns estudos, formulações de ervas terapêuticas continham placenta humana seca e outros contaminantes.

Assim, de maneira geral, apesar dos resultados positivos em ensaios clínicos, até o momento as ervas terapêuticas da medicina chinesa não devem ser recomendadas como opções terapêuticas para transtornos neuropsiquiátricos na infância e na adolescência, a menos que as preocupações acima sejam direcionadas em estudos futuros.

NEUROFEEDBACK

O *neurofeedback* utiliza técnicas de *biofeedback* como forma de intervenção nos transtornos neuropsiquiátricos. Especificamente, a atividade neural é registrada e apresentada ao indivíduo, em tempo real, por meio de alguma forma de representação visual, auditiva ou tátil. Por exemplo, a atividade cortical pode ser representada pela altura ou velocidade de uma figura na tela de um computador. Diversos métodos podem ser utilizados para captar a atividade cerebral (p. ex., o eletroencefalograma, a magnetoencefalografia, a ressonância magnética funcional e a espectroscopia funcional no infravermelho próximo). A partir dessa representação, o indivíduo pode voluntariamente alterar os parâmetros cerebrais em direção a um padrão desejado e ser treinado para, mediante aprendizagem por reforço, regular a atividade cerebral.

Na literatura, o uso do *neurofeedback* para o tratamento de crianças e adolescentes com TDAH é o mais investigado. Existem diversos ensaios clínicos e metanálises sobre a eficácia de *neurofeedback* para o TDAH. A metanálise realizada por Cortese et al. (2016), por exemplo, não encontrou efeitos significativos sobre sintomas de TDAH em análises que incluíram somente desfechos reportados por informantes provavelmente cegos e controles ativos/intervenções *sham* (placebo). Mais recentemente, um ensaio clínico randomizado utilizando ressonância magnética funcional, capaz de captar atividade neural que não é usualmente identificada via eletroencefalograma, também não encontrou efeitos significativos sobre sintomas de TDAH.

É importante ressaltar que existem descrições positivas sobre os efeitos do *neurofeedback* para o tratamento do TDAH em crianças e adolescentes. Apesar disso, de maneira similar à literatura sobre restrições alimentares, é necessário cautela para interpretar esses resultados, pois os estudos positivos em geral são pequenos e seus achados são baseados em observadores não cegos, o que pode influenciar os resultados. Assim, o *neurofeedback* não é recomendado para o tratamento do TDAH.

Em relação a outros quadros clínicos, há alguns estudos que avaliam o uso de *neurofeedback* para o tratamento de crianças e adolescentes com outros transtornos, como transtorno do espectro autista (TEA), transtornos ansiosos, síndrome de Tourette e vítimas de trauma. No entanto, o número de estudos e/ou limitações metodológicas ainda não permite que se estabeleçam conclusões robustas sobre a eficácia do *neurofeedback* para essas condições, e as intervenções ainda são consideradas experimentais nesses transtornos. Ainda que mais estudos sejam necessários, as intervenções do *neurofeedback* não devem ser recomendadas para esses transtornos na rotina clínica.

ESTIMULAÇÃO MAGNÉTICA TRANSCRANIANA E ESTIMULAÇÃO TRANSCRANIANA POR CORRENTE CONTÍNUA

A estimulação cerebral não invasiva é uma modalidade de intervenção neuropsiquiátrica cujo uso nos contextos clínico e clínico-científico vem crescendo nos últimos anos. Entre as técnicas mais comumente utilizadas estão a estimulação magnética transcraniana (EMT) e a estimulação transcraniana por corrente contínua (ETCC). Na EMT, um campo magnético extracraniano estimula o córtex cerebral a partir da indução de correntes elétricas intracranianas. Na ETCC, por sua vez, correntes elétricas contínuas de baixa intensidade (p. ex., 1-2 mA) são conduzidas ao tecido cerebral por meio de eletrodos posicionados na calota craniana do paciente. De forma geral, a EMT e a ETCC têm se mostrado procedimentos seguros. Desconforto local, cefaleia e outros acometimentos no sítio de aplicação (p. ex., pele avermelhada) são alguns de seus principais efeitos colaterais. A ETCC não apresenta eventos adversos graves associados, mas com a EMT convulsões são possíveis, ainda que eventos raros.

Apesar dos crescentes esforços no estudo dessas técnicas, ainda existem poucos estudos sistemáticos sobre a utilização de EMT e ETCC nos transtornos do neurodesenvolvimento, em particular na população pediátrica. Por exemplo, no TDAH uma revisão sistemática identificou 20 estudos que avaliaram a eficácia de ETCC para a redução de sintomas, e o tamanho de efeito foi pequeno, mas estatisticamente significativo (DMP -0,24; 95% IC -0,45, -0,04). No TEA, outra revisão sistemática identificou 16 estudos que avaliaram a eficácia da ETCC para a redução de sintomas, e o tamanho de efeito foi maior (DMP -0,97; 95% IC -1,58, -0,36).

No entanto, muitos dos estudos são de pequeno tamanho amostral e podem envolver amostras cujos efeitos não são generalizáveis para a população como um todo. Não é possível descartar viés de publicação, tampouco há evidência de como a ETCC pode ser utilizada no manejo de TDAH ou TEA considerando outros tratamentos que já são atualmente utilizados na rotina clínica. Por essa razão, ETCC ou EMT não são incorporadas em recomendações clínicas para pessoas com transtornos do neurodesenvolvimento.

Ainda que a evidência seja frágil para o uso de ETCC ou EMT em transtornos do neurodesenvolvimento, em relação aos transtornos do humor a evidência é mais contundente, ao menos em adultos, particularmente no contexto da depressão resistente ao tratamento. Em adolescentes, o número de estudos ainda é restrito e o maior ensaio clínico feito até o momento não encontrou diferença significativa da EMT em relação ao tratamento *sham* para pacientes com depressão resistente. No entanto, a EMT tem sido utilizada para essa população, apesar das limitadas evidências, e foi recentemente aprovada pelo Food and Drug Administration (FDA) dos EUA para pacientes com depressão com mais de 15 anos.

ELETROCONVULSOTERAPIA

A eletroconvulsoterapia (ECT) é uma técnica eficaz e bem estabelecida para o tratamento de pacientes adultos com transtornos de humor ou transtornos psicóticos graves. No entanto, seu uso na infância e na adolescência é ainda restrito. Embora o emprego da ECT em crianças e adolescentes tenha sido relatado desde a década de 1940, até hoje a maior parte da informação disponível em relação a sua efetividade é proveniente de relatos de casos, estudos retrospectivos e revisões da literatura.

Uma revisão dos estudos publicados entre 1942 e 1996 encontrou 60 relatos sobre o uso de ECT em crianças e adolescentes, totalizando 396 pacientes avaliados. As taxas de melhora sintomatológica foram de 63% para depressão, 80% para mania, 42% para esquizofrenia e 80% para catatonia. Destaca-se, no entanto, a baixa qualidade dos estudos analisados e a falta de mensurações sistemáticas da melhora clínica, baseadas, em sua maioria, apenas na impressão clínica.

Uma nova revisão abarcando os estudos europeus publicados entre 1996 e 2022 encontrou 79 publicações descrevendo o uso de ECT no tratamento de crianças e adolescentes. Em relação ao desenho dos estudos, destaca-se, novamente, a preponderância de relatos de casos e séries de casos, bem como a ausência de ensaios clínicos randomizados. Além disso, a maior parte dos pacientes tratados era acometida por transtornos mentais graves e refratários a outras formas de tratamento previamente utilizadas. Por fim, uma parcela significativa dos estudos apresentou informações incompletas a respeito da população avaliada, das técnicas utilizadas e das medidas quantitativas sobre os desfechos. Entre os estudos selecionados, 11 foram submetidos a análises quantitativas, compondo uma amostra de 212 pacientes que apresentavam principalmente sintomas catatônicos, psicóticos e de humor. A eficácia encontrada foi de 68,4%, embora esse dado deva ser interpretado com cautela, tendo em vista as importantes diferenças metodológicas (diferentes escalas e parâmetros de julgamento clínico).

Em adultos, existe evidência de que a ECT está associada a diversos eventos adversos cognitivos, por exemplo, amnésia anterógrada, de modo que a decisão por seu uso deve sempre considerar, com cautela, a relação risco-benefício entre os eventos adversos e a possível efetividade da ECT. Apesar de não existirem evidências robustas baseadas em ensaios randomizados, é necessário considerar que a ECT é reservada para pacientes extremamente graves, o que dificulta a realização de ensaios randomizados controlados por terapias placebo (ou ausência de tratamento). Assim, o uso de ECT deve ser considerado em condições específicas e quando outros tratamentos se mostraram indisponíveis ou ineficazes.

A Academia Americana de Psiquiatria da Infância e Adolescência (AACAP), por exemplo, indica o uso de ECT para adolescentes com quadros graves de depressão, mania, transtorno esquizoafetivo, esquizofrenia, catatonia ou síndrome neuroléptica maligna que apresentam sintomas persistentes e incapacitantes e que tenham exibido falha em ao menos dois tratamentos farmacológicos, acompanhados de outras modalidades. No entanto, essas recomendações devem, novamente, ser consideradas à luz de alternativas terapêuticas e da melhor evidência no momento. Na esquizofrenia em crianças e adolescentes, exemplificativamente, o uso da clozapina é em geral recomendado após a falha de dois antipsicóticos, e a ECT só seria considerada para crianças e adolescentes que permanecem com sintomas persistentes e incapacitantes com essa medicação. Por outro lado, em algumas situações, como a catatonia maligna, a ECT pode ser considerada de maneira mais precoce, já que há risco à vida. O mesmo racional pode ser aplicado se alguma intervenção farmacológica não for possível.

Embora não existam contraindicações absolutas ao uso da ECT, é importante que uma avaliação clínica cuidadosa seja realizada; caso haja alguma doença clínica associada, deve-se também solicitar a avaliação de especialistas. A avaliação por profissionais de saúde que se especializam em ECT deve também ser considerada. Além disso, deve-se solicitar exames laboratoriais, eletrocardiograma, eletroencefalograma e exame de neuroimagem (tomografia computadorizada ou ressonância magnética) antes do tratamento, e também solicitar avaliação cognitiva antes, logo após o término e alguns meses depois do tratamento.

Embora os métodos utilizados na ECT tenham avançado e esse seja considerado um procedimento seguro, efeitos adversos são esperados. Mais frequentemente, eles incluem dor de cabeça, náusea, vômito, dores musculares, confusão e agitação, que, em geral, são passageiros e leves. Como nos adultos, existe preocupação com as alterações cognitivas, incluindo o comprometimento da memória, e com o risco de convulsões recorrentes prolongadas ou de convulsões tardias. Para realizar o procedimento, os pacientes devem receber anestesia, e é importante ressaltar que os riscos associados à anestesia geral também existem.

Diante dos possíveis efeitos adversos e das limitações da literatura, é importante ponderar de maneira cuidadosa os riscos e benefícios da ECT e considerar os potenciais prejuízos de não oferecer o tratamento para pacientes com transtornos mentais graves refratários a outros tratamentos. Além disso, é fundamental garantir que o paciente e a família sejam orientados sobre as indicações terapêuticas, os resultados esperados, os possíveis efeitos colaterais e as evidências disponíveis, para que eles possam consentir na realização da intervenção de maneira bem informada. Por fim, é importante abordar medos e preocupações, considerando o estigma relacionado à ECT, e estar atento para esclarecer informações errôneas que são muitas vezes propagadas pela mídia e na internet.

CONCLUSÕES

Ao longo deste capítulo, diversas modalidades de intervenções complementares foram abordadas. De forma geral, as evidências científicas disponíveis ainda apresentam limitações significativas. Nesse contexto, deve-se dar preferência ao uso de intervenções comprovadamente eficazes, de modo que não se recomenda, na rotina clínica, o uso de intervenções dietéticas, ervas terapêuticas ou *neurofeedback* para tratar crianças e adolescentes com transtornos mentais. No entanto, no caso de quadros resistentes ou na ausência de outros tratamentos disponíveis é possível considerar o risco-benefício do uso de algumas intervenções, a despeito da falta de evidências robustas sobre a eficácia.

Especificamente, a EMT tem sido utilizada para tratar adolescentes com depressão resistente, e a ECT pode ser indicada para algumas condições clínicas graves, persistentes e refratárias a outros tratamentos.

Assim, é fundamental que o clínico conheça a literatura disponível, saiba avaliar a qualidade metodológica dos estudos e utilize as evidências disponíveis para orientar sua prática clínica. Além disso, são necessários novos ensaios clínicos e pesquisas que busquem o desenvolvimento de intervenções mais eficazes e seguras.

DICAS DO ESPECIALISTA

- A indicação de qualquer tratamento deve ser feita de maneira individualizada, levando em consideração o quadro clínico, a disponibilidade de outras práticas com eficácia e segurança comprovadas, a relação entre risco e benefício de cada intervenção, os potenciais prejuízos caso o paciente não receba o tratamento e a opinião do paciente e familiares.
- É importante que haja cuidado para que intervenções sem comprovação científica, mesmo que seguras, não sejam indicadas em detrimento de outras modalidades terapêuticas comprovadamente mais eficazes.
- Na prática clínica, é necessário que os profissionais de saúde informem o paciente e seus familiares, em linguagem clara e acessível, sobre o quadro clínico, prognóstico, diferentes modalidades de tratamento e as evidências disponíveis para cada uma delas. Além disso, deve-se verificar se as informações foram adequadamente compreendidas, para que os pacientes e familiares possam tomar uma decisão informada e participar ativamente do tratamento.
- É frequente o acesso de pacientes e familiares, em *sites* da internet ou nas redes sociais, a informações imprecisas e muitas vezes errôneas. Por isso, o clínico deve estar sempre atento para esclarecer equívocos e fornecer informações baseadas em evidências científicas.

SUGESTÕES DE LEITURA

1. Bloch MH, Qawasmi A. Omega-3 fatty acid supplementation for the treatment of children with attention-deficit / hyperactivity disorder symaptomatology: systematic review and meta-analysis. J Am Acad Child Adolesc Psychiatry. 2011;50(10):991-1000.
2. Brunoni AR, Sampaio-Junior B, Moffa AH, et al. Noninvasive brain stimulation in psychiatric disorders: a primer. Braz J Psychiatry. 2019;41(1):70-81.
3. Coghlan ML, Maker G, Crighton E, et al. Combined DNA, toxicological and heavy metal analyses provides an auditing toolkit to improve pharmacovigilance of traditional Chinese medicine (TCM). Sci Rep. 2015;5:17475.
4. Cortese S, Ferrin M, Brandeis D, et al. Neurofeedback for attention-deficit/hyperactivity disorder: meta-analysis of clinical and neuropsychological outcomes from randomized controlled trials. J Am Acad Child Adolesc Psychiatry. 2016;55(6):444-55.
5. Croarkin PE, MacMaster FP. Transcranial magnetic stimulation for adolescent depression. Child Adolesc Psychiatr Clin N Am. 2019;28(1):33-43.
6. Ghaziuddin N, Kutcher SP, Knapp P, et al. Practice parameter for use of electroconvulsive therapy with adolescents. J Am Acad Child Adolesc Psychiatry. 2004;43(12):1521-39.
7. Licht C, Weirich S, Reis O, et al. Electroconvulsive therapy in children and adolescents in Europe: a systematic review of the literature complemented by expert information and guideline recommendations. Eur Child Adolesc Psychiatry. 2024 Oct;33(10):3389-3403.
8. Nigg JT, Lewis K, Edinger T, Falk M. Meta-analysis of attention-deficit/hyperactivity disorder or attention-deficit/hyperactivity disorder symptoms, restriction diet, and synthetic food color additives. J Am Acad Child Adolesc Psychiatry. 2012;51(1):86-97.
9. Rey JM, Walter G. Half a century of ECT use in young people. Am J Psychiatry. 1997;154(5):595-602.
10. Sigrist C, Vöckel J, MacMaster FP, et al. Transcranial magnetic stimulation in the treatment of adolescent depression: a systematic review and meta-analysis of aggregated and individual-patient data from uncontrolled studies. Eur Child Adolesc Psychiatry. 2022;31(10):1501-25.
11. Smith JR, DiSalvo M, Green A, et al. Treatment response of transcranial magnetic stimulation in intellectually capable youth and young adults with autism spectrum disorder: a systematic review and meta-analysis. Neuropsychol Rev. 2023;33(4):834-55.
12. Zheng Y, Zhang ZJ, Han XM, et al. A proprietary herbal medicine (5-Ling Granule) for Tourette syndrome: a randomized controlled trial. J Child Psychol Psychiatry. 2016;57(1):74-83.

PARA SABER MAIS

- Døssing E, Pagsberg AK. Electroconvulsive therapy in children and adolescents: a systematic review of current literature and guidelines. J ECT. 2021;37(3):158-70.
- Riesco-Matías P, Yela-Bernabé JR, Crego A, Sánchez-Zaballos E. What do meta-analyses have to say about the efficacy of neurofeedback applied to children with ADHD? Review of previous meta-analyses and a new meta-analysis. J Atten Disord. 2021;25(4):473-85.
- Sonuga-Barke EJS, Brandeis D, Cortese S, et al. Nonpharmacological interventions for ADHD: systematic review and meta-analyses of randomized controlled trials of dietary and psychological treatments. Am J Psychiatry. 2015;170(3):275-89.

16
Internação psiquiátrica

Maria Teresa Ferreira Côrtes
Ana Cláudia Melcop
Mauro Victor de Medeiros Filho

PONTOS-CHAVE DESTE CAPÍTULO

- A internação psiquiátrica infantil é uma parte fundamental da rede de cuidado em saúde mental e deve ter caráter de excepcionalidade e transitoriedade.
- Controle de risco agudo ligado a sintomas psiquiátricos, investigação e elucidação de casos complexos e impossibilidade de tratamento ambulatorial decorrente de risco clínico ou social são indicações de internação psiquiátrica.
- Todas as intervenções terapêuticas devem seguir a formulação diagnóstica e ser de caráter multidisciplinar com um projeto terapêutico singular.
- Os planos de crise identificam gatilhos para comportamentos difíceis, propiciam tolerância ao sofrimento e ensinam habilidades de gerenciamento de situações de conflito.
- Na alta da internação, deve-se estruturar a rede de cuidado, buscando garantir o acompanhamento em equipamento de saúde mental, educacional e assistência social.

INTRODUÇÃO

A infância é um período com intensa vulnerabilidade para a ocorrência dos transtornos mentais. A Organização Mundial da Saúde (OMS) estima que, apesar de 1 em cada 7 crianças/adolescentes entre 10 e 19 anos apresentarem algum transtorno mental, muitos não possuem diagnóstico ou tratamento. Estima-se a prevalência de transtornos mentais na infância e adolescência em 13,4%, sendo 6,5% de transtornos ansiosos, 5,7% de transtornos disruptivos e 2,6% de transtornos depressivos, e apenas cerca de 38% das crianças com transtornos mentais recebem tratamento. Essa falta de tratamento precoce está associada à continuidade e à gravidade dos sintomas psiquiátricos, que, por sua vez, terão que receber cuidados específicos.

O cuidado da criança em saúde mental ocorre conforme a gravidade e as necessidades dela e de seus familiares. A parcela mais grave irá necessitar de internações psiquiátricas com duração breve ou mais prolongada para investigações clínicas aprofundadas e cuidados específicos, e por isso é fundamental compreender os princípios técnicos e éticos que organizam esse tratamento intensivo. No Brasil, é garantido o direito da criança/adolescente a ser internado em leito psiquiátrico, ao mesmo tempo atentando ao caráter de **excepcionalidade** (quando os recursos extra-hospitalares foram esgotados e não há outros meios de garantir a saúde do paciente) e **transitoriedade** (com o menor tempo de internação para restabelecimento funcional do paciente e retorno ao convívio social). É obrigatório que a internação seja um ato médico, com necessária avaliação e apresentação de laudo psiquiátrico com os pertinentes motivos clínicos para evitar ações indevidas de terceiros.

Este capítulo tem como objetivo apresentar, de forma sucinta e objetiva, conceitos centrais sobre a internação psiquiátrica na infância e na adolescência, passando por dados epidemiológicos, critérios para internação psiquiátrica e etapas do processo (avaliação inicial, formulação diagnóstica, planejamento terapêutico multidisciplinar, manejo de crises e plano de alta hospitalar).

EPIDEMIOLOGIA

Há uma tendência de aumento de internações psiquiátricas infantis na última década. Dados norte-americanos indicam aumento considerável de internações psiquiátricas infantis entre 2009 e 2019, com aumento na proporção de adolescentes atendidos entre 11 e 14 anos. Dentre as principais causas de hospitalização, destacam-se os transtornos depressivos, o transtorno bipolar, os transtornos disruptivos e relacionados ao controle de impulsos, as tentativas de suicídio e autolesão, os transtornos psicóticos e os transtornos alimentares. Dados alemães entre 2014 e 2018 revelam pensamentos suicidas como principal causa de busca por atendimento e admissões em unidades de internação. Noutro estudo, a análise de 11 anos (2007-2017) de internações na Unidade de Neuropsiquiatria Pediátrica do Hospital Regina Margherita em Turim (Itália) revelou a diminuição, ao longo do tempo, das internações por causas neurológicas e o aumento nas taxas de internação por causas psiquiátricas, especialmente decorrentes de quadros depressivos.

Um estudo brasileiro, baseado no sistema de informação do Ministério da Saúde, identificou que, no ano de 2017, ocorreram 1.371 admissões hospitalares por causa psiquiátrica entre crianças e adolescentes até 13 anos, sendo a maior parte realizada fora de hospitais psiquiátricos e com duração inferior a 1 semana. Dentre as patologias apresentadas, a principal foi o grupo dos transtornos relacionados ao uso de substâncias psicoativas (24,1%), seguido pelos transtornos de humor (13,5%).

INDICAÇÕES PARA INTERNAÇÃO PSIQUIÁTRICA INFANTIL

As indicações de internação abrangem diferentes grupos diagnósticos e decorrem de três indicações principais, apresentadas no Quadro 1.

QUADRO 1 Indicações de internação psiquiátrica infantil e de adolescentes

<table>
<tr><th>Indicação de internação</th><th>Descrição</th></tr>
<tr><td>Controle de risco agudo ligado a sintomas psiquiátricos e tratamento de forma supervisionada</td><td>Para pacientes com desorganização grave do comportamento, que estejam colocando suas próprias vidas ou a de terceiros em risco, há indicação de internação para proteção individual e de familiares, bem como para início/reinício do tratamento e melhora sintomatológica. Dentre esse grupo, destacam-se as seguintes indicações:
1. Risco de autoagressão e heteroagressão: risco agudo de suicídio e/ou comportamentos autolesivos/autoagressivos graves com falha de manejo domiciliar; pacientes com risco de heteroagressão de familiares e outras pessoas do convívio próximo ou ainda de envolvimento em acidentes com ferimento de si mesmo e terceiros.
2. Incapacidade grave de gerenciar autocuidado: incapacidade de ter sono regular, se alimentar, realizar uso adequado do banheiro e ter higiene mínima, indicando grave prejuízo da funcionalidade ligada aos sintomas psiquiátricos.
3. Risco de vida ou prejuízo clínico grave: restrição/recusa alimentar com risco iminente à vida ou com comorbidades clínicas (como hipertensão e diabetes mellitus) com recusa grave a tratamento médico devido a causas psiquiátricas.
4. Risco de prejuízo moral e exposição social: exposição financeira (como gastos excessivos ou destruição patrimonial), exposição sexual (como desinibição grave com busca indiscriminada de parceiros sexuais e risco de abuso sexual) ou exposição social (como ser inadequado, hostil, inconveniente e se expor a atos disruptivos graves com prejuízo das relações com pares e pessoas da comunidade).
5. Risco de agressão à ordem pública: sintomas psiquiátricos que estejam com comportamentos disruptivos ligados à delinquência, como roubar, saquear, incendiar, depredar e ameaçar danos graves a terceiros.</td></tr>
<tr><td>Investigação e elucidação diagnóstica de casos graves/complexos</td><td>Sintomatologia complexa (tanto pela cronicidade quanto pelo envolvimento de múltiplas comorbidades), flutuação/oscilação sintomática, ausência de resposta terapêutica, comportamentos idiossincráticos (como crises e paradas comportamentais ou comportamentos bizarros) e evolução incomum de quadros clínicos psiquiátricos. O período breve de internação hospitalar proporciona informações ricas à equipe multidisciplinar e auxilia na melhor compreensão tanto do quadro clínico quanto da interação do paciente com o ambiente, incluindo a família. Na internação, há possibilidade do maior estudo das relações familiares e dos possíveis efeitos dessa interação na expressão e perpetuação da psicopatologia. Essa modalidade é ainda indicada para hipóteses de transtornos dissociativos, transtornos de sintomas somáticos e transtorno factício ou ainda quando há psicopatologia e evolução grave associada a relato inconsistente/incongruente em anamnese objetiva com informantes/cuidadores.</td></tr>
<tr><td>Impossibilidade de tratamento ambulatorial por risco tanto clínico quanto social</td><td>Para pacientes com sintomas psiquiátricos com presença de fatores de risco clínico para introdução de medicamentos específicos (como clozapina) ou intervenções biológicas específicas (como eletroconvulsoterapia); ainda, para pacientes com sintomas psiquiátricos associados à suspeita de maus-tratos graves, com risco iminente à exposição à violência física/sexual/moral.</td></tr>
</table>

AVALIAÇÃO INICIAL E FORMULAÇÃO DIAGNÓSTICA

A avaliação psiquiátrica de crianças e adolescentes internados é mais complexa pela gravidade sintomatológica e situação atípica para a criança e seus familiares. Antes da transferência de uma criança/adolescente para uma unidade psiquiátrica, deve-se checar a avaliação prévia realizada por diversos profissionais (como pediatras, psiquiatras, enfermagem e psicologia) para a compreensão do encaminhamento e da pertinência da indicação psiquiátrica.

Durante o início da internação, a motivação e a expectativa da família com a internação devem ser entendidas. A coleta de informações deve ser realizada com os pais e a criança, em conjunto e separadamente, e o psiquiatra deve buscar acesso a outras fontes de informação, como relato de família extensa, prontuários e relatórios de atendimentos multidisciplinares e relatórios escolares. A história clínica deve seguir a estrutura clássica apresentada no capítulo sobre anamnese deste livro, com caracterização dos principais sintomas, estudo da funcionalidade, histórico desenvolvimental e histórico psiquiátrico e dinâmica familiar.

Na avaliação da criança, deve-se realizar uma entrevista direta, empática e investigativa ou uma interação com investigação indireta por meio de jogos, brincadeiras e desenhos. Após exame psíquico, exame físico e exame neurológico cuidadoso, deve-se organizar as primeiras hipóteses diagnósticas para a solicitação de exames complementares de acordo com a indicação clínica do caso.

A próxima etapa é construir a formulação diagnóstica, ou seja, o estudo dos fatores relacionados aos sintomas para um diagnóstico contextual específico que leva à construção de intervenções individualizadas.

As informações obtidas são sintetizadas numa tabela com três domínios (biológico, psicológico e social) e quatro fatores: **predisponentes** (áreas de vulnerabilidade que aumentam a probabilidade de ocorrência do problema atual), **precipitantes** (fatores que mantêm relação temporal com o início dos sintomas e que influenciam o início sintomático), **perpetuantes** (condições ou situações que contribuem com a manutenção dos sintomas de forma direta ou indireta) e **protetores** (potencialidades individuais ou estruturas de apoio apresentadas pelo paciente para tratamento do diagnóstico).

A formulação diagnóstica é dinâmica e se modifica ao longo do tempo, portanto o tratamento multidisciplinar exige a revisão da formulação e do projeto terapêutico semanalmente.

O TRATAMENTO MULTIDISCIPLINAR

A heterogeneidade nas internações psiquiátricas tanto dos diagnósticos quanto das idades dos pacientes exige amplo conhecimento psicopatológico para planejamento individualizado de intervenções. Por exemplo, pacientes com transtorno de espectro do autismo e comportamentos autoagressivos exigem intervenções terapêuticas distintas de pacientes com os mesmos comportamentos autoagressivos, mas com o diagnóstico de transtorno depressivo maior. Diante dessa complexidade, a literatura aponta que as intervenções terapêuticas devem seguir as formulações diagnósticas e ser multidisciplinares.

Na Enfermaria Infantil (EHDI) do Instituto de Psiquiatria do Hospital das Clínicas da Faculdade de Medicina da Universidade de São Paulo (IPq-HCFMUSP), as crianças e adolescentes são avaliados e cuidados em intervenções terapêuticas estruturadas por equipe ampla composta por psiquiatras, enfermagem, nutricionistas, equipe de odontologia, psicólogos e neuropsicólogos, terapeutas ocupacionais, assistentes sociais, professores da classe hospitalar e brinquedistas. O **projeto terapêutico singular (PTS)**, usado durante a internação, é um conjunto de propostas de condutas terapêuticas articuladas com o paciente e a família que resulta da discussão coletiva de uma equipe interdisciplinar e serve como ferramenta integrativa das intervenções de cada especialidade.

Na reunião semanal de equipe multidisciplinar é revisada a formulação diagnóstica e desenvolvido o PTS com metas semanais de acordo com a evolução do quadro clínico. Assim, os objetivos de internação (como remissão de risco e sintomas-alvo), o tempo estimado de internação e os planos individualizados de tratamento são revisados em reunião presencial. O PTS também otimiza o tempo de internação da criança/adolescente por meio da articulação inicial da rede de proteção externa, diminuindo o possível impacto social e econômico de uma internação prolongada.

O tratamento na enfermaria abrange intervenções tanto com pacientes quanto com a família/responsáveis. O trabalho com a família é entender o contexto e a dinâmica na qual a criança ou o adolescente está inserido, identificar fatores de vulnerabilidade e maus-tratos, realizar acolhimento familiar, encaminhar familiares para atendimento psicológico/psiquiátrico diante de sinais de alerta, realizar psicoeducação para diagnósticos específicos e para desenvolvimento normal e instrumentalizar os responsáveis para manejo de crise e situações desafiadoras. É comum, pela gravidade dos casos, que as crianças/adolescentes estejam em situações de alta vulnerabilidade familiar e social, com exposição a negligência, abusos, violência e possíveis traumas. A equipe da enfermaria deve acionar medidas protetivas por intermédio dos órgãos responsáveis, como o Conselho Tutelar e/ou a Vara da Infância e Juventude para estruturar a rede de proteção da criança e dar alta com segurança.

O MANEJO DE CRISES E A PREVENÇÃO DE CONTENÇÃO FÍSICA E QUÍMICA

Medidas restritivas e de contenção física e farmacológica são necessárias para manejar comportamentos auto e heteroagressivos, diante de risco iminente de dano ao paciente ou a terceiros. Por outro lado, medidas coercitivas estão associadas a emoções negativas, traumas, injúrias e até a morte. Assim, a literatura vem evidenciando estratégias de redução das restrições e contenções em unidades de internação psiquiátrica de crianças e adolescentes.

Uma das alternativas mais bem estudadas para a modificação de comportamento é a ***Collaborative Proactive Solutions* (CPS)**, solução cognitivo-comportamental que ajuda a entender que a agressão de uma criança é resultado de um atraso em sua capacidade cognitiva de resolver problemas. Outro modelo conceitual para atendimento hospitalar é a **terapia dialética comportamental** com intervenção em comportamentos suicidas e de risco, que se baseia em substituir comportamentos problemáticos por comportamentos habilidosos. Também há o **modelo de prevenção de crise**, que usa estratégias da terapia cognitivo-comportamental, em que a equipe identifica os gatilhos de uma crise preventivamente e ensina habilidades de enfrentamento para as crianças e as famílias. As crianças com intervenções de mudança de comportamento possuem menos reclusão/restrição e menos uso de medicamentos para agitação.

Na EHDI, os planos de crise incorporam estratégias para identificar os gatilhos, apoiar a tolerância ao sofrimento, ensinar habilidades de enfrentamento e gerenciar conflitos de forma mais eficaz e saudável. O ambiente estruturado ajuda a proporcionar uma oportunidade para o desenvolvimento de habilidades necessárias para enfrentar os desafios nos lares, nas escolas e na comunidade. No início da estruturação do plano de crise, o tratamento medicamentoso específico para diagnóstico do paciente ajuda a diminuir a vulnerabilidade para comportamentos auto e heteroagressivos. Além disso, deve-se analisar durante a internação a fenomenologia dos comportamentos agressivos, suas características (frequência, duração e intensidade) e os possíveis fatores associados.

A partir desses dados iniciais, pode-se montar um **plano de crise** com o paciente e/ou sua família, dependendo do estágio cognitivo e emocional da criança. Na primeira etapa desse plano, monta-se com o paciente a descrição de como a crise se apresenta e quais emoções, sentimentos e comportamentos associados a ela. Na segunda etapa, há identificação dos fatores predisponentes, os gatilhos, as consequências "positivas" (ganhos e evitações proporcionados pelas crises) e as consequências negativas (perdas e prejuízos associados às crises). Na terceira e última etapa, há o desenvolvimento de estratégias de enfrentamento, incluindo ferramentas de comunicação e controle emocional. Todo manejo de crise é individualizado e precisa ser desenvolvido com a criança/adolescente e sua família e aprimorado durante o tempo de internação a partir das experiências que funcionaram ou não.

Durante uma crise emocional auto ou heteroagressiva, a execução prática do protocolo criado exige da equipe aproximação física, direcionamento da criança/adolescente para espaço reservado com menor estímulo externo possível, intervenção verbal com acolhimento e redirecionamento, conforme combinado em protocolo, e possível uso de medicação via oral diante de manutenção ou escalonamento da crise.

A ALTA HOSPITALAR E A REDE DE PROTEÇÃO

A programação da alta hospitalar visa garantir a tomada das medicações (quando prescritas), o manejo da criança pelos cuidadores e o retorno a uma rotina com aumento de responsabilidades. Estudos mostram que uma programação de alta inadequada aumenta o risco de piora do quadro, o risco de suicídio e de readmissões hospitalares. Antes da alta, o paciente pode ter licenças terapêuticas, momentos em que ele passa períodos fora da enfermaria para testar a adesão à medicação e observar o convívio familiar.

O plano de alta envolve o paciente, a família, a equipe hospitalar e a rede de saúde mental em que irá seguir o tratamento. O objetivo é estruturar a rede de proteção de forma que estejam garantidos o acompanhamento em equipamento de saúde mental, educacional, atividades esportivas, culturais e de lazer para a criança/adolescente e atividades de apoio à família, incluindo atendimento familiar nos centros de referência de apoio social.

CONCLUSÕES

A internação psiquiátrica é uma ferramenta específica de cuidado para crianças e adolescentes acometidos por transtornos mentais graves e deve sempre respeitar etapas fundamentais como formulação diagnóstica, elaboração de projeto terapêutico singular (PTS), manejo de crises e construção de rede de proteção para melhora do paciente. Devem ser preconizadas as intervenções apoiadas pela literatura baseada em evidências científicas, bem como consideradas as particularidades do contexto cultural e familiar no qual a criança está inserida para uma transição efetiva e harmônica para a comunidade de origem.

DICAS DO ESPECIALISTA

- **Quando indicar:** conheça as diversas indicações para internação psiquiátrica de crianças e adolescentes e atente a situações nas quais ocorrem mudanças abruptas/graves de comportamento, exposição social e risco de vida.
- **Desafios do diagnóstico:** crianças mudam o padrão de apresentação dos sintomas ao longo do tempo, então lembre-se de que hipóteses diagnósticas não são estáticas.
- **Desafios da família:** equipe de saúde e familiares frequentemente discordam em relação ao melhor manejo para o paciente. Ouça e acolha os familiares, levando em conta o contexto cultural para que haja uma aliança sólida com a família.
- **Desafios da alta:** lembre-se de que a alta é apenas o ato final de um longo processo de cuidado e requer a cuidadosa construção de uma rede de suporte, então inicie o contato com os diversos equipamentos já no início da internação.

SUGESTÕES DE LEITURA

1. Amianto F, Arletti L, Baietto C, et al. Trends in admissions to a child and adolescent neuropsychiatric inpatient unit in the 2007-2017 decade: how contemporary neuropsychiatry is changing in Northwestern Italy. Eur Child Adolesc Psychiatry. 2022;31(10):1527-37.
2. Arakelyan M, Freyleue S, Avula D, et al. Pediatric mental health hospitalizations at acute care hospitals in the US, 2009-2019. JAMA. 2023;329(12):1000-11.
3. Chen A, Dinyarian C, Inglis F, et al. Discharge interventions from inpatient child and adolescent men-

tal health care: a scoping review. Eur Child Adolesc Psychiatry. 2022;31(6):857-78.
4. Chung DT, Ryan CJ, Hadzi-Pavlovic D, et al. Suicide rates after discharge from psychiatric facilities: a systematic review and meta-analysis. JAMA Psychiatry. 2017;74(7):694-702.
5. Gutiérrez-Sacristán A, Serret-Larmande A, Hutch MR, et al.; Consortium for Clinical Characterization of covid-19 by EHR (4CE). Hospitalizations associated with mental health conditions among adolescents in the US and France during the covid-19 pandemic. JAMA Netw Open. 2022;5(12):e2246548.
6. Hayes C, Simmons M, Palmer VJ, et al. Experiences of an adolescent inpatient model of care: adolescent and caregiver perspectives. J Child Adolesc Psychiatr Nurs. 2020;33(3):109-24.
7. Kandsperger S, Jarvers I, Schleicher D, et al. Suicidality presented to a child and adolescent psychiatry emergency service: increasing rate and changing characteristics. Front Psychiatry. 2021;12:708208.
8. Kersting XAK, Hirsch S, Steinert T. Physical harm and death in the context of coercive measures in psychiatric patients: a systematic review. Front Psychiatry. 2019;10:400.
9. Perkes IE, Birmaher B, Hazell PL. Indications for psychiatric hospitalization of children and adolescents. Aust N Z J Psychiatry. 2019;53(8):729-31.
10. Perers C, Bäckström B, Johansson BA, Rask O. Methods and strategies for reducing seclusion and restraint in child and adolescent psychiatric inpatient care. Psychiatr Q. 2022;93(1):107-36.
11. Polanczyk GV, Salum GA, Sugaya LS, et al. Annual research review: a meta-analysis of the worldwide prevalence of mental disorders in children and adolescents. J Child Psychol Psychiatry. 2015;56(3):345-65.
12. Rocha EDND, Lucena AF. Single therapeutic project and nursing process from an interdisciplinary care perspective. Rev Gaucha Enferm. 2018;39:e20170057.
13. Souza MLP, Lima RC. Child psychiatric hospitalizations in the Brazilian public health system: an exploratory study. Trends Psychiatry Psychother. 2020;42(3):272-5.
14. Valenkamp M, Delaney K, Verheij F. Reducing seclusion and restraint during child and adolescent inpatient treatment: still an underdeveloped area of research. J Child Adolesc Psychiatr Nurs. 2014;27(4):169-74.
15. Wang S, Li Q, Lu J, et al. Treatment rates for mental disorders among children and adolescents: a systematic review and meta-analysis. JAMA Netw Open. 2023;6(10):e2338174.

PARA SABER MAIS

- Leckman JF, Taylor E. Clinical assessment and diagnostic formulation. In: Thapar A, Pine DS (eds.). Rutter's child and adolescent psychiatry. Oxford: Oxford Press; 2015.
- Walker S, Barnett P, Srinivasan R, Abrol E, Johnson S. Clinical and social factors associated with involuntary psychiatric hospitalization in children and adolescents: a systematic review, meta-analysis, and narrative synthesis. Lancet Child Adolesc Health. 2021;5(7):501-12.
- Winters NC, Hanson G, Stoyanova V. The case formulation in child and adolescent psychiatry. Child Adolesc Psychiatr Clin N Am. 2007;16(1):111-32, ix.

Seção III

A clínica

17

Condições clínicas dos transtornos mentais em crianças de 0 a 3 anos

Luara Nagata Otoch
Marina Aranha Fondello

PONTOS-CHAVE DESTE CAPÍTULO

- Diferentemente do que se acreditava no passado, estudos recentes atestam a validade dos diagnósticos de transtornos mentais em crianças com menos de 3 anos.
- A etiologia dos problemas de saúde mental nessa faixa etária resulta de interações complexas entre predisposições genéticas e fatores de risco ambientais.
- Devido à centralidade da relação de cuidado primário na saúde mental das crianças pequenas, a avaliação e o tratamento apresentam particularidades distintas em relação às crianças mais velhas, pelo fato de focarem o caráter vincular.

INTRODUÇÃO

O estudo sobre a saúde mental de bebês e crianças pequenas é relativamente recente, mas vem evoluindo de forma mais acelerada nas últimas décadas, acompanhado de evidências crescentes que apontam para a origem dos transtornos mentais na primeira infância e reconhecem os prejuízos associados a eles. Tais constatações são compatíveis com o fato de a plasticidade do sistema nervoso central ser acentuada nos primeiros anos de vida, fazendo desse período o mais sensível tanto para sofrer repercussões significativas de experiências negativas de vida quanto para se beneficiar de estímulos positivos e intervenções terapêuticas.

Foi somente a partir da década de 1980 que pesquisadores começaram a se dedicar ao tema, levando à publicação da primeira versão da *Child Behavior Checklist* (CBCL) em 1983 e da primeira edição do *Handbook of Infant Mental Health* em 1993 (Zeanah, 2009), ambos amplamente utilizados na prática clínica até os dias atuais. Anteriormente, a validade dos diagnósticos de transtornos mentais em crianças com menos de 3 anos era questionada não apenas pelo público leigo, mas também pela comunidade médica e por outros profissionais da saúde. Esse ceticismo se justificava por diversas ideias que viriam a ser confrontadas, entre elas:

- O mito da "infância feliz".
- O entendimento de que problemas emocionais seriam apenas reações transitórias a situações adversas de vida ou a relações familiares conflituosas.
- Maior tolerância em relação aos limites do que é esperado para o desenvolvimento normal.
- O medo de os pais serem responsabilizados pelos sintomas dos filhos.
- O receio de rotular precocemente crianças e, com isso, ocasionar repercussões socioemocionais negativas.

Ainda hoje, há uma escassez de investigações epidemiológicas contemplando essa faixa etária, explicada pelos desafios específicos da avaliação de crianças de 0 a 3 anos – como as rápidas mudanças no desenvolvimento, as limitações cognitivas e da linguagem e a interdependência da criança com seus cuidadores – e pelas limitações das classificações diagnósticas internacionais (Classificação Internacional de Doenças – CID – e Manual Diagnóstico e Estatístico de Transtorno Mentais – DSM), que, apesar de adequações progressivas nos critérios diagnósticos, sobretudo em suas últimas edições, não consideram particularidades da psicopatologia apresentada por crianças nessa faixa etária.

Diferentemente dessas classificações de psicopatologia, categoriais e baseadas na fenomenologia, a organização conhecida como Zero to Three (Zero to Three: National Center for Infants, Toddlers, and Families) coordenou, em 1994, a publicação da Classificação Diagnóstica de Saúde Mental e Transtornos do Desenvolvimento da Infância e Primeira Infância (DC:0-3), desenvolvida a partir do consenso de especialistas sobre saúde mental e transtornos do desenvolvimento nos primeiros anos de vida. Essa classificação reconheceu que as interações entre múltiplos domínios do desenvolvimento da criança são contribuintes críticos para sua saúde mental. Posteriormente, foi publicada uma edição revisada e, também, desenvolvida para uso em crianças de até 5 anos, a Classificação Diagnóstica de Saúde Mental e Transtornos do Desenvolvimento da Infância e Primeira Infância (DC:0-5). Dessa forma, tornou-se crescente o uso de medidas confiáveis para a avaliação diagnóstica de crianças pequenas em estudos clínicos e populacionais, o que vem permitindo a produção de evidências com propriedades psicométricas gerais alinhadas com aquelas utilizadas em estudos com crianças mais velhas. Espera-se que esse progresso amplie a pesquisa epidemiológica na primeira infância, que ainda se encontra restrita a estudos de populações clínicas relativamente pequenas e selecionadas ou de uma gama limitada de transtornos.

Entre os estudos disponíveis até o momento, uma coorte de crianças nascidas em Copenhague nos anos 2000 encontrou prevalência de transtornos mentais de 16% em crianças de 1 ano e meio e detectou que aproximadamente 2% da população de crianças da cidade recebeu algum diagnóstico em saúde mental antes de completar 4 anos de vida.

Fica, portanto, evidente que bebês e crianças pequenas merecem atenção diferenciada quanto à possibilidade de receberem algum diagnóstico em saúde mental, sendo responsabilidade dos profissionais da saúde implicados no cuidado dessa faixa etária identificar precocemente alterações do desenvolvimento e/ou sintomas emocionais e comportamentais e oferecer os melhores recursos diagnósticos e terapêuticos disponíveis.

ETIOLOGIA

A etiologia dos problemas de saúde mental em bebês e crianças pequenas é uma combinação de interações complexas entre predisposições genéticas e insultos ambientais.

Em relação às predisposições genéticas, as evidências atuais apontam para grande contribuição desse fator nos transtornos do neurodesenvolvimento (como transtorno do déficit de atenção e hiperatividade - TDAH -, transtorno do espectro autista - TEA - e deficiência intelectual - DI). Características de temperamento das crianças também têm sido associadas à psicopatologia. O temperamento se refere às características individuais de cada criança; é um conjunto de tendências comportamentais, com base biológica, que modulam tanto a experiência da criança com o ambiente como o padrão de resposta a ele. Nos traços de temperamento são incluídas as dimensões de padrão de resposta emocional, nível de atividade e sociabilidade. Evidências atuais sugerem que padrões de resposta emocional negativa infantil e dificuldade de autorregulação atuam como índice de risco de psicopatologia infantil de forma transdiagnóstica.

Em relação aos fatores ambientais, estes se referem a fatores pré e perinatais, ao estilo de parentalidade, à dinâmica familiar, às condições socioeconômicas, culturais e históricas. Pesquisas em neurobiologia apontam para a maior plasticidade neuronal durante as fases iniciais do desenvolvimento e ajudam a explicar a profunda suscetibilidade do desenvolvimento cognitivo, emocional e comportamental em resposta às exposições fetais e às experiências na primeira infância. Nesse contexto, particular ênfase tem sido dada às experiências vividas nas relações de cuidado primárias da criança pequena.

Experiências de cuidado sensíveis e responsivas às necessidades do bebê, ou seja, relações de apego seguro, são essenciais para o desenvolvimento, e problemas nessa vinculação são a base dos transtornos do apego. Além disso, as relações de apego atuam como fatores moderados de risco intrínsecos do bebê, como as disposições temperamentais. Estudos sobre as interações gene-ambiente apontam para uma perspectiva translacional, segundo a qual as consequências de vulnerabilidades temperamentais no curso de desenvolvimento da criança são contexto-dependentes e dinâmicas, sendo as habilidades parentais para responder sensivelmente às demandas da criança mediadoras desse processo.

QUADRO CLÍNICO

Segundo a organização Zero to Three, a definição de saúde mental em crianças pequenas leva em conta "a capacidade da criança de experimentar, regular e expressar emoções, formar relacionamentos próximos e seguros, explorar o meio ambiente e aprender. Essas capacidades serão mais bem desenvolvidas no contexto de um ambiente adequado de cuidado que inclui a família, a comunidade e as expectativas culturais".

As pesquisas atuais apontam para a centralidade do contexto relacional na saúde mental de crianças pequenas, fazendo com que o olhar clínico nessa faixa etária leve em conta as relações de cuidado primário e dando ênfase às características da relação. Nesse contexto, o DC:0-5 traz como diagnóstico uma nova categoria: o **transtorno específico de relacionamento da primeira infância**, que se caracteriza por alterações emocionais e comportamentais da criança pequena na relação com um cuidador específico, que trazem prejuízo ao funcionamento da criança e/ou da família. Não há especificidade na natureza dos sintomas, podendo haver manifestações diversas como recusa alimentar, comportamento agressivo, medo, recusa de sono etc. Ou seja, qualquer sintoma significativo que prejudique a adaptação da criança e apareça no relacionamento com um cuidador específico está qualificado nessa categoria.

Vale ressaltar que o transtorno específico de relacionamento da primeira infância é diferente tanto do **transtorno de apego reativo** quanto do **transtorno de interação social desinibida**. Estes se manifestam por padrões de vinculação alterados, de forma indiscriminada (e não em face de um único cuidador) e são decorrentes de situações de extremos de cuidado insuficiente, seja por negligência ou mudanças repetidas de cuidadores – limitando a possibilidade de estabelecer um vínculo estável ou em situações como institucionalização.

Os principais distúrbios observados com ênfase na própria criança nessa faixa etária são:

- Alterações do desenvolvimento neuropsicomotor.
- Distúrbios de linguagem e comunicação.
- Distúrbios de regulação do processamento sensorial.
- Transtorno de estresse pós-traumático.
- Problemas de regulação emocional, ansiedade e medo.
- Transtornos de humor, como depressão.
- Problemas de sono e alimentação.

Na coorte de Copenhage, os distúrbios nas áreas de emoções, comportamento, alimentação e sono mostraram-se mais comuns entre crianças de 1 ano e meio, enquanto o TEA e o TDAH apresentaram taxas crescentes de incidência ao longo da faixa etária do estudo. Além disso, meninos foram diagnosticados com maior frequência que meninas (1,4 menino para cada menina), exceto para transtornos alimentares, e a taxa de comorbidade se mostrou significativa (18%), à semelhança do que é visto em crianças mais velhas.

DIAGNÓSTICO

Dada a complexidade da formulação diagnóstica nessa faixa etária, a avaliação clínica exige cautela e deve ser realizada em mais de uma consulta, incluindo entrevista com os responsáveis, avaliação direta da criança e coleta de informações de outras fontes. É essencial que a anamnese com os pais dê importância às condições pré e perinatais, à avaliação dos marcos do desenvolvimento e à avaliação dos sintomas em diferentes ambientes, além de ser abrangente e baseada em perguntas não diretivas, pois alguns pais podem ter justificativas precipitadas para os sintomas dos filhos enquanto outros podem ser resistentes a receber um diagnóstico psiquiátrico. Já a entrevista com a criança deve priorizar técnicas não verbais e se basear na observação lúdica, o que favorece a aproximação e a construção de um vínculo de confiança.

Frequentemente, avaliações complementares, como a avaliação psicológica, neuropsicológica, do perfil emocional e do desenvolvimento da linguagem, contribuem para a formulação completa do caso, uma vez que mensuram a gravidade dos sintomas e das consequências funcionais e aprofundam a observação da criança quanto a déficits específicos e, também, potencialidades individuais.

De acordo com a DC:0-3R, o processo diagnóstico apresenta duas finalidades: a classificação dos distúrbios e a avaliação dos indivíduos. Visando à compreensão ampla das necessidades das crianças pequenas e suas famílias e reconhecendo o papel de fatores biológicos, psicológicos e ambientais no desenvolvimento de problemas de saúde mental, essa classificação diagnóstica propõe que a formulação clínica incorpore, em seu formato multiaxial, as características dos relacionamentos, da saúde física, de possíveis estressores psicossociais e do funcionamento global da criança.

Vale destacar que os transtornos cujos critérios diagnósticos representam extremos de padrões comportamentais típicos (p. ex., hiperatividade) tendem a oferecer maior desafio na prática clínica do que aqueles cujos critérios incluem comportamentos atípicos (p. ex., estereotipias). A diferenciação de comportamentos normativos e alterações patológicas exige conhecimento aprofundado dos processos normais do desenvolvimento e da psicopatologia. Por isso e devido ao caráter evolutivo e inespecífico dos sintomas, muitas vezes é necessário estabelecer hipóteses diagnósticas apenas provisórias, a serem revistas longitudinalmente, considerando possíveis diagnósticos diferenciais e comorbidades.

TRATAMENTO

Os objetivos do tratamento em saúde mental de crianças pequenas são: diminuir os processos de risco e aumentar os processos de proteção a fim de diminuir o sofrimento, prevenir desfechos negativos e promover desfechos positivos, aumentando as competências cognitivas, emocionais e a resiliência das crianças.

Embora a etiologia dos problemas de saúde mental em crianças pequenas seja multifatorial, a clínica se concentra com particular interesse nos contextos mutáveis. A experiência proximal desses contextos mutáveis é a relação primária de cuidado da criança pequena. Esse relacionamento, é claro, é afetado por contextos mais amplos (socioeconômico, cultural, histórico), que também são foco de intervenção, garantindo que as famílias que necessitam de serviços adicionais possam obtê-los.

O tratamento dos transtornos existentes é essencialmente psicoterápico e pode ser focado na criança, nos pais ou na relação diádica. Para crianças nos primeiros anos de vida, ter um relacionamento com um cuidador sensível a suas demandas emocionais, disponível e receptivo para ajudá-las a navegar pelas demandas ao longo do tempo, é um fator crucial para o desenvolvimento saudável. Nesse sentido, muitos tratamentos psicoterápicos com foco relacional têm sido desenvolvidos com base em suporte empírico, por meio de ensaios clínicos randomizados. O Quadro 1 apresenta intervenções baseadas em evidências para o tratamento de crianças menores de 5 anos.

QUADRO 1 Intervenções baseadas em evidências para crianças menores de 5 anos

Problema existente	Intervenção
Distúrbios na relação cuidador-criança e situações parentais de alto risco	▪ Promoção dos primeiros relacionamentos. ▪ Pais como professores. ▪ Círculo de segurança ▪ Psicoterapia pais-filho.
Comportamento disruptivo	▪ Os anos incríveis. ▪ Três P – programa de parentalidade positiva. ▪ Terapia de interação entre pais e filhos. ▪ Programa de treinamento para pais "Ajudando a criança não obediente".
Crianças sob assistência social (em *foster care*)	Anexo e recuperação biocomportamental: ▪ Tratamento *Foster Care Oregon* (anteriormente conhecido como Tratamento Multidimensional *Foster Care Program* para pré-escolares). ▪ Terapia de interação entre pais e filhos.
Crianças expostas a trauma (incluindo violência sexual e violência doméstica)	▪ Psicoterapia pais-filho. ▪ Terapia cognitivo-comportamental focada em trauma.

Fonte: adaptação de Academia Americana de Pediatria.

CONCLUSÕES

Os estudos em saúde mental de bebês e crianças pequenas, embora recentes, têm se tornado um campo de importante atenção internacionalmente, influenciado pelas pesquisas que apontam para a plasticidade do sistema neuronal nessa faixa etária, o que se traduz tanto em um período de risco como de possibilidade de intervenção para a construção de uma arquitetura sólida para o desenvolvimento saudável. O campo enfrenta diversos desafios:

- As manifestações clínicas nessa faixa etária podem ser muito inespecíficas e transitórias.
- A centralidade no caráter relacional do desenvolvimento implica a necessidade de profissionais capazes de acessar e intervir na complexidade da dinâmica vincular.
- A literatura ainda é incipiente devido ao pouco tempo de existência de instrumentos de classificação diagnóstica específica para essa faixa etária.
- Além disso, os princípios norteadores de saúde mental em crianças pequenas são relevantes em vários contextos, que vão desde a promoção até o tratamento, necessitando de esforços profissionais multidisciplinares e políticas que suportem essas diferentes estratégias

DICAS DO ESPECIALISTA

- Os traços de temperamento e as características das relações de cuidado primárias da criança são de grande relevância para o desenvolvimento e se somam a predisposições genéticas e fatores de risco pré e perinatais no processo etiopatogênico dos problemas de saúde mental nos primeiros anos de vida.
- Devido à importância do caráter relacional cuidador-criança nessa faixa etária, o clínico deve priorizar a aquisição de ferramentas para a avaliação da relação diádica.
- A inespecificidade dos sintomas apresentados por crianças pequenas requer avaliação clínica cuidadosa a fim de diferenciar a psicopatologia do desenvolvimento típico e das expectativas dos cuidadores.
- O tratamento dos problemas de saúde mental de crianças pequenas tem como objetivo reduzir fatores de risco e ampliar fatores de proteção a fim de atingir a remissão dos sintomas e, também, aumentar as competências cognitivas e emocionais e a resiliência dos pacientes.
- O tratamento dos transtornos mentais nessa faixa etária é essencialmente psicoterápico e pode ser focado na criança, nos pais ou na relação diádica.

SUGESTÕES DE LEITURA

1. Antonucci LA, Taurisano P, Coppola G, Cassibba R. Attachment style: the neurobiological substrate, interaction with genetics and role in neurodevelopmental disorders risk pathways. Neurosci Biobehav Rev. 2018;95:515-27.
2. Carter AS. The field of toddler/preschool mental health has arrived on a global scale. J Am Acad Child Adolesc Psychiatry. 2010;49:1181-2.
3. Hankin BL, Davis EP, Snyder H, et al. Temperament factors and dimensional, latent bifactor models of child psychopathology: transdiagnostic and specific associations in two youth samples. Psychiatry Research. 2017;252:139-46.
4. Koch SV, Andersson M, Hvelplund C, Skovgaard AM. Mental disorders in referred 0-3-year-old children: a population-based study of incidence, comorbidity and perinatal risk factors. Eur Child Adolesc Psychiatry. 2021;30(8):1251-62.
5. Kostyrka-Allchorne K, Wass SV, Sonuga-Barke EJS. Research review: do parent ratings of infant negative emotionality and self-regulation predict psychopathology in childhood and adolescence? a systematic review and meta-analysis of prospective longitudinal studies. J Child Psychol Psychiatry. 2019;61(4):401-16.
6. Skovgaard AM, Houmann T, Christiansen E, et al. The prevalence of mental health problems in children 1. years of age: the Copenhagen Child Cohort 2000. J Child Psychol Psychiatry. 2007;48(1):62-70.
7. Skovgaard AM, Houmann T, Landorph SL, Christiansen E. Assessment and classification of psychopathology in epidemiological research of children 0-3 years of age: a review of the literature. Eur Child Adolesc Psychiatry. 2004;13(6):337-46.
8. Zeanah CH, Berlin LJ, Boris NW. Practitioner review: clinical applications of attachment theory and research for infants and young children. J Child Psychol Psychiatry. 2011;52(8):819-33.
9. Zeanah CH, Gleason MM. Annual research review: attachment disorders in early childhood – clinical presentation, causes, correlates, and treatment. J Child Psychol Psychiatry. 2014;56(3):207-22.
10. Zeanah CH, Lieberman A. Defining relational pathology in early childhood: the diagnostic classification of mental health and developmental disorders of infancy and early childhood DC:0-5 approach. Infant Ment Health J. 2016;37(5):509-20.
11. Zilberstein K. The use and limitations of attachment theory in child psychotherapy. Psychotherapy. 2014;51(1):93-103.

PARA SABER MAIS

- Bosmans G, Van Vlierberghe L, Bakermans-Kranenburg MJ, et al. A learning theory approach to attachment theory: exploring clinical applications. Clinical Child and Family Psychology Review. 2022;25(3):591-612.
- Zeanah CH, Zeanah P. The scope of infant mental health. In: Handbook of infant mental health. 3.ed. New York: The Guilford Press; 2009. p.549-63.
- Zero to Three. Diagnostic Classification of Mental Health and Developmental Disorders of Infancy and Early Childhood: Revised Edition (dc:0-3r). Washington, DC: Zero to Three Press; 2005.

MATERIAL COMPLEMENTAR ONLINE

- American Academy of Pediatrics (AAP). Developmental Surveillance and Screening Resources for Pediatricians. 8 dez. 2024. Disponível em: https://www.aap.org/en/patient-care/developmental-surveillance-and-screening-patient-care/developmental-surveillance-resources-for-pediatricians/?srsltid=AfmBOoqaD7ugUF3_KbBEmwC03KyQ6H15IMMAgJs5Kvfb7rgAtr110XoD. Acesso em: 3 out. 2025.
- American Academy of Pediatrics (AAP). Early relational health. 9 ago. 2022. Disponível em: https://www.aap.org/en/patient-care/early-childhood/early-relational-health/?srsltid=AfmBOorwbiUy9Fbsm_9yRUZI6rTOZaYGGaaoNAqkuNHddsJwZXqZRLVn. Acesso em: 3 out. 2025.

18

Transtorno do espectro autista

Fábio Sato
Joana Portolese
Helena Paula Brentani

PONTOS-CHAVE DESTE CAPÍTULO

- O transtorno do espectro autista (TEA) é um transtorno do neurodesenvolvimento multifatorial que se manifesta por alterações na comunicação social e pela presença de comportamentos restritos e estereotipados.
- O TEA tem alta prevalência na população infantil mundial.
- Grande parte das crianças com TEA tem comorbidades que variam de um montante de sintomas emaranhados, os sintomas desafiantes, até patologias distintas associadas.
- Quanto mais precocemente se iniciar o processo de intervenção multiprofissional, melhor a aquisição para a qualidade de autonomia das atividades de vida diária.
- Não existe tratamento medicamentoso para os sintomas estruturais do TEA, mas apenas para os sintomas-alvo envolvidos no quadro clínico.

INTRODUÇÃO

O transtorno do espectro autista (TEA) é um transtorno do neurodesenvolvimento caracterizado por prejuízos significativos na comunicação e interação social e padrões de comportamento restritos e repetitivos. Em 2013, na 5ª revisão do *Manual diagnóstico e estatístico de transtornos mentais* (DSM-5), transtorno autista, transtorno de Asperger, transtorno de Rett e transtorno desintegrativo da infância passaram a ser parte de uma mesma dimensão (espectro autista), considerando que as duas primeiras fazem parte de um mesmo diagnóstico cuja diferença é a gravidade dos sintomas e as duas últimas apresentam etiologia e curso específicos e distintos. A 11ª edição da Classificação Internacional de Doenças (CID-11), implementada em 2022, seguiu a mesma modificação em seus critérios diagnósticos.

ETIOPATOGENIA

O TEA é considerado um transtorno do neurodesenvolvimento com etiologia multifatorial, com estimativas de herdabilidade de 50 a 90%, que apresenta arquitetura genética complexa, ou seja, é associado a alterações genéticas de naturezas distintas. Pode estar associado a síndromes genéticas como X frágil, esclerose tuberosa, entre outras, sugerindo um efeito monogênico. Há evidências também de que variantes de base única e estruturais muito raras ou *de novo* (não herdada dos pais), além de variantes comuns de pequeno efeito, mas agindo em conjunto, fazem parte da arquitetura genética do transtorno.

Os riscos de escore poligênico (PRS – *Polygenic Risk Score*) são usados para medir a ação conjunta das variantes comuns de pequeno efeito. É importante notar que existe uma correlação genética entre PRS de diferentes transtornos psiquiátricos e traços do comportamento, mostrando que existe uma base poligênica para diferentes transtornos psiquiátricos.

Outro ponto importante é que precisamos lembrar que a ancestralidade dos indivíduos pode comprometer a transferibilidade de PRS, e não necessariamente um PRS calculado usando como base uma população de ancestralidade europeia terá o mesmo desempenho em pessoas de outras ancestralidades, por exemplo, africana. O fato de a população brasileira ser miscigenada é um fator importante a ser considerado na transferibilidade de PRS obtidos da maioria dos estudos de associação em larga escala do genoma ou GWAS (do inglês *genome wide scan association studies*) existentes, até o momento a grande maioria centrada em indivíduos de ancestralidade europeia. Hoje sabemos que mesmo casos que apresentam variantes muito raras e de alto impacto também apresentam contribuições de PRS, e as interações entre diferentes variantes podem interferir na variabilidade fenotípica do TEA.

Estudos de GWAS, genoma completo e exoma identificaram um número crescente de variantes associadas à regulação de genes e vias na etiologia do TEA, destacando sua extrema heterogeneidade. Ainda que PRS contribuam para variabilidade fenotípica, estima-se que variantes raras de maior impacto podem ser identificadas em 30 a 40% dos pacientes. Apesar de não haver uma regra genótipo-fenótipo, essas variantes mais raras associam-se a epilepsia, deficiência intelectual (DI), presença de dismorfismos e maior frequência de alterações motoras precoces, aumentando a gravidade da apresentação clínica e piora do prognóstico. Portanto, investigação ativa de história familiar de transtornos psiquiátricos e exame físico detalhado com atenção a comorbidades com síndromes clássicas ou à presença de dismorfismos devem sempre ser feitos. A avaliação por geneticista ou a solicitação de exames específicos é cada vez mais preconizada na prática clínica.

Alterações genéticas e epigenéticas no nível celular podem comprometer o desenvolvimento e o estabelecimento da conectividade intra e entre áreas cerebrais, explicando achados de alterações na comunicação de vias *top-down* e *bottom-up* no TEA.

EPIDEMIOLOGIA

Os estudos epidemiológicos atuais mostram uma variabilidade bastante grande entre diferentes regiões do mundo, baseada em função da metodologia dos estudos e no ano de realização. Um estudo norte-americano aponta para uma prevalência de 1 para 31 crianças aos 8 anos; já a Organização Mundial da Saúde (OMS) indica 1 para 160. Observa-se aumento da prevalência ao longo dos anos, com prevalência estimada em, aproximadamente, 1 a cada 100 crianças no mundo.

O aumento de prevalência também pode ser atribuído à maneira como os novos critérios diagnósticos são usados, além do maior conhecimento do quadro pelos profissionais de saúde e pela conscientização da população geral. Há maior prevalência no sexo masculino de 3,5:1, por motivos ainda não plenamente conhecidos.

QUADRO CLÍNICO

Detecção precoce

Um dos grandes esforços do momento está na detecção e no diagnóstico precoces de crianças de risco, pois entende-se que, quanto mais cedo o tratamento for implementado, maiores serão as chances de melhor prognóstico. O diagnóstico de TEA é exclusivamente clínico, estabelecido por médico qualificado com subsídios de avaliações de equipe multiprofissional.

O início do quadro ocorre nos primeiros 3 anos de vida, podendo se apresentar com um atraso na aquisição dos marcos de desenvolvimento social; o atraso de fala tende a ser a primeira preocupação dos pais. Em aproximadamente 30% das crianças ocorre regressão do desenvolvimento no segundo ano de vida, com perda de marcos já adquiridos, como a fala, o brincar funcional, a diminuição de interesse por sociabilização e o início de comportamentos repetitivos.

Apresentação clínica

Segundo o **DSM-5-TR**, para que seja feito o diagnóstico, devem estar presentes todos os **critérios (A)** (ver Quadro 1) que se referem a alterações na comunicação e na interação social, ocorrendo em múltiplos contextos. Não é necessário que a criança apresente todos os sintomas antes dos 3 anos, pois nos quadros mais leves os prejuízos podem não estar plenamente manifestos até o final da idade pré-escolar, em razão de as demandas sociais ainda serem reduzidas. Crianças com TEA podem não responder à interação social ou terem menor busca por amigos para brincar, e, quando o fazem, a aproximação é inadequada e há dificuldade em manter uma interação com troca de turno. O compartilhamento de interesses e emoções é diminuído.

Nos quadros mais leves, quando as crianças buscam interação, é frequente que consigam brincar quando estão apenas com uma outra criança, mas encontrem dificuldades em interações mais complexas com mais crianças. O compartilhar da atenção é diminuído ou pode estar ausente. A comunicação não verbal é diminuída e pouco compreendida, há pouca integração do uso de gestos, falas e expressão facial. Por exemplo, as crianças não aprendem ou demoram para utilizar gestos sociais, como mandar beijo ou dar tchau. A oscilação da prosódia tende a ser diminuída e pouco percebida.

QUADRO 1 Transtorno do espectro autista (TEA) – critérios diagnósticos do autismo

A. Déficits persistentes na comunicação social e na interação social em múltiplos contextos, conforme manifestado por todos os seguintes aspectos, atualmente ou por história prévia (os exemplos são apenas ilustrativos, e não exaustivos; ver o texto):

1. Déficits na reciprocidade socioemocional, variando, por exemplo, de abordagem social anormal e dificuldade para estabelecer uma conversa normal a compartilhamento reduzido de interesses, emoções ou afeto, a dificuldade para iniciar ou responder a interações sociais.
2. Déficits nos comportamentos comunicativos não verbais usados para interação social, variando, por exemplo, de comunicação verbal e não verbal pouco integrada a anormalidade no contato visual e linguagem corporal ou déficits na compreensão e uso de gestos, a ausência total de expressões faciais e comunicação não verbal.
3. Déficits para desenvolver, manter e compreender relacionamentos, variando, por exemplo, de dificuldade em ajustar o comportamento para se adequar a contextos sociais diversos a dificuldade em compartilhar brincadeiras imaginativas ou em fazer amigos, a ausência de interesse por pares.

B. Padrões restritos e repetitivos de comportamento, interesses ou atividades, conforme manifestado por pelo menos dois dos seguintes, atualmente ou por história prévia (os exemplos são apenas ilustrativos, e não exaustivos; ver o texto):

1. Movimentos motores, uso de objetos ou fala estereotipados ou repetitivos (p. ex., estereotipias motoras simples, alinhar brinquedos ou girar objetos, ecolalia, frases idiossincráticas).
2. Insistência nas mesmas coisas, adesão inflexível a rotinas ou padrões ritualizados de comportamento verbal ou não verbal (p. ex., sofrimento extremo em relação a pequenas mudanças, dificuldades com transições, padrões rígidos de pensamento, rituais de saudação, necessidade de fazer o mesmo caminho ou ingerir os mesmos alimentos diariamente).
3. Interesses fixos e altamente restritos que são anormais em intensidade ou foco (p. ex., forte apego a ou preocupação com objetos incomuns, interesses excessivamente circunscritos ou perseverativos).
4. Hiper ou hiporreatividade a estímulos sensoriais ou interesse incomum por aspectos sensoriais do ambiente (p. ex., indiferença aparente à dor/temperatura, reação contrária a sons ou texturas específicas, cheirar ou tocar objetos de forma excessiva, fascinação visual por luzes ou movimento).

C. Os sintomas devem estar presentes precocemente no período do desenvolvimento (mas podem não se tornar plenamente manifestos até que as demandas sociais excedam as capacidades limitadas, ou podem ser mascarados por estratégias aprendidas mais tarde na vida).

D. Os sintomas causam prejuízo clinicamente significativo no funcionamento social, profissional ou em outras áreas importantes da vida do indivíduo no presente.

E. Essas perturbações não são mais bem explicadas por transtorno do desenvolvimento intelectual (deficiência intelectual) ou por atraso global do desenvolvimento. Transtorno do desenvolvimento intelectual e TEA costumam ser comórbidos; para fazer o diagnóstico da comorbidade de TEA e transtorno do desenvolvimento intelectual, a comunicação social deve estar abaixo do esperado para o nível geral do desenvolvimento.

Nota: indivíduos com diagnóstico do DSM-5 bem estabelecido de transtorno autista, transtorno de Asperger ou transtorno global do desenvolvimento sem outra especificação devem receber o diagnóstico de TEA. Indivíduos com déficits marcantes na comunicação social, cujos sintomas, porém, não atendam, de outra forma, aos critérios de TEA, devem ser avaliados com relação a transtorno da comunicação social (pragmática).

Especificar a gravidade atual com base em prejuízos na comunicação social e em padrões de comportamento restritos e repetitivos (ver Quadro 2).

- Exigindo apoio muito substancial.
- Exigindo apoio substancial.
- Exigindo apoio.

(continua)

QUADRO 1 (*continuação*) Transtorno do espectro autista (TEA) – critérios diagnósticos do autismo

Especificar se:
- **Com ou sem comprometimento intelectual concomitante.**
- **Com ou sem comprometimento da linguagem concomitante.**

Especificar se:
- **Associado a uma condição genética conhecida ou outra condição médica ou fator ambiental.** (**Nota para codificação**: usar código adicional para identificar a condição genética ou outra condição médica associada.)
- **Associado a uma alteração do neurodesenvolvimento, mental ou comportamental.**

Especificar se:
- **Com catatonia** (consultar os critérios para catatonia associada a outro transtorno mental, p.135, para definição) (**Nota para codificação**: usar o código adicional F06.1 de catatonia associada a TEA para indicar a presença de catatonia comórbida.)

DSM-5: Manual diagnóstico e estatístico de transtornos mentais – 5ª edição.
Fonte: APA (2022).

- Os sintomas dos **critérios (B)** de comportamentos restritos e repetitivos consistem em dificuldades de sair da rotina, busca por padrões estereotipados de comportamentos e brincadeiras, além de inflexibilidade mental; por isso, normalmente indivíduos com TEA aderem às regras de forma rígida. Pode haver alterações sensoriais (hipo ou hiperreatividade), que consistem na busca ou evitação a estímulos específicos, como intolerância a sons ou encostar objetos no rosto ou na boca, cheirar objetos e selecionar determinados tipos de alimentos com base em textura, cor ou sabor.
- Movimentos estereotipados são frequentes, porém *flapping* e balanceio são mais característicos de quadros graves. Em crianças com TEA leve, percebem-se movimentos mais sutis, como aqueles com mãos e dedos, pulos e movimentação da musculatura ocular.
- As ecolalias são consideradas estereotipias vocais, que podem ser imediatas, mas por vezes são repetições tardias de partes de falas de desenho animado, por exemplo, e podem ser usadas como forma de comunicação funcional.

Apresentação clínica e diagnóstico de TEA no adulto

Pessoas com TEA que procuram avaliação diagnóstica apenas na idade adulta geralmente apresentam sintomatologia e prejuízo sutis na infância, embora seja necessário que estejam presentes. Nesses quadros, a linguagem e a cognição tendem a estar preservadas, podendo haver peculiaridades como diminuição da prosódia, uso de linguagem excessivamente correta e formal, com ausência ou pouco uso de gírias, dificuldade de abstração e percepção de ironias incompatíveis com a capacidade cognitiva.

Normalmente, há busca ou desejo por contato social, mas dificuldade qualitativa na capacidade de iniciação, manutenção e compreensão das relações sociais. A conversa com uma pessoa com TEA pode ser truncada, limitada a respostas sobre o que lhe for perguntado, com a conversa circunscrita a seu tema de interesse, sem se atrair ou perguntar sobre o outro. Há dificuldade em perceber

QUADRO 2 Níveis de gravidade para o transtorno do espectro autista (exemplos de níveis de necessidade de suporte)

Nível de gravidade	Comunicação social	Comportamentos restritivos e repetitivos
Nível 3 "Exigindo apoio muito substancial"	Déficits graves nas habilidades de comunicação social verbal e não verbal causam prejuízos graves de funcionamento, grande limitação em dar início a interações sociais e resposta mínima a aberturas sociais que partem de outros. Por exemplo, uma pessoa com fala inteligível de poucas palavras que raramente inicia as interações e, quando o faz, tem abordagens incomuns apenas para satisfazer necessidades e reage somente a abordagens sociais muito diretas.	Inflexibilidade de comportamento, extrema dificuldade em lidar com a mudança ou outros comportamentos restritos/repetitivos interferem acentuadamente no funcionamento em todas as esferas. Grande sofrimento/dificuldade para mudar o foco ou as ações.
Nível 2 "Exigindo apoio substancial"	Déficits graves nas habilidades de comunicação social verbal e não verbal; prejuízos sociais aparentes mesmo na presença de apoio; limitação em dar início a interações sociais e resposta reduzida ou anormal a aberturas sociais que partem de outros. Por exemplo, uma pessoa que fala frases simples, cuja interação se limita a interesses especiais reduzidos e que apresenta comunicação não verbal acentuadamente estranha.	Inflexibilidade de comportamento, dificuldade de lidar com a mudança ou outros comportamentos restritos/repetitivos aparecem com frequência suficiente para serem óbvios ao observador casual e interferem no funcionamento em uma variedade de contextos. Sofrimento e/ou dificuldade de mudar o foco ou as ações.
Nível 1 "Exigindo apoio"	Na ausência de apoio, déficits na comunicação social causam prejuízos notáveis. Dificuldade para iniciar interações sociais e exemplos claros de respostas atípicas ou sem sucesso a aberturas dos outros. Pode parecer apresentar interesse reduzido por interações sociais. Por exemplo, uma pessoa que consegue falar frases completas e envolver-se na comunicação, embora apresente falhas na conversação com os outros e cujas tentativas de fazer amizades são estranhas e comumente malsucedidas.	Inflexibilidade de comportamento causa interferência significativa no funcionamento em um ou mais contextos. Dificuldade em trocar de atividade. Problemas para organização e planejamento são obstáculos à independência.

as intenções e necessidades afetivas dos outros quando não explicitadas, bem como corresponder a estas e compartilhar as suas.

Os sintomas de inflexibilidade são muito confundidos com sintomas obsessivos, e os focos de interesses restritos podem se tornar um facilitador para a profissão. A falta de flexibilidade mental compromete a adaptação social e a acomodação familiar. Alguns adolescentes e adultos apresentam o comportamento de camuflagem, que é o aprendizado de comportamentos pró-sociais, de forma a minimizar suas dificuldades, que podem passar despercebidas.

Curso

Atualmente, há grande preocupação com o desfecho dos tratamentos, a inserção sócio-ocupacional e a qualidade de vida daqueles cujo diagnóstico se deu na infância. Sabemos que parte dos pacientes permanece não verbal, enquanto outros poderão alcançar autonomia ao longo da vida.

O surgimento dos sintomas nos primeiros 3 anos de idade persiste ao longo da vida. Na idade pré-escolar, as dificuldades de interação com os pares da mesma faixa etária se tornam mais evidentes e alguns dos sintomas de adaptação podem se agravar. Alguns pacientes acabam por ser diagnosticados após os 5 anos, com evoluções diferentes dos casos típicos, nos quais os déficits apresentados têm menos impacto em sua funcionalidade global, evidenciando, assim, as diferenças entre os tipos de crianças com TEA.

Estudos mais recentes apontam que apenas 20% das pessoas com TEA alcançam independência e 56% precisam de auxílio em tempo integral. As questões de saúde, como problemas tireoidianos, hipertensão, obesidade, diabetes, acidente vascular cerebral, epilepsia, Parkinson, perdas auditivas e visuais, são mais frequentes que na população geral. Os antipsicóticos atípicos usados para melhora de sintomas-alvo estão associados com aumento de síndrome metabólica, e a dificuldade de comunicação diminui o acesso aos cuidados com a saúde, levando a importante perda de qualidade de vida.

A expectativa de vida das pessoas com TEA é de aproximadamente 36 anos menos que a população geral, com aumento de risco de 2 a 10 vezes de morte prematura, sendo problemas neurológicos os responsáveis em pacientes mais graves, e suicídio nos quadros leves. É de extrema importância a pesquisa ativa de risco suicida.

Um período de vulnerabilidade que deve ser acompanhado e planejado é a transição da adolescência para a vida adulta, necessitando de apoios específicos para ingresso no ensino superior ou no mercado de trabalho. Outra questão a ser trabalhada é a sexualidade, que é pouco abordada com base no falso pressuposto de que esses indivíduos não têm interesse, deixando-os em maior risco de vitimização e infecções sexualmente transmissíveis, bem como abordagens inadequadas e interpretação errônea por parte de potenciais parceiros.

É importante ressaltar que o paciente, não apenas seus cuidadores e/ou tutores, deve participar do planejamento de objetivos dos cuidados a serem implementados e priorizados.

DIAGNÓSTICO DIFERENCIAL

Os diagnósticos diferenciais para o TEA, quando feitos na infância, são os outros transtornos do neurodesenvolvimento. Os transtornos específicos da linguagem devem ser especialmente considerados e envolvem atraso da aquisição da linguagem compreensiva e/ou expressiva, o que pode comprometer a sociabilidade. No entanto, não apresentam limitações na comunicação social, com o brincar imaginativo ou a intenção comunicativa preservados, mas faltam as habilidades necessárias para que esta ocorra de forma eficaz. No transtorno de comunicação social (pragmática), os **critérios A** do TEA se sobrepõem, porém estão ausentes os comportamentos restritos e repetitivos.

Como no TEA são frequentes alterações atencionais e agitação psicomotora, o transtorno de déficit de atenção e hiperatividade (TDAH) deve ser considerado como diagnóstico diferencial. É importante considerar que muitas crianças com TDAH apresentam prejuízos da sociabilidade e, também, de linguagem, mas os déficits não são tão acentuados em termos da comunicação verbal e não verbal e não apresentam sintomas dos critérios B.

No mutismo seletivo, há clara recusa em conversar com determinadas pessoas, mas a fala e o contato social são normais com pessoas próximas, em geral no ambiente familiar. É importante ainda que se façam avaliações auditivas e visuais, pois acarretam dificuldades de comunicação social.

Por fim, a DI pode ser uma comorbidade ou um diagnóstico diferencial, e, quanto maior o déficit cognitivo global, menor é a especificidade dos prejuízos de cognição social. No entanto, quando a cognição social é mais prejudicada do que o esperado para o nível cognitivo, há comorbidade. A aplicação de testes neuropsicológicos é o meio mais preciso para essa diferenciação.

Em diagnósticos feitos na idade adulta, os diferenciais são transtornos de personalidade esquizoide, esquizotípico e evitativo, assim como TDAH e transtorno obsessivo-compulsivo. É importante notar que se pode observar uma relação não linear entre aumento do quociente de inteligência (QI) e funcionalidade na vida diária, e muitas vezes altos índices de QI podem estar presentes com baixos escores de funcionalidade.

COMORBIDADES

A ocorrência de comorbidades é muito frequente no TEA, podendo ser comorbidades em função de síndromes genéticas, como X frágil e síndrome de Angelman, epilepsia (que ocorre em até 25% dos casos), alterações de sono, intestinais e imunológicas, entre outras. As comorbidades psiquiátricas ocorrem em até 70% das pessoas com TEA e, muitas vezes, são responsáveis por alterações e piora de comportamentos já extintos, por exemplo, uma criança que passa a apresentar piora de estereotipias ou agressividade pode estar com um quadro de depressão ou ansiedade. A dificuldade de percepção de si mesmo e a incapacidade de comunicar seus sentimentos fazem com que muitos quadros emocionais não sejam diretamente identificados, a menos que haja grande suspeita pelo examinador.

Estudos mostram que ansiedade e TDAH são as comorbidades mais frequentes, ocorrendo em cerca de 50% dos pacientes. Depressão ocorre mais comumente em pessoas com TEA nível 1 de suporte. É também mais frequente que na população geral a ocorrência de transtorno obsessivo-compulsivo, tiques e síndrome de Tourette. Assim, frequentemente adolescentes e adultos com intensidade leve de sintomas de TEA não diagnosticado podem buscar avaliação psiquiátrica por alterações de humor, aumento de ansiedade ou outros sintomas comórbidos, que, muitas vezes, obscurecem os prejuízos de comunicação social ou se sobrepõem com sintomas da dimensão B.

INSTRUMENTOS DE AVALIAÇÃO

Instrumentos padronizados foram desenvolvidos para facilitar a avaliação de risco para TEA em várias idades. O *Modified Check-list for Autism in Toddlers* (M-CHAT) é um questionário preenchido pelos pais, desenvolvido para identificar crianças em risco de autismo na população em geral, utilizado entre 18 e 30 meses.

O *Autism Screening Questionnaire* (ASQ), também preenchido pelos pais, examina as habilidades de comunicação, motricidade grossa, motricidade fina, resolução de problemas e adaptação pessoal. A Sociedade Brasileira de Pediatria (SBP) recomenda aos pediatras e profissionais de saúde que trabalham com crianças da primeira infância o instrumento de rastreamento M-CHAT para monitorar sinais de risco ao longo do tempo.

Instrumentos diagnósticos

O *Autism Diagnostic Interview-Revised* (ADI-R), administrado junto aos pais, é um instrumento de diagnóstico clínico para crianças e adultos. Ele se concentra em três áreas principais: interação social recíproca; comunicação e linguagem; interesses e comportamentos restritos e repetitivos e estereotipados. O ADI-R é apropriado a partir dos 18 meses.

O *Autism Diagnostic Observation Schedule* (ADOS) é uma avaliação semiestruturada e padronizada da interação social, comunicação, brincadeira e uso imaginativo de materiais. A observação consiste em 4 módulos de 30 minutos, cada um projetado para ser administrado a diferentes indivíduos, de acordo com seu nível de linguagem expressiva. É importante ressaltar que tanto o ADOS quanto o ADI-R só podem ser utilizados por pessoas devidamente capacitadas com treino validado pelos autores. A modificação da forma de pontuação do ADOS-2 também permite a classificação da gravidade do quadro clínico.

Instrumentos de avaliação de sintomas

A *Repetitive Behavior Scale-Revised* (RBS-R) é um questionário que avalia o comportamento repetitivo de 5 domínios: comportamento compulsivo, comportamento ritualístico, comportamento restrito, comportamento autolesivo e comportamento estereotipado.

A *Social Responsiveness Scale-2* (SRS-2) é usada para avaliar a percepção social das crianças, a cognição social e a motivação social, bem como maneirismos motores.

A *Childhood Autism Rating Scale* (CARS) é um instrumento utilizado para avaliação da gravidade dos sintomas de autismo para uso com crianças a partir de 2 anos. Avalia o comportamento do paciente por meio de um informante (pais ou responsáveis) em 15 domínios, que incluem: relações pessoais, imitação, resposta emocional, uso corporal, uso de objetos, resposta a mudanças, resposta visual, resposta auditiva, resposta e uso do paladar, olfato e tato, medo ou nervosismo, comunicação verbal, comunicação não verbal, nível de atividade, nível e consistência da resposta intelectual e impressões gerais do examinador. Escores entre 30 e 36 indicam autismo leve a moderado, e acima de 36 evidenciam autismo grave.

Instrumentos de avaliação de sintomas co-ocorrentes

Pacientes com TEA podem apresentar DI, dificuldades de aprendizagem, TDAH, transtornos de ansiedade ou distúrbios de fala e linguagem, entre outros. Essas condições podem influenciar na apresentação dos sintomas do TEA, assim como no comprometimento social e funcional do indivíduo de diversas formas, em diferentes idades. A avaliação da capacidade cognitiva e de linguagem é um componente importante da avaliação diagnóstica.

Teste cognitivo

Uma série de medidas padronizadas é usada para determinar os níveis de desenvolvimento de crianças mais novas e o QI em crianças com mais de 3 anos. O teste de inteligência selecionado pelo psicólogo dependerá da idade e do nível de linguagem da criança. A administração de um teste cognitivo válido é importante para atribuir sintomas ao TEA como parte do diagnóstico inicial, mas também ajuda a estabelecer diagnósticos concomitantes com TEA, como DI. Existem testes válidos que podem ser usados em crianças que não são verbais.

Avaliação de linguagem

Dificuldades de desenvolvimento na linguagem e na fala são frequentes no TEA. A categorização do perfil de linguagem pode auxiliar na busca pelo diagnóstico diferencial, mas também ajudar na melhor compreensão das necessidades terapêuticas dos indivíduos com TEA e orientar os programas de intervenção adequados. Diferentes perfis de linguagem são caracterizados por:

- TEA com comprometimento pragmático de linguagem sem quaisquer outras dificuldades de linguagem. As dificuldades no desenvolvimento da pragmática da linguagem estão relacionadas às manifestações de dificuldades no funcionamento social, não sendo elemento de distúrbio do desenvolvimento da linguagem e/ou comorbidade. Esse grupo também incluiria indivíduos com habilidades linguísticas muito boas e excepcionais, mas com dificuldades na linguagem funcional e/ou comportamento não verbal relacionado à comunicação, e que só teriam dificuldade em usar a linguagem para necessidades sociais. Se for referido ao primeiro tipo da categorização acima de TEA com comprometimento pragmático de linguagem sem outros distúrbios de linguagem, observa-se que é diferente da categoria do DSM-5 transtorno da comunicação social (pragmática) e diferente dos distúrbios pragmáticos como resultado de dificuldades de linguagem. Nessa categoria deve-se ressaltar que existem indivíduos com habilidades de linguagem normais, boas e excepcionais com e sem distúrbios de fala, mas para atender aos critérios para TEA também devem atender à condição de apresentar "dificuldade persistente na comunicação social e interação social".
- TEA em comorbidade com transtorno de linguagem (TDL) e outros transtornos do desenvolvimento. Esses indivíduos demonstram distúrbios no funcionamento social e comportamentos

estereotipados, juntamente com distúrbios no desenvolvimento da linguagem e da fala.

- TEA em comorbidade com DI com atraso global na linguagem e inteligência geral. O QI tem uma importante influência no desenvolvimento da linguagem em crianças com TEA, e a maioria das crianças que não desenvolvem a fala também tem um QI não verbal abaixo de 70. Nessa situação, as dificuldades de linguagem seriam relevantes para o nível intelectual, mas também seriam afetadas por prejuízos sociais.
- TEA com graves dificuldades no desenvolvimento da comunicação social e interação social e dificuldades secundárias de linguagem como resultado do não uso da linguagem como ferramenta de comunicação. Essa categoria é discutível, devido às dificuldades de comprovação do atraso de linguagem secundária em decorrência de outros fatores que estão relacionados ao desenvolvimento das funções sociais e do meio ambiente, incluindo os casos extremos de negligência, como em situações de abrigo infantil ou abuso infantil e uso excessivo de eletrônicos. As características dessa categoria incluem ausência de fala e falta de compreensão e produção de linguagem adequadas à idade. As crianças com TEA que não conseguem desenvolver a fala e a linguagem antes dos 5 anos e que não apresentam dificuldades intelectuais não verbais provavelmente serão incluídas nesse grupo. Nesse sentido, intervenções precoces para o desenvolvimento da linguagem e da fala teriam papel fundamental na prevenção do desenvolvimento desse tipo de dificuldade.

Ainda, a apraxia da fala é um distúrbio neurológico motor da fala na infância, no qual a precisão e a consistência dos movimentos subjacentes à fala são prejudicadas na ausência de déficits neuromusculares. Está incluída entre os distúrbios dos sons da fala (SSD) no DSM-5. O déficit central da apraxia da fala envolve o planejamento e/ou programação dos parâmetros espaçotemporais das sequências de movimento necessárias para o controle da fala e está muito frequentemente associado a um distúrbio de linguagem expressiva. A prevalência de apraxia da fala é maior em crianças não verbais ou minimamente verbais com TEA, que representam cerca de 25 a 30% da população com TEA sem fala aos 5 anos. Do ponto de vista clínico, tanto as crianças com TEA quanto as crianças com apraxia da fala apresentam atraso na aquisição da linguagem expressiva, o que pode contribuir para dificuldades no diagnóstico diferencial precoce entre essas duas condições. Isso é de extrema importância, uma vez que tratamentos específicos e precoces estão disponíveis.

Avaliação do funcionamento adaptativo

Um relato do cuidador e/ou do professor sobre o funcionamento adaptativo complementa a avaliação cognitiva. Identificar o nível adaptativo contribui para reconhecer e monitorar as metas de desenvolvimento para o tratamento. As medidas adaptativas comumente usadas incluem as Escalas de Comportamento Adaptativo da Vineland e o Sistema de Avaliação de Comportamento Adaptativo.

Avaliação motora

Crianças com TEA apresentam alterações nos sistemas de conexão do sistema nervoso central, que resultam em prejuízo do desempenho sensório-motor. Essas crianças são mais propensas a ter atrasos leves nas habilidades motoras grossas e de coordenação em comparação com crianças na população geral e podem atender aos critérios do DSM-5 para transtorno do desenvolvimento da coordenação além do TEA. Podem apresentar déficits no movimento motor amplo e fino, controle postural prejudicado e sequenciamento anormal da marcha, sendo observado lentidão nos reflexos, falta de ritmo e da coordenação. As habilidades motoras grossas podem contribuir mais do que as habilidades motoras finas na previsão do atraso na comunicação social, e habilidades motoras finas e grossas previram atraso funcional, comportamento repetitivo e atraso na comunicação social. Crianças com TEA e síndromes genéticas apresentam atrasos em marco motor grosso e linguagem expressiva antes de crianças com TEA idiopático. Essas alterações estão entre os primeiros indicadores de uma trajetória de desenvolvimento divergente, e testes gerais de triagem ou medidas adaptativas podem sugerir atrasos motores que se beneficiariam de uma avaliação formal por um terapeuta ocupacional ou fisioterapeuta.

Avaliação sensorial

O DSM-5 inclui sintomas sensoriais nos critérios diagnósticos para TEA. Ferramentas de avaliação comumente usadas (como o *Short Sensory Profile* e outros) quantificam a percepção pelos pais de diferenças sensoriais em relação ao olfato, paladar, visão, audição e tato. Além de capturar o que é convencionalmente considerado um distúrbio sensorial, questionários usados para avaliar os sintomas sensoriais também capturam hiperatividade e hipoatividade motoras, como comportamentos de busca sensorial ou de evitação sensorial.

INTERVENÇÕES TERAPÊUTICAS

Existem muitas recomendações sobre a natureza e a intensidade da intervenção que deve ser oferecida para apoiar o desenvolvimento de crianças com TEA. A intervenção deve ser instituída o mais cedo possível, começando no momento ou antes do diagnóstico na primeira infância; deve ser intensiva, fornecida de 25 a 40 horas por semana por 1 ano ou mais, e abrangente, visando a um desenvolvimento amplo. Essas recomendações são motivadas pela teoria de que as intervenções oferecidas na primeira infância têm o potencial de produzir efeitos mais positivos e que a intensidade da intervenção produziu ganhos cognitivos substanciais e que variavam de acordo com a idade no início da intervenção.

Modalidades terapêuticas

As abordagens variam em suas teorias sobre a natureza do TEA e do desenvolvimento, bem como em seus procedimentos e técnicas.

Alguns estudos identificaram 28 práticas que atenderam aos critérios de classificação com base em evidências científicas. Destas, 24 práticas são baseadas em princípios da análise do comportamento aplicada, e as outras 4 encontram eficácia ao mesclarem seus objetivos com protocolos comportamentais. São elas: terapia cognitivo-comportamental; exercício e movimento; musicoterapia; e integração sensorial.

Análise do comportamento aplicada (*Applied Behavior Analysis* – ABA)

Intervenções baseadas em ABA são oriundas de princípios básicos no campo da análise experimental do comportamento (AEC). A análise do comportamento tem como objeto de estudo a observação de interações do indivíduo com aspectos variados do ambiente (físico e social), com claras leis do comportamento descritas e tomando como centrais ao comportamento humano suas interações com a cultura e fenômenos relativos ao seu mundo privado, como sentimentos, emoções e cognições.

Essas intervenções envolvem a análise funcional das relações entre ambiente e comportamento com base no conceito teórico de que o comportamento de um indivíduo é determinado pelas contingências ocorridas no passado e por eventos ambientais atuais em conjunto com uma base genética e variáveis fisiológicas. Assim, visa realizar mudanças nos eventos ambientais, incluindo estímulos antecedentes e consequências, a fim de produzir mudanças práticas e significativas no comportamento com o objetivo da promoção de habilidades que tornem esse indivíduo capaz de produzir relações saudáveis com o ambiente em que vive.

Esse tipo de intervenção se aplica a crianças, adolescentes e adultos que, eventualmente, apresentem dificuldades circunstanciais como socialização, brincar, aprendizagem de conteúdos acadêmicos e aspectos gerais da rotina ligados à autonomia (como sono, alimentação, autocuidado, entre outros). Estudos controlados demonstraram que o ABA pode resultar em aumentos significativos no QI, mesmo dentro da faixa normal, com maior probabilidade de integração na escola.

A intervenção pode ocorrer em diversas frentes comportamentais, como acadêmica, profissional, social, verbal e atividades de vida diária (AVD), e pode envolver profissionais de diversas áreas – psicólogos, fonoaudiólogos, neurologistas, psiquiatras, pediatras, educadores físicos, terapeutas ocupacionais e tutores.

Outras intervenções comportamentais incluem treinamento experimental discreto (DTT – *Discrete Trial Training*), sistema de comunicação de troca de imagens (PECS – *Picture Exchange Communication System*) e suportes comportamentais positivos (PBS – *Positive Behaviour Support*), porém os efeitos positivos associam-se à intervenção precoce (*early intensive behavioral intervention* – EIBI). Para garantir a eficácia da intervenção baseada em ABA, propõe-se que sejam considerados os seguintes aspectos: a característica de cada indivíduo, a intensidade da intervenção (30 horas/semana, sendo 20 horas com um aplicador e 10 horas com os pais) e a multiplicação das horas de intervenção por um tutor capacitado que seja capaz de seguir protocolos de intervenção.

A intervenção não se trata apenas de terapia individualizada no modelo 1:1 (1 terapeuta ou aplicador para 1 criança), mas também de estender o que é aprendido nesse ambiente mais individualizado para momentos sociais típicos da rotina, garantindo a generalização dos repertórios aprendidos. Para isso, são fundamentais a capacitação, o treinamento e as orientações frequentes e contínuas para todas as pessoas que convivem com a criança nos diversos contextos: pais, cuidadores, familiares, professores, terapeutas etc. A generalização é um dos pilares que suportam a ABA, e deve ser programada e não apenas esperada, assim como a manutenção de novas habilidades e sua generalização para ambientes naturais.

Intervenções precoces: atenção compartilhada, jogo simbólico, engajamento e regulação (Jasper)

O modelo Jasper (*Joint Attention Symbolic Play Engagement Regulation*) é uma abordagem terapêutica baseada em uma combinação de princípios de desenvolvimento e comunicação. Concentra-se em fundamentos da comunicação social (atenção compartilhada, imitação e brincadeira) e usos de estratégias naturalísticas para melhorar a frequência, fluência e complexidade da comunicação social. Os cuidadores/pais treinam ativamente as atividades cotidianas das crianças, visando a resultados de engajamento, atenção compartilhada, jogo simbólico e linguagem. Dessa forma, Jasper é uma ação fundamentada e baseada em práticas de jogos e brincadeiras, estimulando-as a interagir com o terapeuta e com outras crianças.

Revisões de literatura anteriores sugeriram que melhorias na atenção compartilhada, envolvimento conjunto, brincadeiras e linguagem podem permitir que crianças com autismo aprendam melhor com seu ambiente. Além disso, aparentemente pais e profissionais são capazes de aprender pelo menos algumas técnicas Jasper, e a curta duração e a baixa intensidade do tratamento também sugerem que pode ser relativamente fácil de implementar junto às rotinas existentes. A intervenção Jasper é implementada por indivíduos que interagem frequentemente com a criança, como pais e professores, em contextos naturalistas, incluindo o aumento do número de oportunidades de aprendizado e as chances de manter as melhorias ao longo do tempo.

Intervenções comportamentais de desenvolvimento naturalista

As intervenções comportamentais de desenvolvimento naturalista envolvem o uso de princípios comportamentais de aprendizagem para ensinar habilidades escolhidas a partir de uma sequência de desenvolvimento em ambientes naturalísticos e usando recompensas naturais.

As habilidades selecionadas como relevantes para a intervenção são aquelas que permitem que a criança participe mais plenamente das interações recíprocas com o adulto. Essas intervenções são realizadas sobretudo no contexto da brincadeira, mas o controle das interações nesse contexto é compartilhado pela criança e pelo adulto, por meio de turnos equilibrados. As intervenções categorizadas como comportamentais de desenvolvimento naturalista incluem *Early Start Denver Model* (ESDM); *Enhanced Milieu Teaching* (EMT); *Pivotal Response Treatment* (PRT); atenção conjunta, jogo simbólico, engajamento e regulação (Jasper).

O programa Tratamento e Educação de Crianças com Deficiência de Comunicação e Autismo (TEACCH) foi desenvolvido em 1972 por Eric Schopler. Essa intervenção específica é distinta de outras abordagens em razão do foco explícito no projeto ambiental estruturado e no automonitoramento, que não é a ênfase de nenhuma das outras intervenções. Os fundamentos teóricos do TEACCH não estão enraizados nas teorias de aprendizagem comportamentais nem de desenvolvimento. Em vez disso, esses procedimentos foram projetados de acordo com o perfil teorizado de Schopler dos pontos fortes de aprendizagem, preferências e necessidades de indivíduos com TEA, que incluem força visual relativa e conforto com rotinas consistentes. Assim, o programa TEACCH é caracterizado por rotinas de trabalho altamente estruturadas e uma forte dependência da apresentação visual de informações.

Os "sistemas de trabalho" do TEACCH organizam as tarefas individuais dos alunos para transmitir visualmente 4 informações:

1. Que atividade o aluno completará.
2. Quantos itens precisam ser concluídos.
3. Como identificar quando o trabalho é concluído.
4. O que acontecerá após a conclusão da tarefa.

As salas de aula do TEACCH tendem a apresentar arranjos ambientais cuidadosamente planejados e estruturados, áreas de trabalho com distrações mínimas, rotinas consistentes e o uso extensivo de cronogramas e suportes visuais.

Pediatric Autism Communication Therapy (PACT)

A terapia PACT é uma intervenção mediada pelos pais, naturalista e assistida por vídeo, nas quais são usadas técnicas como modelagem e *prompt* (estímulos). É a primeira intervenção rigorosamente testada para mostrar um impacto sustentado na redução dos sintomas do TEA e provou ter efeito na redução significativa das dificuldades sociais, na comunicação e no comportamento repetitivo/interesses restritos e na melhoria das habilidades de iniciação da comunicação em longo prazo (6 anos após o término do tratamento).

Os terapeutas da PACT treinam e supervisionam os pais/cuidadores incorporando a terapia nas interações naturalistas da criança na vida familiar, levando à "validade do mundo real", generalização e impacto na vida diária e no funcionamento da criança, sendo uma intervenção recomendada para os principais sintomas do autismo.

Intervenções de base sensorial

As intervenções sensoriais são motivadas pela teoria de que a função sensorial é fundamental na natureza, e que as perturbações sensoriais, particularmente no início da vida, podem produzir efeitos em cascata no desenvolvimento em vários domínios, resultando em uma constelação de características básicas e relacionadas com TEA. Dentro dessa estrutura, é hipotetizado que os tratamentos direcionados podem, portanto, ter o potencial não apenas de melhorar as diferenças sensoriais relatadas, mas também de se traduzir em efeitos nas habilidades sociais, de comunicação e cognitivas de ordem superior em crianças com TEA.

A mais conhecida dessas abordagens sensoriais para o tratamento é a terapia de integração sensorial, na qual as crianças são apresentadas a uma série de experiências sensório-motoras individualizadas destinadas a construir habilidades fundamentais que facilitarão seu envolvimento e participação em uma série de atividades da vida diária. Abordagens sensoriais são mais frequentemente fornecidas por terapeutas ocupacionais em contextos clínicos.

Intervenções assistidas por animais

Intervenções assistidas por animais são aquelas que dependem de interações com animais como o contexto principal para facilitar a mudança de desenvolvimento. Na literatura de intervenção de TEA, o destaque é a terapia assistida por cavalos. As intervenções assistidas por animais são teoricamente motivadas pela possibilidade de que as interações humano-animal sejam altamente motivadoras e forneçam contextos calmantes que possam apoiar o bem-estar psicológico e a função social.

Intervenções de base tecnológica

As intervenções baseadas em tecnologia empregam uma ou mais de uma variedade de tecnologias (p. ex., computadores, vídeos, *videogames*, robôs) como o meio principal para a entrega de instrução. Essas intervenções tentam captar o interesse especial relatado que muitos indivíduos autistas têm em tecnologia de computador e formatos previsíveis de entrega de informações, que permitem aos usuários controlar o ritmo da interação.

Estudos de alta qualidade também sugerem que a intervenção do desenvolvimento pode melhorar alguns desafios centrais associados ao TEA, particularmente as dificuldades na comunicação social, tais como DIR/*Floortime (Developmental, Individual-differences, and Relationship-based Model)*, modelos Hanen e ensino responsivo.

Terapias voltadas para a comunicação

As alterações na comunicação em indivíduos com TEA apresentam grande variabilidade; encontramos desde indivíduos não verbais, que jamais desenvolverão a fala, até aqueles que têm fala fluente cujas inabilidades comunicativas estão restritas ao uso funcional, com falhas tanto para iniciar como responder às diferentes demandas da comunicação.

Considerando que as alterações da comunicação são uma das características centrais do TEA, a avaliação e o acompanhamento fonoaudiológico são fundamentais. A intervenção terapêutica é individualizada e estruturada a partir dos dados colhidos na avaliação. Tais dados permitem que o profissional elabore um plano de intervenção específico, visando ao desenvolvimento de estratégias que capitalizem os pontos fortes e estimulem as dificuldades de cada indivíduo. Esse tipo de atuação em que o próprio fonoaudiólogo planeja e executa as estratégias terapêuticas necessárias para cada caso é denominada intervenção terapêutica direta.

O foco da intervenção terapêutica direta é o trabalho com os aspectos relacionados à comunicação social (atenção compartilhada e reciprocidade social), linguagem e habilidades cognitivas e regulação emocional. A principal estratégia terapêutica utilizada pelo fonoaudiólogo é o jogo, a brincadeira compartilhada que tem a função de intermediar a relação dialógica entre paciente e terapeuta. É por meio da brincadeira que se constrói a linguagem da criança, a princípio observando sua exploração lúdica e, posteriormente, pelo incentivo às outras formas de brincar, de compartilhar a atenção e situações.

As estratégias utilizadas variam de acordo com o estágio do desenvolvimento da linguagem e visam ajudar o indivíduo com TEA a construir a comunicação e habilidades sociais com diferentes parceiros e ambientes.

Intervenções atuais se baseiam na analise do comportamento aplicada (ABA), como a intervenção comportamental intensiva precoce (EIBI), e sugerem que a intervenção será eficaz se for precoce, intensiva e de longo prazo. A intervenção requer atenção individual de um terapeuta treinado e o estabelecimento de metas individualizadas com os pais como coterapeutas. Algumas intervenções concentram-se no contexto natural para aumentar a comunicação social e as habilidades emocionais, incluindo o Modelo de Denver do Início Precoce (ESDM), enquanto outras envolvem treinamento de pares ou pais.

Frequentemente, os médicos e a equipe multiprofissional são questionados pelos pais e familiares sobre o potencial de seus filhos com TEA e o curso do tratamento a seguir. As crianças que recebem intervenção precoce intensiva podem mudar substancialmente suas taxas de desenvolvimento e gravidade do autismo ao longo do tempo. Outras perguntas se referem às recomendações de 35 a 40 horas por semana de tratamento comportamental. Ainda faltam evidências de alta qualidade de que um número tão alto de horas proporciona maior ganho para as crianças, mesmo aquelas com dificuldades mais graves.

Talvez a mensagem mais importante que os profissionais possam fornecer desde o início é que, tanto para pessoas com TEA quanto para aquelas sem deficiência, a qualidade de vida, o relacionamento com os outros e o envolvimento em atividades pessoalmente satisfatórias proporcionam ganhos em seu desenvolvimento.

TRATAMENTO MEDICAMENTOSO

Até o momento, uma medicação específica para o tratamento dos sintomas centrais (comunicação social e comportamentos ritualizados e repetitivos) dos TEA não existe. As medicações formalmente liberadas pelo Food and Drug Administration (FDA) são utilizadas para tratar apenas sintomas acessórios, como agitação e irritabilidade, e são a risperidona e o aripiprazol.

CONCLUSÕES

O esforço para que a qualidade de vida dos indivíduos com TEA seja melhor no que diz respeito à autonomia e à independência está diretamente relacionado com o diagnóstico precoce, por meio de novas tecnologias e ferramentas de triagem; com intervenções precoces, intensas e individualizadas; com a participação dos pais e familiares e com o uso de medicação (quando houver comorbidades). Além disso, as políticas nacionais de inclusão nos ambientes escolares e de trabalho, de forma realística e plenamente atuante, fortalecem e reasseguram a possibilidade da convivência em sociedade.

No entanto, esclarecimentos futuros ainda são vários e continuam ativos nas pesquisas e trabalhos envolvendo pessoas com TEA no mundo inteiro, direcionando a atenção para indivíduos que ainda têm dificuldades substanciais, fornecendo caminhos para uma inclusão efetiva e maior autonomia pessoal. A ciência e as políticas públicas têm o potencial de contribuir para essas mudanças.

DICAS DO ESPECIALISTA

- O TEA é um transtorno do neurodesenvolvimento, portanto, os sintomas estruturais se desenvolvem de forma muito precoce, ou seja, na primeira infância – muitas vezes, no primeiro ano de vida.
- Ficar atento aos primeiros sintomas é essencial para o diagnóstico precoce realizado por médicos especialistas.
- A psicoeducação aos pais e familiares é fundamental para o sucesso das intervenções multiprofissionais.
- É preciso evitar o uso de métodos de intervenção ou tratamento medicamentoso dos sintomas-alvo que não sejam devidamente comprovados pela ciência.
- Lembrar sempre que o diagnóstico precoce é seguido de intervenções multiprofissionais precoces para que haja uma boa evolução na aquisição de autonomia da criança.

SUGESTÕES DE LEITURA

1. Aishworiya R, Valica T, Hagerman R, Restrepo B. An update on psychopharmacological treatment of autism spectrum disorder. Neurotherapeutics. 2022;19(1):248-62.
2. American Psychiatry Association (APA). Manual diagnóstico e estatístico de transtornos mentais – 5ª edição (DSM-5). Porto Alegre: Artmed; 2013.
3. American Psychiatric Association (APA). Manual diagnóstico e estatístico de transtornos mentais – 5ª edição – texto revisado (DSM-5-TR). Porto Alegre: Artmed; 2022.
4. Ayres M, Parr JR, Rodgers J, et al. A systematic review of quality of life of adults on the autism spectrum. Autism. 2018;22(7):774-83.
5. Baum WM. Multiscale behavior analysis and molar behaviorism: an overview. J Experimental Analysis of Behavior. 2018;110(3):302-22.
6. Brentani H, Paula CS, Bordini D, et al. Autism spectrum disorders: an overview on diagnosis and treatment. Rev Bras Psiq. 2013;35:62-72.
7. Carter AS, Messinger DS, Stone WL, et al. A randomized controlled trial of Hanen's "More Than Words" in toddlers with early autism symptoms. J Child Psychol Psychiatry. 2011;52(7):741-52.
8. Cascio CJ, Woynaroski TG, Baranek GT, Wallace MT. Toward an interdisciplinary approach to understanding sensory function in autism spectrum disorder. Autism Res. 2016;9(9):920-5.
9. Dawson G, Rogers S, Munson J, et al. Randomized, controlled trial of an intervention for toddlers with autism: the Early Start Denver Model. Pediatrics. 2010;125(1):e17-e23.
10. First MB, Reed GM, Hyman SE, Saxena S. The development of the ICD-11 clinical descriptions and diagnostic guidelines for mental and behavioral disorders. World Psychiatry. 2015;14(1):82-90.
11. Greenspan SI, Wieder S. The developmental individual-difference, relationship-based (DIR/Floortime) model approach to autism spectrum disorders. In: Hollander E, Anagnostou E (eds.). Clinical manual for the treatment of autism. Washington: American Psychiatric Publishing; 2007. p.179-209.
12. Grove J, Ripke S, Als TD, et al. Common risk variants identified in autism spectrum disorder. BioRxiv. 2017;224-774.
13. Hyman SL, Levy SE, Myers SM; Council on Children with Disabilities, Section on Developmental and Behavioral Pediatrics. Identification, evaluation, and management of children with autism spectrum disorder. Pediatrics. 2020;145(1):e20193447.
14. Ismail F, Shapiro B. What are neurodevelopmental disorders?. Curr Opin Neurol. 2019;32(4):611-6.
15. Jones RM, Pickles A, Lord C. Evaluating the quality of peer interactions in children and adolescents with autism with the Penn Interactive Peer Play Scale (PIPPS). Mol Autism. 2017;8:28.
16. Lai MC, Kassee C, Besney R, et al. Prevalence of co-occurring mental health diagnoses in the autism

population: a systematic review and meta-analysis. Lancet Psychiatry. 2019;6(10):819-29.
17. Lord C, Brugha TS, Charman T, et al. Autism spectrum disorder. Nature Reviews Disease Primers. 2020;6(1):1-23.
18. Lord C, Rutter M, Dilavore P, Risi S. The autism diagnostic observation schedule: manual. Los Angeles: Western Psychological Corporation; 1999.
19. Lord C, Rutter ML, Le Couteur A. Autism diagnostic interview – revised: a revised version of a diagnostic interview for caregivers of individuals with possible pervasive developmental disorders. J Autism Dev Disord. 1994;24:659-85.
20. McConachie H, Wilson C, Mason D, et al. What is important in measuring quality of life? Reflections by autistic adults in four countries. Autism in Adulthood. 2020;2(1):4-12.
21. Palmer N, Beam A, Agniel D, et al. Association of sex with recurrence of autism spectrum disorder among siblings. JAMA Pediatrics. 2017;171(11):1107-12.
22. Pepperdine CR, McCrimmon AW. Test review: Vineland Adaptive Behavior Scales, (Vineland-3) by Sparrow SS, Cicchetti DV, Saulnier CA. Can J School Psychol. 2018;33(2):157-63.
23. Perissinoto J, Tamanaha AC. Intervenção terapêutica fonoaudiológica. In: Transtornos do espectro do autismo, implementando estratégias para a comunicação. Ribeirão Preto: Book Toy; 2019. p.157-64.
24. Pickles A, Anderson DK, Lord C. Heterogeneity and plasticity in the development of language: a 17-year follow-up of children referred early for possible autism. J Child Psychol Psychiatry. 2014;55:1354-62.
25. Rogers SJ, Yoder P, Estes A, et al. A multisite randomized controlled trial comparing the effects of intervention intensity and intervention style on outcomes for young children with autism. J Am Acad Child Adolescent Psychiatry. 2021;60(6):710-22.
26. Rogers SJ, Hepburn S, Wehner E. Parent reports of sensory symptoms in toddlers with autism and those with other developmental disorders. J Autism Dev Disord. 2003;33(6):631-42.
27. Rylaarsdam L, Guemez-Gamboa A. Genetic causes and modifiers of autism spectrum disorder. Front Cell Neurosci. 2019;13:385.
28. Samsunlu CA. Evidence based therapies and non-medical treatments in ASD. Psychiatry and Clinical Psychopharmacology. 2019;29:355.
29. Sandbank M, Bottema-Beutel K, Crowley S, et al. Project AIM: autism intervention meta-analysis for studies of young children. Psychological Bulletin. 2020;146(1):1-29.
30. Sandin S, Lichtenstein P, Kuja-Halkola R, et al. The familial risk of autism. JAMA. 2014;311(17):1770-7.
31. Shaw KA, Williams S, Patrick ME, et al. Prevalence and early identification of autism spectrum disorder among children aged 4 and 8 years – Autism and Developmental Disabilities Monitoring Network, 16 Sites, United States, 2022. MMWR Surveill Summ. 2025;74(SS-2):1-22.
32. Scherck KA, Richdale AL. Sleep problems, behaviour and psychopathology in autism: inter-relationships across the lifespan. Curr Opin Psychol. 2019;34:105-11.
33. Schopler E, Reichler RJ, DeVellis RF, Daly K. Toward objective classification of childhood autism: Childhood Autism Rating Scale (CARS). J Autism Dev Disord. 1980;10:91-103.
34. Shi B, Wu W, Dai M, et al. Cognitive, language, and behavioral outcomes in children with autism spectrum disorders exposed to early comprehensive treatment models: a meta-analysis and meta-regression. Frontiers in Psychiatry. 2021;12:691148.
35. Shire SY, Shih W, Barriault T, et al. Exploring coaching and follow-up supports in community-implemented caregiver-mediated Jasper intervention. Autism. 2022;26(3):654-65.
36. Sociedade Brasileira de Pediatria (SBP). Transtorno do espectro autista. Manual de orientação. Departamento Científico de Pediatria do Desenvolvimento e Comportamento. Abril de 2019.
37. Sparrow S, Balla D, Cicchetti D. Vineland Adaptive Behavior Scales: interview edition, survey form. Circle Pines: American Guidance Service; 1984.
38. Tassé MJ, Schalock RL, Balboni G, et al. The construct of adaptive behavior: its conceptualization, measurement, and use in the field of intellectual disability. Am J Intellectual and Developmental Disabilities. 2012;117:291-303.
39. Tiede G, Walton KM. Meta-analysis of naturalistic developmental behavioral interventions for young children with autism spectrum disorder. Autism. 2019;23(8):2080-95.
40. Tiura M, Kim J, Detmers D, Baldi H. Predictors of longitudinal ABA treatment outcomes for children with autism: a growth curve analysis. Research in Developmental Disabilities. 2017;70(SupplC):185-97.
41. Trzmiel T, Purandare B, Michalak M, et al. Equine assisted activities and therapies in children with autism spectrum disorder: a systematic review and a meta-analysis. Complement Ther Med. 2019;42:104-13.
42. Tupou J, van der Meer L, Waddington H, Sigafoos J. Preschool interventions for children with autism spectrum disorder: a review of effectiveness studies. Rev J Autism Develop Disord. 2019;6(4):381-402.
43. Whitehouse AJO, Varcin KJ, Pillar S, et al. Effect of preemptive intervention on developmental outcomes among infants showing early signs of autism: a randomized clinical trial of out- comes to diagnosis. JAMA Pediatrics. 2021;175(11):e213298-e213298.
44. Wise EA. Aging in autism spectrum disorder. Am J Geriatric Psychiatry. 2020 Mar;28(3):339-349.

45. Zeidan J, Fonbonne E, Scorah J, et al. Global prevalence of autism: a systematic review update. Autism Research. 2022;15:778-90.

PARA SABER MAIS

- Eigsti MI. The autism constellation and neurodiversity. long-term and adult outcomes in autism spectrum disorder. Pediatr Clin N Am. 2024;71(2):327-41.
- Estes A, St John T, Dager SR. What to tell a parent who worries a young child has autism. JAMA Psychiatry. 2019;76(10):1092-1093.
- Hirota T, King B. Autism spectrum disorder: a review. JAMA. 2023;329(2):157-68.
- Lord C, Elsabbag M, Baird G, Veenstra-Vanderweele J. Autism spectrum disorder. Lancet. 2018;392(10146):508-20.
- Olson L, Bishop S, Thurm A. Differential diagnosis of autism and other neurodevelopmental disorders. Pediatr Clin N Am. 2024;71:157-77.
- Thapar A, Coorper M, Rutter M. Neurodevelopmental disorders. Lancet Psychiatry. 2017;4(4):339-46.
- The Council of Autism Service Providers (CASP). Applied behavior analysis treatment of autism spectrum disorder: practice guidelines for healthcare funders and managers. 2.ed. 2020.
- Wallis K, Guthrie W. Screening for autism: a review of the current state, ongoing challenges, and novel approaches on the horizon. Pediatr Clin N Am. 2024;71:127-55.

19

Transtornos de déficit de atenção/hiperatividade

Luis Carlos Farhat
Erasmo Barbante Casella
Luis Augusto Rohde
Guilherme Vanoni Polanczyk

PONTOS-CHAVE DESTE CAPÍTULO

- O transtorno de déficit de atenção/hiperatividade é caracterizado por um padrão persistente e elevado de sintomas de desatenção e/ou hiperatividade-impulsividade que se manifestam de maneira distinta conforme o momento do desenvolvimento.
- Trata-se de um dos transtornos mentais mais comuns na infância e adolescência.
- Diferentes transtornos mentais (p. ex., transtornos de ansiedade, depressão, transtorno bipolar) e condições médicas (p. ex., hipertireoidismo, síndromes genéticas) compõem o quadro de diagnóstico diferencial e também de comorbidades do transtorno de déficit de atenção/hiperatividade.
- O tratamento farmacológico com medicações estimulantes é considerado primeira linha de intervenção no tratamento de crianças e adolescentes.

INTRODUÇÃO

O transtorno de déficit de atenção/hiperatividade (TDAH) é um transtorno do neurodesenvolvimento caracterizado por um padrão persistente e elevado de sintomas de desatenção e/ou hiperatividade-impulsividade não esperados para a fase do desenvolvimento. Trata-se de uma das condições em saúde mental mais frequentes na infância e adolescência, com prevalência estimada de 5% em jovens com menos de 18 anos. Além da alta prevalência, o TDAH também está associado a problemas importantes ao longo da vida, como pior desempenho acadêmico, dificuldades em relacionamentos com colegas e familiares, envolvimento em acidentes, engajamento em comportamentos de risco, como uso de substância e iniciação sexual precoce, desenvolvimento de outros transtornos mentais e aumento de mortalidade.

Considerando a alta prevalência do TDAH, o reconhecimento e o manejo inicial devem ser feitos por profissional não especialista, devendo ser encaminhados para especialistas os casos complicados, sem melhora com tratamento padrão, ou com comorbidades. Assim, é fundamental que o profissional de saúde tenha conhecimento sobre o quadro clínico, diagnóstico diferencial e princípios do tratamento do TDAH.

ETIOLOGIA

O TDAH está entre os transtornos com maior herdabilidade, ou seja, fatores genéticos explicam uma grande proporção de sua variação na população geral. Estudos que sequenciam o genoma encontraram predominantes variantes comuns. Especificamente, o maior estudo de associação no nível do genoma completo (GWAS – *Genome-Wide Association Study*), envolvendo 38.691 pessoas com TDAH e 186.843 controles, identificou 27 *loci* significativamente associados ao TDAH e 76 genes de risco candidatos. No entanto, outros estudos indicam que variantes raras, como variações no número de cópias (CNV) ou variantes de sequência danosas, também estão implicadas. É importante ressaltar que o TDAH não apresenta uma herança monogênica, embora algumas síndromes genéticas frequentemente apresentam sintomas de desatenção e/ou hiperatividade-impulsividade (conforme descrito adiante).

Além dos fatores genéticos, os fatores ambientais podem participar em sua fisiopatologia. Muitos desses fatores ambientais não são específicos para o TDAH (ou seja, aumentam o risco para diferentes transtornos) e podem ser confundidos por fatores genéticos transmitidos pelos pais, que também estão associados à exposição ambiental. Por exemplo, a associação entre o uso de cigarro na gestação e TDAH na prole parece ser explicada por fatores genéticos que são herdados dos pais. Estudos adicionais esclarecerão quais fatores ambientais realmente são fatores causais de TDAH. Até o momento, fatores pré-natais e perinatais (p. ex., baixo peso ao nascer, prematuridade, obesidade da mãe) são os fatores ambientais mais bem estudados e caracterizados como de risco para o TDAH.

QUADRO CLÍNICO

Descrições de crianças que apresentavam dificuldades atencionais e pouco controle inibitório sobre seus impulsos, compatíveis com o TDAH, foram feitas pela primeira vez em jornais científicos em 1902 por George Still. Atualmente, "transtorno de déficit de atenção/hiperatividade" é o termo adotado para descrever o transtorno caracterizado por um padrão persistentemente elevado de sintomas de desatenção e/ou hiperatividade-impulsividade, que tipicamente se manifesta precocemente na infância e é considerado inapropriado para a fase do desenvolvimento, acarretando sofrimento e prejuízos funcionais em diferentes contextos da vida do indivíduo.

A desatenção é caracterizada pela dificuldade em iniciar tarefas e manter-se engajado para concluí-las, particularmente aquelas que requerem esforço mental por período prolongado ou que não são interessantes para o indivíduo. É comum que indivíduos com TDAH se distraiam facilmente com estímulos no ambiente ou apresentem devaneios excessivos. Assim, crianças pré-escolares e escolares apresentarão brincadeiras e atividades de curta duração, troca prematura de atividades, abandono de atividades, dificuldade para escutar o que é dito por outra pessoa. À medida que há um aumento de tarefas e responsabilidades com o desenvolvimento, as dificuldades atencionais se expressam em superestimação do tempo em relação às tarefas que devem ser realizadas, procrastinação, falta de foco nos detalhes de uma atividade e desorganização. Pode haver esquecimento de compromissos e objetos, por exemplo, carteiras e chaves, e de realização de tarefas.

A hiperatividade é caracterizada pelo excesso de atividade motora. De maneira geral, crianças mais jovens apresentam níveis elevados de atividade motora; portanto, o profissional de saúde deverá identificar padrões excessivos em relação ao esperado para a faixa etária. Para crianças pré-escolares, o termo "furacão" é frequentemente utilizado para descrever agitação para a idade; para crianças escolares, é importante atentar para o comportamento esperado considerando os pares. A hiperatividade manifesta-se por dificuldade em permanecer sentado em situações em que se espera esse comportamento, inquietude motora ou fala excessiva. Na adolescência, a hiperatividade motora tende a diminuir, e em adolescentes mais velhos e adultos costuma ser substituída por uma sensação subjetiva de inquietude, que pode ser acompanhada por alguns comportamentos motores (p. ex., mexer as mãos e os pés quando sentado em uma cadeira para não ficar parado).

Já a impulsividade é caracterizada pela dificuldade de planejar ações considerando previamente seus desdobramentos e se manifesta na dificuldade de adiar uma resposta apesar da antecipação de consequências negativas. Durante o período escolar, a impulsividade se manifesta no desrespeito a regras sem pensamento prévio, menor noção de perigo (o que facilita a ocorrência de acidentes) e dificuldades sociais, por exemplo, não conseguir esperar sua vez em um jogo ou conversa, intrometer-se na conversa ou interromper colegas, dar uma resposta antes de a pergunta ser concluída. A dificuldade de espera é frequente e se manifesta principalmente na busca de uma gratificação imediata (como alimentos, compras, jogos ou outras atividades prazerosas). Na adolescência e na vida adulta, a impulsividade se manifesta por meio do envolvimento com comportamentos de risco, por exemplo, uso de substâncias, direção perigosa (e possíveis acidentes de carro) e brigas (com colegas na escola, ou superiores no trabalho).

A expressão dos sintomas de TDAH é variável ao longo do desenvolvimento. De maneira geral, a busca pelo sistema de saúde no período pré-escolar e escolar é feita em decorrência do comportamento disruptivo (na escola ou em casa) ou pelo prejuízo no desempenho escolar. Na adolescência e na vida adulta, a procura pelo sistema de saúde ocorre em geral em função de prejuízos funcionais e comorbidades (p. ex., uso de substâncias ou depressão). No entanto, atualmente o reconhecimento dos sintomas associados ao TDAH tem contribuído para que muitos adolescentes e adultos procurem o sistema de saúde com queixas especificamente relacionadas a desatenção, dificuldades executivas ou inquietude.

Os sintomas de TDAH se expressam de maneiras diferentes dependendo do contexto ambiental, da motivação e da saliência da tarefa. Por exemplo, se o indivíduo se encontra motivado para realizar uma tarefa, haverá menor impacto dos sintomas em sua execução. Tarefas divertidas, prazerosas, dinâmicas, que oferecem recompensas rápidas (p. ex., jogar *videogame*, usar redes sociais etc.), engajam os indivíduos e, consequentemente, tendem a receber maior atenção. Ambientes com regras explícitas, objetivos claros e monitoramento externo próximo tendem a reduzir o impacto dos sintomas, tornando-se "ferramentas" utilizadas por abordagens comportamentais (conforme discutido adiante).

Indivíduos com TDAH podem apresentar predominância de sintomatologia de desatenção, de hiperatividade-impulsividade ou ambos. Notoriamente, esses padrões de sintomatologia apresentam baixa estabilidade ao longo do desenvolvimento, por exemplo, crianças pré-escolares que usualmente manifestam predominância de hiperatividade-impulsividade frequentemente apresentam sintomatologia de desatenção na época escolar. Estudos recentes também demonstram que, ao menos para um subgrupo de pacientes com TDAH, a presença de sintomas e prejuízo funcional relacionados ao TDAH pode seguir um padrão flutuante ao longo da vida com períodos de melhora (remissão) e piora (recorrência), similar ao que é observado em outros transtornos mentais episódicos, como depressão.

DIAGNÓSTICO

O diagnóstico de TDAH é feito por meio de entrevista clínica por profissional treinado. O diagnóstico pode ser difícil, já que sintomas de TDAH estão presentes na população de maneira geral (caráter dimensional), podem ser decorrentes de outros transtornos e existe grande variabilidade individual na apresentação clínica. Até o momento não há qualquer biomarcador confiável, válido e útil para a prática clínica. De acordo com o Manual Diagnóstico e Estatístico dos Transtornos Mentais, 5ª edição (DSM-5), o diagnóstico do TDAH em crianças e adolescentes deve ser realizado quando o paciente preencher determinados critérios (Quadro 1).

QUADRO 1 Critérios diagnósticos do TDAH em crianças e adolescentes de acordo com o Manual Diagnóstico e Estatístico dos Transtornos Mentais, 5ª edição (DSM-5)

Critérios diagnósticos que deverão estar presentes
Presença de 6 (ou mais) sintomas de desatenção e/ou 6 (ou mais) sintomas de hiperatividade-impulsividade que persistem por pelo menos 6 meses em um grau que é inconsistente com a fase do desenvolvimento.
▪ Início de vários sintomas de desatenção e/ou hiperatividade-impulsividade antes dos 12 anos de idade. ▪ Presença de vários sintomas de desatenção e/ou hiperatividade-impulsividade em no mínimo dois cenários, por exemplo, em casa e na escola.
Interferência direta dos sintomas de desatenção e/ou hiperatividade-impulsividade no funcionamento, por exemplo, atividades sociais e acadêmicas/profissionais, e no desenvolvimento.
Os sintomas de desatenção e/ou hiperatividade-impulsividade não são mais bem explicados por outro transtorno mental.

TDAH: transtorno de déficit de atenção/hiperatividade.

Como os sintomas de TDAH se manifestam de maneira diferente em contextos variados, é recomendável que o profissional de saúde colete informações de diferentes informantes. O relato dos pais e professores é particularmente importante, pois eles contribuem com informações distintas sobre a mesma criança: os pais podem falar sobre o desenvolvimento da criança e seu comportamento em casa, enquanto os professores podem falar sobre o comportamento da criança na escola, considerando diferenças em relação aos colegas de classe. A própria criança deve ser examinada amplamente para todos os possíveis transtornos, ainda que os sintomas de TDAH possam não estar presentes no momento da entrevista; é importante lembrar que a ausência de sintomas no momento da entrevista não invalida o relato dos demais informantes em relação ao comportamento da criança.

Ainda que a entrevista clínica detalhada seja o padrão para o diagnóstico de TDAH, algumas escalas e inventários de sintomas podem auxiliar no processo diagnóstico como forma de análise objetiva dos sintomas – ainda que por si sós elas não apresentem valor diagnóstico. Em crianças, a *Swanson, Nolan and Pelham IV* (SNAP-IV) e a *Vanderbilt ADHD Diagnostic Rating Scale* (VADRS) são comumente utilizadas na prática clínica como ferramenta complementar na avaliação diagnóstica.

Não há evidências de que o eletroencefalograma e exames de neuroimagem, como tomografia computadorizada, ressonância magnética, tomografia computadorizada por emissão de fóton único (SPECT) e tomografia por emissão de pósitrons (PET), apresentem propriedades diagnósticas que justifiquem sua incorporação à avaliação clínica de rotina.

DIAGNÓSTICO DIFERENCIAL E COMORBIDADES

O TDAH associa-se com ampla gama de outros transtornos em comorbidade e condições associadas. Na infância, transtornos de ansiedade, de oposição e desafio e de aprendizado são os mais frequentes. A associação com o transtorno do espectro do autismo também é forte. Na adolescência, surgem transtornos depressivos e abuso de substâncias. Na idade adulta, transtornos psicóticos e de personalidade. Além de outros diagnósticos, o TDAH associa-se com alterações desenvolvimentais, padrões cognitivos e comportamentais distintos e com condições físicas. A Figura 1 ilustra a complexidade da apresentação clínica.

Diferentes transtornos podem cursar com sintomas de desatenção e/ou hiperatividade-impulsividade, o que pode gerar dúvida em relação ao diagnóstico de TDAH.

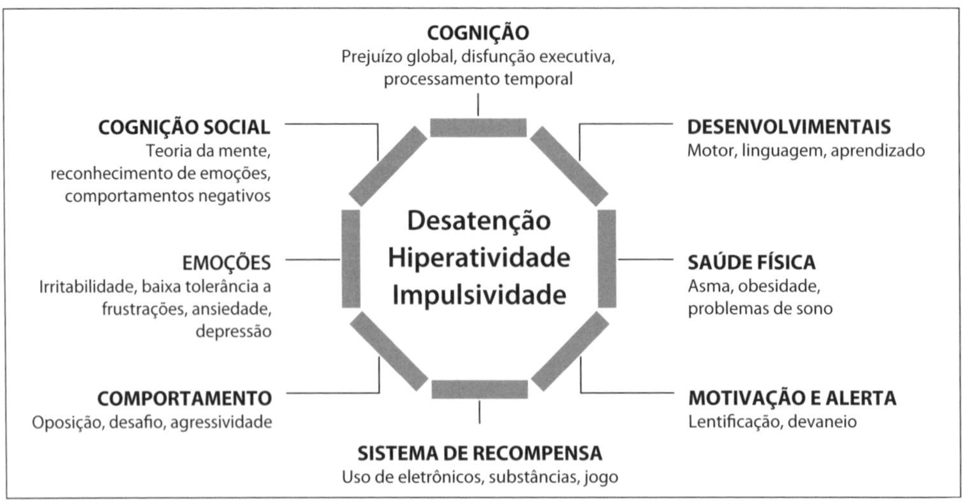

FIGURA 1 Alterações amplas presentes em indivíduos com transtorno de déficit de atenção/hiperatividade (TDAH).

Por exemplo, a depressão em adolescentes é caracterizada por humor irritado e agitação psicomotora, que podem ser confundidos com sintomas cardinais de TDAH (ou vice-versa). É possível que haja algum viés do profissional de saúde em relação ao sexo do paciente para determinação diagnóstica nesse contexto, e sintomas podem erroneamente ser atribuídos como depressivos ou ansiosos em meninas. Ademais, os transtornos de ansiedade são frequentemente caracterizados por uma sensação de inquietude e dificuldades com atenção. Diferentes sintomas de TDAH e transtorno bipolar apresentam sobreposição, e transtornos do sono também podem gerar padrões de desatenção e/ou hiperatividade-impulsividade que lembram os sintomas cardinais de TDAH.

Para realizar a distinção entre sintomas de TDAH e sintomas de desatenção ou hiperatividade que são secundários a outros transtornos, é importante considerar:

- A idade de início dos sintomas, considerando que o TDAH frequentemente se inicia logo no começo da vida, ainda durante o período pré-escolar.
- A trajetória dos sintomas ao longo do desenvolvimento, já que os sintomas do TDAH costumam, em sua maioria, ser estáveis em oposição a sintomas de transtornos de humor ou bipolar, que apresentam curso episódico.

Do ponto de vista médico, é importante excluir causas que podem cursar com desatenção e/ou hiperatividade-impulsividade, por exemplo, dificuldades auditivas ou visuais, epilepsia e hipertireoidismo. Diversas síndromes de etiologia genética podem cursar com sintomas de desatenção e/ou hiperatividade-impulsividade (p. ex., síndrome do X frágil, síndrome da deleção 22q11.2).

TRATAMENTO FARMACOLÓGICO

A farmacoterapia representa a principal modalidade de intervenção no tratamento de crianças escolares (idade > 5 anos), adolescentes e adultos com TDAH. O National Institute for Health & Care Excellence (Nice), do Reino Unido, e a Academia Americana de Pediatria recomendam o uso de medicações como primeira linha após modificações ambientais que podem minimizar o impacto dos sintomas de TDAH na vida da criança (p. ex., uso de fone de ouvido para reduzir distrações, intercalar períodos de foco com pausas para descanso).

O termo "estimulantes" é utilizado para descrever metilfenidato e anfetaminas. Para o metilfenidato, existem diferentes formulações disponíveis em nosso país. A formulação de liberação imediata garante pico de concentração em apenas 1 ou 2 horas, com duração dos efeitos comportamentais de até 4 horas. Já as formulações de liberação prolongada costumam gerar efeito comportamental por volta de 10 a 12 horas após a tomada da medicação (p. ex., metilfenidato Oros). O profissional de saúde deve estar atento para essas diferenças em farmacocinética, pois elas influenciarão a forma de prescrição do metilfenidato (p. ex., 1 vez ao dia *versus* 2 ou até mesmo 3 vezes ao dia).

Como todas as formulações são compostas pelo mesmo princípio ativo, não há diferença de eficácia entre metilfenidato de liberação imediata, longa ação e sistema oral de liberação osmótica. No entanto, as formulações de liberação prolongada podem facilitar a adesão ao tratamento considerando que podem ser administradas em uma única ingestão ao longo do dia. Para as anfetaminas, apenas a lisdexanfetamina (pró-droga cuja hidrolisação separa anfetamina de lisina) está disponível em nosso país, com duração dos efeitos comportamentais por volta de 13 horas. Ainda que mecanismos fisiopatológicos não estejam propriamente esclarecidos, acredita-se que os estimulantes atuem por meio do aumento da atividade catecolaminérgica na fenda sináptica (p. ex., por meio da inibição da recaptura de dopamina e norepinefrina na fenda sináptica). O termo "não estimulantes" é utilizado para descrever os inibidores de recaptura de noradrenalina (atomoxetina e viloxazina) e os alfa-2-agonistas (clonidina e guanfacina). Tanto os estimulantes quanto os não estimulantes são aprovados pelo Food & Drug Administration dos EUA para o tratamento do TDAH.

Diversos ensaios clínicos randomizados comparando medicações estimulantes e não estimulantes uma contra a outra, ou contra placebo, foram conduzidos ao longo das últimas quatro décadas. Uma metanálise de rede recente de 133 estudos randomizados controlados demonstrou que os estimulantes são as medicações mais eficazes para TDAH, considerando a redução nos sintomas nucleares. De maneira geral, as anfetaminas, incluindo lisdexanfetamina, apresentam maior eficácia em crianças e adolescentes. No entanto, existe alguma preocupação de que as anfetaminas possam ser menos bem toleradas. Assim, as entidades clínicas como o Nice atualmente recomendam que o metilfenidato seja adotado como primeira linha terapêutica no TDAH em crianças escolares e adolescentes e a lisdexanfetamina seja adotada em caso de não resposta após 6 semanas de tratamento com metilfenidato. Entre os não estimulantes, tanto a atomoxetina como os alfa-2-agonistas demonstraram moderada eficácia, e seu uso como segunda linha terapêutica é justificado.

Os estimulantes estão associados a eventos adversos como perda de apetite, náusea e alteração de sono. Estes costumam ser dose-dependentes mas transitórios, portanto é importante que o profissional de saúde não deixe de escalonar as doses dos estimulantes (se houver sintomas de TDAH residuais). Os dados disponíveis na literatura científica sugerem que estimulantes não exacerbam tiques, psicose ou convulsões, ainda que o clínico deva ter cautela com essas condições.

Da mesma forma, existe a preocupação de que os estimulantes, a longo prazo, possam acarretar alterações no crescimento e causar eventos adversos cardiovasculares. Do ponto de vista do crescimento, os profissionais de saúde devem considerar a relação risco-benefício entre o tratamento adequado de TDAH e possíveis diminuições na altura final na vida adulta. Do ponto de vista dos eventos adversos cardiovasculares, diversos estudos observacionais e ensaios clínicos randomizados não indicam a existência de eventos adversos graves cardiovasculares associados ao uso de estimulantes, mas essas análises tampouco conseguem eliminar o fato de que existe um risco aumentado de taquiarritmias e parada cardíaca. Assim, os profissionais de saúde devem monitorar tanto o crescimento (p. ex., altura, peso e índice de massa corpórea – IMC – ao longo das avaliações) quanto parâmetros de saúde cardiovascular (p. ex., frequência cardíaca, pressão arterial e ausculta de bulhas).

É importante ressaltar que o eletrocardiograma de rotina antes da introdução dos estimulantes não é necessário. Entretanto, deve-se sempre considerar a possibilidade de doença cardíaca prévia ou evento cardiovascular em familiar próximo mediante anamnese minuciosa e exame físico detalhado para identificar alguma alteração (p. ex., alteração de ritmo, ou sopro cardíaco, indicando doença estrutural do coração) antes de iniciar o tratamento com estimulante. Caso existam indícios de alterações cardiovasculares ou história de evento cardiovascular em familiar próximo, recomenda-se avaliação com cardiologista.

Por fim, a escolha de medicações para o tratamento do TDAH não deve ser diferente no contexto de outras comorbidades, por exemplo, transtornos de tique (conforme discutido no Capítulo 22). É importante que o profissional de saúde considere comorbidades ao determinar as principais necessidades de saúde: caso a comorbidade seja a principal demanda, outras medicações que não os estimulantes podem ser consideradas mais fortemente, principalmente o uso de não estimulantes no contexto de transtorno de uso de substância e a necessidade prévia de estabilizador de humor quando há comorbidade com transtorno de humor bipolar. No entanto, caso o TDAH seja a principal demanda, recomendações atuais, por exemplo, do Nice, sugerem que os estimulantes continuem sendo a primeira escolha farmacológica para o tratamento do TDAH.

TRATAMENTO NÃO FARMACOLÓGICO

A psicoeducação é um componente fundamental do tratamento do TDAH. O profissional de saúde deve fornecer informações objetivas e precisas ao paciente e à família, bem como à escola, embasado em evidências científicas, por meio de linguagem de fácil entendimento. O profissional de saúde deve:

- Garantir que o paciente e a família entendam o que é o TDAH.
- Envolvê-los no planejamento terapêutico e facilitar sua adesão.
- Identificar as potenciais barreiras para a implementação do tratamento.

É possível também estimular a participação em organizações como a Associação Brasileira do Déficit de Atenção (ABDA). A ABDA é formada por indivíduos com TDAH e suas famílias e oferece suporte por intermédio de grupos de apoio e orientações a familiares, além de divulgação científica sobre o TDAH.

As intervenções comportamentais (p. ex., cognitivo-comportamental individual, treinamento parental) são frequentemente recomendadas em combinação com o tratamento medicamentoso e excepcionalmente nas crianças pré-escolares, como primeira linha terapêutica antes da introdução da medicação. Existem diversos protocolos de intervenções comportamentais, e de maneira geral estas envolvem uma melhor estruturação do ambiente para que os sintomas de TDAH não se manifestem intensamente.

As intervenções comportamentais são úteis para melhorar práticas parentais e tratar sintomas de oposição, que frequentemente estão presentes, mas não atuam diretamente nos sintomas de desatenção ou hiperatividade-impulsividade, considerando dados de informantes provavelmente cegos ao tratamento. As intervenções também têm efeito no desenvolvimento de estratégias para organização e planejamento. Outras abordagens não farmacológicas podem ser utilizadas em combinação com o tratamento farmacológico (ou seja, o tratamento multimodal) e são descritas no Capítulo 15 (Tratamentos complementares e novas abordagens terapêuticas).

CONCLUSÕES

Em conclusão, o TDAH é um transtorno do neurodesenvolvimento comum na infância e adolescência, com persistência significativa ao longo da vida. A natureza dimensional dos sintomas, a heterogeneidade das apresentações clínicas e a presença de comorbidades dificultam o diagnóstico e o manejo. Os tratamentos medicamentosos são altamente eficazes e seguros e oferecem melhora sintomatológica a curto prazo, com prováveis repercussões funcionais positivas ao longo do desenvolvimento. Abordagens psicoterápicas e de outras modalidades têm eficácia limitada para os sintomas centrais do transtorno, mas podem ser úteis no manejo de comorbidades, abordagens de práticas parentais e situações de estresse.

Profissionais de saúde devem reconhecer sinais e sintomas do TDAH e ser capazes de oferecer tratamentos de primeira linha, assim como de identificar condições que justifiquem o encaminhamento e o manejo por especialistas.

DICAS DO ESPECIALISTA

- O transtorno de déficit de atenção/hiperatividade é uma condição frequente, normalmente associada a comorbidades, já na infância e principalmente ao longo do desenvolvimento. É preciso investigar sua presença em qualquer situação clínica.
- A natureza dimensional dos sintomas, a heterogeneidade dos sintomas e a presença de comorbidades tornam a apresentação clínica variável e muitas vezes dificultam o estabelecimento do diagnóstico.
- A investigação dos sintomas deve ser ampla e aprofundada, devendo ser identificados padrões persistentes. É preciso lembrar que os sintomas podem não estar presentes durante o exame e que variam conforme a motivação do indivíduo para a tarefa, a saliência da tarefa e a estruturação do ambiente.
- A educação do indivíduo e de sua família a respeito do TDAH, de como lidar com os sintomas, dos riscos envolvidos e das opções terapêuticas é fundamental para o engajamento e a adesão ao tratamento.
- O tratamento deve seguir um plano terapêutico que considere a importância global do transtorno e sua natureza crônica. As medicações são a primeira linha para o tratamento dos sintomas nucleares, mas frequentemente serão necessárias intervenções adjuvantes para condições que acompanham o transtorno.

SUGESTÕES DE LEITURA

1. Cortese S. Pharmacologic treatment of attention-deficit-hyperactivity disorder. N Engl J Med. 2020;383(11):1050-6.
2. Cortese S, Adamo N, Del Giovane C, et al. Comparative efficacy and tolerability of medications for attention-deficit hyperactivity disorder in children, adolescents, and adults: a systematic review and network meta-analysis. Lancet Psychiatry. 2018;5(9):727-38.
3. Cortese S, Holtmann M, Banaschewski T, et al.; European ADHD Guidelines Group. Practitioner review: current best practice in the management of adverse events during treatment with ADHD medications in children and adolescents. J Child Psychol Psychiatry. 2013;54(3):227-46.
4. Faraone SV, Larsson H. Genetics of attention deficit hyperactivity disorder. Mol Psychiatry. 2019;24(4):562-75.
5. Kim JH, Kim JY, Lee J, et al. Environmental risk factors, protective factors, and peripheral biomarkers for ADHD: an umbrella review. Lancet Psychiatry. 2020;7(11):955-70.
6. Man KKC, Häge A, Banaschewski T, et al; ADDUCE Consortium. Long-term safety of methylphenidate in children and adolescents with ADHD: 2-year outcomes of the Attention Deficit Hyperactivity Disorder Drugs Use Chronic Effects (ADDUCE) study. Lancet Psychiatry. 2023;10(5):323-33.
7. Sibley MH, Bruton AM, Zhao X, et al. Non-pharmacological interventions for attention-deficit hyperactivity disorder in children and adolescents. Lancet Child Adolesc Health. 2023;7(6):415-28.
8. Sonuga-Barke EJ, Brandeis D, Cortese S, et al.; European ADHD Guidelines Group. Nonpharmacological interventions for ADHD: systematic review and meta-analyses of randomized controlled trials of dietary and psychological treatments. Am J Psychiatry. 2013;170(3):275-89.
9. Zhang L, Yao H, Li L, et al. Risk of cardiovascular diseases associated with medications used in attention-deficit/hyperactivity disorder: a systematic review and meta-analysis. JAMA Netw Open. 2022;5(11):e2243597.

PARA SABER MAIS

- Faraone SV, Banaschewski T, Coghill D, et al. The World Federation of ADHD International Consensus Statement: 208 evidence-based conclusions about the disorder. Neurosci Biobehav Rev. 2021;128:789-818.
- Faraone SV, Bellgrove MA, Brikell I, et al. Attention-deficit/hyperactivity disorder. Nat Rev Dis Primers. 2024;10(1):11.
- Posner J, Polanczyk GV, Sonuga-Barke E. Attention-deficit/hyperactivity disorder. Lancet. 2020;395(10222):450-62.
- Sonuga-Barke EJS, Becker SP, Bölte S, et al. Annual research review: perspectives on progress in ADHD science – from characterization to cause. J Child Psychol Psychiatry. 2023;64(4):506-32.

20

Deficiência intelectual e superdotação/altas habilidades

Cristiana Castanho de Almeida Rocca
Ênio Roberto de Andrade
Telma Pantano

PONTOS-CHAVE DESTE CAPÍTULO

- A deficiência intelectual é um transtorno do neurodesenvolvimento marcado por um acentuado comprometimento das funções cognitivas, comprometendo a adaptação psicossocial e acadêmica.
- A deficiência intelectual normalmente cursa com dificuldades no comportamento adaptativo, no que tange a atender às demandas da vida diária esperadas para a idade, seja na realização de atividades ou no âmbito relacional.
- A superdotação é uma condição na qual o neurodesenvolvimento é marcado pela aquisição precoce de habilidades cognitivas e até mesmo relacionais que são expressas com maturidade acima do que seria esperado para a faixa etária. No entanto, discrepâncias entre o potencial cognitivo e a eficiência na vida prática podem ocorrer. A condição de alta habilidade pode se manifestar como um talento que é observado como sendo um domínio específico que se sobrepõe a outros aspectos do desenvolvimento.
- Uma alta habilidade pode ocorrer em uma criança com desenvolvimento atípico, como no transtorno do espectro do autismo ou com deficiência intelectual e sensorial.

INTRODUÇÃO

Questionamentos sobre a capacidade intelectual de crianças são frequentes nos atendimentos clínicos, sendo uma preocupação bastante comum aos pais. A inteligência pode ser definida como sendo a capacidade para raciocinar, resolver problemas e aprender. É a partir da interação do ser humano (componente biológico) com o ambiente que temos o desenvolvimento dessas habilidades, que tendem a ser estimuladas e estudadas por diversos pesquisadores. As habilidades acima relacionadas são os processamentos finais, porém, para que possam acontecer, uma série de processos cognitivos, ambientais e socioemocionais deve se estabelecer para que o desenvolvimento possa acontecer. Em função da sequência (etapas de aquisição) e da forma como o desenvolvimento acontece, pode ser denominado típico ou atípico.

Quando consideramos o desenvolvimento intelectual, há crianças que desviam esse curso em decorrência de atrasos significativos nos marcos de desenvolvimento – esse grupo é denominado deficiência intelectual (DI).

Do lado oposto, temos outros dois grupos: um denominado "superdotação" e outro denominado "altas habilidades". Embora esses dois termos sejam usados como sinônimos em alguns *sites* ou mesmo em material escrito, a pesquisa científica aponta para suas especificidades. Assim, o grupo com superdotação apresentaria nível intelectual alto e discrepante em relação ao esperado para a faixa etária, com facilidade significativa para o processo de aprendizagem em diferentes áreas, podendo ainda mostrar domínio em uma ou mais habilidades específicas. No entanto, pode haver indivíduos que mesmo na condição de superdotação apresentam uma discrepância entre o potencial cognitivo e a eficiência na vida prática e até mesmo acadêmica. Esse grupo abrangeria os aspectos inatos e genéticos relacionados à inteligência e a características de personalidade, por exemplo, o uso da criatividade com inventividade ou a facilidade na capacidade de liderança, assim como o envolvimento com a tarefa.

Já o segundo grupo, denominado altas habilidades (AH), não precisa atestar um nível intelectual alto, mas sim expressar excelência em alguma(s) habilidade(s) em área(s) específica(s) do comportamento, a(s) qual(is) pode(m) ser moldada(s), modificada(s) ou enriquecida(s) pela estimulação ambiental, seja da família, da escola ou do grupo cultural.

Todavia, tanto no grupo com DI como naquele que apresenta superdotação ou AH podem coexistir problemas relacionados a alterações sensoriais, emocionais, linguagem e aprendizagem. Além disso, é comum a comorbidade com transtornos mentais do neurodesenvolvimento, por exemplo, o transtorno do déficit de atenção/hiperatividade (TDAH) ou o transtorno do espectro do autismo (TEA), bem como com transtornos de ansiedade e depressão, os quais podem surgir devido a problemas de adaptação enfrentados na vida escolar ou social (Quadro 1).

Torna-se fundamental conhecer o perfil de cada criança em relação a suas defasagens e habilidades para que o processo de intervenção possa se dar de uma forma integrada e adequada ao indivíduo. Algumas dificuldades estão intrínsecas ao diagnóstico, por exemplo, as dificuldades em aprendizagem e/ou linguagem relacionadas ao diagnóstico de DI. Assim como os distúrbios de linguagem e de aprendizagem podem coexistir nas AH.

Segundo dados do Ministério dos Direitos Humanos e da Cidadania (MDHC) e do IBGE (2022), "a população com deficiência no Brasil foi estimada em 18,6 milhões de pessoas de 2 anos ou mais, o que corresponde a 8,9% da população dessa faixa etária". Por outro lado, esse cenário é bem diferente quando se fala de um outro polo populacional, o de altas habilidades/superdotação. No ano de 2020, de acordo com o Censo Escolar, havia 24.132 estudantes que se enquadram nessa categoria na Educação Básica Brasileira, o que representa apenas 0,05% do total de alunos matriculados.

O diagnóstico de DI ou de superdotação e AH requer atenção para aspectos individualizados do sujeito, principalmente quanto a comorbidades que já trazem suas características próprias (Quadro 1), bem como em relação ao trabalho em parceria entre equipe de profissionais, corpo docente e família para que assim se promova uma melhor adaptação psicossocial. Neste capítulo serão discutidos temas pertinentes ao diagnóstico dessas condições, etiologia, modo de avaliação e formas de intervenção.

ETIOLOGIA

Tanto a DI quanto a superdotação/AH abrangem um amplo grupo de condições heterogêneas que resultam na interferência significativa no crescimento e maturação cerebral durante suas fases iniciais de desenvolvimento, incluindo os períodos pré-natal, perinatal e pós-natal, quais sejam:

- **Alterações genéticas:** considera-se a hipótese de genes generalistas, os mesmos genes que afetam amplamente as habilidades cognitivas.
- **Influências ambientais:** privação de estímulos (desnutrição materna grave; doenças infecciosas durante a gestação, exposição gestacional a toxinas adversas, desnutrição da criança) ou de recursos ambientais que levam à estimulação adequada de habilidades (estímulos culturais, cognitivos, educacionais, corporais).

Paralelamente, várias doenças ou condições podem também ser confundidas com DI (Quadro 2).

A associação entre superdotação ou AH com algum transtorno neuropsiquiátrico é chamada de "dupla excepcionalidade" e, de acordo com registros clínicos, o TDAH, o TEA e os transtornos de aprendizagem são os três diagnósticos mais frequentemente relatados em comorbidade. O diagnóstico diferencial pode ser algo desafiador (Quadro 3).

No entanto, esses problemas de diagnóstico diferencial divergem daqueles observados em indivíduos com TDAH com menor inteligência, uma vez que não são generalizados, mas dependentes do contexto. Ademais, alguns perfis superdotados podem compartilhar problemas socioemocionais com o TEA – nível 1 de suporte –, principalmente quanto à expressividade das habilidades sociais e à

QUADRO 1 Comorbidades da deficiência intelectual e da superdotação/altas habilidades

<table>
<tr><th colspan="2">Tipos de desenvolvimento atípico e suas comorbidades</th></tr>
<tr><th>DI</th><th>Superdotação/AH</th></tr>
<tr><td>Traumatismos cranianos</td><td>–</td></tr>
<tr><td>Encefalopatias infecciosas</td><td>–</td></tr>
<tr><td>Exposição crônica ao chumbo</td><td>–</td></tr>
<tr><td>Desnutrição infantil</td><td>–</td></tr>
<tr><td>Falta de estimulação psicossocial grave e prolongada</td><td>–</td></tr>
<tr><td colspan="2">TEA</td></tr>
<tr><td colspan="2">TDAH</td></tr>
<tr><td colspan="2">TOD</td></tr>
<tr><td colspan="2">Transtornos de aprendizagem</td></tr>
</table>

AH: altas habilidades; DI: deficiência intelectual; TDAH: transtorno do déficit de atenção/hiperatividade; TEA: transtorno do espectro do autismo; TOD: transtorno opositor-desafiador.

QUADRO 2 Diagnóstico diferencial de deficiência intelectual

Condição	Descrição
Abuso infantil	O abuso infantil pode causar atrasos no desenvolvimento da linguagem e da socialização, causando um defeito na função adaptativa, mas, ao contrário da DI, os sintomas são muitas vezes reversíveis quando o ambiente melhora.
Doenças médicas crônicas e debilitantes que podem afetar temporariamente o comportamento adaptativo e a cognição	Indivíduos com inteligência normal podem sofrer de depressão, doenças médicas crônicas e debilitantes.
Paralisia cerebral	Encefalopatia crônica hipóxico isquêmica não progressiva.
Deficiência sensorial	–
Distúrbio da fala	–

DI: deficiência intelectual.

QUADRO 3 Diagnóstico diferencial de transtorno de déficit de atenção (TDHA) e superdotação/altas habilidades

Diagnóstico diferencial	Superdotação/AH
TDAH	Crianças muito inteligentes podem apresentar características típicas do TDAH, como altos níveis de atividade, baixo controle de impulsos, dificuldade de lidar com frustração e tédio, além do problema com a modulação atencional.
	A "excitabilidade psicomotora" de uma criança com superdotação poderia ser confundida com a hiperatividade do TDAH.
	Assim como a "excitabilidade imaginativa" poderia ser interpretada como desatenção.
	Os sintomas do TDAH podem ficar "mascarados" em crianças superdotadas devido ao seu alto QI e desempenho bem-sucedido em sala de aula, quando podem contar com estratégias facilitadoras para lidar com o problema.

QI: coeficiente de inteligência; TDAH: transtorno do déficit de atenção/hiperatividade.

falta de traquejo social, ao retraimento no imaginário, à atenção excessiva a interesses restritos e à hipersensibilidade.

As crianças superdotadas, porém, são conscientes da influência que seu comportamento pode ter sobre os outros e conseguem se envolver em projetos comunitários, inclusive mostrando habilidades de liderança, enquanto no TEA há grande dificuldade em compreender a perspectiva dos outros e de adquirir comportamentos sociais que outras crianças aprendem intuitivamente. Por outro lado, o isolamento social pode ocorrer na superdotação devido à dificuldade de encontrar pares com a mesma condição intelectual.

Avaliações clínicas, neuropsicológicas e fonoaudiológicas podem ajudar a elucidar a existência de comorbidade ou a necessidade de fazer um diagnóstico diferencial, uma vez que há especificidades em termos de perfil comportamental para cada categoria diagnóstica nosológica.

QUADRO CLÍNICO

A DI é classificada como um transtorno do neurodesenvolvimento, caracterizado por um atraso no desenvolvimento global, o que inclui diferentes domínios relacionados ao comportamento adaptativo (domínios cognitivo, motor e social), os quais impactam tanto a desenvoltura acadêmica como a interpessoal. Dessa forma, demandas da vida prática comuns para a faixa etária não serão respondidas como seria esperado em comparação aos pares de mesma idade.

O desenvolvimento das capacidades de automonitoramento e de autogerenciamento fica comprometido pelas dificuldades cognitivas e de regulação emocional necessárias para o manejo comportamental. Assim, crianças com DI, quando comparadas àquelas de desenvolvimento típico, apresentam taxas significativamente mais altas de problemas comportamentais, os quais acompanham dificuldades emocionais e relacionais.

Na superdotação, clinicamente é observada uma relação direta entre o desempenho escolar e o QI alto. Porém, essa relação não é estipulada quando consideramos AH que não estejam relacionadas ao domínio acadêmico. São observadas adequação na capacidade de tomada de decisão, flexibilidade mental, resolução de problemas, automotivação e automonitoramento. Outras habilidades envolvem o raciocínio espacial em habilidades corporais e artísticas.

Crianças com superdotação podem se dedicar a um número considerável de horas e esforço para determinados domínios e adquirir habilidades excepcionais em uma idade mais precoce do que as crianças com capacidades médias. Além disso, parecem progredir rapidamente na aprendizagem quando as áreas são de seu interesse, elas exigem assistência mínima e mostram grande atenção e motivação intrínsecas.

Nas crianças com AH, o desempenho não é simplesmente uma consequência de fatores cognitivos, mas também de fatores como motivação, prática e automação da tarefa, aspectos estes que desempenham um papel também importante, especialmente no início das etapas do aprendizado.

DIAGNÓSTICO

Diagnóstico da deficiência intelectual

Para o diagnóstico de DI é necessária a presença de três critérios, como descrito a seguir (Quadro 4).

QUADRO 4 Diagnóstico da deficiência intelectual

Presença obrigatória dos três critérios abaixo para o diagnóstico de DI
1. O início dos déficits intelectuais e adaptativos deve ocorrer em fases precoces do desenvolvimento.
2. A presença de déficits em funções intelectuais como raciocínio, linguagem e funções executivas precisa ser confirmada pela avaliação clínica, e por testes de inteligência padronizados e individualizados.
3. Os déficits em funções adaptativas não possibilitam atingir os padrões de desenvolvimento em relação a independência pessoal e responsabilidade social. Esses déficits de adaptação limitam o funcionamento nas atividades diárias devido ao comprometimento da capacidade comunicacional, de participação social e de vida independente.

Para o diagnóstico da DI é ainda fundamental que se especifique a gravidade do quadro, segundo os descritores: leve (CID-10 F70), moderada (CID-10 F71), grave (CID-10 F72) e profunda (CID-10 F73). É importante referir que os diagnósticos de DI que ocorrem mais cedo são aqueles de maior gravidade quanto ao comprometimento, inicialmente observado no desenvolvimento motor (Quadro 5).

Diagnóstico da superdotação e altas habilidades

O conceito de superdotação e de AH é amplo e sujeito a controvérsia quando se consideram suas definições. Embora a inteligência e em particular o coeficiente de inteligência (QI) acima de 130 sejam tradicionalmente considerados uma variável decisiva na definição de superdotação, há certa ambiguidade e insuficiência nessa determinação, sendo sugestionado que se incluam na análise desses casos aspectos relacionados a motivação, personalidade ou criatividade.

Essa ampliação das variáveis envolvidas na superdotação destaca os processos psicológicos inerentes ao desenvolvimento e à aprendizagem, introduzindo assim a relevância das funções executivas na explicação do que se considera inteligência e superdotação, sugestionando um desenvolvimento mais precoce e eficiente dessas funções, principalmente da flexibilidade cognitiva, do controle inibitório, da memória operacional e do planejamento.

Nesse sentido, reconfiguração mais forte, flexível e dinâmica das redes cerebrais nas regiões frontoparietais e de aumento da mielina no cerebelo, no corpo caloso e nos lobos occipitais direito e esquerdo, o que desencadeia maior velocidade de processamento perceptivo de informações visuoespaciais. Essa dinâmica cerebral promove um desenvolvimento superior de inteligência fluida e uma capacidade mais acurada para analisar in-

QUADRO 5 Classificação de gravidade da deficiência intelectual

DI	Descrição
Leve	Quando a sintomatologia ou os sinais de atraso são mais discretos, a identificação tende a ocorrer em idade mais avançada. A DI leve muitas vezes só é identificada na fase pré-escolar, por exemplo. A DI leve cursa com dificuldades na aquisição e compreensão de conceitos complexos de linguagem e de educação formal, mas há um melhor desempenho diante das exigências relacionadas às atividades domésticas básicas e de autocuidado, o que pode contribuir para a manutenção de um modo de vida relativamente independente e com a inserção na vida ocupacional em empregos de menor complexidade.
Moderada	A DI moderada cursa com limitações mais significativas da linguagem e das capacidades acadêmicas. Com apoio e muita estimulação, alguns indivíduos conseguem lidar com atividades domésticas básicas e de autocuidado, mas há maior comprometimento na vida ocupacional e na independência de modo geral.
Grave	A DI grave causa prejuízos mais sérios na capacidade comunicacional e acadêmica, além de ser comum a ocorrência de dificuldades motoras e de necessidade de apoio diário, com supervisão mais frequente. A aquisição de habilidades básicas de autocuidado pode ser conseguida com treinamento intensivo.
Profunda	A DI profunda restringe sobremaneira a capacidade de comunicação e de aprendizado formal, os quais ficam restritos a conhecimentos mais básicos e concretos. Deficiências motoras e sensoriais comumente estão presentes, e há necessidade de supervisão e suporte constante.

DI: deficiência intelectual.

formações de forma mais eficiente, o que favorece a plasticidade neuronal.

Paralelamente, haveria crianças superdotadas ou com altas capacidades com maior volume cerebral do lobo temporal e do hipocampo, apresentando neurônios piramidais de maior tamanho e complexidade, o que permitiria uma capacidade cognitiva geral superior, com eficácia no recrutamento da memória operacional, raciocínio, percepção e linguagem.

De acordo com esses estudos, a superdotação seria marcada por uma trajetória de desenvolvimento intelectual, acadêmico e socioemocional diferente daquela observada nos indivíduos considerados neurotípicos.

AVALIAÇÃO PSIQUIÁTRICA, COGNITIVA, PSICOPEDAGÓGICA E DA LINGUAGEM

Avaliação psiquiátrica da deficiência intelectual e da superdotação/altas habilidades

A avaliação psiquiátrica para DI ou AH inclui uma ampla entrevista clínica, que deve abordar os aspectos da história desenvolvimental (Quadro 6).

Avaliação cognitiva da deficiência intelectual

Para determinar se o grau de comprometimento é leve, moderado ou grave, é preciso que o funcionamento intelectual seja mensurado por testes psicológicos, os quais geralmente oferecem como medida o QI. Esses instrumentos precisam estar padronizados e normatizados para a população do indivíduo.

A validade psicométrica é considerada essencial na escolha do teste para determinar o nível intelectual. Um QI considerado mediano estaria na faixa de 90 a 109 pontos. Indivíduos com DI apresentam escores de QI igual ou abaixo de 60.

Os escores de QI são aproximações do nível de funcionamento conceitual, mas não são suficientes para explicar o funcionamento do indivíduo na vida prática, inclusive é preciso referir que para os casos de nível grave e profundo as medidas de QI são menos válidas, sendo estes

QUADRO 6 Avaliação psiquiátrica da deficiência intelectual e da superdotação/altas habilidades

Antecedentes e investigação	Descrição
História pré-natal	
História de nascimento	
História neonatal	
História pós-natal	
Antecedentes familiares	Consanguinidade parental, histórico de doenças e transtornos mentais, incluindo a de DI ou AH
Investigações de base	Bioquímica, genética
Investigações genéticas em casos específicos	Por exemplo: teste MLPA específico de metilação (*Multiplex Ligation-dependent Probe*, uma reação em cadeia da polimerase múltipla) para síndromes de Prader-Willi e Angelman, PCR com preparação tripla para distrofia miotônica

AH: altas habilidades; DI: deficiência intelectual; PCR: reação em cadeia de polimerase.

distinguidos exclusivamente com base nas diferenças de comportamento adaptativo (CA). O CA é um descritor que faz referência à condição de independência pessoal e de responsabilidade social em comparação aos pares de idade, com condições socioculturais similares. Pode ser investigado tanto pela avaliação clínica como por medidas individualizadas, cultural e psicometricamente adequadas.

Enquanto o nível intelectual de um indivíduo é aferido por testes a partir do desempenho máximo que se consegue obter, o CA é estimado com base no desempenho durante a realização de rotinas diárias e em circunstâncias variáveis, por exemplo, manejar dinheiro, manter amizades, participar de atividades escolares em grupo.

Para avaliar o nível intelectual há vários instrumentos padronizados e normatizados, sendo importante que o profissional domine tanto a aplicação como a interpretação do que fazer uso em sua avaliação clínica.

Avaliação cognitiva da superdotação e altas habilidades

A avaliação neuropsicológica é um exame que se mostra de grande valia nos casos em que a dúvida diagnóstica versa a respeito da presença de superdotação. Isso porque serão determinadas as "forças" cognitivas, bem como se existe alguma área na qual o desenvolvimento não se revela tão eficiente. As escalas Wechsler são os instrumentos de escolha para determinar nível intelectual. O rendimento nos subtestes dessas escalas deve girar em torno de um QI 120 ou acima para se considerar uma inteligência superior ou uma alta habilidade, e o QI acima de 130 determina a superdotação.

É importante analisar também, em conjunto com a capacidade de raciocínio lógico, as funções atencionais, executivas e mnésticas, além de oferecer dados sobre o desenvolvimento emocional.

Para triagem dos indicadores relacionados à superdotação ou AH tem-se a **Coleção TIAH/S** (Triagem de Indicadores de Altas Habilidades/Superdotação), de uso não restrito a psicólogos.

Avaliação psicopedagógica e da linguagem da deficiência intelectual

A avaliação da linguagem e da aprendizagem dessa população não se diferencia dos testes comumente realizados para avaliar a linguagem expressivo-compreensiva e o potencial de abstração e uso social dos elementos da linguagem. O mesmo acontece com a avaliação da aprendizagem, sendo utilizados os mesmos testes comumente empregados na prática clínica. Os testes validados no Brasil para linguagem e aprendizagem não incluem em suas amostras crianças com DI, dificultando seu uso para fins diagnósticos. O atraso na linguagem é um preditor importante no diagnóstico de DI.

Com relação à aprendizagem, o desempenho significativamente inferior à faixa etária e à escolaridade em testes de consciência fonológica e leitura ainda é considerado indicador importante do desempenho intelectual geral. As avaliações psicopedagógicas e de linguagem fornecem então estimativas das habilidades das crianças, permitindo que os processos de estimulação e intervenção sejam estruturados.

Avaliação psicopedagógica e da linguagem da alta habilidade

Assim como na DI, não há testes que auxiliem no diagnóstico direto de crianças com AH. Um dado importante é que o desempenho inferior nos testes de linguagem e aprendizagem não exclui o diagnóstico de AH, uma vez que é possível a comorbidade com transtornos de linguagem e aprendizagem principalmente se a alta habilidade não está relacionada diretamente ao domínio acadêmico. Crianças com AH sem comorbidade com a linguagem e a aprendizagem tendem a apresentar discrepâncias entre a linguagem receptiva e a expressiva maiores do que a observada em crianças normais sem AH.

TRATAMENTO

Tratamento farmacológico

As intervenções psicofarmacológicas podem não ser o principal componente do tratamento da DI, mas desempenham um papel significativo no tratamento de anomalias comportamentais associadas a perturbações intelectuais e condições comórbidas. O comportamento agressivo não é incomum entre indivíduos com DI e causa admissão em ambientes institucionais. Pacientes com DI correm risco de polifarmácia e os prestadores devem ser cautelosos ao prescrever medicamentos, pois alguns pacientes podem apresentar maior risco de efeitos colaterais e necessitar de dosagens mais baixas.

Os antipsicóticos, particularmente a risperidona e o aripiprazol (antipsicóticos atípicos), parecem ser eficazes na redução de comportamentos problemáticos em crianças com DI, mas as evidências em adultos são inconclusivas. O lítio pode ser eficaz na redução da agressão.

O tratamento de comorbidades é um aspecto importante quando se fala em tratamento farmacológico. Metilfenidato, clonidina e atomoxetina são demonstrados em ensaios clínicos randomizados para reduzir os sintomas de TDAH, por exemplo. O metilfenidato melhora significativamente a manutenção da atenção para completar uma tarefa, no entanto não mostra uma resposta específica para a aprendizagem de longo prazo e na melhora efetiva das competências sociais.

Os sintomas depressivos podem ser facilmente ignorados em indivíduos com DI quando outros problemas comportamentais são proeminentes; todavia, os inibidores seletivos da recaptação da serotonina (ISRS), como fluoxetina, paroxetina e sertralina, podem ajudar nos sintomas depressivos nessa população de pacientes. Os antidepressivos podem, no entanto, ser mal tolerados e também podem não ser eficazes na redução de comportamentos repetitivos/estereotípicos.

Movimentos involuntários, comportamentos autoestimulantes repetitivos e sintomas obsessivo-compulsivos podem ser prejudiciais aos pacientes com DI. Há relatos de que medicamentos antipsicóticos diminuem esses sintomas, embora não tenha havido observação de melhora no comportamento adaptativo. Os ISRS são úteis no tratamento de sintomas obsessivo-compulsivos e de movimentos motores estereotipados.

Em ensaios recentes, os agentes glutamatérgicos e gabaérgicos para a síndrome do X frágil e os inibidores da acetilcolinesterase para a síndrome de Down não demonstraram eficácia. O tratamento com hormônio do crescimento pode melhorar a cognição e o comportamento na população com síndrome de Prader-Willi. Os resultados dos ensaios com ocitocina sobre comportamentos sociais são inconclusivos, embora promissores. A melatonina parece melhorar o sono. A maioria dos ensaios com suplementos dietéticos não mostrou benefícios.

Pacientes com DI correm risco de polifarmácia e os clínicos devem ser cautelosos ao prescrever medicamentos, pois alguns pacientes podem apresentar maior risco de efeitos colaterais e necessitar de dosagens mais baixas.

Na superdotação e nas crianças com AH o tratamento medicamentoso é conduzido caso haja sintomas de comorbidades psiquiátricas, ou sintomas que estejam atrapalhando a funcionalidade do indivíduo.

Tratamento não farmacológico

Considerando que a DI é um problema de saúde pública, é essencial considerar todas as propostas de intervenção baseadas em evidências como uma forma de auxiliar na melhora da vida cotidiana dessa população. Em primeiro lugar, assumindo que se trata de uma condição que dura a vida toda, a intervenção precoce e contínua é a primeira escolha adotada logo nos primeiros meses de vida.

Ao longo do desenvolvimento, problemas de adaptação surgem, e para intervir é preciso conhecer e mapear o funcionamento cognitivo (déficits e forças), prevenindo assim agravamentos e bloqueios no processo de aquisição do conhecimento, melhorar a qualidade de vida e o desempenho educacional/ocupacional. O tratamento deve ser multidisciplinar e o plano terapêutico, personalizado.

Entre os problemas mais complicados em termos de conduta para os pais e professores estão aqueles causados por comportamento desafiador, que precisam ser manejados em prol de uma melhor inserção social e qualidade de vida. Comportamentos opositores e desafiadores podem surgir tanto nas crianças e adolescentes com DI como naquelas com superdotação/AH, principalmente decorrentes de algumas comorbidades. Com o objetivo de discutir intervenções para essa finalidade, O'Regan et al. (2022) realizaram uma revisão sistemática na qual selecionaram 11 estudos conduzidos de 2015 a 2022, que, devido à heterogeneidade metodológica, não mostraram qualquer possibilidade de determinar uma superioridade interventiva. Foram encontradas pesquisas sobre intervenções multimodais, tecnologia "*microswitch*", terapia cognitivo-comportamental, arteterapia, musicoterapia e histórias ilustradas, as quais devem ser aplicadas considerando as especificidades do grupo a ser atendido.

O acompanhamento psicológico é essencial para trabalhar aspectos emocionais e comportamentais. Metanálise mostrou que a terapia na abordagem cognitivo-comportamental tem boa resposta em adultos e crianças com ansiedade e DI quando se incluíram adaptações, além das técnicas de exposição e reestruturação cognitiva ou substituição de pensamento, consideradas nos componentes-chave no tratamento da ansiedade.

Programas de remediação cognitiva podem ser delineados seja para DI ou para pacientes com AH que apresentem algum quadro comórbido, que acompanhe dificuldades cognitivas específicas que estejam impactando a adaptação psicossocial. O estudo de Demily (2016) mostrou um programa denominado *Cognitus & Moi*, que envolve uma organização por módulos que incluem uma variedade de exercícios em papel e/ou lápis ou em formato informatizado, além de uma abordagem de *coaching* estratégico. O programa é ilustrado por um pequeno personagem chamado Cognitus, muito amigável e gentil com as crianças, que oferece reforços positivos.

Em ambos os diagnósticos é importante que o manejo comportamental seja aplicado, permitindo o estabelecimento de relações sociais e nos grupos escolar, familiar e social de forma saudável. O suporte psicoterápico individual pode ser fundamental para o desenvolvimento de habilidades a serem estimuladas nos contextos citados.

Da mesma forma, a estimulação em linguagem deve valorizar os pontos de habilidade e permitir o desenvolvimento de um potencial simbólico expressivo-compreensivo cada vez mais amplo e funcional. O treino vocacional é uma alternativa importante de estimulação e capacitação para a DI, estimulando as habilidades necessárias para o ingresso no mercado de trabalho. Nesse mesmo grupo o treino de habilidades de vida diária também pode ser necessário nos casos mais graves. O treino parental é fundamental para orientar os pais ao manejo comportamental e à psicoeducação de crianças e adolescentes com diagnósticos de DI e AH.

O suporte educacional é um ponto central desse processo de estimulação e deve envolver a elaboração de um plano educacional individualizado que deve ser confeccionado pela escola em conjunto com os profissionais da equipe multidisciplinar e os familiares. Devem ser produzidos planos de ação e estimulação para as questões pedagógicas e comportamentais, permitindo a inclusão dessa população. O progresso deve ser monitorizado, e as atualizações do plano educacional devem ser constantes. Suportes individuais para favorecer questões específicas relacionadas à aprendizagem também podem ser necessários.

CONCLUSÕES

Tanto o diagnóstico de deficiência intelectual quanto as condições de superdotação/altas habilidades envolvem sinais e sintomas que acompanharão o indivíduo por toda a vida. É necessário conhecer os perfis de funcionamento cognitivo, emocional e linguístico para que a aprendizagem educacional e a socioemocional possam se estabelecer sem prejuízos nos aspectos educacional, social e familiar.

Além disso, é de fundamental importância que se avalie a presença de comorbidades, que podem impactar o comportamento e a adaptação psicossocial.

A partir de uma avaliação global se torna possível delinear programas de intervenção com foco em aspectos que estejam mais disfuncionais.

DICAS DO ESPECIALISTA

- As avaliações da equipe multidisciplinar contribuem para o estabelecimento das prioridades no processo de estimulação e intervenção que são a base do tratamento não farmacológico.
- É fundamental que o conceito de altas habilidades possa ser dissociado do de "super"dotação, porque este último acaba considerando que essa população teria alto desempenho em muitos dos aspectos envolvidos no desenvolvimento humano. No entanto, há situações em que tais termos são colocados como sinônimos. Assim, é preciso que se entenda o comportamento do indivíduo que está recebendo tais denominações para que se possa estabelecer formas de avaliação e de intervenção apropriadas.
- Na dúvida sobre a condição intelectual e adaptativa de uma criança deve-se optar pelo encaminhamento para um especialista. As avaliações psiquiátricas, neuropsicológicas e da equipe multidisciplinar nortearão a definição diagnóstica, assim como auxiliarão a determinar um plano interventivo, que pode incluir psicoterapia, estimulação ou remediação cognitiva, psicomotricidade, acompanhamentos fonoaudiológicos, psicopedagógicos e de terapia ocupacional.
- O uso de medicações envolve acompanhamento médico sistematizado, assim como qualquer modificação no regime medicamentoso ou decisão de interrupção deve ser discutida com o médico responsável.

SUGESTÕES DE LEITURA

1. American Psychiatric Association (APA). Manual Diagnóstico e Estatístico de Transtornos Mentais: DSM-5. 5.ed. Porto Alegre: Artmed; 2014.
2. Brewer A. Exploring speech and language skills in gifted children: a parent perspective. Honors Research Projects. 2016;203. Disponível: em http://ideaexchange.uakron.edu/honors_research_projects/203. Acesso em: 25 abr. 2024.
3. Conners FA, Atwell JA, Rosenquist CJ, Sligh AC. Abilities underlying decoding differences in children with intellectual disability. J Intellect Disabil Res. 2001;45(Pt 4):292-9.
4. Demily C, Rigard C, Peyroux E, et al. Cognitus & Moi: a computer-based cognitive remediation program for children with intellectual disability. Front Psychiatry. 2016;7:10.
5. Fynn G, Porter M, Borchard T, et al. The effectiveness of cognitive behavioural therapy for individuals with an intellectual disability and anxiety: a systematic review. J Intellect Disabil Res. 2023;67(9):816-41.
6. Goriounova NA, Mansvelder HD. Genes, cells and brain areas of intelligence. Front Hum Neurosci. 2019;13:44. Instituto Nacional de Estudos e Pesquisas Educacionais Anísio Teixeira (Inep). Censo Escolar. 2023. Disponível em: https://www.gov.br/inep/pt-br/areas-de-atuacao/pesquisas-estatisticas-e-indicadores/censo-escolar/resultados. Acesso em: 25 abr. 2024.
7. Hallberg SCM, Bandeira DR. Para Além do QI: avaliação do comportamento adaptativo na deficiência intelectual. Aval Psicol. 2021;20(3):361-8.
8. Ji NY, Findling RL. Pharmacotherapy for mental health problems in people with intellectual disability. Curr Opin Psychiatry. 2016;29(2):103-25.
9. Kovas Y, Haworth CMA, Petrill SA, Plomin R. Mathematical ability of 10-year-old boys and girls: genetic and environmental etiology of typical and low performance. J Learn Disabil. 2007;40(6):554-67.
10. León MIG. Development of giftedness during early childhood. Papeles del Psicólogo. 2020;41(2):147-8.
11. Nakano TC. Triagem de indicadores de altas habilidades/superdotação (TIAH/S). São Paulo: Vetor; 2023.
12. O'Regan O, Doyle Y, Murray M, et al. Reducing challenging behaviours among children and adoles-

cents with intellectual disabilities in community settings: a systematic review of interventions. Int J Dev Disabil. 2022;70(1):20-39.
13. Olszewski-Kubilius P, Subotnik R, Worrell F. Domain--specific abilities and characteristics: evolving central components of the talent development megamodel. High Ability Studies. 2023;34(2):159-74.
14. Pinals DA, Hovermale L, Mauch D, Anacker L. Persons with intellectual and developmental disabilities in the mental health system: part 1. Clinical considerations. Psychiatr Serv. 2022;73(3):313-20.
15. Rashid SMM, Wong MT. Challenges of implementing the individualized education plan (IEP) for special needs children with learning disabilities: systematic literature review (SLR). International Journal of Learning, Teaching and Educational Research. 2023;22(1).
16. Renzulli JS. O que é esta coisa chamada superdotação e como a desenvolvemos? Uma retrospectiva de vinte e cinco anos. Educação. 2004:27(1):75-131. Disponível em: https://revistaseletronicas.pucrs.br/ojs/index.php/faced/article/view/375. Acesso em: 25 abr. 2024.
17. Rocha A, Almeida L, Perales R. Comparison of gifted and non-gifted students' executive functions and high capabilities. Journal for the Education of Gifted Young Scientists. 2020;8(4):1397-409.
18. Roth G, Dicke U. Origin and evolution of human cognition. Prog Brain Res. 2019;250:285-316.
19. Sohanpal SK, Deb S, Thomas C, et al. The effectiveness of antidepressant medication in the management of behaviour problems in adults with intellectual disabilities: a systematic review. J Intellect Disabil Res. 2007;51(Pt 10):750-65.
20. Tasca I, Guidi M, Turriziani P, et al. Behavioral and socio-emotional disorders in intellectual giftedness: a systematic review. Child Psychiatry Hum Dev. 2022.
21. Vasudevan P, Suri M. A clinical approach to developmental delay and intellectual disability. Clinical Medicine, Journal of the Royal College of Physicians of London. 2017;17(6):558-61.
22. Virgolim A. As vulnerabilidades das altas habilidades e superdotação: questões sociocognitivas e afetivas. Educar em Revista (Curitiba). 2021;37:e81543.
23. Wu F, Zhang W, Ji W, et al. Stimulant medications in children with ADHD normalize the structure of brain regions associated with attention and reward. Neuropsychopharmacology. 2024.

PARA SABER MAIS

Leituras sugeridas

- Rondini CA. Altas habilidades/superdotação: instrumentais para identificação e atendimento do estudante dentro e fora da sala de aula. CRV Editora; 2021.
- Cortela MS, Jeballi P, Fusco E. Diferentes sim, desiguais, jamais! São Paulo: Cortez; 2022.
- Gonçalves P, StoltzT, Pacheco JEC. Altas habilidades ou superdotação – teorias, identificação, avaliação e atendimento na escola e na família. Curitiba: Juruá; 2022. 212p.

Filmes sugeridos

- *Colegas*. Filme nacional, lançado em 2013, sob a direção de Marcelo Galvão, que tinha um tio com a mesma síndrome. O enredo traz a história de três amigos, portadores da síndrome de Down, moradores de uma instituição, que resolvem fugir para realizar sonhos. Ganhador de alguns prêmios, é um filme que promove a reflexão sobre a diversidade.
- *Mentes que brilham* (Little Man Tate, título original). Filme lançado em 1991, dirigido por Jodie Foster, conta a história de um garoto de sete anos com superdotação, que apresenta dificuldades na comunicação e relacionais.

21
Transtornos de linguagem e aprendizagem

Telma Pantano
Cristiana Castanho de Almeida Rocca

PONTOS-CHAVE DESTE CAPÍTULO

- Conceitos relacionados à fala, linguagem e aprendizagem precisam ser diferenciados, assim como é importante entender a inter-relação entre eles para a realização do diagnóstico de transtornos de linguagem e aprendizagem..
- Os diagnósticos desses transtornos podem ser levantados pela equipe médica e escolar, e devem ser avaliados em suas especificidades por profissionais da área da neuropsicologia, fonoaudiologia e psicopedagogia.
- Devido à frequente dúvida entre características do desenvolvimento e ocorrência de comorbidades, é importante que seja feito o diagnóstico diferencial ou do estabelecimento de outros transtornos mentais comórbidos.
- Os transtornos de linguagem e específicos de aprendizagem requerem adaptações e ajustes do sistema educacional para que a criança tenha possibilidade de se desenvolver de forma mais adaptada.

INTRODUÇÃO

Os transtornos de linguagem e os transtornos específicos de aprendizagem compõem o grupo dos transtornos do neurodesenvolvimento e, portanto, têm origem bastante precoce no desenvolvimento com impacto direto nos funcionamentos pessoal, acadêmico e social. A epidemiologia desses transtornos é bastante variável e envolve aspectos genéticos, biológicos e ambientais, numa inter-relação bastante intensa. A presença desses diagnósticos comumente ocorre em comorbidade com transtornos internalizantes (depressão e transtornos de ansiedade) e externalizantes (transtorno do déficit de atenção/hiperatividade – TDAH –, transtornos de conduta e transtorno desafiador-opositor). Esses transtornos tendem a apresentar um bom prognóstico com relação a sua evolução quando são diagnosticados precocemente e recebem uma intervenção específica, considerando todas as dificuldades cognitivas e emocionais pertinentes ao quadro.

A linguagem se refere à capacidade cerebral de atribuir símbolos a objetos ou conceitos. Esses símbolos podem ser atribuídos a diferentes níveis de funcionamento; no entanto, quanto mais estreita e abstrata for a relação com o objeto e/ou conceito em questão, mais alto o seu nível de funcionamento. Sua expressão e compreensão envolvem as capacidades verbais e não verbais de representação desses símbolos de acordo com os processamentos cerebrais envolvidos no armazenamento e representação do pensamento.

A linguagem normalmente é estudada em seus aspectos receptivos e expressivos. As habilidades de linguagem receptiva referem-se à capacidade de compreender os elementos da linguagem em suas diferentes formas de apresentação: oral, escrita, gestual, entonacional e corporal, dentre outras. A linguagem expressiva, por sua vez, refere-se à capacidade de utilizar essas formas de apresentação, prejudicando assim a expressão de seus desejos e necessidades.

A linguagem é um sistema de símbolos convencionais, que pode incluir palavras faladas, escritas e outros símbolos, como os gestos. As habilidades de compreensão e expressão envolvem cinco domínios:

1. Fonologia (regras de organização dos sons).
2. Morfologia (como as palavras são modificadas).
3. Sintaxe (regras que governam as palavras e palavras nas sentenças).
4. Semântica (significado das palavras).
5. Pragmática (habilidade para comunicar-se por meio verbal e não verbal).

Segundo a American of Speech and Hearing Association (Asha), o Reino Unido apresenta de 2,63 a 3,59% das crianças abaixo de 7 anos com atrasos na linguagem receptiva, enquanto 2,81 a 16% apresentam atrasos na linguagem expressiva e 2,02 a 3,01% na linguagem expressivo-compreensiva. No Canadá, cerca de 8% das crianças apresentam prejuízos na linguagem e 40% das crianças de 7 a 14 anos com transtornos psiquiátricos também apresentam prejuízo em linguagem.

As relações entre os transtornos de linguagem e os de aprendizagem são bem estabelecidas, uma vez que as falhas na oralidade resultam em falhas e dificuldades na aquisição da aprendizagem, em especial da escrita. Falhas nas habilidades relacionadas ao uso funcional da linguagem prejudicam a interação social e a aquisição dos conceitos relativos à cognição social. Os transtornos de linguagem tendem a ser diagnosticados anteriormente aos transtornos de aprendizagem e impactam diretamente o desempenho acadêmico.

A aprendizagem, por sua vez, envolve a capacidade cerebral de integrar memórias em redes neuronais. Prejuízos nesses processos implicam dificuldades na flexibilização da compreensão e utilização das memórias armazenadas, dificultando assim a aquisição, compreensão e elaboração de estímulos a serem processados e elaborados pelo sujeito. Estima-se uma incidência de 2 a 8% das crianças em idade escolar com transtorno de aprendizagem.

Diante dessas definições, que partem dos processos cerebrais, os diagnósticos dos transtornos relacionados à linguagem e à aprendizagem ainda são motivo de controvérsia. Tanto a linguagem quanto a aprendizagem dependem da relação direta com o ambiente para seu desenvolvimento, e, assim, diversidades ambientais tendem a produzir processamentos cerebrais distintos e, portanto, comportamentos diversificados. No caso da linguagem, o contato com relações horizontais e verticais, em diversos ambientes e contextos, desde muito precocemente é fundamental para sua aquisição ampla, enquanto para a aprendizagem a idade de aquisição e estimulação de conceitos fundamentais acaba por determinar os comportamentos resultantes e é completamente dependente de estímulos advindos do ambiente.

Ao contrário do que se imagina, pesquisas têm indicado que cerca de 50% de crianças e adolescentes com atraso de linguagem tendem a apresentar prejuízos importantes na vida adulta principalmente em habilidades que envolvam a aprendizagem, habilidades sociais e a regulação emocional. Os prejuízos sociais e ambientais acometidos pela linguagem estão relacionados diretamente com sintomas e patologias emocionais e comportamentais.

ETIOLOGIA

A neurobiologia dos transtornos da comunicação (TC), nos quais se inclui o transtorno de linguagem, ainda não está bem estabelecida. As primeiras informações acerca das áreas cerebrais responsáveis pelo processamento da linguagem e da fala tiveram sua origem nos estudos de pacientes com danos neurológicos como o acidente vascular encefálico e o traumatismo craniano. Em crianças com TC, os estudos são menos numerosos e com resultados heterogêneos, porém se direcionam para o papel de áreas temporais, temporoparietais e frontais, com lateralização reduzida à esquerda.

A formação dos neurônios, o processo de mielinização, as sinapses e as redes neurais que serão responsáveis pelos processamentos da linguagem, da fala e da aprendizagem sofrem influência de aspectos genéticos e ambientais. O advento das pesquisas genéticas contribuiu para a busca dos genes implicados nos transtorno da linguagem, identificando-se primeiramente a mutação no gene FOXP2 e posteriormente nos genes GNPTAB, AP4E1, GNPTG e NAGPA (gagueira); CMIP, ATP2C2 e CNTNAP2.

Pesquisadores apontam o papel de outros fatores ambientais no desenvolvimento atípico da linguagem, nos períodos peri, pré e pós-natais, quais sejam: idade e educação materna, exposição materna a infecções e drogas, baixa ingestão de ácido fólico na gestação, prematuridade e número de crianças na mesma casa. Além destes, ambientes pobres em estimulação e com violência física e/ou verbal podem levar a atrasos no desenvolvimento e agravar os TC.

Da mesma forma, a etiologia dos transtornos específicos de aprendizagem ainda é discutível, considerando tanto a origem genética como maior tendência hereditária, ou mesmo a interferência de fatores ambientais, por exemplo, problemas durante o parto ou alguma disfunção neurológica.

QUADRO CLÍNICO

Quanto aos transtornos de linguagem, a queixa inicial mais frequente é de atraso na linguagem expressiva quando a criança é comparada com pares da mesma faixa etária. São comuns os relatos de outras crianças da mesma idade com a expressão da linguagem em um patamar superior ao da criança em questão. As queixas referentes à linguagem compreensiva e às habilidades sociais tendem a se fazer presentes em idades mais avançadas.

As queixas embutidas nos transtornos específicos de aprendizagem são geralmente formalizadas pela escola, e o reconhecimento nessa fase de vida se deve tanto às exigências relacionadas às demandas escolares de leitura, escrita e raciocínio matemático como aos problemas atitudinais que podem acompanhar a apresentação desses quadros, uma vez que as observações iniciais podem se centrar em atitudes agitadas, falta de concentração, comportamento de desmotivação com a situação de ensino, além do modo ansioso de agir diante das situações de exposição ao desempenho. Pode-se observar ainda um comportamento de agressividade com os colegas, redução do valor de si mesmo, tristeza, confusão e imaturidade nas respostas emocionais.

É importante considerar também que esses transtornos podem ocorrer em comorbidade com outros transtornos mentais, por exemplo, o TDAH, transtornos do humor e de ansiedade, sendo necessário atentar para o fato de que esses transtornos têm características cognitivas específicas quanto a déficits, e, emocionais, no que tange a alterações do humor, instabilidade afetiva e impulsividade, entre outras.

DIAGNÓSTICO

Diagnóstico de **transtorno da linguagem**: de acordo com o DSM-5, faz parte da categoria de TC, os quais incluem também o transtorno da fala, o transtorno da comunicação social (pragmática) e o transtorno da fluência com início na infância (gagueira). Tal como outros transtornos do neurodesenvolvimento, os transtornos de linguagem iniciam-se precocemente e podem acarretar prejuízos funcionais durante toda a vida. Para esse diagnóstico a criança não deve atingir o desempenho esperado para a faixa etária. Essas dificuldades são persistentes ao longo da vida e podem se manifestar na recepção ou expressão da linguagem, ou em ambas; e podem afetar diferentemente os domínios da linguagem (fonologia, semântica e sintaxe).

O **transtorno de linguagem receptiva** envolve dificuldades na compreensão a partir de causas diversas como vocabulário restrito, baixa estimulação e até mesmo dificuldades em processos cognitivos básicos, como atenção e memória operacional, mas que comprometam a compreensão da linguagem oral desde os níveis mais concretos até os mais abstratos.

O **transtorno da linguagem expressiva** abarca dificuldades na expressão da linguagem, impedindo a manifestação do pensamento da criança. A criança consegue compreender o que lhe é falado, mas a expressão fica comprometida por questões relativas ao vocabulário restrito, dificuldade de organizar as palavras em sentenças ou em uma estrutura discursiva.

O **transtorno de fala** faz referência a dificuldades específicas relacionadas à produção dos sons da língua na qual a criança está inserida. As alterações devem interferir na inteligibilidade ou impedir a comunicação verbal, envolvendo problemas na percepção, produção motora e/ou representação mental dos sons da fala. Estão dentro desse conceito o transtorno fonológico, o transtorno articulatório, a apraxia de fala, transtornos de fluência e transtornos de voz.

O **transtorno da fluência** se caracteriza por interrupções que não fazem parte do desenvolvimento de padrões de fala e que são involuntários na criança, causando alterações na velocidade de fala e na fluidez do discurso.

O **transtorno da comunicação social (pragmática)** aborda as dificuldades persistentes no uso social da comunicação verbal e não verbal em situações sociais de vida prática. Envolve dificuldades de adequação funcional da linguagem por dificuldades em adequar o vocabulário e os aspectos não verbais aos diversos ambientes e necessidades do ouvinte, bem como as dificuldades para compreender o que não é dito de forma explícita (fazer inferências) e os sentidos não literais ou ambíguos da linguagem (expressões idiomáticas, humor, metáforas, múltiplos significados que dependem do contexto para interpretação).

Diagnóstico de **transtornos específicos de aprendizagem**: os transtornos específicos de aprendizagem envolvem um conjunto de alterações que comprometem a aquisição, organização e retenção de conteúdo verbal e/ou não verbal. As falhas observadas não devem ser atribuídas a alterações emocionais, falhas educacionais, diferenças culturais ou sociais ou mesmo à capacidade intelectual. Dessa forma, é possível observar uma discrepância entre as aquisições acadêmicas e a capacidade de aprendizagem da criança em outros contextos, sejam estes emocionais, sociais ou lúdicos.

O diagnóstico envolvendo a aprendizagem, ao contrário de outros diagnósticos na área de saúde, sofre interferência constante do ambiente, e isso pode provocar a sobreposição de sintomas e causar confusões diagnósticas que dificultam a implementação de processos de intervenção adequados e efetivos. É preciso investigar a participação do aluno no contexto pedagógico da escola, estrutura pedagógica da escola, estrutura familiar que permite a criança cumprir o processo de ensino-aprendizagem de forma a incluir em sua rotina diária momentos propícios ao estudo e à reflexão escolar, além, é claro, do potencial cognitivo e emocional da criança.

Diversos estudos confirmam a inter-relação entre os aspectos cognitivos e emocionais na interface ambiente-cérebro. A leitura, a escrita e a aprendizagem do cálculo matemático não dependem somente dos aspectos desenvolvimentais, já que são invenções sociais, e é fundamental que sejam propiciadas condições ambientais e emocionais para uma aprendizagem efetiva e coerente. Dessa forma, é necessário que a escola ofereça condições para a aquisição dessas habilidades de forma sequencial e coerente.

Devido à natureza social da escrita e à diversidade de metodologias e propostas de ensino em países como o Brasil, autores como Ciasca (2003), Zorzi e Capellini (2007) e Pantano e Zorzi (2008) propõem que os transtornos de aprendizagem sejam diferenciados das dificuldades (problemas). Dessa forma, deve-se considerar para o diagnóstico:

- Dificuldades ou problemas de aprendizagem: falhas decorrentes de condições ambientais inadequadas ou falhas pedagógicas, alterações entre as modalidades de ensino e de aprendizagem.
- Distúrbio de aprendizagem ou transtorno de aprendizagem: alterações resultantes de processos cognitivos intrínsecos ao sujeito da aprendizagem.

Os transtornos específicos de aprendizagem recebem classificações como dislexia, disgrafia e discalculia quando não podem ser atribuíveis a fatores externos como questões econômicas, sociais ou educacionais, desenvolvimento intelectual, transtornos motores, de linguagem ou deficiências sensoriais. Esse diagnóstico só pode ser realizado a partir da entrada da criança na educação formal e por uma equipe multidisciplinar.

Para que um transtorno de aprendizagem seja considerado específico, é necessária uma falha persistente em uma destas três áreas de aquisição do conteúdo: leitura, matemática ou expressão escrita (disgrafia), e atualmente esses transtornos são descritos conforme o Quadro 1.

DIAGNÓSTICO DIFERENCIAL E COMORBIDADES

As crianças diagnosticadas com transtorno de linguagem podem apresentar dificuldades na decodificação da leitura e na compreensão em função das falhas na oralidade. Esse é um contínuo natural que envolve falhas na percepção auditiva da rede fonológica.

Os transtornos específicos de aprendizagem apresentam alta comorbidade com outros transtornos do neurodesenvolvimento, por exemplo, o TDAH. Como a atenção é um pré-requisito para a aprendizagem, é necessário se certificar quanto à presença de sinais desse transtorno no desenvolvimento, bem como o estabelecimento de um plano de tratamento.

A avaliação neuropsicológica pode ser o exame de escolha para diagnóstico diferencial entre os transtornos específicos de aprendizagem com outros que não competem em termos de associação, como a deficiência intelectual, ou para definir comorbidades, como mencionado anteriormente, além de oferecer dados sobre a condição emocional do avaliado, o que contribui

QUADRO 1 Classificação do transtorno específico de aprendizagem

Tipo de transtorno específico de aprendizagem	Descrição
Transtorno de aprendizagem com prejuízo na leitura	As falhas são predominantemente associadas à decodificação da letra e a sua relação com o som, prejudicando assim a decodificação da escrita e, posteriormente, sua compreensão. Uma característica comum dessas crianças é um descompasso importante entre as habilidades de compreensão oral (que se apresentam dentro da normalidade) e a compreensão escrita (rebaixada em função das dificuldades de relação letra-som). A leitura encontra-se lenta, com muito esforço e bastante imprecisa. Sugere-se especificar se o prejuízo ocorre na precisão da leitura de palavras, na velocidade ou fluência da leitura ou na compreensão da leitura.
Transtorno de aprendizagem com prejuízo na expressão escrita	As dificuldades referem-se à grafia das letras e palavras, uso da sintaxe, pontuação e regras estilísticas da escrita, sendo necessário especificar se a dificuldade ocorre sobremaneira na precisão da ortografia, na precisão da gramática, na pontuação, na clareza ou na organização da expressão escrita.
Transtorno de aprendizagem com prejuízo na matemática	As queixas se referem a dificuldades com os conceitos de quantidade e os cálculos numéricos relacionados às quatro operações básicas (soma, subtração, multiplicação e divisão), raciocínio matemático e resolução de problemas. É necessário especificar se a dificuldade está no senso numérico, na memorização de fatos aritméticos, na precisão ou fluência de cálculo, ou na precisão do raciocínio matemático.

para o estabelecimento de manejos e de intervenções, dentre as quais é necessário considerar, além das estimulações cognitivas, o apoio psicológico e emocional.

TRATAMENTO FARMACOLÓGICO

O tratamento para esses transtornos, quando primários, não inclui a proposta farmacológica. Sintomas associados e comórbidos, como ansiedade, alterações do humor e TDAH, devem ser acompanhados com o tratamento habitual.

TRATAMENTO NÃO FARMACOLÓGICO

As alterações de linguagem e comunicação recebem a estimulação de equipe multidisciplinar dependendo da etiologia principal e, sobretudo, das características das alterações apresentadas. O fonoaudiólogo é o profissional responsável pela estimulação das alterações de linguagem e pelas orientações parentais e ambientais necessárias para o tratamento.

Nos transtornos de aprendizagem, a etiologia define o profissional necessário para a estimulação. Quando as dificuldades estão relacionadas à aprendizagem da linguagem escrita ou à oralidade, o fonoaudiólogo tende a ser o profissional de referência. Quando se observa um predomínio das questões emocionais e comportamentais, o psicólogo pode estar em conjunto com a equipe multidisciplinar para a estimulação.

No caso de alterações relacionadas às dificuldades de aprendizagem, como falhas na metodologia de estudo e/ou defasagens pedagógicas, o pedagogo ou o psicopedagogo pode ser o profissional de referência na estimulação.

CONCLUSÕES

O maior objetivo na intervenção dos transtornos da linguagem e dos específicos de aprendizagem é ajudar a criança a adquirir o conhecimento e as habilidades necessários para compreender e participar ativamente da situação escolar por meio de suas habilidades. Quando os alunos não têm uma linguagem oral competente, há risco para dificuldades acadêmicas, comportamentais, sociais e emocionais.

Normalmente se observam nessas crianças prejuízos com diferentes graus de comprometimento no processamento da linguagem, no processamento fonológico e visuoespacial, bem como menor velocidade de processamento e dificuldades atencionais, de memória e nas funções executivas, as quais podem impactar as habilidades acadêmicas de modo geral.

Quando há rendimento escolar baixo é importante que se investiguem as possíveis causas, pois entre estas podem estar dificuldades específicas na aquisição e no processamento de informações relacionadas à leitura, escrita e matemática, as quais ocorrem apesar do bom nível intelectual que a criança apresenta. Uma avaliação detalhada e específica pode ser realizada por um profissional da área da psicologia/neuropsicologia, fonoaudiologia e psicopedagogia.

DICAS DO ESPECIALISTA

- Diferenciar o problema de aprendizagem dos transtornos de aprendizagem é o ponto alto do processo diagnóstico e permite a previsão de um prognóstico mais realista ao quadro.
- Desde os primeiros meses de vida, padrões relacionados à comunicação e à interação já podem ser indícios importantes de alterações de linguagem, portanto é importante que se procure auxílio clínico se houver qualquer indício de atraso nessa aquisição.
- Falhas atencionais podem ser facilmente confundidas com o transtorno específico da leitura (dislexia), assim como alterações cognitivas, principalmente relacionadas às funções executivas, como memória operacional, planejamento, organização e flexibilidade mental, estão comumente associadas aos transtornos de linguagem e de aprendizagem.
- A diferenciação diagnóstica auxilia nas intervenções e no prognóstico, sendo, assim, sugerido o encaminhamento para avaliação neuropsicológica, fonoaudiológica e psicopedagógica a fim de delinear tais características.

SUGESTÕES DE LEITURA

1. American Psychiatric Association (APA). Diagnostic and statistical manual of mental disorders, Fifth Edition (DSM-V). Arlington, VA: American Psychiatric Association; 2014.
2. American Speech-Language-Hearing Association (ASHA). Spoken language disorders. (Practice Portal). Disponível em: www.Practice-Portal/Clinical-Topics/Spoken-Language-Disorders. Acesso em: 20 jan. 2024.
3. Bishop DVM, Snowling MJ, Thompson PA, Greenhalgh T. Phase 2 of Catalise: a multinational and multidisciplinary Delphi consensus study of problems with language development: terminology. Journal of Child Psychology and Psychiatry. 2017;58(10):1068-80.
4. Ciasca SM. Distúrbios de aprendizagem: proposta de avaliação interdisciplinar. São Paulo: Casa do Psicólogo; 2003.
5. Dominguez O, Carugno P. Learning disability. StatPearls. Treasure Island (FL): StatPearls Publishing; 2020.
6. Donolato E, Cardillo R, Mammarella IC, Melby-Lervåg M. Language and specific learning disorders in children and their co-occurrence with internalizing and externalizing problems: a systematic review and meta-analysis. J Child Psychol Psychiatry. 2022;63(5):507-18.
7. Fisher SE. Evolution of language: lessons from the genome. Psychon Bull Rev. 2017;24(1):34-40.
8. Hassan AE. Emotional and behavioral problems of children with learning disabilities. J Educ Policy Entrepreneurial Res. 2015;2:66-74.
9. Hulme C, Snowling MJ. Learning to read: what we know and what we need to understand better. Child Development Perspectives. 2013;7(1):1-5.
10. Kurth F, Luders E, Pigdon L, Morgan T. Altered gray matter volumes in language-associated regions in children with developmental language disorder and speech sound disorder. Developmental Psychobiology. 2018;60(7):814-824.
11. Maughan B, Collishaw S, Stringaris A. Depression in childhood and adolescence. Journal of the Canadian Academy of Child and Adolescent Psychiatry. 2013;22(1):35-40.
12. Pantano T, Rocca CCA. Linguagem, cérebro e aprendizagem: ênfase nas funções executivas. In: Borges KK (ed.). Neuropsicologia infantil. São José dos Campos: Pedro & João Editores; 2022.
13. Pantano T, Zorzi J. Neurociência aplicada à aprendizagem. São José dos Campos: Pulso Editorial; 2009.
14. Pratt HD, Patel DR. Learning disorders in children and adolescents. Primary Care: Clinics in Office Practice. 2007;34(2):361-74.
15. Snowling M, Hulme C. The science of reading: a handbook. Oxford, UK: Blackwell; 2005.
16. Visser L, Kalmar J, Linkersdörfer J, et al. Comorbidities between specific learning disorders and psycho-

pathology in elementary school children in Germany. Front Psychiatry. 2020;11:292.
17. Xueman LL, Zahrt DM, Simms MD. An interprofessional team approach to the differential diagnosis of children with language disorders. Pediatric Clinics of North America. 2018;65(1):73-90.
18. Zimmerman. Do infants born very premature and who have very low birth weight catch up with their full term peers in their language abilities by early school age? Journal of Speech Language and Hearing Research. 2018;61:53-65.
19. Zorzi J, Capellini S. Dislexia e outros problemas de aprendizagem. São José dos Campos: Pulso Editorial; 2008.

PARA SABER MAIS

- Dronkers NF, Ivanova MV, Baldo JV. What do language disorders reveal about brain-language relationships? From classic models to network approaches. J Int Neuropsychol Soc. 2017;23(9-10):741-54.
- Lafontaine MP, Knoth IS, Lippé S. Learning abilities. Handb Clin Neurol. 2020;173:241-54.
- Lamônica DAC, Britto DBO. Tratado de linguagem: perspectivas contemporâneas. Ribeirão Preto: Booktoy; 2016.

22

Transtornos de tique

Luis Carlos Farhat
Euripedes Constantino Miguel

PONTOS-CHAVE DESTE CAPÍTULO

- Tiques são movimentos ou vocalizações repetitivos, repentinos, rápidos e não rítmicos.
- Os transtornos de tique são relativamente comuns em crianças e adolescentes. Os tiques se iniciam na infância ou adolescência, mas ao longo do desenvolvimento, para a maioria dos pacientes, remitem ou melhoram na vida adulta.
- O espectro de manifestações clínicas relacionadas aos transtornos de tique é variado: em algumas crianças, está associado a sofrimento e interferência funcional, enquanto em outras os tiques passam despercebidos. Para crianças que não apresentam sofrimento ou interferência associados aos tiques, "*watchful waiting*" (espera vigilante) e psicoeducação com familiares são abordagens terapêuticas possíveis.
- Para aqueles que necessitam de tratamento, intervenções não farmacológicas, por exemplo, intervenção comportamental compreensiva para tiques ou exposição e prevenção de resposta, são recomendadas como primeira linha terapêutica. Agonistas alfa-2 (p. ex., clonidina) e antipsicóticos (p. ex., risperidona, aripiprazol) são alternativas para o tratamento farmacológico, sendo importante ao clínico considerar as evidências de diferenças em relação à eficácia e aos efeitos adversos associados a essas medicações na tomada de decisão conjunta sobre qual medicação utilizar para tratamento dos transtornos de tique.

INTRODUÇÃO

Os transtornos de tique são transtornos psiquiátricos caracterizados por tiques. Estimativas de prevalência de estudos epidemiológicos indicam que ao menos 3 a 9 em cada mil jovens vivem com o transtorno de Tourette, a forma considerada mais grave dos transtornos de tique. Crianças e adolescentes com transtornos de tique experimentam sofrimento e/ou interferência por meio do impacto dos tiques no funcionamento físico (p. ex., dor em articulação), social e/ou acadêmico/ocupacional. Ademais, pessoas com transtornos de tique são frequentemente estigmatizadas.

Ainda que de maneira geral os transtornos de tique apresentem curso benigno ao longo da vida, estudos recentes conduzidos na Suécia indicam que esses transtornos, em particular o transtorno de Tourette, estão associados a desfechos negativos na vida adulta, incluindo dificuldades acadêmicas e nível educacional mais baixo, uso de substâncias e maior risco para acidentes de transporte e suicídio. Os transtornos de tique são possivelmente subdiagnosticados em nosso país.

Este capítulo visa contribuir com a formação de não especialistas para facilitar o reconhecimento e o tratamento adequado de pessoas que vivem com essas condições.

ETIOLOGIA

Os transtornos de tique encontram-se entre os transtornos psiquiátricos de maior herdabilidade, ou seja, fatores genéticos explicam uma grande proporção de sua variação na população geral. Estudos de genoma livre de hipótese encontraram tanto variantes comuns quanto variantes raras associadas ao transtorno de Tourette, e é provável que ambas tenham um papel na etiopatogenia dos transtornos de tique. No entanto, estudos adicionais são necessários para que encontremos marcadores genéticos que sejam confiáveis e clinicamente úteis.

É possível que fatores ambientais, como fatores perinatais tais quais exposição a tabaco na gestação, influenciem o aparecimento de tiques, mas, de maneira geral, esses fatores ainda são desconhecidos e baseados em evidências fracas. Historicamente, houve grande interesse em entender a relação de infecção pelo estreptococo do grupo A e o aparecimento de tiques. Ainda que seja possível que fatores imunes possam participar da fisiopatologia dos tiques e que uma infecção possa ser um desencadeador do quadro em pessoas que já apresentam suscetibilidade para tiques, os estudos mais recentes (p. ex., *European Multicentre Tics in Children Studies (Emtics)* não corroboram a associação entre infecção por estreptococo do grupo A e início dos tiques.

QUADRO CLÍNICO

Os tiques são movimentos ou vocalizações repetitivos, repentinos, rápidos e não rítmicos. Podem ser suprimidos por um período de tempo variável, característica importante para sua diferenciação em relação a outros movimentos hipercinéticos. Existe uma correlação entre a idade (4 a 18 anos) e a capacidade de supressão de tiques, de maneira que crianças mais novas têm mais dificuldade para suprimir os tiques do que crianças mais velhas e adolescentes. A supressão dos tiques também parece ser influenciada por fatores motivacionais, reforçando o papel do ambiente na expressão dos tiques. Essa capacidade de suprimir os tiques contribuiu para que alguns pesquisadores considerassem os tiques movimentos "semivoluntários"; no entanto, ainda que haja alguma controvérsia na literatura, de maneira geral os tiques são considerados movimentos involuntários. Para serem considerados primários (ou seja, não atribuídos a outros transtornos), devem aparecer inicialmente no período de desenvolvimento (p. ex., antes dos 18 anos).

Existem diferentes maneiras de classificar os tiques. Tradicionalmente, os tiques são divididos como "motores" (p. ex., piscar os olhos, torcer o nariz, movimentos com a boca, sacudir rapidamente qualquer parte do corpo etc.) ou "vocais" (p. ex., tossir, fungar, latir etc.). Essa distinção entre tiques motores e vocais apresenta relevância do ponto de vista diagnóstico, mas é importante entender que os tiques vocais na verdade ocorrem devido a contrações musculares da orofaringe e diafragma (e, portanto, são similares aos tiques motores).

Os tiques seguem uma organização somatotópica, de maneira que partes do corpo com maior representação em áreas sensório-motoras (p. ex., mãos e face) são mais comumente afetadas. Em geral, os tiques também apresentam uma distribuição craniocaudal ao longo do desenvolvimento: tiques que afetam o segmento cefálico (p. ex., envolvendo olhos, face ou cabeça) costumam aparecer em idade anterior aos tiques que afetam braços, mãos, tronco e perna. Os tiques motores também costumam aparecer em média 1 a 2 anos antes dos tiques vocais. Ao longo do desenvolvimento, os tiques costumam "migrar", e alguns podem desaparecer, enquanto outros podem surgir à medida que a criança cresce.

Os tiques motores e verbais também são classicamente divididos em "simples" ou "complexos". A complexidade indica a semelhança do tique com movimentos voluntários. Por exemplo, os tiques motores complexos são sequências coordenadas de movimentos que lembram gestos habituais, mas são considerados estereotipados e inapropriados, em relação ao momento em que aparecem e a sua intensidade, (p. ex., tocar um objeto ou pessoa repetidamente, arremessar objetos, fazer gestos com as mãos). Os tiques vocais complexos podem incluir sílabas, palavras, frases ou padrões atípicos do discurso (p. ex., com mudança repentina de volume, ritmo ou velocidade da fala). Fenômenos de eco (p. ex., repetir suas próprias palavras ou frases ou aquelas de outra pessoa) são comumente observados.

É importante ressaltar que a coprolalia – fenômeno caracterizado pela expressão de sílabas, palavras ou frases inapropriadas socialmente – afeta uma minoria dos pacientes que buscam tratamento por tiques, ainda que esse fenômeno seja tipicamente associado ao transtorno de Tourette na mídia leiga. Em geral, tiques (motores ou vocais) complexos aparecem após o surgimento de tiques (motores ou vocais) simples. No entanto, os dados disponíveis atualmente na literatura científica indicam que tiques complexos aparecem apenas em alguns pacientes com transtornos de tique, que podem representar um subtipo dessas condições.

Indivíduos com transtornos de tique também costumam apresentar sensações premonitórias, cuja presença contribui para diferenciar os transtornos de tique de outros transtornos hipercinéticos. O termo "sensações premonitórias" é utilizado para descrever sensações corporais localizáveis, ou simplesmente a urgência/tensão não específica, que pacientes com transtornos de tique reportam imediatamente antes do tique. Essas sensações premonitórias costumam ser acompanhadas de uma sensação importante de alívio e relaxamento após os tiques. De maneira geral, os tiques envolvendo cabeça, pescoço, ombros ou a região central do abdome são mais comumente acompanhados de sensações premonitórias.

Para alguns pacientes, as sensações premonitórias são muitas vezes mais incômodas que o tique propriamente dito. Ainda que a presença das sensações premonitórias em um primeiro momento contribua para uma percepção de que os tiques não são completamente involuntários, estudos indicam que elas aparecem posteriormente à idade de início dos tiques, portanto não estariam relacionadas de maneira causal aos tiques. Independentemente da relação causa-consequência entre as sensações premonitórias e os tiques, estas se encontram no centro de algumas intervenções não farmacológicas voltadas para a redução da gravidade dos tiques (conforme descrito no item Tratamento não farmacológico).

A expressão dos tiques é fortemente influenciada pelo ambiente, assim os tiques costumam variar consideravelmente ao longo do dia e dos meses. Fatores como ansiedade, animação (p. ex., dia do aniversário), cansaço, volta às aulas, programas de televisão emocionantes, ficar sozinho(a), realizar tarefas escolares (p. ex., leitura silenciosa), falar sobre os tiques e a temperatura ambiente alta (calor) contribuem para piorar os tiques. Por outro lado, a realização de atividade física ou de atividades que requerem concentração e controle motor (p. ex., andar de bicicleta, tocar um instrumento musical) costuma melhorar os tiques. Os tiques também quase sempre desaparecem durante o sono. Como resultado dessa variabilidade, não é infrequente que famílias apareçam no consultório procurando ajuda para tiques que se manifestam em um contexto específico, por exemplo, enquanto faz a lição de casa ou vê televisão, mas não se manifestam na escola.

Considerando a variabilidade na expressão dos tiques, o termo em inglês "*waxing and waning*" é frequentemente utilizado para descrever a sintomatologia dos tiques ao longo de meses e anos. É importante que o profissional de saúde tenha em mente essa característica dos tiques para avaliar o efeito de uma intervenção, já que a melhora (ou a falta de melhora) ao longo de semanas ou de alguns meses pode simplesmente representar o curso natural dos tiques em um dado paciente.

DIAGNÓSTICO

O diagnóstico dos transtornos de tique é feito por meio de entrevista clínica por profissional adequadamente treinado. Até o momento não há qualquer biomarcador confiável, válido e útil para a prática clínica. De acordo com o Manual Diagnóstico e Estatístico dos Transtornos Mentais, 5ª edição (DSM-5), os transtornos de tique são subdivididos em três categorias distintas, baseadas na duração, no número e na qualidade dos tiques.

1. O "transtorno de tique transitório" é caracterizado pela presença de tiques motores e/ou vocais primários (portanto, que se iniciaram antes dos 18 anos), únicos ou múltiplos, que apresentam duração inferior a 12 meses consecutivos desde o primeiro tique.
2. O "transtorno de tique motor ou vocal persistente" (previamente conhecido como transtorno de tique motor ou vocal crônico) é caracterizado por tiques primários motores ou vocais (o paciente não pode apresentar ambos, ou seja, tiques motores e vocais) primários, únicos ou múltiplos, que apresentam duração maior que 1 ano desde o primeiro tique. Os tiques podem variar ao longo do tempo, mas devem estar presen-

tes várias vezes ao dia, quase todo dia ou em período variável (*on and off*) ao longo de 1 ano desde o primeiro tique.

3. O "transtorno de Tourette" (também conhecido como síndrome de Tourette) é caracterizado por ao menos dois tiques motores e ao menos um tique vocal (ainda que não necessariamente ao mesmo tempo ao longo do desenvolvimento) primários que apresentam duração maior que 1 ano desde o primeiro tique.

Para todos os transtornos de tique, é necessário que os sintomas não sejam explicados pelo uso de substância ou condições médicas (p. ex., outros transtornos hipercinéticos). Para os transtornos de tique transitório ou persistente, é necessário que o paciente nunca tenha preenchido critérios para o transtorno de Tourette.

Ainda que o DSM-5 adote essa metodologia "categorial" e divida os transtornos de tique em diferentes diagnósticos, de maneira geral se acredita – com algum grau de comprovação empírica – que esses transtornos estão em um mesmo contínuo de suscetibilidade, sendo o transtorno de Tourette a manifestação mais grave desse contínuo. Ademais, do ponto de vista clínico, os transtornos de tique persistente e o transtorno de Tourette são alvo das mesmas intervenções farmacológicas e não farmacológicas.

Os tiques muitas vezes são alvo de estigma, por isso a anamnese voltada para esses sinais e sintomas pode gerar desconforto. Em muitos casos, por exemplo, antes dos 8 anos a criança não tem consciência de seus sintomas e pode adotar uma postura defensiva perante o relato dos pais, que acaba sendo entendido como "acusações" ou "críticas". Assim, é importante em um primeiro momento estabelecer que os tiques são comuns e tipicamente observados pelos profissionais de saúde.

Considerando a natureza variável dos tiques ao longo do desenvolvimento e os termos específicos de cada família para se referir a esses movimentos e vocalizações, o preenchimento de inventário de tiques antes da consulta pode auxiliar a anamnese. A escala *Yale Global Tic Severity Scale* (YGTSS) apresenta um *checklist* de tiques motores e vocais que os pacientes e suas famílias podem utilizar para indicar quais tiques estão presentes atualmente e no pior momento.

Durante o atendimento, o profissional de saúde deve estar atento para a observação de tiques, especialmente considerando que os tiques são "sugestionáveis" (ou seja, falar sobre tiques pode facilitar sua ocorrência). No entanto, é também importante pontuar que os tiques não necessariamente devem ser observados durante o encontro com o profissional de saúde para que os diagnósticos de transtornos de tique sejam feitos. A consulta médica pode representar um ambiente desconfortável para o paciente, que espontaneamente pode suprimir os tiques. Nesses casos, o relato do paciente e da família não é invalidado e muitas vezes é suficiente para o diagnóstico.

DIAGNÓSTICO DIFERENCIAL E COMORBIDADES

O leque de diagnósticos diferenciais dos transtornos de tique é extenso, dado que existem diversos transtornos hipercinéticos do movimento. Conforme descrito anteriormente, a capacidade de supressão de tiques e as sensações premonitórias contribuem para diferenciar os tiques de outros transtornos hipercinéticos do movimento. Assim como o padrão variável dos tiques ao longo do tempo, a piora dos tiques com estresse, raiva, ansiedade ou animação e a melhora dos tiques durante atividades físicas, ou que requerem concentração, também contribuem para a diferenciação dos tiques em relação a movimentos de outros transtornos hipercinéticos do movimento.

A comorbidade com outros transtornos mentais é extremamente comum nos pacientes com transtornos de tique, em particular naqueles com o transtorno de Tourette. Dados disponíveis atualmente na literatura científica indicam que cerca de 9 em cada 10 pacientes com transtorno de Tourette que procuram o sistema de saúde apresentam alguma comorbidade. Entre as condições comórbidas mais frequentes estão o transtorno de déficit de atenção/hiperatividade (TDAH - para mais detalhes, consultar o Capítulo 19) e o transtorno obsessivo-compulsivo (TOC - para mais detalhes, consultar o Capítulo 26). Assim, é importante que o profissional de saúde esteja atento para essas comorbidades, pois muitas vezes elas serão o principal fator de sofrimento e prejuízo funcional. Ademais, do ponto de vista terapêutico, no contexto do TDAH os profissionais de saúde devem considerar mais fortemente algumas intervenções para os transtornos de tique (conforme descrito a seguir).

Do ponto de vista do diagnóstico diferencial, é importante pontuar que a distinção entre compulsões e tiques motores complexos pode ser difícil. De maneira geral, compulsões apresentam um componente ritualístico (p. ex., aparecem em resposta a uma obsessão, ou são realizadas para evitar algum mau ou ansiedade). Os tiques complexos também frequentemente aparecem em conjunto com outros tiques (motores ou vocais) simples, o que pode facilitar a diferenciação entre TOC e transtornos de tique.

TRATAMENTO NÃO FARMACOLÓGICO

No primeiro contato com a família e a criança com transtornos de tique, é importante avaliar se a criança percebe e se ela se incomoda (ou sofre alguma forma de interferência) com os tiques. Em muitos casos, é comum que os pais apresentem maior incômodo com os tiques do que as crianças. Nesses casos, é importante entender a natureza dessa preocupação. Muitas vezes, os pais apresentam receio sobre o futuro de sua criança (em relação ao estigma social, relacionamentos e mercado de trabalho). Por essa razão, é importante que o profissional de saúde ofereça psicoeducação em relação ao curso natural dos transtornos de tique.

Um dos principais objetivos do clínico, especialmente nas fases iniciais do tratamento, é **ajudar a criança e seus pais na construção de uma autoestima saudável**. É importante lembrar que, frequentemente, **os tiques incomodam mais os pais, professores ou colegas** do que a própria criança. Assim, a psicoeducação deve abranger não apenas a família, mas também **a escola e o círculo social da criança**, de modo que todos compreendam a natureza involuntária dos tiques e evitem atitudes de censura ou ridicularização.

Vale destacar que **crianças com tiques frequentemente apresentam habilidades motoras acima da média, maior sensibilidade e empatia**, o que pode ser valorizado como aspectos positivos de seu perfil. Mostrar à criança e à família que **ela pode brilhar mesmo com tiques** é essencial, pois o foco terapêutico se desloca do sintoma — que, na maioria das vezes, não acarreta prejuízos sérios — para o **desenvolvimento pleno de suas potencialidades**.

Especificamente, é importante ressaltar que os tiques em geral começam na infância e tendem a piorar até o início da adolescência (entre 10 e 12 anos), mas a maioria das crianças apresenta melhora ou os tiques remitem durante a adolescência e na vida adulta ("regra dos terços": em um terço os sintomas desaparecem; em outro terço os sintomas melhoram; no terço final os sintomas continuam). Assim, se não há sofrimento ou prejuízo funcional relacionado aos tiques, o *watchful waiting* é considerado apropriado e recomendado pela Associação Americana de Neurologia (AAN).

Em casos em que os tiques geram sofrimento ou interferem no funcionamento, as intervenções não farmacológicas são preconizadas, tanto pela AAN quanto pela Sociedade Europeia para o Estudo da Síndrome de Tourette (ESSTS), como intervenção de primeira linha no manejo de crianças e adolescentes com transtornos de tique. Entre as diversas intervenções psicoterápicas manualizadas que foram avaliadas e demonstradas eficazes para o tratamento de transtornos de tique, a intervenção comportamental compreensiva para tiques (CBIT – *Comprehensive Behavioral Intervention for Tics*) / terapia de reversão de hábito (TRH ou *habit reversal therapy* – HRT) é a modalidade mais bem estudada e recomendada pela AAN para o tratamento de pessoas com transtorno de tique.

A CBIT consiste em uma abordagem comportamental cujo principal componente é a TRH, e envolve o desenvolvimento de (1) percepção dos tiques por meio do automonitoramento das sensações premonitórias e (2) respostas competitivas voluntárias que são incompatíveis com o tique e que devem ser executadas quando a sensação premonitória para o tique ocorre. Diversas respostas competitivas foram descritas e publicadas no manual de CBIT para auxiliar terapeutas que implementam essa abordagem.

Ademais, a terapia de exposição e prevenção de resposta (*Exposure Response Prevention* – ERP) também é utilizada para o tratamento de transtornos de tique. Na ERP, o paciente aprende a suprimir o tique enquanto tolera a sensação premonitória. Curiosamente, a ERP é menos avaliada em relação à CBIT/TRH para os transtornos de tique, mas é potencialmente mais simples de implementar por não exigir treinamento em resposta competitiva. De fato, alguns estudos recentes conduzidos no Reino Unido e na Suécia indicam que a ERP pode ser adaptada para o contexto de intervenção virtual assistida pelo psicoterapeuta, o que pode facilitar a implementação dessa intervenção no "mundo real", considerando a baixa disponibilidade de terapeutas treinados para TRH no Brasil.

De fato, é importante lembrar que, apesar de a intervenção não farmacológica ser preconizada como primeira linha terapêutica, infelizmente terapeutas adequadamente treinados nos manuais de terapia baseados em evidência são escassos, de maneira que intervenções farmacológicas são frequentemente utilizadas para o tratamento de crianças com transtornos de tique.

TRATAMENTO FARMACOLÓGICO

Diversas medicações já foram estudadas em ensaios clínicos randomizados duplos-cegos controlados por placebo para os transtornos de tique. De maneira geral, a evidência é considerada robusta para duas classes de medicações: os antipsicóticos (p. ex., risperidona, aripiprazol) e os alfa-agonistas (p. ex., clonidina). Em estudo de metanálise de rede, demonstrou-se que os antipsicóticos são as medicações mais eficazes para redução da gravidade dos sintomas de tiques, enquanto os alfa-agonistas são mais eficazes que placebo (porém menos eficazes que os antipsicóticos) e assim podem representar uma alternativa ao tratamento com antipsicóticos. O estudo de metanálise de rede não demonstrou diferença de eficácia entre os diferentes antipsicóticos, de modo que a tolerabilidade deve guiar a escolha da medicação, especificamente considerando agentes que foram estudados no contexto dos transtornos de tique. Especificamente, entre os antipsicóticos atípicos, aripiprazol e risperidona são os mais extensivamente estudados no contexto dos transtornos de tique. Aripiprazol, haloperidol e pimozida são os únicos tratamentos atualmente aprovados para os transtornos de tique pela Food & Drug Administration (FDA), dos EUA.

É importante que os profissionais de saúde considerem que os antipsicóticos apresentam diversos eventos adversos à saúde, inclusive em crianças, como eventos adversos extrapiramidais, alterações metabólicas e eventos adversos somáticos graves. Por essa razão, a AAN oferece recomendação em favor dos alfa-agonistas como primeira linha terapêutica farmacológica para o tratamento dos transtornos de tique e sugere o uso dos antipsicóticos como segunda linha terapêutica farmacológica, ainda que os alfa-agonistas sejam menos eficazes. Essa recomendação parece adequada, particularmente em casos nos quais os tiques não são graves e não acarretam considerável sofrimento ou interferência funcional. Nos casos em que os tiques são mais graves, o profissional de saúde deve considerar mais fortemente os antipsicóticos.

Em relação à recomendação farmacológica, o profissional de saúde deve também considerar comorbidades, por exemplo, o TDAH. Existe razoável evidência de ensaios clínicos randomizados controlados indicando que crianças com TDAH e transtorno de tique respondem melhor ao tratamento com alfa-agonistas do que crianças apenas com transtorno de tique (sem TDAH).

É importante reforçar que, no contexto do TDAH + transtornos de tique, o profissional de saúde não deve necessariamente evitar prescrever medicações estimulantes, como lisdexanfetamina ou metilfenidato. De maneira geral, acredita-se que estimulantes podem piorar os tiques, mas, considerando dados agrupados de pessoas tratadas com essas medicações, essa relação causa-consequência não foi demonstrada em ensaios clínicos randomizados. Ademais, estimulantes são medicações altamente eficazes para o TDAH. De fato, o National Institute for Health & Care Excellence (Nice) do Reino Unido recomenda que a preferência pelos estimulantes para o tratamento do TDAH não seja modificada de acordo com comorbidades, incluindo os transtornos de tiques.

Assim, o profissional de saúde deve, junto com a família, identificar qual é a principal necessidade de saúde do paciente: se o TDAH for a principal demanda, os estimulantes devem ser considerados; se os tiques forem a principal demanda, os alfa-agonistas devem ser fortemente considerados.

É relevante informar às famílias que, **no início do uso de estimulantes, os tiques podem se tornar temporariamente mais acentuados**, mas tendem a **retornar ao padrão basal** após um curto período. Na maioria dos casos, essa piora inicial é tolerável e os próprios pacientes relatam que **a melhora dos sintomas de TDAH supera esse desconforto inicial**. A comunicação clara desse fenômeno ajuda a reduzir ansiedade e melhora a adesão ao tratamento.

Além do TDAH, o TOC costuma ser uma comorbidade frequente em pacientes com transtornos de tique. Intervenções psicoterápicas também são consideradas de primeira linha terapêutica no TOC e podem ter algum efeito nos tiques (p. ex., terapia de exposição e prevenção de resposta). Caso não haja terapeutas adequadamente treinados para administrar essas terapias comportamentais, os inibidores seletivos de recaptura de serotonina (ISRS) são considerados de primeira linha farmacológica no TOC em crianças. Existe alguma evidência de que pacientes com TOC + transtornos de tique apresentam taxas menores de resposta ao tratamento com ISRS. Nesses casos em que os sintomas de TOC não responderem adequadamente aos ISRS, a potencialização com antipsicóticos pode ser uma estratégia a ser considerada nos pacientes TOC + transtornos de tique.

CONCLUSÕES

Os transtornos de tique são relativamente comuns em crianças e adolescentes. Embora para a maioria dos pacientes os sintomas tenham um curso benigno, com melhora ao longo da adolescência e na idade adulta, os transtornos de tique podem levar a prejuízos significativos na vida do indivíduo. Portanto, o médico não especialista deve estar capacitado para reconhecer seus sinais e sintomas e fazer diagnóstico enquanto o paciente aguarda por serviço especializado. Assim como deve estar apto a iniciar o tratamento do paciente, ao menos por meio da psicoeducação dos familiares, incluindo informações sobre o curso natural dos tiques ao longo do desenvolvimento.

DICAS DO ESPECIALISTA

- Além de realizar o diagnóstico dos transtornos de tique, é fundamental que o profissional de saúde avalie a presença de comorbidades, pois estas frequentemente causam prejuízos significativos e demandam maior necessidade de intervenções do que os tiques propriamente ditos.
- Devido ao curso flutuante de sintomas, a resposta às intervenções em um paciente deve ser avaliada com cautela. O profissional deve evitar descartar intervenções baseadas em evidências como ineficazes, ou considerar intervenções sem evidência científica de eficiência como válidas, sem considerar a história natural dos tiques. Se possível, a eficácia ou ineficácia das intervenções deve ser julgada no contexto dos sintomas, do paciente, e ao longo de um período de semanas ou meses.
- Quando necessário tratamento farmacológico, a tomada de decisão sobre a medicação a ser utilizada deve ser compartilhada e deve-se considerar a gravidade e o sofrimento ou prejuízo associados aos tiques, o balanço entre eficácia e segurança dos medicamentos antipsicóticos e agonistas alfa-2 e outros fatores individuais relevantes (p. ex., comorbidades psiquiátricas).

SUGESTÕES DE LEITURA

1. Bloch MH, Peterson BS, Scahill L, et al. Adulthood outcome of tic and obsessive-compulsive symptom severity in children with Tourette syndrome. Arch Pediatr Adolesc Med. 2006;160(1):65-9.
2. Bloch MH, Panza KE, Landeros-Weisenberger A, et al. Meta-analysis: treatment of attention-deficit/hyperactivity disorder in children with comorbid tic disorders. J Am Acad Child Adolesc Psychiatry. 2009;48(9):884-93.
3. Cohen SC, Mulqueen JM, Ferracioli-Oda E, et al. Meta-Analysis: risk of tics associated with psychostimulant use in randomized, placebo-controlled trials. J Am Acad Child Adolesc Psychiatry. 2015;54(9):728-36.
4. Conelea C, Woods DW, Zinner SH, et al. Exploring the impact of chronic tic disorder on youth: results from the Tourette syndrome impact survey. Child Psychiatry Hum Dev. 2011;42(2):219-42.
5. Fernández de la Cruz L, Mataix-Cols D. General health and mortality in Tourette syndrome and chronic tic disorder: a mini-review. Neurosci Biobehav Rev. 2020;119:514-20.
6. Martino D, Pringsheim TM, Canna AE, et al. Systematic review of severity scales and screening instruments for tics: critique and recommendations. Mov Disord. 2017;32(3):467-73.
7. McGuire JF, Piacentini J, Brennan EA, et al. A meta-analysis of behavior therapy for Tourette syndrome. J Psychiatr Res. 2014;50:106-12.
8. Pringsheim T, Okun MS, Müller-Vahl K, et al. Practice guideline recommendations summary: treatment of tics in people with Tourette syndrome and chronic tic disorders. Neurology. 2019;92(19):896-906.
9. Scharf JM, Miller LL, Gauvin CA, et al. Population prevalence of Tourette syndrome: a systematic review and meta-analysis. Mov Disord. 2015;30(2):221-2.
10. Schrag AE, Martino D, Wang H, et al.; European Multicentre Tics in Children Study (Emtics). Lack of association of group A Streptococcal infections and onset of tics: European multicenter tics in children study. Neurology. 2022;98(11):e1175-e1183.

PARA SABER MAIS

- Farhat LC, Behling E, Landeros-Weisenberger A, et al. Comparative efficacy, tolerability, and acceptability of pharmacological interventions for the treatment of children, adolescents, and young adults with Tourette's syndrome: a systematic review and network meta-analysis. Lancet Child Adolesc Health. 2023;7(2):112-26.
- Martino D, Leckman JF (eds.). Tourette syndrome. 2.ed. New York: Oxford University Press; 2022.
- Robertson MM, Eapen V, Singer HS, et al. Gilles de la Tourette syndrome. Nat Rev Dis Primers. 2017;3:16097.

23

Esquizofrenia e transtornos psicóticos

Poliana Alcoforado
Ana Cláudia Melcop

PONTOS-CHAVE DESTE CAPÍTULO

- Na infância e adolescência, os sintomas psicóticos necessitam de avaliação cuidadosa e estão mais frequentemente associados a outras condições médicas. É essencial uma perspectiva longitudinal para realizar esse diagnóstico diferencial.
- A esquizofrenia na infância e adolescência é um transtorno do neurodesenvolvimento. Alterações pré-mórbidas podem ser bem marcadas antes do surgimento dos sintomas positivos.
- Os critérios diagnósticos do *Manual diagnóstico e estatístico de transtornos mentais* – 5ª edição (DSM-5) são os mesmos da esquizofrenia de início na vida adulta, no entanto as características psicopatológicas apresentam particularidades. É indispensável pesquisar a redução da expressividade emocional, o discurso, comportamentos desorganizados e a perda de habilidades previamente adquiridas.
- Os antipsicóticos são igualmente eficazes no tratamento da esquizofrenia na infância e adolescência, com exceção da clozapina, que se mostrou superior.
- O prognóstico da esquizofrenia de início precoce/muito precoce tende a ser mais reservado que a esquizofrenia de início na vida adulta.

INTRODUÇÃO

A esquizofrenia na infância e adolescência é uma condição rara mas extremamente grave que está associada a uma quebra do funcionamento social, cognitivo e emocional, podendo levar à incapacidade a longo prazo. Existe também um risco aumentado de suicídio e heteroagressividade, principalmente na fase aguda da doença.

A esquizofrenia nessa faixa etária vem quase sempre acompanhada de alterações importantes do neurodesenvolvimento, funcionamento pré-mórbido marcado, maior severidade dos sintomas, pior resposta aos tratamentos e desfechos desfavoráveis. Apesar da gravidade, ainda é uma condição pouco reconhecida e mal diagnosticada.

A esquizofrenia de início precoce é definida como a psicose que se inicia antes dos 18 anos, e a esquizofrenia de início muito precoce como a psicose que tem início antes dos 13 anos. O surgimento de sintomas psicóticos tão cedo está associado a maior disfunção cognitiva, psicopatologia mais grave e pior resposta ao tratamento.

EPIDEMIOLOGIA

Apesar da prevalência relativamente alta de sintomas psicóticos em crianças saudáveis, a esquizofrenia é uma condição bastante rara em pré-púberes. Faltam dados de incidência epidemiológica com diagnósticos baseados em avaliações clínicas padronizadas. Os mais recentes sobre a esquizofrenia de início muito precoce vêm de grandes estudos-coorte, como o realizado pelo National Institute of Mental Health (NIMH), que evidencia uma prevalência inferior a 1/10.000.

Na fase da adolescência ocorre um aumento importante, chegando a uma prevalência estimada em 0,23%. A razão da prevalência entre os sexos masculino e feminino também muda de acordo com as faixas etárias, sendo 2:1 na infância, respectivamente, igualando-se para 1:1 na vida adulta.

ETIOLOGIA

A esquizofrenia é um transtorno heterogêneo, com múltiplas etiologias. Até o momento, nenhum conjunto único de causas foi identificado. As evidências atuais sugerem que um modelo de neurodesenvolvimento multifatorial explica melhor o desenvolvimento da esquizofrenia, com múltiplas exposições genéticas e ambientais desempenhando papéis.

Fatores genéticos

Estudos de adoção, família e gêmeos apoiam um forte componente genético para esquizofrenia. O risco de desenvolver a doença ao longo da vida é 5 a 20 vezes maior em parentes de primeiro grau em comparação com a população geral. A taxa de concordância entre gêmeos monozigóticos é de aproximadamente 40 a 60%, enquanto a de gêmeos dizigóticos e outros irmãos é de 5 a 15%.

A esquizofrenia nessa faixa etária parece estar associada a uma taxa mais alta de grandes anormalidades citogenéticas, como a deleção 22q11 (síndrome velocardiofacial).

Exposições ambientais

Fatores genéticos e ambientais interagem para moldar os processos de neurodesenvolvimento. Exposições ambientais podem mediar o risco de doenças por diferentes mecanismos, incluindo dano neurológico direto, interações gene-ambiente e efeitos epigenéticos. Vários fatores ambientais foram considerados contribuintes para o desenvolvimento da esquizofrenia, incluindo exposição *in utero* à fome materna, idade paterna, infecções pré-natais, complicações obstétricas, uso de maconha e imigração.

Fatores psicológicos e sociais

Fatores ambientais podem potencialmente interagir com fatores de risco biológicos para mediar o tempo de início, curso e gravidade do transtorno. Essas interações são complexas e bidirecionais. Criar um ambiente saudável pode ser protetor para crianças com risco familiar de desenvolver esquizofrenia.

QUADRO CLÍNICO

Período pré-mórbido

Cerca de 67% das crianças com abertura do quadro de esquizofrenia de início muito precoce apresentam distúrbios pré-mórbidos, ou seja, antes do surgimento da doença, nos domínios social (isolamento social, prejuízo na cognição e interação social), motor (alterações motoras finas e grossas) e de linguagem (atraso na linguagem, pobreza no conteúdo do discurso), bem como demonstram dificuldades de aprendizagem e podem ter transtornos de humor ou ansiedade comórbidos.

Embora não descrita como funcionamento pré-mórbido, a sobreposição entre transtorno do espectro autista e esquizofrenia de início precoce tem sido bastante estudada. Um estudo do NIMH evidenciou que cerca de 30 a 50% das crianças com quadro de esquizofrenia de início precoce preenchem critérios para transtorno do espectro autista. Há uma sobreposição enorme de sintomas, principalmente na esfera da socialização.

Sintomatologia aguda

Por ser uma condição clínica extremamente rara na infância e adolescência, os sintomas psicóticos necessitam de uma avaliação bastante cuidadosa.

A sintomatologia aguda da esquizofrenia nessa faixa etária é formada por dois grupos de sintomas: os positivos e os negativos. Os sintomas positivos incluem delírios e alucinações. Os delírios nessa faixa etária são menos complexos e sistematizados do que os observados em adultos com esquizofrenia. Os conteúdos são semelhantes aos da idade adulta: persecutórios, grandeza e autorreferência. Na estruturação do delírio aparecem conteúdos do mundo infantil, como monstros, personagens de filmes e *videogames*, de forma ameaçadora e pervasiva, surgindo em diversos contextos, não apenas em momentos lúdicos. As alucinações auditivas são as mais comuns. Em menor frequência ocorrem as alucinações visuais, que aparecem mais do que para os adultos.

Além da desorganização do discurso, é bem marcada a apresentação de comportamentos bizarros e desorganizados nessa faixa etária. As crianças e adolescentes podem perder habilidades que desempenhavam ou realizá-las de forma desorganizada.

Os sintomas negativos podem estar presentes até mesmo antes da fase aguda da

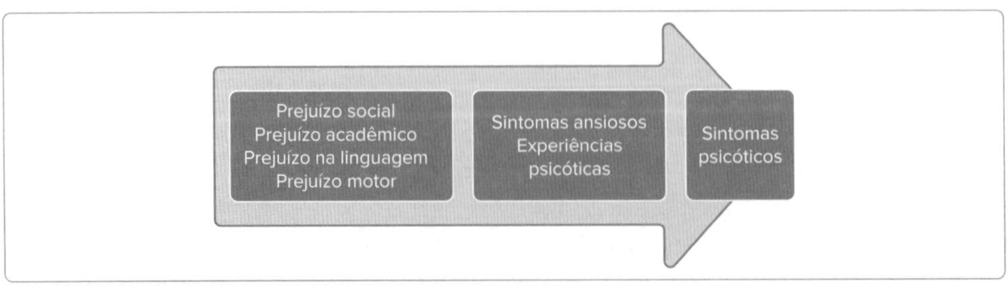

FIGURA 1 Evolução da esquizofrenia na infância e adolescência.
Fonte: Melcop et al. (2021a).

doença, sendo muitas vezes mais difíceis de serem reconhecidos. Alogia (redução da fluência e produtividade do pensamento e da fala), afeto hipomodulado, redução da fluência verbal, redução da motivação, isolamento social e deterioração do desempenho cognitivo. Respostas emocionais inadequadas e pobreza na linguagem corporal também são descritas como sintomas negativos. Já a apresentação catatônica não é muito observada nessa população.

DIAGNÓSTICO

O DSM-5 não reconhece a esquizofrenia de início precoce/muito precoce como uma entidade em separado, apesar das diferenças na forma de apresentação dos sintomas. Os critérios diagnósticos são os mesmos da esquizofrenia em adultos e também se baseiam nos sintomas positivos, negativos, desorganização do discurso e do comportamento. No entanto, na avaliação clínica, deve-se expandir o olhar para além de uma compilação de sintomas, pois a apresentação fenomenológica difere de acordo com a fase de desenvolvimento cognitivo e afetivo da criança e do adolescente. Por exemplo, ao longo do desenvolvimento, os delírios vão se tornando mais estruturados e as alucinações, mais fáceis de serem identificadas por eles mesmos (Quadro 1).

QUADRO 1 Sintomas positivos da esquizofrenia comparados com fenômenos normais na infância

Sintomas positivos da esquizofrenia de início precoce	Fenômenos normais na infância
Comportamento desorganizado	**Discurso desorganizado**
Conteúdos negativos	Confusão entre fantasia e realidade
Delírios aparecem em qualquer ambiente	**Conteúdos congruentes com os desejos e aparecem em momentos lúdicos**

Fonte: Melcop et al. (2021a).

Na avaliação inicial, é possível que os sintomas psicóticos não apareçam espontaneamente, seja por receio da criança e adolescente de expor esses conteúdos ou por dificuldades de reconhecê-los. Para a realização de um diagnóstico cuidadoso, é fundamental que o clínico realize uma anamnese abrangente, que, além dos sintomas psicóticos positivos, tenha informações sobre o neurodesenvolvimento, funcionamento pré-mórbido, mudanças de comportamento (desorganização e/ou perda de habilidades previamente adquiridas), assim como a redução da expressividade emocional (Quadro 2).

Experiências psicóticas breves podem ser uma variante normal em crianças menores e um sintoma isolado na adolescência dentro de um quadro psicopatológico, como transtorno de humor, ansiedade, *borderline* e pós-traumático. Tais sintomas devem ser acompanhados de forma longitudinal, devido ao risco de se desenvolver algum transtorno do espectro da esquizofrenia.

DIAGNÓSTICO DIFERENCIAL E COMORBIDADES

Sempre que se considerar o diagnóstico de esquizofrenia de início na infância, é essencial descartar que o quadro seja secundário a outras condições médicas. O ideal é que seja realizada anamnese, exame físico e neurológico e sejam coletados dados sobre antecedentes pessoais e neurodesenvolvimento.

O Quadro 3 apresenta os exames que devem ser solicitados para descartar ou-

QUADRO 2 Critérios diagnósticos para esquizofrenia, segundo o DSM-5

A – Dois (ou mais) dos seguintes sintomas, presentes por uma parte significativa do tempo durante um período de 1 mês (ou menos, se tratados com sucesso). Pelo menos um dos sintomas deve ser (1), (2) ou (3)

1. Alucinações.
2. Delírios.
3. Discurso desorganizado.
4. Comportamento desorganizado ou catatônico.
5. Sintomas negativos.

B – Nível de funcionamento em diferentes áreas (trabalho/educação, relações interpessoais, autocuidado) está prejudicado em relação ao padrão anterior.

C – Sinais contínuos do distúrbio persistem por pelo menos 6 meses, incluindo pelo menos 1 mês de sintomas (ou menos, se tratados) que satisfazem o critério A. Durante esse período, podem ocorrer sintomas prodrômicos ou residuais.

D – Não é mais bem explicado por transtorno esquizoafetivo ou transtorno do humor com sintomas psicóticos.

E – A perturbação não pode ser atribuída aos efeitos fisiológicos de uma substância ou a outra condição médica.

F – Se há história de transtorno do espectro autista ou transtorno da comunicação iniciado na infância, o diagnóstico adicional de esquizofrenia só é feito se houver delírios ou alucinações proeminentes por pelo menos 1 mês (ou menos, se tratados).

DSM-5: *Manual diagnóstico e estatístico de transtornos mentais* – 5ª edição.
Fonte: APA (2014).

QUADRO 3 Exames solicitados na investigação de causas da psicose

Tipo de exame	Diretrizes clínicas australianas para psicose precoce*	Avaliação e tratamento de crianças e adolescentes com esquizofrenia**
Exames laboratoriais	Hemograma, eletrólitos, VHS/PCR, FAN, função hepática e renal, função tireoidiana, cobre sérico, ceruloplasmina, FTA-ABS para neurossífilis, vitamina B12/folato, anti-HIV 1 e 2. Considerar: anti-HCV e análise liquórica se houver fatores de risco presentes, bem como triagem de drogas na urina caso não se possa excluir abuso ou intoxicação.	Hemograma, função hepática e renal, parâmetros metabólicos e função tireoidiana. Toxicológico quando não se pode excluir o uso de drogas/medicamentos. Avaliação ampliada é indicada em apresentações atípicas: deterioração grosseira nas habilidades cognitivas e motoras, sintomas neurológicos focais ou *delirium*.
Neuroimagem	Ressonância nuclear magnética de encéfalo.	Neuroimagem quando sintomas neurológicos estão presentes.
Testes adicionais	Se indicado pela clínica ou exame físico específico: EEG, radiografias, punção lombar com análise bioquímica, infecciosa e autoimune (incluindo anti-NMDA), cariótipo, testes de metais pesados ou de aminoácidos para erros inatos do metabolismo.	Teste genético, se características dismórficas associadas. Se clínica, triagem de aminoácidos para erros inatos do metabolismo, ceruloplasmina para doença de Wilson, porfobilinogênio urinário para porfiria aguda intermitente. EEG para epilepsia.

* Centro Nacional de Excelência em Saúde Mental Juvenil, 2016.
** American Academy of Child and Adolescent Psychiatry, 2013.
EEG: eletroencefalograma; FAN: fator antinuclear; FTA-ABS: *fluorescent treponemal antibody absorption*; HIV: vírus da imunodeficiência humana; NMDA: N-metil-D-aspartato; PCR: proteína C-reativa; VHS: velocidade de hemossedimentação.
Fonte: adaptação de Lin et al. (2021).

tras condições médicas que podem evoluir com sintomas psiquiátricos.

Excluindo-se outras condições médicas que evoluem com sintomas psicóticos, é importante diferenciar apresentações iniciais de psicose de outras condições psiquiátricas que podem eventualmente cursar com sintomas psicóticos. Alguns exemplos são fabulações e fantasias típicas da infância, quadros de humor, como mania psicótica e depressão psicótica, transtornos do espectro autista, quadro psicótico associado ao uso de substâncias e/ou transtorno psicótico breve (com duração < 1 mês). Dados do neurodesenvolvimento, personalidade pré-mórbida, duração do evento e achados laboratoriais são essenciais para a diferenciação diagnóstica com a esquizofrenia.

TRATAMENTO

A psicose na infância e adolescência está associada a psicopatologia mais grave. Se não tratada adequadamente, pode contribuir para as principais causas de morbidade e mortalidade. O risco de suicídio para pessoas com esquizofrenia é maior naqueles com início mais precoce.

Tratamento não farmacológico

As diretrizes de tratamento recomendam intervenções psicoterápicas individuais e familiares em qualquer estágio da apresentação da psicose, com o intuito de reduzir o comprometimento funcional e o sofrimento associados a sintomas psicóticos e para tratar condições comórbidas. Entre as intervenções psicológicas mais aplicadas nessa faixa etária encontram-se a psicoeducação, a terapia cognitivo-comportamental (TCC), intervenção familiar, reabilitação cognitiva e remediação cognitiva.

Psicoeducação é uma forma estruturada de fornecer informações estruturadas sobre perturbações psicóticas e seus tratamentos para os jovens e seus familiares. Se realizada de maneira correta, a taxa de recaída é reduzida devido ao aumento da adesão ao tratamento medicamentoso, à redução de comportamentos não adaptativos e ao reconhecimento precoce dos sintomas psicóticos que podem reaparecer.

A intervenção familiar é realizada junto aos cuidadores. Melhores estratégias de comunicação e habilidades para resolver problemas podem ajudar os familiares a lidar com situações difíceis, o que diminui o risco de recaídas e previne o rompimento familiar.

A TCC inclui estratégias que ajudam a compreender e lidar melhor com os sintomas que persistem, apesar do tratamento com antipsicótico.

A reabilitação cognitiva é a junção de atividades terapêuticas baseadas nas relações entre cérebro e comportamento. Um melhor funcionamento é alcançado por meio do reforço previamente aprendido ou do estabelecimento de padrões adaptativos de comportamento, proporcionando a melhora de funções cognitivas mediante mecanismos compensatórios.

A remediação cognitiva tem como objetivo melhorar o funcionamento social e a reabilitação ocupacional, usando diferentes técnicas para trabalhar as funções cognitivas prejudicadas na psicose. Foco nos domínios cognitivos da atenção, memória e função executiva.

Uma revisão sistemática de 2018 sobre intervenções psicológicas na psicose em crianças e adolescentes evidenciou que, em estudos que empregaram remediação cognitiva, o principal resultado foi a melhora de déficits cognitivos, enquanto os principais resultados da TCC, da terapia familiar e da abordagem psicoeducacional estavam relacionados ao funcionamento psicossocial. A psicoeducação parece auxiliar na prevenção de recaídas, mas esse resultado foi explorado apenas em um dos estudos.

Tratamento farmacológico

Antipsicóticos são considerados tratamento de primeira linha para a esquizofrenia de início na infância e adolescência, sendo os agentes de segunda geração tipicamente o tratamento de primeira escolha. Recomenda-se que o tratamento farmacológico seja realizado em conjunto com intervenções psicoterapêuticas (Quadro 4).

Antes da introdução do antipsicótico, é importante solicitar eletroencefalograma (ECG) e exames laboratoriais gerais, investigar a história familiar de comorbidades, dar preferência à administração da dose à noite e dividir as doses, se necessário, para reduzir efeitos adversos. Além disso, devido ao risco aumentado de eventos cardiovasculares nessa população secundários ao maior risco de obesidade, é necessário que o profissional faça monitoramento de peso, pressão arterial e perfil metabólico desses pacientes antes da introdução da medicação e periodicamente.

É essencial sempre discutir com os familiares a melhor escolha e considerar a mudança para outro antipsicótico caso haja falha na resposta clínica e/ou surjam efeitos adversos intoleráveis.

Em 2022 foi publicada uma revisão de evidências de alto nível, na qual todos os antipsicóticos foram igualmente efetivos no tratamento da psicose na infância e adolescência, com exceção da ziprasidona, que mostrou eficácia inferior, e da clo-

QUADRO 4 Antipsicóticos usados no tratamento de esquizofrenia de início precoce

Antipsicótico	Dose inicial e titulação	Dose máxima
Risperidona	0,5 mg/dia Aumentar 0,5-1 mg por dia até a dose-alvo de 3 mg.	6 mg/dia
Olanzapina	2,5 e 5 mg Aumentar 2,5-5 mg por semana até a dose-alvo de 10 mg.	20 mg/dia
Haloperidol	Menor dose possível (0,5 mg/dia). Aumentar 0,5 mg a cada semana. Dividir dose em 2-3 vezes por dia.	10 mg/dia
Quetiapina	25 mg duas vezes ao dia no primeiro dia, 50 mg duas vezes ao dia no dia seguinte. Ajustes de 100 mg podem ser realizados a cada dia até a dose de 400-600 mg.	800 mg/dia
Aripiprazol	2 mg/dia Em 2 dias, aumentar para 5 mg/dia. Aumentar gradualmente até atingir a dose-alvo de 10-30 mg/dia.	30 mg/dia
Lurasidona	40 mg durante refeição ou 20 mg em crianças menores.	80 a 160 mg/dia
Paliperidona	3 mg/dia	Abaixo de 51 kg: 6 mg/dia
	Aumentar para 6 mg/dia após 5 dias, se necessário.	Acima de 51 kg: 12 mg/dia

Fonte: Melcop et al. (2021b).

zapina, que foi o único antipsicótico considerado mais eficaz. Todas as diretrizes revisadas recomendam risperidona, olanzapina, lurasidona, aripiprazol, paliperidona e quetiapina, devido às questões de segurança. A clozapina foi recomendada para pacientes resistentes ao uso de dois antipsicóticos anteriores, devido aos efeitos colaterais. Dentro dos efeitos adversos mais comuns, como alterações metabólicas, a lurasidona e o aripiprazol se mostraram mais seguros. As drogas que menos aumentam a prolactina foram o aripiprazol, a olanzapina e a lurasidona. A olanzapina e o aripiprazol provocaram menos efeitos motores. Em relação à cognição, foi evidenciado em um ensaio clínico randomizado que a lurasidona pode melhorar a cognição. Tal estudo merece replicação.

Clozapina

Estima-se que 40 a 50% dos pacientes com esquizofrenia de início muito precoce não respondem aos neurolépticos de primeira linha e que a clozapina provavelmente seja benéfica. A clozapina demonstrou ser o único fármaco que fornece benefício na esquizofrenia de início precoce resistente ao tratamento. A recomendação é que, após dois medicamentos antipsicóticos terem sido tentados por um período mínimo de 6 a 8 semanas sem redução suficiente dos sintomas, a clozapina pode ser iniciada (Figura 2).

Os efeitos colaterais documentados em crianças são diversos: incluem síndrome metabólica, neutropenia, agranulocitose, eosinofilia, convulsão e síndrome neuroléptica maligna, monitoramento necessário.

Em razão do risco de neutropenia e agranulocitose, condição rara, é mandatório o monitoramento hematológico do paciente em uso de clozapina. O hemograma deve ser realizado semanalmente nas primeiras 18 semanas de tratamento e depois mensalmente (Quadro 5).

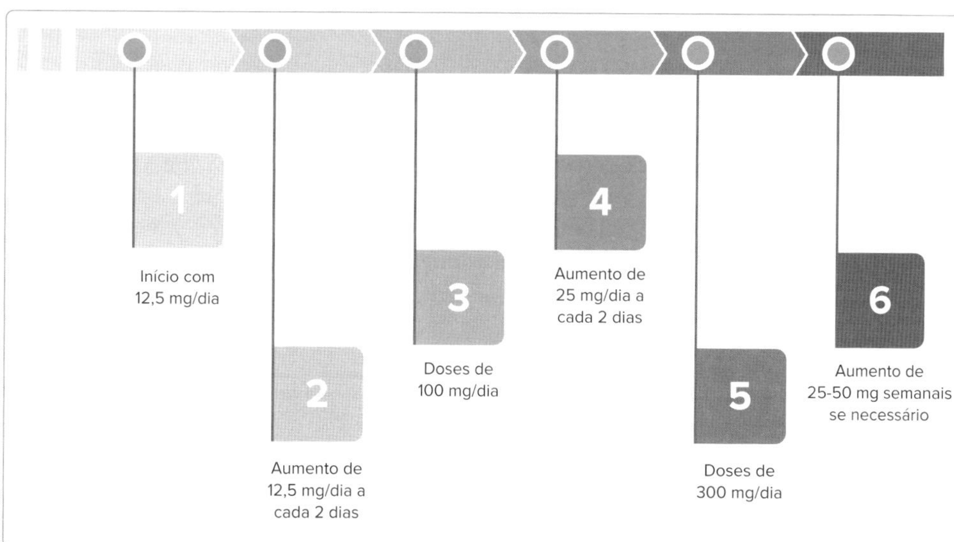

FIGURA 2 Orientações para titulação da clozapina em crianças e adolescentes.
Fonte: Melcop et al. (2021a).

QUADRO 5 Orientações acerca do manejo da neutropenia no uso de clozapina

Grau da neutropenia	Definição	Conduta
Neutropenia leve	Contagem de neutrófilos entre 1.000-1.500/mm^3	Monitoramento hematológico 3 vezes por semana
Neutropenia moderada	Contagem de neutrófilos entre 500-1.000/mm^3	Obrigatório descontinuar a clozapina e fazer controle hematológico diário

Fonte: Melcop et al. (2021a).

Descontinuação de antipsicótico

Em pacientes após o primeiro episódio psicótico com resposta inicial completa ao tratamento, a continuação da medicação por pelo menos 3 anos após o início do tratamento (cerca de 2 anos de manutenção) é eficaz na prevenção da recaída e diminui o risco de um mau resultado a longo prazo. Contudo, estudos ainda são escassos em determinar o tempo de tratamento e retirada da medicação.

PROGNÓSTICO

O prognóstico da esquizofrenia de início precoce tende a ser mais reservado que o da esquizofrenia de início na vida adulta. A remissão dos sintomas é incomum nos primeiros anos da doença, e a maioria dos portadores será formada por pessoas cronicamente sintomáticas e com importantes limitações funcionais. Apesar disso, alguns estudos mais recentes têm observado relação entre pior funcionamento pré-mórbido e maior tempo de psicose não tratada com desfechos desfavoráveis.

CONCLUSÕES

As particularidades de quadros psicóticos com abertura no início do desenvolvimento são um desafio desde o momento da avaliação inicial até as formas de identificarmos a sintomatologia. A realização do diagnóstico exige do clínico conhecimento do neurodesenvolvimento e psicopatologia. É fundamental reconhecer essa condição precocemente para a implementação de um tratamento precoce, com o objetivo de minimizar o tempo de psicose não tratada e, consequentemente, proporcionar um melhor prognóstico ao paciente.

DICAS DO ESPECIALISTA

- Atentar aos marcos do neurodesenvolvimento e funcionamento pré-mórbido, pois estes são bem marcados antes da abertura do quadro psicótico.

- As características psicopatológicas dos sintomas psicóticos vão se modificando ao longo do desenvolvimento, os delírios vão se tornando mais estruturados e as alucinações se tornando mais facilmente reconhecidas.
- No primeiro episódio psicótico, principalmente em crianças e adolescentes, é fundamental descartar outras condições clínicas.
- O início do tratamento com antipsicótico deve ser imediato; a demora está relacionada a desfechos desfavoráveis.
- O objetivo do tratamento deve ir além de obter a remissão dos sintomas psicóticos, alcançando o restabelecimento do funcionamento prévio ou o mais próximo possível.
- A clozapina deve ser considerada em casos de refratariedade.

SUGESTÕES DE LEITURA

1. American Psychiatric Association (APA). Manual diagnóstico e estatístico de transtornos mentais – 5ª edição (DSM-5). Porto Alegre: Artmed; 2014.
2. Anagnostopoulou N, Kyriakopoulos M, Alba A. Psychological interventions in psychosis in children and adolescents: a systematic review. Europ Child Adolesc Psychiatry. 2018;28(6):735-46.
3. Catalan A, Salazar de Pablo G, Vaquerizo Serrano J, et al. Annual research review: prevention of psychosis in adolescents – systematic review and meta-analysis of advances in detection, prognosis and intervention. Journal of Child Psychology and Psychiatry. 2020;62(5):657-73.
4. Driver DI, Thomas S, Gogtay N, Rapoport JL. Childhood-onset schizophrenia and early-onset schizophrenia spectrum disorders: an update. Child Adolesc Psychiatr Clin N Am. 2020;29(1):71-90.
5. Hui CLM, Honer WG, Lee EHM, et al. Long-term effects of discontinuation from antipsychotic maintenance following first-episode schizophrenia and related disorders: a 10 year follow-up of a randomised, double-blind trial. The Lancet Psychiatry. 2018;5(5):432-42.
6. Krause M, Zhu Y, Huhn M, et al. Efficacy, acceptability, and tolerability of antipsychotics in children and adolescents with schizophrenia: a network meta-analysis. European Neuropsychopharmacology. 2018;28(6):659-74.
7. Leucht S, Arango C, Lopez-Morinigo JD. Pharmacological treatment of early-onset schizophrenia: a critical review, evidence-based clinical guidance and unmet needs. Pharmacopsychiatry. 2022;55(05):233-45.
8. Lim PL, Pat Fong RS. First episode psychosis in a paediatric hospital. Asian Journal of Psychiatry. 2021;62:102740.
9. Melcop AC, Saldanha NF, Moriyama TS. Esquizofrenia e outras psicoses na infância e adolescência. In: Miguel EC, Lafer B, Elkis H, Forlenza OV (orgs.). Clínica psiquiátrica: as grandes síndromes psiquiátricas. v.2. 2.ed. Barueri: Manole; 2021a. p.79-85.
10. Melcop AC, Saldanha NF, Silot GR. Tratamento dos transtornos psicóticos na infância e adolescência. In: Miguel EC, Lafer B, Elkis H, Forlenza OV (orgs.). Clínica psiquiátrica: as grandes síndromes psiquiátricas. 2.ed. v.3. Barueri: Manole; 2021b. p.671-9.
11. Rachamallu V, Elberson BW, Vutam E, Aligeti M. Off-label use of clozapine in children and adolescents: a literature review. American Journal of Therapeutics. 2019;26(3):e406-16.
12. Stahl SM. Stahl's essential psychopharmacology: prescriber's guide: children andadolescents. Cambridge: Cambridge University Press; 2019.
13. Starling J, Feijo I. Schizophrenia and other psychotic disorders of early onset (edição em português; Moscoso A, ed.). In: Rey JM (ed.). Iacapap e-textbook of child and adolescent mental health. Genebra: International Association for Child and Adolescente Psychatry and Allied Professions; 2016.
14. Sunshine A, McClellan J. Practitioner review: psychosis in children and adolescents. Journal of Child Psychology and Psychiatry. 2023;64(7):980-8.
15. Thompson A, Winsper C, Marwaha S, et al. Maintenance antipsychotic treatment versus discontinuation strategies following remission from first episode psychosis: systematic review. BJPsych Open. 2018;4(4):215-25.

PARA SABER MAIS

- Krause M, Zhu Y, Huhn M, et al. Efficacy, acceptability, and tolerability of antipsychotics in children and adolescents with schizophrenia: a network meta-analysis. European Neuropsychopharmacology. 2018;28(6):659-74.
- Melcop AC, Saldanha NF, Moriyama TS. Esquizofrenia e outras psicoses na infância e adolescência. In: Miguel EC, Lafer B, Elkis H, Forlenza OV (orgs.). Clínica psiquiátrica: as grandes síndromes psiquiátricas. 2.ed. v.2. Barueri: Manole; 2021. p.79-85.
- Sunshine A, McClellan J. Practitioner review: psychosis in children and adolescents. Journal of Child Psychology and Psychiatry. 2023;64(7):980-8.

24

Transtorno de oposição desafiante e transtorno de conduta

Fernanda Valle Krieger
Luisa Shiguemi Sugaya

PONTOS-CHAVE DESTE CAPÍTULO

- O transtorno de oposição desafiante e o transtorno de conduta se caracterizam por um padrão persistente e pervasivo "de comportamentos que violam direitos básicos de terceiros e/ou colocam o indivíduo em conflito significativo com normas sociais ou figuras de autoridade" (DSM-5).
- A prevalência dos transtornos disruptivos (transtorno de oposição desafiante/transtorno de conduta) é estimada em 5,7%.
- A etiologia dos transtornos disruptivos é multifatorial, composta por uma herança poligênica, fatores ambientais e interações gene-ambiente.
- Os transtornos disruptivos apresentam trajetórias longitudinais homo e heterotípica e estão associados a diversos desfechos negativos na idade adulta.

INTRODUÇÃO

O transtorno de oposição desafiante (TOD) e o transtorno de conduta (TC) integram o capítulo de transtornos disruptivos, do controle de impulsos e da conduta do Manual Diagnóstico e Estatístico de Transtornos Mentais (DSM-5), e se caracterizam por um padrão persistente e pervasivo "de comportamentos que violam direitos básicos de terceiros e/ou colocam o indivíduo em conflito significativo com normas sociais ou figuras de autoridade". Esses comportamentos comumente se iniciam na infância e persistem ao longo do desenvolvimento, trazendo prejuízos em diversas áreas do funcionamento do indivíduo.

O TOD e o TC estão entre os transtornos mais comuns na infância, e, além dos prejuízos funcionais para o indivíduo, têm importante impacto social e econômico, proveniente dos altos custos de serviços clínicos, potenciais ofensas criminais, assim como custos indiretos por perda de produtividade dos cuidadores. Além disso, esses transtornos são considerados um dos principais precursores de outros transtornos mentais ao longo do desenvolvimento.

Embora TOD e TC sejam frequentemente descritos e estudados juntos, é importante salientar que existem diferenças fenotípicas, padrão de comorbidades e trajetórias de desenvolvimento que são específicas de cada um. Diante das evidências científicas dessa diferenciação, critérios classificatórios que antes excluíam o diagnóstico de TOD na presença de TC foram modificados, permitindo assim a presença concomitante dos dois constructos. Dentro do possível, essas diferenças serão salientadas ao longo do capítulo.

Em relação à epidemiologia, estudo de metanálise evidenciou que a prevalência dos transtornos disruptivos é de aproximadamente 5,7% (CI 95% 4,0-8,1), do TOD 3,6% (CI 95% 2,8-4,7); e do TC 2,1% (CI 95% 1,6-2,9). No Brasil, a prevalência do TOD foi estimada em 2,4% (CI 1,7-3,5) e a do TC em 1,4% (CI 0,5-3,6); a prevalência conjunta de TOD/TC foi 4,1% (CI 2,1-7,9). Em amostras clínicas, as estimativas de prevalência do TOD variaram de 28 a 65% dependendo da amostra, sendo particularmente elevadas em clínicas especializadas em transtorno de déficit de atenção e hiperatividade (TDAH).

Além disso, os dados sugerem uma prevalência de TOD significativamente maior em meninos (RR = 1,59, 95% CI [1,36, 1,86], $p < 0.001$). Essa diferença parece diminuir ao longo do desenvolvimento, com estudos em adultos demonstrando prevalências similares de TOD entre os gêneros. No TC, a prevalência no gênero masculino também é mais alta; em torno de 3 a 4% em meninos e 1 a 2% em meninas. Não existe consenso em relação ao possível aumento da prevalência de TC durante a adolescência, entretanto as evidências sugerem uma mudança no padrão dos sintomas ao longo dos anos, com tendência de declínio da agressividade física e aumento de sintomas instrumentais como violação de regras e leis (*status offences*).

ETIOLOGIA

A etiologia do TOD e do TC é considerada complexa, multifatorial e caracterizada por uma herança poligênica, heterogeneidade genética e fatores ambientais que podem interagir com aspectos genéticos em diferentes momentos do desenvolvimento.

Estudos estimam a herdabilidade do TOD entre 0,34 e 0,73. A suscetibilidade genética para o TOD se sobrepõe de forma substancial a outros transtornos. Quando examinado de forma transdiagnóstica, apenas 15% da variabilidade genética é atribuída especificamente ao TOD. Além disso, quando as distintas dimensões do TOD são analisadas, a dimensão desafiadora se sobrepõe geneticamente a sintomas de conduta, TDAH e transtornos por uso de substâncias, enquanto a dimensão irritável se sobrepõe com ansiedade e depressão, o que pode explicar por que o TOD aumenta o risco tanto para transtornos externalizantes como internalizantes.

A herdabilidade do TC é estimada entre 40 e 50% e tende a aumentar da infância para a adolescência, embora não seja estável ao longo do tempo, sugerindo que diferentes genes contribuem em diferentes etapas do desenvolvimento. Além disso, as taxas de herdabilidade nos indivíduos com limitada emoção pró-social (*callous unemotional traits*) são estimadas entre 45 e 67%, ou seja, mais altas do que no TC em geral.

Fatores ambientais como divórcio parental, violência familiar e abuso físico estão associados com aumento do risco tanto de TOD como de TC. Características parentais de baixo envolvimento afetivo parecem ser mais específicas ao TOD. TOD e TC também tendem a ocorrer com maior frequência em comunidades socioeconomicamente desfavorecidas. Essa associação é corroborada por achados demonstrando que os sintomas de conduta e oposição tendem a diminuir à medida que as famílias progridem social e economicamente. Acredita-se que a associação entre nível socioeconômico e sintomas de oposição e conduta seja mediada pela deterioração das relações entre pais e filhos nessas circunstâncias.

Experiências familiares adversas durante a infância também exercem um papel fundamental na teoria coercitiva, um modelo etiológico de comportamentos agressivos e antissociais em geral, que é muito pertinente ao desenvolvimento e consequente tratamento do TOD. Essa teoria sugere que os comportamentos disruptivos emergem de interações dentro da família em que os cuidadores reforçam inadvertidamente comportamentos disfuncionais das crianças, que, por sua vez, mobilizam reações negativas nos cuidadores. Tais ciclos coercitivos podem ser iniciados quando a criança reage de forma intensa ou irritada a uma solicitação do cuidador, provocando assim uma resposta negativa, que tende a ser intensificada em ambos os lados à medida que o ciclo progride. Dessa forma, a criança "aprende" um padrão de interação que tende a ser repetido em outros ambientes, como na escola e com os pares.

Apesar de as evidências sobre os fatores de risco no ambiente familiar serem consistentes, a interpretação desses achados deve considerar a relação transacional dos comportamentos dos pais e das crianças, a existência de fatores genéticos relacionados tanto ao comportamento parental como à psicopatologia da criança ou adolescente e a possibilidade de outros fatores ambientais poderem atuar como variáveis confundidoras.

Outros fatores ambientais também foram associados aos transtornos disruptivos. No entanto, o número de estudos que avaliam a associação com TOD especificamente é restrito. Em relação aos TC, já foram identificadas associações com fatores pré e perinatais, incluindo estresse materno, tabagismo e uso de álcool durante a gestação, além de associações com complicações obstétricas, desnutrição, psicopatologia parental e exposição a metais pesados. TC também já foi associado com o envolvimento com pares com comportamentos desviantes, fator que pode estar relacionado tanto à causa (*social causation*) como ser uma consequência do transtorno (*social selection*).

Dentre as inúmeras vias etiológicas, um aspecto relevante é o de como se dá a interação entre genes e ambiente. Apenas como ilustração, uma vez que foge do escopo deste capítulo uma abordagem mais abrangente do tema, em estudo realizado com crianças adotadas, o comportamento antissocial da mãe biológica foi capaz de predizer traços de limitada emoção pró-social aos 27 meses; no entanto, comportamentos da mãe adotiva com níveis altos de reforçamento positivo apresentaram um efeito protetor. Ademais, em trabalho bastante reconhecido, Caspi et al. demonstraram a interação entre variantes do Gene MAOA e maus-tratos infantis no desenvolvimento de comportamentos antissociais.

QUADRO CLÍNICO

O quadro clínico dos transtornos disruptivos é bastante variável e pode incluir diferentes dimensões dos comportamentos disruptivos. O TOD se caracteriza pela ocorrência de humor irritável, ataques de raiva, comportamento desobediente e desafiador e comportamento vingativo. No TC, são observadas agressões a pessoas e animais, atos de vandalismo, mentiras, furtos e graves violações de regras. Traços de limitada emoção pró-social, como baixa empatia, insensibilidade interpessoal, afeto restrito e falta de preocupação com o desempenho, podem estar presentes e estão associados a maior gravidade e pior prognóstico.

DIAGNÓSTICO

O diagnóstico dos transtornos disruptivos deve ser feito por meio de uma avaliação clínica detalhada que considere particularidades do estágio do desenvolvimento do paciente, aspectos culturais e relacionados ao ambiente. Além da caracterização dos sintomas e dos prejuízos na funcionalidade do paciente, é fundamental verificar a presença de traços de limitada emoção pró-social, a ocorrência de comorbidades e avaliar a dinâmica familiar e práticas parentais. Os critérios diagnósticos para o TOD e TC, estabelecidos pelo DSM-5, estão descritos nos Quadros 1 e 2, respectivamente.

DIAGNÓSTICO DIFERENCIAL E COMORBIDADES

A avaliação de pacientes com comportamentos disruptivos deve considerar que sintomas como irritabilidade e agressividade são inespecíficos do ponto de vista psicopatológico e podem estar presentes

QUADRO 1 Critérios diagnósticos do transtorno de oposição desafiante (DMS-5)

A. Um padrão de humor raivoso/irritável, de comportamento questionador/desafiante ou índole vingativa com duração de pelo menos 6 meses, como evidenciado por pelo menos 4 sintomas de qualquer das categorias seguintes e exibido na interação com pelo menos um indivíduo que não seja um irmão.

Humor raivoso/irritável:

1. Com frequência perde a calma.
2. Com frequência é sensível ou facilmente incomodado.
3. Com frequência é raivoso e ressentido.

Comportamento questionador/desafiante:

4. Frequentemente questiona figuras de autoridade ou, no caso de crianças e adolescentes, adultos.
5. Frequentemente desafia acintosamente ou se recusa a obedecer a regras ou pedidos de figuras de autoridade.
6. Frequentemente incomoda deliberadamente outras pessoas.
7. Frequentemente culpa os outros por seus erros ou mau comportamento.

Índole vingativa:

8. Foi malvado ou vingativo pelo menos duas vezes nos últimos 6 meses.

B. A perturbação no comportamento está associada a sofrimento para o indivíduo ou para os outros em seu contexto social imediato (p. ex., família, grupo de pares ou colegas de trabalho) ou causa impactos negativos no funcionamento social, educacional, profissional ou outras áreas importantes da vida do indivíduo.

C. Os comportamentos não ocorrem exclusivamente durante o curso de um transtorno psicótico, por uso de substância, depressivo ou bipolar. Além disso, os critérios para transtorno disruptivo de desregulação do humor não são preenchidos.

Fonte: APA (2013).

QUADRO 2 Critérios diagnósticos do transtorno de conduta (DSM-5)

A. Um padrão de comportamento repetitivo e persistente no qual são violados direitos básicos de outras pessoas ou normas ou regras sociais relevantes e apropriadas para a idade, tal como manifestado pela presença de ao menos 3 dos 15 critérios seguintes, nos últimos 12 meses, com ao menos um critério presente nos últimos 6 meses:

Agressão a pessoas e animais:

1. Frequentemente provoca, ameaça ou intimida outros.
2. Frequentemente inicia brigas físicas.
3. Usou alguma arma que pode causar danos físicos graves a outros (p. ex., bastão, tijolo, garrafa quebrada, faca ou arma de fogo).
4. Foi fisicamente cruel com as pessoas.
5. Foi fisicamente cruel com animais.
6. Roubou durante o confronto com uma vítima (p. ex., assalto, roubo de bolsa, extorsão ou roubo a mão armada)
7. Forçou alguém à atividade sexual.

Destruição de propriedade:

8. Envolveu-se deliberadamente na provocação de incêndios com a intenção de causar danos graves.
9. Destruiu deliberadamente propriedade de outras pessoas (excluindo provocação de incêndios).

Falsidade ou furto:

10. Invadiu a casa, o edifício ou o carro de outra pessoa.
11. Frequentemente mente para obter bens materiais ou favores ou para evitar obrigações (p. ex., "trapaceia").
12. Furtou itens de valores consideráveis sem confrontar a vítima (p. ex., furto em lojas, mas sem invadir ou forçar a entrada; falsificação).

Violações graves de regras:

13. Frequentemente fica fora de casa à noite, apesar da proibição dos pais, com início antes dos 13 anos.
14. Fugiu de casa, passando a noite fora, pelo menos duas vezes enquanto morava com os pais ou em lar substituto, ou uma vez sem retornar por um longo período.
15. Com frequência falta às aulas, com início antes dos 13 anos.

B. A perturbação comportamental causa prejuízos clinicamente significativos no funcionamento social, acadêmico ou profissional.

C. Se o indivíduo tem 18 anos ou mais, os critérios para transtorno da personalidade antissocial não são preenchidos.

Com emoções pró-sociais limitadas: para qualificar-se para este especificador, o indivíduo deve apresentar pelo menos duas das seguintes características de forma persistente durante, no mínimo, 12 meses e em múltiplos relacionamentos e ambientes: (1) ausência de remorso ou culpa, (2) insensível – falta de empatia, (3) despreocupado com o desempenho, (4) afeto superficial ou deficiente.

Fonte: APA (2013).

em outros transtornos mentais. Além disso, aproximadamente 90% dos indivíduos diagnosticados com TOD apresentam outros diagnósticos ao longo da vida.

O padrão de comorbidades é heterogêneo e inclui transtornos internalizantes e externalizantes. Ao longo da vida, as comorbidades concomitantes ao TOD mais frequentes são: transtornos de humor (45,8%), transtornos de ansiedade (62,4%), transtorno de descontrole de impulsos (68,2%) e transtorno de uso de substâncias (47,2%). A presença de TOD aumenta sensivelmente o risco (razão de chances) para a ocorrência concomitante de transtornos de ansiedade (*odds ratio* 7,7), transtornos depressivos (*odds ratio* 15,1), TDAH (*odds ratio* 79), TC (*odds ratio* 44,1) e transtorno de abuso de substâncias (*odds ratio* 4,1).

Tanto no TOD como no TC a comorbidade é a regra ao invés da exceção; nesse sentido uma avaliação criteriosa e integral dos sintomas se faz fundamental, pois diagnósticos comórbidos podem interferir no tratamento e no prognóstico do TOD e do TC.

TRATAMENTO FARMACOLÓGICO

Em função da ausência de estudos adequados, o Food and Drug Administration (FDA) segue sem aprovar nenhuma intervenção farmacológica para os transtornos disruptivos. Entretanto, o FDA aprovou dois medicamentos, risperidona e aripiprazol, para o tratamento da irritabilidade e agressão no autismo. Embora o autismo não esteja fortemente associado ao TOD/TC, os dados que levaram à aprovação do FDA para essa indicação informaram amplamente sobre o uso dessas medicações em crianças e talvez tenham impulsionado o uso *off-label* nos transtornos disruptivos.

Cinco antipsicóticos já foram estudados em populações com TOD/TC: risperidona, quetiapina, aripiprazol, ziprasidona e clozapina. Dentre todos eles, somente a risperidona demonstrou evidências mais robustas. No entanto, questões relacionadas aos efeitos adversos do uso de antipsicóticos atípicos, como ganho de peso e síndrome metabólica, são fatores limitantes ao uso e devem ser consideradas.

Nesse contexto, os *guidelines*, atualmente, recomendam o uso de intervenções farmacológicas para casos que não responderam à intervenção comportamental; casos graves que apresentem altos níveis de desregulação emocional ou comportamento agressivo e tratamento de comorbidades. Especificamente para pacientes com TDAH comórbido, os estudos indicam que o uso de psicoestimulantes também pode levar a melhora dos comportamentos disruptivos.

TRATAMENTO NÃO FARMACOLÓGICO

Terapias comportamentais são a primeira linha de tratamento, incluindo intervenções focadas nas crianças e adolescentes e/ou treinamento parental. Análises qualitativas e quantitativas geralmente sugerem que intervenções que incluem um componente parental, isolado ou em combinação com a terapia focada no paciente, provavelmente são mais eficazes na redução de comportamentos disruptivos do que intervenções que incluem apenas um componente focado no paciente.

Os tratamentos mais eficazes em termos de custo-benefício concentram-se em abordagens de treino parental de base comportamental, nas quais, com intervenções relativamente breves (em geral, cerca de 10 semanas), conseguem obter efeito de grande tamanho em paciente na primeira infância (abaixo dos 8 anos). Baseando-se nos princípios de condicionamento operante e da teoria da aprendizagem social, os pais são incentivados a usar reforço positivo e a adotar estratégias disciplinares mais eficazes.

Existem diversos programas de treino parental com manuais estruturados que demonstraram ser eficazes em ensaios clínicos randomizados em diferentes países, como o *Parent Management Training Oregon Model*, o *Triple P – Positive Parenting Program* e o programa *Incredible Years*. Além disso, os efeitos positivos podem ser mantidos a longo prazo, juntamente com a melhora indireta em outras áreas, como comportamento dos irmãos, psicopatologia materna, satisfação conjugal e coesão familiar.

CONCLUSÕES

O TOD e o TC são transtornos frequentes e representam um importante problema de saúde pública. Embora avanços importantes tenham sido feitos, ainda são necessários mais estudos voltados à investigação da etiopatogenia desses transtornos.

A identificação de fatores causais e o entendimento sobre os mecanismos psicopatológicos subjacentes poderão informar o desenvolvimento de intervenções mais específicas e efetivas, principalmente para aqueles que apresentam limitada emoção pró-social, cujo prognóstico costuma ser mais reservado. Além disso, o investimento em medidas de prevenção, diagnóstico e tratamento precoce é fundamental para minimizar os prejuízos causados pelos transtornos disruptivos.

DICAS DO ESPECIALISTA

- A avaliação inicial deve examinar minuciosamente o funcionamento familiar.
- A caracterização dos sintomas em diferentes ambientes é importante para a formulação de estratégias terapêuticas e do prognóstico.
- A investigação de diagnósticos comórbidos, como o transtorno do déficit de atenção e hiperatividade, é fundamental e pode alterar sensivelmente o tratamento.
- O tratamento não farmacológico é a primeira escolha, sendo o treinamento parental aquele que oferece maior embasamento científico.

SUGESTÕES DE LEITURA

1. American Psychiatric Association (APA). Diagnostic and Statistical Manual of Mental Disorders: DSM-5 (5.ed.). Washington, DC: American Psychiatric Publishing; 2013.
2. Caspi A, McClay J, Moffitt TE, et al. Role of genotype in the cycle of violence in maltreated children. Science. 2002;297(5582):851-4.
3. Costello EJ, Compton SN, Keeler G, Angold A. Relationships between poverty and psychopathology: a natural experiment. J Am Med Assoc. 2003;290:2023-9.
4. Demmer DH, Hooley M, Sheen J, et al. Sex differences in the prevalence of oppositional defiant disorder during middle childhood: a meta-analysis. J Abnorm Child Psychol. 2017;45:313-25.
5. Kim-Cohen J, Caspi A, Moffitt TE, et al. Prior juvenile diagnoses in adults with mental disorder: developmental follow-back of a prospective-longitudinal cohort. Arch Gen Psychiatry. 2003;60(7):709-17.
6. Lahey BB, Waldman ID. Annual research review: phenotypic and causal structure of conduct disorder in the broader context of prevalent forms of psychopathology. J Child Psychol Psychiatry. 2012;53(5):536-57.
7. Loy JH, Merry SN, Hetrick SE, Stasiak K. Atypical antipsychotics for disruptive behaviour disorders in children and youths. Cochrane Database Syst Rev. 2017;8(8):CD008559.
8. Mikolajewski AJ, Taylor J, Iacono WG. Oppositional defiant disorder dimensions: genetic influences and risk for later psychopathology. J Child Psychol Psychiatry. 2017;58:702-10.

9. Murray J, Anselmi L, Gallo EA, et al. Epidemiology of childhood conduct problems in Brazil: systematic review and meta-analysis. Soc Psychiatry Psychiatr Epidemiol. 2013;48(10):1527-38.
10. Nock MK, Kazdin AE, Hiripi E, Kessler RC. Lifetime prevalence, correlates, and persistence of oppositional defiant disorder: results from the national comorbidity survey replication. J Child Psychol Psychiatry. 2007;48:703-13.
11. Patterson GR, Reid JB. Social interactional processes within the family: the study of the moment-by-moment family transactions in which human social development is embedded. J Appl Dev Psychol. 1984;5:237-62.
12. Polanczyk GV, Salum GA, Sugaya LS, et al. Annual research review: a meta-analysis of the worldwide prevalence of mental disorders in children and adolescents. J Child Psychol Psychiatry. 2015;56(3):345-65.
13. Rissanen E, Kuvaja-Köllner V, Elonheimo H, et al. The long-term cost of childhood conduct problems: Finnish Nationwide 1981 Birth Cohort Study. J Child Psychol Psychiatry. 2022;63(6):683-92.
14. Stringaris A, Goodman R. Three dimensions of oppositionality in youth. J Child Psychol Psychiatry. 2009;50(3):216-23.
15. Wesseldijk LW, Bartels M, Vink JM, et al. Genetic and environmental influences on conduct and antisocial personality problems in childhood, adolescence, and adulthood. Eur Child Adolesc Psychiatry. 2017;27:1123-32.

PARA SABER MAIS

- Fairchild G, Hawes DJ, Frick PJ, et al. Conduct disorder. Nat Rev Dis Primers. 2019;27;5(1):43.
- Hawes DJ, Gardner F, Dadds MR, et al. Oppositional defiant disorder. Nat Rev Dis Primers. 2023;9(31):1-17.
- Kaminski JW, Claussen AH. Evidence base update for psychosocial treatments for disruptive behaviors in children. Journal of Clinical Child & Adolescent Psychology. 2017;46(4):477-99.

25

Transtornos de ansiedade

Giovanni Abrahão Salum Júnior
Natan Pereira Gosmann
Gisele Gus Manfro

PONTOS-CHAVE DESTE CAPÍTULO

- Transtornos de ansiedade são os transtornos mentais mais prevalentes na infância e adolescência.
- Terapia cognitivo-comportamental, inibidores seletivos da recaptação da serotonina e inibidores da recaptação da serotonina e noradrenalina são a primeira linha de tratamento.
- Crianças e adolescentes diagnosticados com transtornos de ansiedade, especialmente quando não tratados, apresentam maior risco de desenvolver outros transtornos mentais na vida adulta.

INTRODUÇÃO

A ansiedade é um estado emocional adaptativo típico que ocorre em relação à antecipação do perigo. É caracterizada por sintomas físicos, cognitivos e comportamentais, que podem auxiliar o indivíduo na adoção das medidas necessárias para lidar com ameaças. Dessa forma, é esperado certo grau de ansiedade diante de qualquer situação ameaçadora. A ansiedade passa a ser um problema e merecedora de atenção clínica quando as reações para lidar com possíveis ameaças se tornam desagradáveis ou limitantes. Nesses casos, intensidade, duração ou frequência são desproporcionais e estão associadas a desfechos negativos em saúde geral, bem como a prejuízo no desempenho escolar, social e profissional.

Estimativas mundiais de prevalência de transtornos de ansiedade na infância variam entre 4,7 e 9,1%, sendo os transtornos mentais mais prevalentes nessa população. No Brasil, os transtornos de ansiedade também são o grupo de condições mentais mais prevalentes nessa população. Em um estudo de coorte na cidade de

Pelotas, no Rio Grande do Sul, 4,3% das 3.562 crianças de 11 anos avaliadas foram diagnosticadas com algum transtorno de ansiedade. Do total de 1.623 crianças e adolescentes incluídos em um estudo multicêntrico, 7,2% receberam algum desses diagnósticos.

Embora prevalentes, menos de 30% das pessoas acometidas por transtornos de ansiedade buscam tratamento no início dos sintomas. Além de não serem reconhecidos precocemente por pacientes e familiares, esses transtornos não são adequadamente identificados e tratados pelos médicos. Também estão associados a maior morbidade: maior risco de transtornos mentais na vida adulta, aumento do risco de suicídio e maior mortalidade.

ETIOLOGIA

O desenvolvimento precoce de psicopatologia está associado a maiores taxas de transtornos mentais na vida adulta. Primeiramente, por continuidade homotípica, isto é, um transtorno ansioso na infância precedendo um transtorno ansioso na vida adulta. Em segundo lugar, por comorbidade sequencial, isto é, um transtorno ansioso na infância precedendo outro transtorno mental. De forma geral, um terço dos indivíduos ansiosos na infância evoluirá para um adulto sem transtorno mental, outro terço para continuar com o transtorno ansioso e o terço final desenvolvendo outro transtorno mental.

A fisiopatologia dos transtornos de ansiedade ainda é pouco compreendida, e a maior parte dos estudos voltados para a compreensão da etiologia desses transtornos visa estudar fenômenos como o medo condicionado e sem condicionamento prévio. Esses estudos apontam para o envolvimento da amígdala, de regiões do córtex pré-frontal, do corpo estriado e do cíngulo anterior e, especialmente, sua conectividade. Estudos exploratórios da associação de genes específicos com sintomas de ansiedade identificaram que as associações mais significativas foram relacionadas ao cromossomo 3 (rs4603973) *SATB1*, um regulador global de expressão genômica, e ao cromossomo 6 (rs6557168) *ESR1*, relacionado a receptores de estrogênio. A relação entre achados de neuroimagem e genética com fenótipos complexos como os transtornos de ansiedade ainda é pouco clara, portanto nenhum gene específico ou achados de neuroimagem têm relevância para o manejo clínico dos transtornos de ansiedade.

QUADRO CLÍNICO

Pacientes diagnosticados com transtornos de ansiedade podem apresentar sintomas físicos (dificuldade de respirar, dor de cabeça, dor de barriga, palpitações), sintomas cognitivos (medo de não atingir as expectativas, preocupação com o futuro) e alterações no comportamento (auxílio para interações sociais simples, comportamentos de segurança, evitação de situações ansiogênicas). Na infância, a identificação pode ser feita com base no rastreio de ansiedade desproporcional e com limitação para a realização de tarefas habituais de sua fase do desenvolvimento, como separação dos pais, interação social ou atividades escolares. O rastreamento universal para transtornos de ansiedade na infância está indicado pelo menos uma vez na vida a partir dos 8 anos de idade, e está também indicado quando ocorrem queixas relacionadas à ansiedade.

DIAGNÓSTICO

O Manual Diagnóstico e Estatístico de Transtornos Mentais, 5ª edição , revisão de texto (DSM-5-TR), classifica os transtornos de ansiedade em transtorno do pânico, agorafobia, fobias específicas, transtorno de ansiedade social, transtorno de ansiedade generalizada e transtorno de ansiedade de separação. Caso haja associação dos sintomas ansiosos com doença clínica, uso/suspensão de medicamentos ou uso/abstinência de substâncias psicoativas, deve-se manejar primariamente essas condições e então reavaliar os sintomas. O diagnóstico é clínico, e nenhuma investigação laboratorial ou de neuroimagem é necessária. A solicitação de exames complementares deve ser baseada somente na necessidade de diagnóstico diferencial.

DIAGNÓSTICO DIFERENCIAL E COMORBIDADES

Além de excluir a associação com doenças clínicas, uso/suspensão de medicamentos e uso/abstinência de substâncias psicoativas, a avaliação detalhada do contexto biopsicossocial, incluindo a identificação de fatores de risco e de áreas de comprometimento de atividades próprias à faixa etária, é essencial para um diagnóstico preciso. Na avaliação clínica, a história familiar positiva para transtornos de ansiedade pode ser um indicador de aumento de risco para esses transtornos mentais na criança.

Indivíduos com transtornos de ansiedade têm taxas de comorbidade superiores a 50% e frequentemente apresentam sintomas de múltiplos domínios. A avaliação clínica longitudinal com múltiplos informantes e a utilização de perguntas abertas podem ser úteis para a identificação de comorbidades. Considerando suas prevalências e associação com pior resposta ao tratamento, a comorbidade com transtornos de humor e com o uso de substâncias psicoativas pode necessitar de uma avaliação direcionada para que sejam identificadas e apropriadamente manejadas. Indicações de rastreio e diagnóstico diferencial são apresentadas na Figura 1.

TRATAMENTO FARMACOLÓGICO

Ensaios clínicos controlados por placebo demonstraram a eficácia dos inibidores seletivos da recaptação de serotonina (ISRS; fluoxetina, fluvoxamina, paroxetina, sertralina, escitalopram e citalopram) e dos inibidores da recaptação da serotonina e noradrenalina (IRSN; duloxetina e venlafaxina), que constituem as medicações de primeira escolha para o tratamento dos transtornos ansiosos na infância e adolescência. Estima-se que aproximadamente 4 pacientes devem utilizar essas medicações para que 1 atinja a resposta clínica ($k = 22$, $n = 2.519$). Com exceção das fobias específicas, há evidência da diminuição dos sintomas de todos os transtornos de ansiedade com o uso dessas medicações. Não há evidências de que algum ISRS ou IRSN ofereça melhor resposta do que outros medicamentos dessas mesmas classes.

As evidências de eficácia de medicações de outras classes no tratamento de transtornos de ansiedade são bastante limitadas. Embora um ensaio clínico com 42 crianças e adolescentes tenha identificado superioridade da imipramina sobre o placebo, achados de uma metanálise posterior não identificam os antidepressivos tricíclicos como uma classe eficaz no tratamento dos transtornos de ansiedade na infância. Apesar de

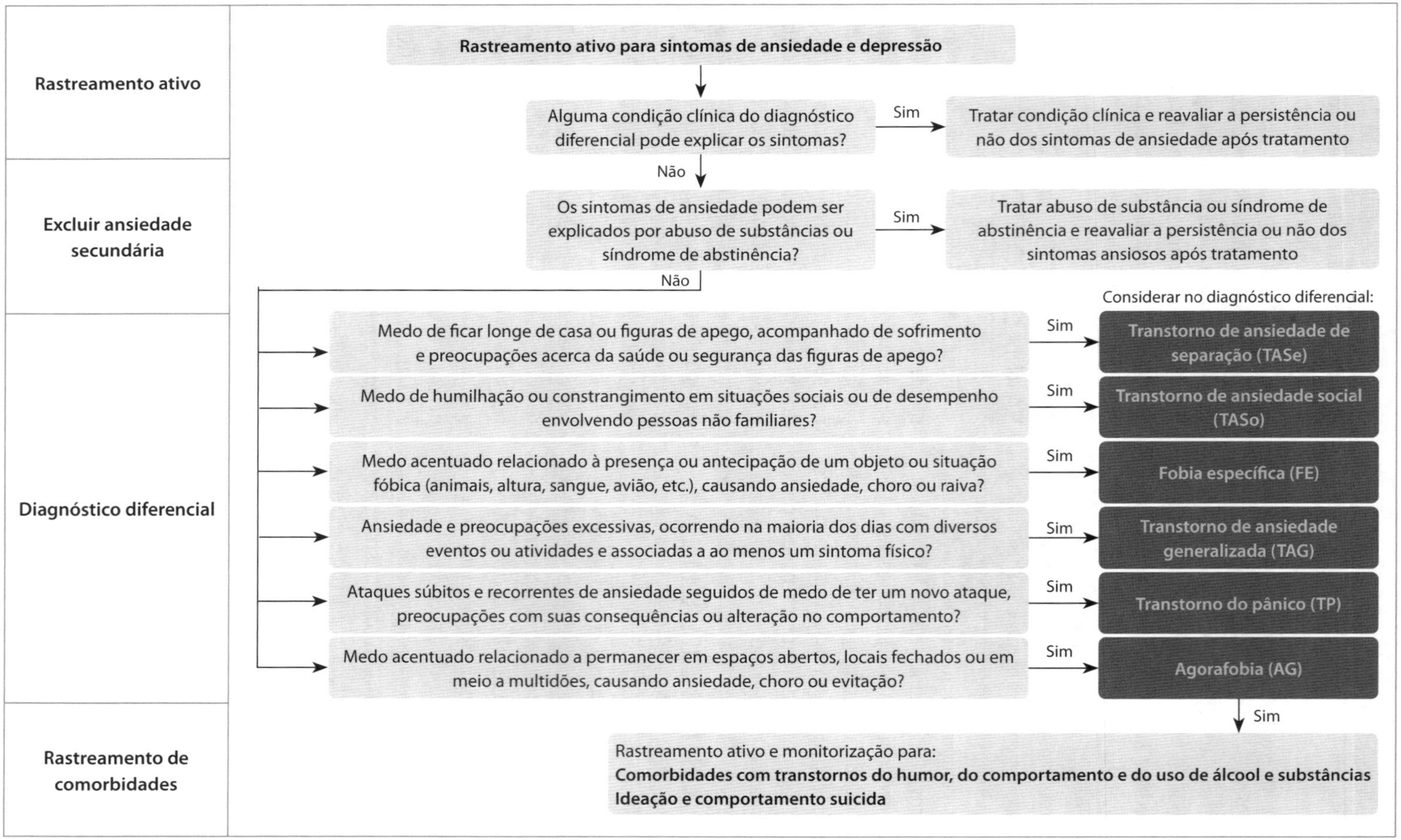

FIGURA 1 Algoritmo de avaliação diagnóstica dos transtornos de ansiedade na infância e adolescência.
Fonte: Bandelow et al. (2023).

ensaios clínicos para o uso de buspirona e benzodiazepínicos nessa população não terem encontrado evidência de eficácia, estudos com amostras de adultos sugerem que essas medicações podem ser potencialmente úteis no tratamento dos transtornos de ansiedade. Considerando os potenciais riscos associados, especialmente para pacientes com história de abuso de substâncias, os benzodiazepínicos devem ser indicados com especial cautela.

Deve-se considerar que a psicoeducação a respeito dos transtornos de ansiedade é essencial no tratamento dos pacientes acometidos, tendo em vista o potencial impacto na adesão ao correto uso do esquema farmacológico. Um algoritmo das opções terapêuticas é apresentado na Figura 2. As medicações de primeira linha no tratamento dos transtornos de ansiedade, bem como formas de uso, são apresentadas no Quadro 1.

Não há evidências consistentes acerca da melhor estratégia terapêutica em casos refratários. De forma geral, recomenda-se (1) otimizar a dose da medicação, pois alguns pacientes respondem apenas com doses maiores. Caso não ocorra resposta após 4 a 6 semanas de tratamento em dose otimizada, pode-se optar por (2) troca por uma medicação da mesma classe (p. ex., fluoxetina por sertralina) ou (3) troca por uma medicação de classe diferente (p. ex., fluoxetina por venlafaxina).

TRATAMENTO NÃO FARMACOLÓGICO

A terapia cognitivo-comportamental (TCC) é a terapia com maior grau de evidência de eficácia no tratamento de transtornos de ansiedade em crianças e adolescentes. Estima-se que aproximadamente 3 pacientes devem ser tratados com TCC para que 1 atinja a remissão (k = 39, n = 2.697). Considerando a falta de evidências robustas da eficácia de outras modalidades psicoterápicas, as principais abordagens terapêuticas para o tratamento dos transtornos de ansiedade nessa população são derivações compostas por diferentes abordagens da própria TCC. A aplicação de TCC em grupo aparenta ser especialmente eficaz, embora em crianças mais jovens a abordagem cognitiva de grupo tenda a ser menos eficaz quando comparada às técnicas comportamentais. As principais técnicas da TCC por transtorno de ansiedade são apresentadas na Figura 2.

Dois ensaios clínicos avaliaram o tratamento combinado de TCC e ISRS em comparação com essas intervenções em monoterapia e com placebo. Para transtornos de ansiedade, o tratamento combinado de TCC e sertralina foi superior às duas intervenções em monoterapia e ao placebo.

Estratégias de prevenção para transtornos de ansiedade também têm sido estudadas. Uma metanálise em rede avaliou a eficácia de intervenções de prevenção no contexto escolar com base na análise de 20 ensaios clínicos. Considerando a presença de provável viés de publicação e o risco incerto de viés na maior parte dos estudos incluídos nessa metanálise, concluiu-se que não há evidência suficiente de eficácia para indicação de programas estruturados de prevenção para transtornos de ansiedade na infância e adolescência, embora algumas crianças possam se beneficiar em desfechos não diretamente relacionados à psicopatologia, como aspectos gerais de qualidade de vida.

Crianças e adolescentes diagnosticados com transtornos de ansiedade podem de-

Sempre **considerar**:
1. Preferência do paciente
2. Disponibilidade de tratamento
3. Relação custo/efetividade
4. Comorbidades psiquiátricas
5. Comorbidades clínicas
6. Objetivos do paciente com o tratamento
7. Grau de evidência

Para escolha da **medicação** considerar:
1. Faixa de idade do paciente
2. Preferência
3. Perfil de efeitos adversos
4. Resposta prévia (própria/familiares)
5. Tolerabilidade
6. Relação de custo/efetividade
7. Comorbidades clínicas e psiquiátricas
8. Farmacocinética e farmacodinâmica da medicação

Transtorno de ansiedade diagnosticado na infância ou adolescência

Sim →

Há alguma comorbidade presente que necessite de tratamento?

Sim → Avaliar a possibilidade de escolha de tratamento eficaz para as duas condições. Caso não seja possível, tratar primeiro a condição que causa mais prejuízo e sofrimento

Não →

Escolha da modalidade terapêutica

→ **Encorajar modificação do estilo de vida, se necessário:**
1) Melhora dos hábitos alimentares (D)
2) Exercício físico regular (B)
3) Cessação do tabagismo, álcool e cafeína (D) *
**Se insônia, higiene do sono e controle de estímulos.*

Avaliação objetiva da gravidade dos sintomas (escala de sintomas)

Escore baixo → Reavaliar necessidade de tratamento dos sintomas

Escore médio ou alto (escolha do paciente)

A) Psicoterapia
1) **TCC (A)** Indicada para todos os transtornos de ansiedade. Para a FE constitui a única opção eficaz de tratamento. Os principais alvos da TCC estão descritos a seguir:
- TASe: reestruturação cognitiva acerca dos pensamentos sobre figuras de ligação e treinamento parental.
- TAG: relaxamento, reestruturação cognitiva acerca das preocupações generalizadas e resolução de problemas.
- TASo: treinamento de habilidades sociais em grupo, aumento de oportunidades sociais, exposição ao vivo.
- FE: relaxamento muscular, hierarquia dos estímulos que provocam medo, exposição gradual com relaxamento e dessensibilização sistemática.
- TP: psicoeducação dos processos fisiológicos que provocam sintomas físicos, relaxamento, exposição gradual a estímulos fóbicos, exposição interoceptiva do ataque.
- AG: relaxamento muscular, hierarquia dos estímulos que provocam medo, exposição gradual com relaxamento e dessensibilização sistemática.

C) Tratamento combinado
1) Terapia cognitivo-comportamental + ISRS (B)

B) Psicofármacos
+ Psicoeducação

1) Psicofármacos
1ª linha: ISRS (fluoxetina (B), sertralina (A), fluvoxamina (A), paroxetina (B), escitalopram (D), citalopram (D)) e IRSN (duloxetina (B), venlafaxina (B))
2ª linha: imipramina (C)
3ª linha: buspirona (D)

Se muitos sintomas *físicos de ansiedade*
Considerar acréscimo de BZD nas primeiras semanas (em pacientes sem história de abuso ou dependência de substâncias) (D)

Reavaliar **adesão** ao tratamento e dificuldades das primeiras semanas com psicofármacos (D)

Especialmente em pacientes em uso medicações, **monitorar ideação suicida ao longo do tratamento**

Reavaliar em 4 semanas

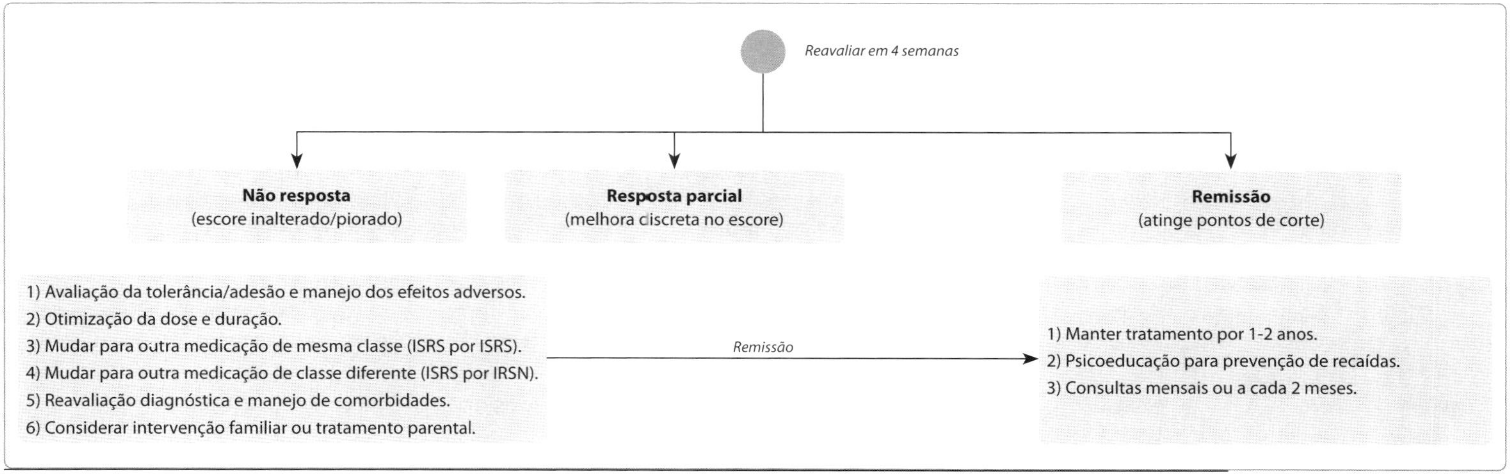

FIGURA 2 Algoritmo de manejo dos transtornos de ansiedade na infância e adolescência.
AG: agorafobia; BZD: benzodiazepínico; FE: fobias específicas; IRSN: inibidor da recaptação da serotonina e norepinefrina; ISRS: inibidores seletivos da recaptação da serotonina; TAG: transtorno de ansiedade generalizada; TASe: transtorno de ansiedade de separação; TASo: transtorno de ansiedade social; TCC: terapia cognitivo-comportamental; TP: transtorno do pânico.
Fonte: Dobson et al. (2019); Bandelow et al. (2023).

QUADRO 1 Principais fármacos (1ª linha) utilizados no tratamento dos transtornos de ansiedade na infância e adolescência

Fármaco (Grade)	**Forma de uso, dose usual e dose máxima** Crianças/adolescentes **< 12 anos** ou adolescentes **≥ 12 com baixo peso**	**Forma de uso, dose usual e dose máxima** Adolescentes **≥ 12 anos e peso normal**	**Principais características (vantagens/desvantagens)**
ISRS	**Contraindicações: uso de IMAO, uso de pimozida, hipersensibilidade ao fármaco.** **Eventos adversos mais comuns da classe: náusea, cefaleia, sonolência, insônia, sudorese, boca seca, diarreia, inquietude, astenia.**		
Fluoxetina (B) Comprimidos de: 10, 20 mg Solução oral 20 mg/mL	Recomenda-se iniciar com **5 mg/dia** em dose única pela manhã junto com a alimentação por 1 semana, aumentar para **10 mg/dia** e aguardar resposta terapêutica (4-6 semanas), com aumentos na dose (+ **5 mg/dia a cada semana**) conforme resposta clínica e tolerância até a dose máxima de **20-30 mg/dia,** conforme idade e peso.	Recomenda-se iniciar com **10 mg/dia** em dose única pela manhã por 1 semana, aumentar para **20 mg/dia** e aguardar resposta terapêutica (4-6 semanas), com aumentos na dose **(+ 10 mg/dia a cada semana)** conforme resposta clínica e tolerância até a dose máxima de **40-60 mg/dia**, conforme idade e peso.	▪ Metabolização complexa (inibe p450 CYP2D6 e CYP3A4). ▪ Dos ISRS é o T1/2 mais longo (T1/2 = 4-6 dias; metabólito = 4-16 dias). ▪ Dos ISRS é a mais estimulante. ▪ Administração com alimentos diminui náusea.
Paroxetina (B) Comprimidos de 10, 20 ou 30 mg	Recomenda-se iniciar com **5 mg/dia** em dose única pela manhã por 1 semana, aumentar para **10 mg/dia** e aguardar resposta terapêutica (4-6 semanas), com aumentos na dose **(+ 5 mg/dia a cada semana)** conforme resposta clínica e tolerância até a dose máxima de **50-60 mg/dia,** conforme idade e peso.	Recomenda-se iniciar com **10 mg/dia** em dose única pela manhã por 1 semana, aumentar para **20 mg/dia** e aguardar resposta terapêutica (4-6 semanas), com aumentos na dose **(+ 10 mg/dia a cada semana)** conforme resposta clínica e tolerância até a dose máxima de **40-60 mg/dia**, conforme idade e peso.	▪ Metabolização complexa (inibe substancialmente o p450 – CYP2D6). ▪ Dos ISRS é a menos estimulante e a mais sedativa. ▪ Dos ISRS, é a que tem mais efeitos anticolinérgicos. ▪ T1/2 curto = 21 horas (associado à síndrome de retirada).
Sertralina (A) Comprimidos de 25, 50 e 100 mg	Recomenda-se iniciar com **12,5 mg/dia** em dose única pela manhã junto com a alimentação por 1-2 semanas, aumentar para **25 mg/dia** e aguardar resposta terapêutica (4-6 semanas), com aumentos na dose **(+ 12,5 mg/dia a cada semana)** conforme resposta clínica e tolerância até a dose máxima de **200 mg/dia,** conforme idade e peso.	Recomenda-se iniciar com **25 mg/dia** em dose única pela manhã junto com a alimentação por 1-2 semanas, aumentar para **50 mg/dia** e aguardar resposta terapêutica (4-6 semanas), com aumentos na dose **(+ 25 mg/dia a cada semana)** conforme resposta clínica e tolerância até a dose máxima de **200 mg/dia**, conforme idade e peso.	▪ Poucas interações medicamentosas (poucos efeitos p450 – CYP2D6 – e efeitos mínimos p450 – CYP3A4). ▪ Pode ser estimulante. ▪ Absorção do fármaco aumenta quando ingerida com a comida. ▪ T1/2 intermediário = 26 horas (+ metabólito 64-104 horas).

(continua)

QUADRO 1 (*continuação*) Principais fármacos (1ª linha) utilizados no tratamento dos transtornos de ansiedade na infância e adolescência

ISRS	**Contraindicações: uso de IMAO, uso de pimozida, hipersensibilidade ao fármaco.** **Eventos adversos mais comuns da classe: náusea, cefaleia, sonolência, insônia, sudorese, boca seca, diarreia, inquietude, astenia.**		
Fluvoxamina (A) Comprimidos de 100 mg	Recomenda-se iniciar com **25 mg/dia** em dose única à noite junto com as refeições (sem mastigar), aumentar para **50 mg/dia** e aguardar resposta terapêutica (4-6 semanas), com aumentos na dose **(+ 25 mg/dia a cada semana)** conforme resposta clínica e tolerância até a dose máxima de **200 mg/dia**, conforme idade e peso. Caso uma dose superior a 50 mg/dia seja necessária, deve-se dividir a dose diária em duas, com a maior parte à noite.	Recomenda-se iniciar com **50 mg/dia** em dose única à noite, aumentar para **100 mg/dia** e aguardar resposta terapêutica (4-6 semanas), com aumentos na dose **(+ 50 mg/dia a cada semana)**, conforme resposta clínica e tolerância até a dose máxima de **300 mg/dia**, conforme idade e peso. Caso uma dose superior a 100 mg/dia seja necessária, deve-se dividir a dose diária em duas, com a maior parte à noite.	▪ Absorção do fármaco aumenta com a alimentação (mas não devem ser mastigados). ▪ T1/2 curto = 15 horas (em doses maiores tem que ser administrado em 2 tomadas diárias). ▪ Tem probabilidade relativa de causar síndrome de retirada.
Citalopram (D) Comprimidos de 20 e 40 mg	Recomenda-se iniciar com **5 mg/dia** em dose única pela manhã por 2 semanas, aumentar para **10 mg/dia** e aguardar resposta terapêutica (4-6 semanas), com aumentos na dose **(+ 5 mg/dia a cada semana)** conforme resposta clínica e tolerância até a dose máxima de **40-60 mg/dia,** conforme idade e peso.	Recomenda-se iniciar com **10 mg/dia** em dose única pela manhã por 2 semanas, aumentar para **20 mg/dia** e aguardar resposta terapêutica (4-6 semanas), com aumentos na dose **(+ 10 mg/dia a cada semana)** conforme resposta clínica e tolerância até a dose máxima de **40-60 mg/dia**, conforme idade e peso.	▪ Poucas interações medicamentosas (mínimos efeitos p450). ▪ T1/2 intermediário = 35 horas (metabólito 3 horas). ▪ Absorção não é afetada pela alimentação. ▪ Não há estudos controlados em ansiedade infantil.
Escitalopram (D) Comprimidos de 10, 15 e 20 mg Solução 10 ou 20 mg/mL	Recomenda-se iniciar com **2,5 mg/dia** em dose única pela manhã por 1 semana, aumentar para **5 mg/dia** e aguardar resposta terapêutica (4-6 semanas), com aumentos na dose **(+ 2,5 mg/dia a cada semana)** conforme resposta clínica e tolerância até a dose máxima de **10-20 mg/dia**, conforme idade e peso.	Recomenda-se iniciar com **5 mg/dia** em dose única pela manhã por 1 semana, aumentar para **10 mg/dia** e aguardar resposta terapêutica (4-6 semanas), com aumentos na dose **(+ 5 mg/dia a cada semana)** conforme resposta clínica e tolerância até a dose máxima de **20 mg/dia**, conforme idade e peso.	▪ Poucas interações medicamentosas (mínimos efeitos p450). ▪ T1/2 intermediário = 30 horas. ▪ Absorção não é afetada pela alimentação. ▪ Não há estudos controlados em ansiedade infantil.

(*continua*)

QUADRO 1 (*continuação*) Principais fármacos (1ª linha) utilizados no tratamento dos transtornos de ansiedade na infância e adolescência

IRSN	**Contraindicações: uso de IMAO, hipersensibilidade ao fármaco.** **Eventos adversos mais comuns: náusea, cefaleia, tontura, fraqueza, insônia, sonolência, sudorese, boca seca.**		
Venlafaxina (B) (imediata) **Venlafaxina XR (B) (prolongada)** Comprimidos de 37,5, 75 e 150 mg	Recomenda-se iniciar com **37,5 mg/dia** por 1-2 semanas, aumentar para **75 mg/dia** e aguardar resposta terapêutica (4-6 semanas), com aumentos na dose **(+ 37,5 mg/dia a cada semana)** conforme resposta clínica e tolerância até a dose máxima de **112,5 mg/dia**, conforme idade e peso. **Liberação imediata:** 2 doses diárias. **Liberação prolongada:** dose única (pela manhã). Obs.: as medicações de liberação prolongada (XR) não podem ser partilhadas, e deve-se comprar comprimidos com a dose correspondente à indicada.	Recomenda-se iniciar com **37,5 mg/dia** por 1 semana, aumentar para **75 mg/dia** e aguardar resposta terapêutica (4-6 semanas), com aumentos na dose **(+ 37,5 mg/dia a cada semana)** conforme resposta clínica e tolerância até a dose máxima de **225 mg/dia**, conforme idade e peso. **Liberação imediata:** 2 doses diárias. **Liberação prolongada:** dose única (pela manhã).	▪ Mínimos efeitos p450. ▪ Síndrome de retirada frequente. ▪ Aumento da TA (em doses superiores a 225 mg). ▪ É importante monitorar crescimento e perda de peso.
Duloxetina (B) Comprimidos de 30 e 60 mg	Recomenda-se iniciar com **30 mg/dia** e aguardar resposta terapêutica (4-6 semanas) com aumento na dose para **60 mg/dia** conforme resposta clínica e tolerância.	Recomenda-se iniciar com **30 mg/dia** e aguardar resposta terapêutica (4-6 semanas) com aumento na dose para **60 mg/dia** conforme resposta clínica e tolerância.	▪ T1/2 curto = 15 horas. ▪ Síndrome de retirada frequente. ▪ Em geral, mais associada a eventos adversos que os ISRS.

Grade: A: qualidade elevada; B: qualidade moderada; C: qualidade baixa; D: qualidade muito baixa.
FDA: Food and Drug Administration; FE: fobias específicas; Grade: *Grading of Recommendations Assessment, Development and Evaluation;* IMAO: inibidores da monoamina oxidase; IRSN: inibidor da recaptação da serotonina e norepinefrina; ISRS: inibidores seletivos da recaptação da serotonina; TAG: transtorno de ansiedade generalizada; TASe: transtorno de ansiedade de separação; TASo: transtorno de ansiedade social; TP: transtorno do pânico.
Fonte: Dobson et al. (2019); Bandelow et al. (2023).

mandar acompanhamento médico especializado. Recomenda-se encaminhar para um psiquiatra casos de pacientes refratários a duas alternativas terapêuticas prévias, que apresentem transtornos crônicos graves, com alto grau de prejuízo e incapacitação, muitos comportamentos de esquiva que não respondam a psicofármacos e que claramente necessitem de TCC ou que apresentem ideação suicida recorrente.

CONCLUSÕES

Os transtornos de ansiedade na infância e adolescência são altamente prevalentes e negligenciados pelos pacientes, pais e médicos. Apresentam impacto tanto na continuidade de transtornos de ansiedade na vida adulta quanto no aumento do risco para outros transtornos mentais. Os tratamentos de primeira linha são a terapia cognitivo-comportamental, os inibidores seletivos da recaptação de serotonina, além de sua combinação, e os inibidores da recaptação da serotonina e noradrenalina. O tratamento precoce na infância e o acompanhamento dessas crianças e adolescentes são uma estratégia possível tanto para reduzir o sofrimento e prejuízo causados por essas condições como para prevenir transtornos mentais na vida adulta.

DICAS DO ESPECIALISTA

- Certo grau de ansiedade em situações específicas é esperado em diferentes momentos do desenvolvimento infantil, não sendo indicado tratamento nessas circunstâncias.
- O diagnóstico é realizado ao ser identificada ansiedade desproporcional ao estímulo ou limitante para a realização de tarefas habituais da fase de desenvolvimento da criança ou adolescente.
- A terapia cognitivo-comportamental em grupo aparenta ser especialmente eficaz no tratamento de crianças e adolescentes.
- O início do tratamento deve ser realizado com doses baixas para reduzir a incidência de eventos adversos.
- Antes de realizar tentativa de troca de medicação por resposta parcial, é recomendado que seja utilizado o agente farmacológico até a dose máxima da faixa terapêutica por, no mínimo, 4 semanas.

SUGESTÕES DE LEITURA

1. American Psychiatric Association (APA). Diagnostic and statistical manual of mental disorders: DSM-5-TR. Fifth edition, text revision. Washington, DC: American Psychiatric Association Publishing; 2022.
2. Bandelow B, Allgulander C, Baldwin DS, et al. World Federation of Societies of Biological Psychiatry (WFSBP) guidelines for treatment of anxiety, obsessive-compulsive and post traumatic stress disorders – Version 3. Part I: Anxiety disorders. World J Biol Psychiatry. 2023;24(2):79-117.
3. Beesdo K, Knappe S, Pine DS. Anxiety and anxiety disorders in children and adolescents: developmental issues and implications for DSM-V. Psychiatr Clin North Am. 2009;32(3):483-524.
4. Caldwell DM, Davies SR, Hetrick SE, et al. School-based interventions to prevent anxiety and depression in children and young people: a systematic review and network meta-analysis. Lancet Psychiatry. 2019;6(12):1011-20.
5. Caspi A, Houts RM, Ambler A, et al. Longitudinal assessment of mental health disorders and comorbidities across 4 decades among participants in the Dunedin birth cohort study. JAMA Netw Open. 2020;3(4):e203221.
6. Dobson ET, Bloch MH, Strawn JR. Efficacy and tolerability of pharmacotherapy for pediatric anxiety disorders: a network meta-analysis. J Clin Psychiatry. 2019;80(1):17r12064.
7. La Maison C, Munhoz TN, Santos IS, et al. Prevalence and risk factors of psychiatric disorders in early adolescence: 2004 Pelotas (Brazil) birth cohort. Soc Psychiatry Psychiatr Epidemiol. 2018;53(7):685-97.
8. Levey DF, Gelernter J, Polimanti R, et al. Reproducible genetic risk loci for anxiety: results from 200,000 participants in the Million Veteran Program. Am J Psychiatry. 2020;177(3):223-32.
9. Noyes R. Comorbidity in generalized anxiety disorder. Psychiatr Clin North Am. 2001;24(1):41-55.
10. Paula CS, Mari JJ, Bordin IAS, et al. Early vulnerabilities for psychiatric disorders in elementary schoolchildren from four Brazilian regions. Soc Psychiatry Psychiatr Epidemiol. 2018;53(5):477-86.
11. Pine DS. Research review: a neuroscience framework for pediatric anxiety disorders. J Child Psychol Psychiatry. 2007;48(7):631-48.
12. Polanczyk GV, Salum GA, Sugaya LS, et al. Annual research review: a meta-analysis of the worldwide prevalence of mental disorders in children and adolescents. J Child Psychol Psychiatry. 2015;56(3):345-65.
13. Roest AM, Martens EJ, Jonge P, Denollet J. Anxiety and risk of incident coronary heart disease: a meta-analysis. J Am Coll Cardiol. 2010;56(1):38-46.
14. US Preventive Services Task Force, Mangione CM, Barry MJ, Nicholson WK, et al. Screening for anxiety in children and adolescents: US Preventive Services Task Force Recommendation Statement. JAMA. 2022;328(14):1438.
15. Zhou X, Zhang Y, Furukawa TA, et al. Different types and acceptability of psychotherapies for acute anxiety disorders in children and adolescents: a network meta-analysis. JAMA Psychiatry. 2019;76(1):41-50.

PARA SABER MAIS

- Cordioli AV (org.). Psicoterapias: abordagens atuais. 4.ed. Porto Alegre: Artmed; 2018.
- Cordioli AV (org.). Psicofármacos: consulta rápida. 5.ed. Porto Alegre: Artmed; 2015.
- Duncan BB (org.). Medicina ambulatorial: condutas de atenção primária baseadas em evidências. 5.ed. Porto Alegre: Artmed; 2022. 2 v.

26

Transtorno obsessivo-compulsivo

Pedro Macul Ferreira de Barros
Euripedes Constantino Miguel
Fernando Ramos Asbahr

PONTOS-CHAVE DESTE CAPÍTULO

- O caráter intrusivo, indesejado e desconfortável dos sintomas obsessivo-compulsivos, somado à falta de informação a seu respeito, leva muitas crianças e adolescentes a não compartilharem suas experiências com outras pessoas, como familiares e profissionais de saúde.
- Cerca de 2/3 dos casos apresentam outro diagnóstico comórbido, principalmente transtornos de ansiedade, transtorno depressivo ou transtornos do neurodesenvolvimento (transtorno de déficit de atenção/hiperatividade, transtornos de tiques e transtorno do espectro autista).
- A terapia cognitivo-comportamental com exposição e prevenção de respostas é o tratamento de primeira escolha no transtorno obsessivo-compulsivo. Quando há indicação de tratamento farmacológico, os inibidores seletivos da recaptação da serotonina são os medicamentos de primeira linha.

INTRODUÇÃO

O transtorno obsessivo-compulsivo (TOC) envolve pensamentos intrusivos (obsessões) e comportamentos repetitivos (compulsões) que causam sofrimento significativo, impacto funcional ou gasto substancial de tempo. Estudos epidemiológicos apontam prevalências de TOC pediátrico entre 0,25 e 4%, dependendo da região e da metodologia empregada. Um estudo recente com amostra populacional da Dinamarca identificou prevalência de 0,84%. No Brasil, há uma escassez de estudos com amostras populacionais. No entanto, dados do Projeto Conexão apontaram uma prevalência de 3,1% para o TOC em amostra de 2.511 crianças de São Paulo e Porto Alegre com idades entre 6 e 12 anos.

A incidência do TOC parece seguir uma distribuição bimodal, com o primeiro pico de incidência ocorrendo entre 9 e 10 anos (com desvio padrão de ± 2,5 anos) e o segundo pico ocorrendo no início da vida adulta. Aqueles que começam mais cedo são mais frequentemente homens, e os mais tardios, mulheres. Mais de 50% de todos os casos de TOC têm início na infância ou adolescência. O TOC pediátrico frequentemente causa prejuízo às atividades interpessoais, acadêmicas e profissionais, impactando negativamente o desenvolvimento das crianças afetadas e de suas famílias.

ETIOLOGIA

Embora a etiologia exata do TOC seja desconhecida, entende-se atualmente que ela resulta de uma combinação de fatores genéticos e ambientais. Dentre esses, a genética parece desempenhar um papel importante. Crianças com parentes de primeiro grau diagnosticados com TOC apresentam prevalência do diagnóstico entre 5 e 22%. Um achado interessante é que o aumento do risco familiar não parece ser explicado por fatores ambientais compartilhados entre os familiares. Em estudos com gêmeos, a estimativa de herdabilidade varia entre 45 e 65%. Como na maioria dos transtornos psiquiátricos, a transmissão parece ser poligênica, com pequenos efeitos aditivos resultantes de variações em múltiplos *loci*.

Além da genética, uma ampla variedade de fatores ambientais, incluindo eventos perinatais adversos, como complicações no parto, e eventos estressantes ou traumáticos, foram identificados como possíveis fatores de risco para o TOC. No entanto, observa-se que esses fatores de risco ambientais não são específicos para o TOC e parecem estar associados a um aumento significativo no risco de desenvolvimento de diversos transtornos psiquiátricos.

A compreensão atual é a de que interações genéticas e ambientais precoces contribuem para a formação anormal de circuitos cerebrais que estão implicados no TOC. Nesse sentido, estudos de neuroimagem apontam o envolvimento do circuito córtico-estriado-talâmico-cortical (CETC). De modo geral, postula-se que a desregulação do CETC contribua para um aumento na ocorrência de pensamentos e comportamentos repetitivos e para uma diminuição na capacidade de filtrar e inibir esses mesmos pensamentos e comportamentos.

Múltiplas doenças que envolvem lesões dos núcleos da base (como encefalites, doença de Huntington, doença de Wilson e até mesmo tumores) podem cursar com TOC. Nesse contexto, o TOC é classificado como "TOC secundário" pela CID-11 ou "TOC devido a outra condição médica" pelo DSM-5-TR. Um caso que merece ser citado é dos Pandas (acrônimo inglês para "transtornos neuropsiquiátricos autoimunes associados a infecções estreptocócicas"). Inicialmente relacionados ao aparecimento abrupto de sintomas de TOC em pacientes com coreia de Sydenham, quadro neurológico associado à febre reumática, os Pandas tiveram seus critérios expandidos posteriormente sob a definição de Pans (acrônimo inglês para "síndrome neuropsiquiátrica pediátrica de início agudo"), que não pressupõe a ocorrência de infecção estreptocócica. Em ambas as condições, postula-se que exista uma inflamação dos núcleos da base desencadeada por uma resposta imune anormal. Além de anormalidades no circuito CETC, outros fatores neurobiológicos implicados no TOC incluem alterações nos sistemas glutamatérgicos e serotoninérgicos e na sensibilidade da amígdala.

QUADRO CLÍNICO

Obsessões são pensamentos ou imagens recorrentes, intrusivos e persistentes (p. ex., preocupações com contaminação ou imagens sexuais perturbadoras). As obsessões geralmente estão associadas a um sentimento de dúvida, incompletude, medo, vergonha ou ansiedade. O indivíduo tipicamente tenta ignorar, suprimir ou neutralizar as obsessões com compulsões.

Compulsões, também referidas como rituais, são ações físicas (p. ex., lavar ou verificar) ou ações mentais (p. ex., contar ou repetir palavras em silêncio) estereotipadas que o indivíduo sente uma forte necessidade de realizar em resposta a uma obsessão ou seguindo regras rígidas. A grande maioria das pessoas com TOC apresenta tanto obsessões quanto compulsões. Geralmente, obsessões e compulsões estão relacionadas dentro de um tema. Temas frequentes incluem limpeza (p. ex., preocupações de contaminação e rituais de limpeza), simetria (p. ex., obsessões por ordenamento e compulsões de alinhamento e contagem), danos (p. ex., medo de causar danos a alguém ou a si próprio e compulsões de verificação) e pensamentos proibidos/tabus (p. ex., obsessões agressivas, sexuais ou religiosas e compulsões de neutralização mentais ou checagens).

Apesar da existência dessa coerência temática, as ligações entre obsessões e compulsões não são realistas ou são claramente exageradas (p. ex., organizar objetos simetricamente para evitar que algo ruim aconteça com uma pessoa amada, ou passar horas tomando banho todos os dias). A relação entre obsessões e compulsões pode ser tão particular que, em alguns casos, os sintomas podem ser erroneamente interpretados por familiares e até mesmo por profissionais de saúde como fingimento, capricho ou simulação (p. ex., "se ele se importa tanto com limpeza e ninguém pode encostar no copo que ele usa para beber, por que ele não escova os dentes direito?", ou "se os sintomas são muito piores neste local e não são assim em todos os lugares, isso deve ser teatro e não TOC"). Além disso, é importante destacar que compulsões não são realizadas por prazer, embora possa haver um alívio temporário da ansiedade ou do sofrimento após serem realizadas.

Muitos indivíduos também apresentam fenômenos sensoriais, ou seja, sensações ou percepções físicas de desconforto que usualmente precedem as compulsões. Essas sensações incluem fenômenos como desconforto tátil ou em alguma parte do corpo; sensação de que objetos não estão "certos" ou devidamente organizados; sensação de incompletude; sensação de que algo precisa ser realizado; ou sensação de energia acumulada que precisa ser descarregada. Muitas vezes os indivíduos relatam que se engajam em comportamentos compulsivos para aliviar esses fenômenos sensoriais (p. ex., lavar as mãos para aliviar a sensação tátil de sujeira nas mãos, ou ordenar objetos para aliviar um desconforto visual de ausência de simetria). Fenômenos sensoriais são mais frequentes quando o TOC tem início na infância e naqueles indivíduos que apresentam comorbidade com transtornos de tiques.

É importante notar que certos comportamentos do espectro obsessivo-compulsivo são típicos durante o neurodesenvolvimento, principalmente a partir dos 2 anos. Crianças podem apresentar certos pensamentos recorrentes com temas específicos e certos comportamentos repetitivos (p. ex., preocupações com doenças ou sujeira, com coisas acontecerem do "jeito certo"; obsessões com detalhes de brinquedos, roupas, superstições ou regras; comportamentos ritualizados como evitar pisar em linhas ou rachaduras, ordenação ou seletividade alimentar). No entanto, esses fenômenos do desenvolvimento normal não estão associados a comprometimento funcional importante, sofrimento intenso ou gasto de tempo excessivo – e por isso não devem ser diagnosticados como TOC.

DIAGNÓSTICO

O diagnóstico do TOC exige a presença de obsessões, compulsões ou ambas. É necessário descartar outros transtornos psiquiátricos, efeito de substâncias ou condições clínicas que possam explicar os sintomas, e é preciso que os sintomas obsessivo-compulsivos causem impacto funcional, sofrimento significativo ou gasto substancial de tempo (mais de 1 hora por dia é sugerido pelo DSM-5-TR e pela CID-11).

O DSM-5-TR inclui dois especificadores diagnósticos: nível de *insight* e presença de tiques (seja por transtorno de tique atual ou prévio). A CID-11 utiliza apenas o nível de *insight* como especificador. *Insight* se refere ao reconhecimento de que as crenças do TOC não são verdadeiras. A CID-11 classifica em apenas dois grupos:

1. *Insight* bom ou razoável.
2. *Insight* pobre ou ausente.

Já o DSM-5-TR classifica em:

1. *Insight* bom ou razoável.
2. *Insight* pobre.
3. *Insight* ausente/crenças delirantes.

Esses especificadores são particularmente relevantes no contexto do TOC pediátrico. Em comparação com o TOC em adultos, o TOC pediátrico apresenta menores níveis de *insight*, e a presença de tiques é mais frequente. Mesmo assim, a maioria dos pacientes pediátricos reconhece que existe algum grau de irrealidade ou exagero nos sintomas: uma metanálise recente mostrou que 88,9% das crianças e adolescentes apresentavam *insight* bom ou razoável, enquanto 9,7% apresentavam *insight* pobre e 1,4% apresentavam *insight* ausente/crenças delirantes.

DIAGNÓSTICO DIFERENCIAL E COMORBIDADES

O diagnóstico diferencial do TOC considera os diversos transtornos que apresentam características obsessivas e comportamentos repetitivos:

- No transtorno de ansiedade generalizada, os pensamentos recorrentes geralmente se referem a preocupações da vida cotidiana (como desempenho acadêmico ou profissional).
- Nas fobias específicas, o objeto temido é mais circunscrito, e o desconforto ocorre apenas em situações que envolvem esse objeto.
- No transtorno depressivo maior, as ruminações representam conteúdos negativos que estão em sintonia com o humor deprimido ou irritado.
- No transtorno dismórfico corporal, as preocupações obsessivas se concentram nas distorções da imagem relacionadas à aparência física.

- Na tricotilomania, o comportamento compulsivo se limita a arrancar os cabelos, sem a presença de obsessões.
- Nos transtornos alimentares, os pensamentos obsessivos estão restritos a questões relacionadas à comida ou ao peso.
- Na esquizofrenia, além de ausência de *insight*, o indivíduo costuma apresentar outras características, como desorganização do pensamento, alucinações e sintomas negativos.
- Nos transtornos de tiques, a distinção entre um tique motor complexo e um ritual compulsivo pode ser desafiadora. Isso ocorre porque parece existir um espectro entre comportamentos repetitivos precedidos por obsessões (p. ex., necessidade de piscar os olhos para afastar um pensamento de que algo ruim possa acontecer), comportamentos repetitivos precedidos por fenômenos sensoriais (p. ex., necessidade de piscar os olhos para aliviar uma sensação tátil nos olhos) e comportamentos repetitivos que acontecem sem sensações prévias (p. ex., necessidade de piscar os olhos que acontece de forma quase involuntária, sem fenômenos premonitórios).

Em relação às comorbidades, é mais comum que o TOC pediátrico esteja acompanhado de algum outro diagnóstico ao invés de aparecer isoladamente. A Figura 1 mostra as prevalências de comorbidades calculadas por uma metanálise publicada em 2021. Em contraste com o TOC de início na vida adulta, é mais frequente que o TOC pediátrico se apresente no contexto de transtornos do

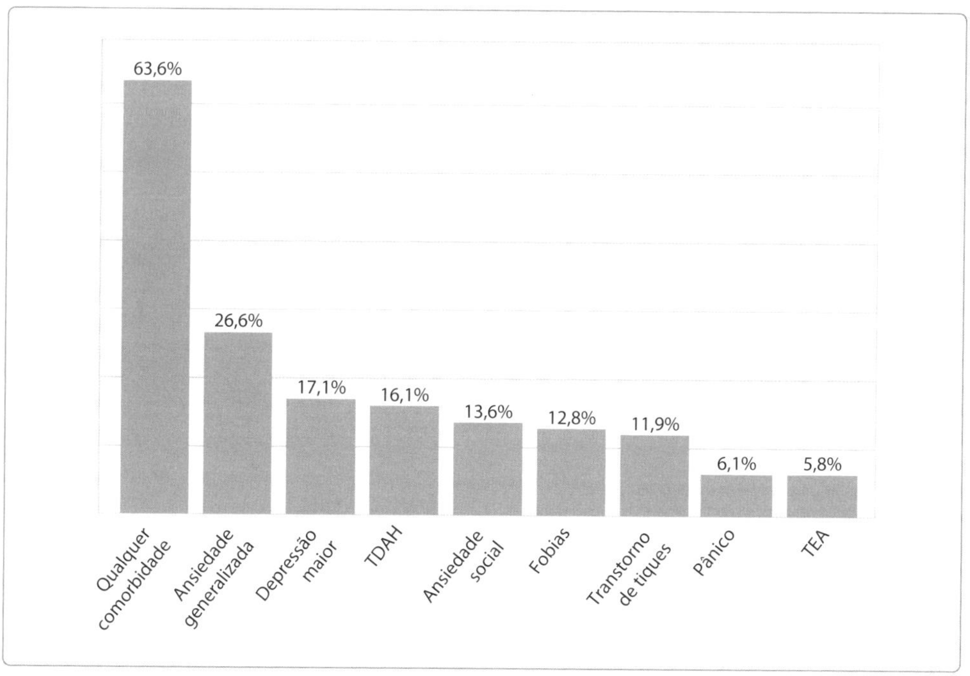

FIGURA 1 Taxas de comorbidade no transtorno obsessivo-compulsivo pediátrico.
TDAH: transtorno de déficit de atenção/hiperatividade; TEA: transtorno do espectro autista.
Fonte: Schuyler (2023).

neurodesenvolvimento. O transtorno de ansiedade generalizada é o diagnóstico comórbido mais frequente no TOC pediátrico (26,6%), enquanto em adultos a comorbidade mais frequente é o transtorno depressivo maior (presente em 40,8% dos adultos com TOC).

TRATAMENTO NÃO FARMACOLÓGICO

O tratamento de primeira escolha do TOC pediátrico é baseado na terapia cognitivo-comportamental (TCC), que apresenta evidências robustas de eficácia. Esse tratamento pode ser oferecido em diferentes contextos, conforme apresentado no Quadro 1.

QUADRO 1 Modalidades de TCC no transtorno obsessivo-compulsivo

1. TCC presencial no consultório/ambulatório. Pode também ser realizada em grupo.
2. TCC via internet. Pode ser especialmente útil quando não há disponibilidade de profissionais especializados na região.
3. TCC presencial no contexto de apresentação do TOC (p. ex., em casa, na escola etc.). Também conhecida como acompanhamento terapêutico (AT).
4. TCC intensiva (p. ex., várias horas por dia, todos os dias, por um tempo determinado). Pode ser realizada em conjunto com internação hospitalar em casos graves.
5. TCC direcionada aos pais. Pode ser combinada com a TCC direcionada à criança ou pode ser oferecida sozinha em casos que a criança recusa ou não se engaja na terapia.

TCC: terapia cognitivo-comportamental.

Estudos que evidenciam os benefícios positivos da TCC no TOC pediátrico geralmente incluem componentes de psicoeducação, treinamento cognitivo e exposição com prevenção de respostas (EPR). A participação dos pais costuma desempenhar um papel relevante na TCC. Inclusive, em casos em que a criança ou adolescente se recusa a participar da TCC, a terapia direcionada aos pais pode ser empregada exclusivamente (p. ex., terapia Space – *Supporting Parents to Address Childhood Emotions*). O papel familiar no TOC está muitas vezes ligado ao que se chama de acomodação familiar, que se refere a mudanças que os pais fazem no próprio comportamento para tentar aliviar a ansiedade da criança. Por exemplo, os pais podem ficar trancando a porta repetidamente para evitar que seu filho com TOC de checagem fique nervoso; ou podem começar a cobrir a boca com a mão ao falar para não dispersarem gotículas, evitando que sua filha com TOC de contaminação fique ansiosa. Apesar de ser uma resposta bem-intencionada por parte dos pais, quanto maiores os níveis de acomodação familiar, pior costuma ser a evolução do TOC. Em contrapartida, sua redução está associada à melhora dos sintomas no médio e longo prazo.

É importante mencionar que outras formas de tratamento não farmacológico estudadas no TOC adulto, como estimulação magnética transcraniana (EMT) e neurocirurgia, não são recomendadas no TOC pediátrico – embora existam estudos com EMT em andamento para explorar essa possibilidade.

TRATAMENTO FARMACOLÓGICO

O tratamento farmacológico do TOC não precisa ser empregado em todos os casos. Indicações para o tratamento farmacológico, consistentes com *guidelines* de tratamento, estão listadas

QUADRO 2 Indicações para farmacoterapia no transtorno obsessivo-compulsivo

1. Indisponibilidade de TCC.
2. Recusa inequívoca à TCC.
3. Resposta parcial ou ausente à TCC. Nesses casos, há indicação de combinar o medicamento com a TCC.
4. Presença de sintomatologia intensa (p. ex., CY-BOCS ≥ 24). Nesses casos, há indicação de combinar o medicamento com a TCC.
5. Presença de comorbidade que tenha indicação de uso de ISRS (p. ex., transtornos de ansiedade ou transtornos depressivos)

CY-BOCS: Escala Yale-Brown de Obsessões e Compulsões – versão para crianças; ISRS: inibidores seletivos da recaptação de serotonina; TCC: terapia cognitivo-comportamental.

no Quadro 2. As medicações de primeira linha são os inibidores seletivos da recaptação de serotonina (ISRS). A escolha entre os ISRS é feita considerando o perfil de efeitos colaterais, as interações medicamentosas e os históricos pessoal e familiar de tratamentos prévios.

Em casos em que há resposta inadequada ao primeiro agente, é importante reavaliar o engajamento no uso do remédio e o engajamento na terapia, assim como a presença de comorbidades que possam impactar a evolução do tratamento (como transtorno de déficit de atenção/hiperatividade ou transtorno depressivo). Após essa reavaliação, a recomendação em casos de resposta inadequada é substituir a medicação inicial por outro ISRS. Depois de duas tentativas de ISRS com adesão correta e doses adequadas, as evidências sobre a condução farmacológica são escassas no TOC pediátrico. Possibilidades levantadas por ensaios não controlados e séries de casos incluem combinação do ISRS com medicação antipsicótica (em doses tipicamente menores do que as usadas em transtornos psicóticos), substituição do ISRS por clomipramina (ou combinação entre os dois) ou combinação com agentes glutamatérgicos (existem resultados mistos com uma série de agentes como riluzol, topiramato, memantina e n-acetilcisteína).

CONCLUSÕES

O TOC pediátrico associa-se a um melhor prognóstico do que o TOC de início na vida adulta. Taxas de remissão com o tratamento variam entre 32 e 79%, dependendo da amostra e da metodologia dos estudos. Esperamos que as informações deste capítulo ajudem a aprimorar o diagnóstico e acompanhamento do TOC em crianças e adolescentes.

DICAS DO ESPECIALISTA

- É muito comum que os sintomas do TOC sejam mantidos em segredo. Isso acontece em todas as temáticas de sintomas, mas é ainda mais frequente quando se trata de "pensamentos proibidos/tabus". Perguntar ativamente sobre TOC em casos de transtornos ansiosos, depressivos e do neurodesenvolvimento, validando a ocorrência dos sintomas (p. ex., citando exemplos e dizendo que isso acontece com muitas outras pessoas), ajuda na identificação e condução dos casos.
- O próprio diagnóstico do TOC já é uma forma de aumentar a distância entre os pensamentos e as ações (p. ex., "eu não estou tendo esse pensamento porque eu quero; isso não está no meu controle, isso é o TOC", "o TOC pode me mandar esse pensamento/medo/sensação, mas eu não preciso fazer o que ele quer"). Em crianças, conceitualizar o TOC como um monstrinho faminto ("fazer as compulsões significa alimentar esse monstrinho") pode ajudar no enfrentamento do transtorno.
- Crianças geralmente envolvem os familiares em sua sintomatologia. No entanto, é frequente que a identificação e a abordagem da acomodação familiar passem despercebidas. Reconhecer a acomodação familiar não significa culpabilizar os pais pela evolução do TOC, mas sim informar, instrumentalizar e potencializar o tratamento do transtorno.
- Diagnóstico de TOC não é sinônimo de introduzir uma medicação (*vide* Quadro 2). Assim como o diagnóstico de TOC não é sinônimo de usar a dose máxima de ISRS. Não se deve ser negligente em progredir a dosagem em casos de resposta ausente ou parcial, mas respostas adequadas podem acontecer em diferentes faixas de dosagem.

SUGESTÕES DE LEITURA

1. Alvarenga PG, do Rosario MC, Cesar RC, et al. Obsessive-compulsive symptoms are associated with psychiatric comorbidities, behavioral and clinical problems: a population-based study of Brazilian school children. European Child & Adolescent Psychiatry. 2016;25(2):175-82.
2. Arnold PD, Askland KD, Barlassina C, et al. Revealing the complex genetic architecture of obsessive-compulsive disorder using meta-analysis. Mol Psychiatry. 2018;23(5):1181-8.
3. Baldwin DS, Anderson IM, Nutt DJ, et al. Evidence-based pharmacological treatment of anxiety disorders, post-traumatic stress disorder and obsessive-compulsive disorder: a revision of the 2005 guidelines from the British Association for Psychopharmacology. J Psychopharmacol. 2014;28(5):403-39.
4. Bloch MH, Storch EA. Assessment and management of treatment-refractory obsessive-compulsive disorder in children. J Am Acad Child Adolesc Psychiatry. 2015;54(4):251-62.
5. Geller DA, March J. Practice parameter for the assessment and treatment of children and adolescents with obsessive-compulsive disorder. J Am Acad Child Adolesc Psychiatry. 2012;51(1):98-113.
6. Pauls DL, Abramovitch A, Rauch SL, Geller DA. Obsessive-compulsive disorder: an integrative genetic and neurobiological perspective. Nat Rev Neurosci. 2014;15(6):410-24.
7. Pauls DL. The genetics of obsessive-compulsive disorder: a review. Dialogues Clin Neurosci. 2010;12(2):149-63.
8. Schuyler M, Geller DA. Childhood obsessive-compulsive disorder. Psychiatr Clin North Am. 2023;46(1):89-106.
9. Selles RR, Højgaard DRMA, Ivarsson T, et al. Symptom insight in pediatric obsessive-compulsive disorder: outcomes of an international aggregated cross-sectional sample. J Am Acad Child Adolesc Psychiatry. 2018;57(8):615-619.e5.

10. Shephard E, Stern ER, van den Heuvel OA, et al. Toward a neurocircuit-based taxonomy to guide treatment of obsessive-compulsive disorder. Mol Psychiatry. 2021;26(9):4583-604.
11. Stein DJ, Costa DLC, Lochner C, et al. Obsessive-compulsive disorder. Nat Rev Dis Primers. 2019;5(1):52.
12. Vreeland A, Thienemann M, Cunningham M, et al. Neuroinflammation in obsessive-compulsive disorder: sydenham chorea, pediatric autoimmune neuropsychiatric disorders associated with streptococcal infections, and pediatric acute onset neuropsychiatric syndrome. Psychiatric Clinics of North America. 2023;46(1):69-88.

PARA SABER MAIS

- Asbahr FR, Labbadia EM, Castro LL. Ansiedade na infância e adolescência Spada: programa de intervenção cognitivo-comportamental. Barueri: Manole; 2017.
- Cordioli AV, Vivan AS, Braga DT. Vencendo o transtorno obsessivo-compulsivo: manual de terapia cognitivo-comportamental para pacientes e terapeutas. Porto Alegre: Artmed; 2016.
- Torres AR, Shavitt RG, Miguel EC. Medos, dúvidas e manias: orientações para pessoas com transtorno obsessivo-compulsivo e seus familiares. Porto Alegre: Artmed; 2009.

27

Depressão

Anna Viduani
Daniel Luccas Arenas
Christian Kieling

PONTOS-CHAVE DESTE CAPÍTULO

- A depressão é um transtorno mental comum que pode acometer crianças e, sobretudo, adolescentes, estando associada a diversos prejuízos sociais, educacionais e na qualidade de vida de jovens de todo o mundo.
- A depressão é um fenômeno complexo e multideterminado, resultado de diferentes fatores de risco individuais, biológicos, familiares e sociais. Uma abordagem que favoreça a identificação de fatores de risco associados ao desenvolvimento de depressão pode ser uma ferramenta útil para profissionais.
- O diagnóstico de depressão na infância e na adolescência é realizado com base em informações provenientes do paciente e de outros informantes (p. ex., familiares), e baseia-se em critérios semelhantes aos utilizados para adultos, com exceção do humor irritável, que é definido como sintoma cardinal entre os jovens.
- Um plano individualizado de tratamento junto ao paciente e à família deve ser estabelecido com base no diagnóstico adequado e na gravidade do quadro, buscando sempre levar em consideração aspectos, crenças e preferências pessoais e familiares e a disponibilidade de recursos.

INTRODUÇÃO

Nos últimos anos, a depressão em crianças e adolescentes tem recebido mais atenção de clínicos, acadêmicos e pais em todo o mundo. Apesar de o fenômeno depressão ter sido amplamente documentado ao longo da história da humanidade, os primeiros registros sistematizados de sintomas de depressão em crianças foram publicados mais recentemente. Por muitos anos, existiu a noção de que a depressão seria desenvolvimentalmente impossível nos anos iniciais da vida. Além disso, concepções culturais da adolescência como um período normalmente caracterizado por oscilações de humor, sentimentos de solidão, sensibilidade interpessoal e autopercepção negativa também contribuíram para a maior dificuldade na identificação correta da depressão nessa faixa etária.

Hoje, sabe-se que a depressão é um transtorno mental comum que acomete crianças e, especialmente, adolescentes. Sua prevalência aumenta significativamente com a idade: estima-se que a prevalência global anual seja de 0,08% em crianças de 5 a 9 anos, apresentando um aumento importante no fim da adolescência (2,69%) e chegando a 3,85% da população entre 20 e 24 anos. Se considerarmos a prevalência acumulada ao longo da vida, os melhores estudos internacionais sugerem que mais de 1 em cada 10 adolescentes terá tido um episódio depressivo até os 18 anos de idade. A depressão tem um impacto substancial na saúde e no bem-estar de jovens, sendo a líder em termos de anos de vida perdidos por incapacidade na faixa etária de 5 a 24 anos. Isso significa que ela tem grandes consequências na qualidade de vida de jovens de todo o mundo, estando associada a prejuízos sociais, educacionais e à persistência de depressão na idade adulta.

Nesse sentido, ainda existem muitos desafios acerca da identificação e manejo corretos do transtorno depressivo maior (TDM) em crianças e adolescentes em todo o mundo: estima-se que apenas 36% dos jovens tenham acesso a tratamentos para essa condição. Assim, o objetivo deste capítulo é apresentar uma visão concisa e abrangente das particularidades da apresentação da depressão na infância e na adolescência, com destaque para os aspectos diagnósticos e de tratamento específicos para a faixa etária.

QUADRO CLÍNICO

A correta identificação de quadros depressivos na infância e na adolescência é o primeiro passo para o planejamento de um tratamento baseado em evidências. Nesse sentido, é vital compreender as particularidades da apresentação do TDM na infância e na adolescência, uma vez que, especialmente entre adolescentes, as queixas e manifestações mais comuns podem não refletir exatamente os critérios diagnósticos presentes no Manual Diagnóstico e Estatístico de Transtornos Mentais (DSM) ou na Classificação Internacional de Doenças (CID) (Quadro 1). Além disso, é importante considerar que crianças e adolescentes podem apresentar sintomas clinicamente significativos de depressão antes de preencherem um diagnóstico pleno, e a presença de sintomas depressivos subsindrômicos pode estar associada a prejuízo funcional e risco aumentado de desenvolvimento de TDM no futuro.

Assim, algumas queixas capazes de alertar para a presença de depressão podem incluir:

- Humor irritável fora do comum.
- Queixas persistentes de "tédio", incluindo em momentos de lazer.
- Isolamento social ou não querer mais sair com amigos.
- Faltas frequentes na escola.
- Diminuição do rendimento escolar.
- Mudanças no padrão de sono.
- Queixas frequentes e inexplicadas de dores de cabeça ou de barriga.
- Desenvolvimento de problemas de comportamento (fugir de casa, postura mais desafiadora etc.).
- Abuso de álcool ou outras substâncias.

QUADRO 1 Critérios diagnósticos de transtorno depressivo maior segundo DSM-5-TR (APA, 2023), CID-11 (Reed et al., 2019) e suas manifestações

Transtorno depressivo maior segundo o DSM-5-TR	Transtorno depressivo (6A70) segundo a CID-11	Como o sintoma pode se manifestar em crianças e adolescentes
A. Cinco (ou mais) dos seguintes sintomas estiveram presentes durante o mesmo período de 2 semanas e 1. Pelo menos um dos sintomas é:	1. Presença, por 2 semanas, de pelo menos um dos seguintes sintomas:	
Humor deprimido (ou irritável) na maior parte do dia, quase todos os dias.	Humor depressivo quase diário.	▪ Sentir-se triste, chateado, para baixo. ▪ Choro excessivo ou muita vontade de chorar. ▪ Sentir-se bravo ou irritado. ▪ Raiva/explosões de raiva, mesmo por pequenos detalhes.
Acentuada diminuição de interesse ou prazer em todas ou quase todas as atividades quase todos os dias.	Diminuição do interesse.	▪ Perda de interesse em atividades. ▪ Falta de motivação ou dificuldade de iniciar atividades. ▪ Falta de prazer na realização de atividades que anteriormente eram prazerosas.
2. Outros sintomas presentes quase todos os dias:	2. Presença de outros sintomas, como:	
Perda ou ganho significativo de peso sem estar fazendo dieta ou redução ou aumento no apetite.	Mudanças no apetite.	▪ Perda de peso, incapacidade de atingir o peso esperado para a idade. ▪ Diminuição do apetite (p. ex., comer menos nas refeições), recusa alimentar, pular refeições ao longo do dia. ▪ Ganho de peso. ▪ Aumento do apetite.
Insônia ou hipersonia.	Mudanças no sono.	▪ Dificuldade de cair no sono ou manter-se dormindo. ▪ Queixas de pesadelos frequentes. ▪ Sonolência na escola ou em outras atividades durante o dia.
Agitação ou retardo psicomotor (observável por outras pessoas).	Agitação ou retardo psicomotor.	▪ Demora para responder a perguntas. ▪ Ritmo diminuído de movimentos. ▪ Dificuldade para ficar sentado, se contorcer ou se mexer toda hora.
Fadiga ou perda de energia.	Redução de energia ou fadiga.	Queixa de cansaço, falta de energia, muito tempo deitado.

(continua)

QUADRO 1 (*continuação*) Critérios diagnósticos de transtorno depressivo maior segundo DSM-5-TR (APA, 2023), CID-11 (Reed et al., 2019) e suas manifestações

Transtorno depressivo maior segundo o DSM-5-TR	Transtorno depressivo (6A70) segundo a CID-11	Como o sintoma pode se manifestar em crianças e adolescentes
Sentimentos de inutilidade ou culpa excessiva ou inapropriada (que podem ser delirantes).	Sentimentos de inutilidade ou culpa excessiva.	▪ Baixa autoestima. ▪ Excesso de autocrítica, acreditar que todos os acontecimentos negativos são sua culpa. ▪ Ideias de rejeição (por parte dos pares ou responsáveis).
Capacidade diminuída para pensar ou se concentrar, ou indecisão.	Dificuldades de concentração.	▪ Piora no rendimento escolar. ▪ Dificuldade de tomar decisões ou indecisão. ▪ Desatenção. ▪ Ruminação. ▪ Distração excessiva.
Pensamentos recorrentes de morte ou ideação suicida sem plano ou tentativa de suicídio ou plano específico para cometer suicídio.	Pensamentos recorrentes de morte ou suicídio.	Pensamentos de morte; Automutilação; Ideação suicida; Tentativa de suicídio.
	Desesperança.	Perspectivas pessimistas e desanimadoras sobre a vida e o futuro; Sentimento de desamparo e impotência; Dificuldade de visualizar soluções para os problemas.
B. Os sintomas causam sofrimento clinicamente significativo ou prejuízo ao funcionamento social, acadêmico ou em outras áreas importantes. **C.** O episódio não é atribuível aos efeitos fisiológicos de uma substância ou condição médica. **D.** Ao menos um episódio não é mais bem explicado por transtorno esquizoafetivo, esquizofrenia, transtorno delirante ou outro transtorno especificado ou não do espectro esquizofrênico e outros transtornos psicóticos. **E.** Nunca houve um episódio maníaco ou hipomaníaco	3. Nunca houve presença de episódio prévio maníaco, hipomaníaco ou episódios mistos que indicassem a presença de transtorno bipolar.	

Recentemente, cada vez mais estudos também vêm focando as perspectivas de crianças e adolescentes quanto a suas vivências de TDM. De forma geral, eles lançam luz sobre a complexidade das experiências de depressão nesse público, salientando as diferentes interpretações dadas aos sintomas vivenciados (p. ex., Viduani et al., 2021).

Nesse sentido, vale destacar que o DSM-5-TR (Manual Diagnóstico e Estatístico de Transtornos Mentais, 5ª ed., texto revisado) concede à irritabilidade *status* igual ao do humor deprimido como critério fundamental para o diagnóstico de depressão em crianças e adolescentes. Estudos sugerem que a irritabilidade tende a ocorrer em conjunto com o humor deprimido na depressão na adolescência, associando-se a um risco aumentado de comportamentos disruptivos. Especialmente em adolescentes, a irritabilidade também pode se manifestar a partir de "explosões de raiva". Esses comportamentos, além de trazer prejuízos interpessoais, podem dificultar a identificação da depressão nessa faixa etária.

Dentre os demais sintomas, destaca-se que a autopercepção negativa também é um sintoma comum de depressão na adolescência. Nesse sentido, adolescentes com TDM podem utilizar mais palavras negativas para se descrever, como "inútil" e "sem valor". Expressões excessivas de culpa podem igualmente ser comuns, incluindo exigências irreais quanto ao desempenho e grande autocrítica. Com relação aos sintomas vegetativos, problemas no sono (insônia e hipersonia), dificuldade de concentração e falta de energia parecem ser relativamente comuns entre adolescentes com depressão.

Manifestações adicionais não citadas diretamente nos critérios diagnósticos podem ser especialmente relevantes para adolescentes. Estes incluem a descrição de sintomas somáticos (como dores de cabeça e estômago), mas também se destacam aspectos relacionados ao funcionamento interpessoal e social. Nesse sentido, estudos apontam para a relevância de sintomas como isolamento social e solidão na experiência de adolescentes com TDM em países como o Brasil e o Nepal, bem como para o papel central de conflitos interpessoais na gênese dos modelos explanatórios da depressão para adolescentes.

DIAGNÓSTICO (CRITÉRIOS DIAGNÓSTICOS, AVALIAÇÃO)

Considerando o alto impacto e os benefícios de intervenções precoces para melhores desfechos na infância e na adolescência, a Força-Tarefa para Serviços Preventivos dos Estados Unidos (USPSTF – *United States Preventive Services Taskforce*) recomenda o rastreamento de sintomas depressivos em todos os adolescentes entre 12 e 18 anos, incluindo em cenários de atenção primária. Recomenda-se que isso seja feito pelo uso de instrumentos como o *Patient Health Questionnaire for Adolescents* versão com 2 itens (PHQ-2A) ou a versão com 9 itens (PHQ-9A) – ou por meio de perguntas de triagem para sintomas depressivos que busquem identificar os principais sintomas depressivos. Além disso, crianças com 11 anos ou menos que apresentam fatores de risco para depressão podem se beneficiar de estratégias de rastreamento, apesar da limitação de evidências sustentando essa recomendação.

A avaliação diagnóstica deve conter uma boa anamnese que inclua história da doença atual (evolução dos sinais e sintomas; fatores precipitantes; funcionalidade), história pregressa, história familiar, avaliação de fatores de risco e proteção, avaliação de riscos agudos (principalmente risco de suicídio), exame físico/neurológico e exame do estado mental detalhado, além de exames complementares, quando indicados.

Entrevistas diagnósticas estruturadas ou semiestruturadas, como o *Kiddie Schedule for Affective Disorders and Schizophrenia* (K-SADS-PL), também podem ser utilizadas, embora seu emprego seja mais comum em contextos de pesquisa. Instrumentos validados de mensuração de sintomas depressivos como o PHQ-9A, o *Children's Depression Rating Scale - Revised* (CDRS-R), o *Mood and Feelings Questionnaire* (MFQ), entre outros, podem ser utilizados tanto para auxiliar no diagnóstico quanto para avaliar a gravidade e realizar o monitoramento durante o tratamento. Exames complementares de imagem e/ou laboratoriais não fazem parte da rotina da avaliação em crianças e adolescentes, mas podem ser solicitados na vigência de outros sinais ou sintomas clínicos, suspeita de intoxicação, quadros atípicos ou não responsivos ao tratamento ou para o diagnóstico diferencial.

É fundamental a obtenção de outras fontes de informação sobre o quadro clínico e o funcionamento do paciente em ambientes e contextos diferentes, incluindo relatos dos responsáveis, cuidadores, professores e outras pessoas que convivem com o paciente, sendo a entrevista clínica com múltiplos informantes o padrão ouro na avaliação de depressão na infância e na adolescência. Vale destacar que essa investigação deve preconizar a confidencialidade das informações dadas pelo paciente.

O estabelecimento de um bom vínculo entre o profissional e o paciente é primordial e deve ser o objetivo no primeiro contato com a criança e o adolescente. Dessa forma, recomenda-se que seja realizada mais de uma sessão para a avaliação. O uso de linguagem adaptada e *settings* diferentes e flexíveis pode ser aplicado de acordo com a individualidade e a faixa etária dos pacientes. Adaptações possíveis para esse momento incluem: com adolescentes, a realização da primeira entrevista apenas com o paciente, com a entrevista dos pais sendo realizada apenas em momento posterior; com crianças pequenas, a utilização de jogos e brincadeiras além da entrevista com os pais e da detecção de alterações comportamentais e vegetativas. Recomenda-se ainda abertura para exploração de temas significativos para os pacientes, que podem – e devem – ser engajados na reflexão acerca de sua experiência dos sintomas e prejuízos decorrentes da depressão, mas também na formulação de metas e objetivos do tratamento.

Para o diagnóstico do TDM em crianças e adolescentes, utilizam-se os mesmos critérios para o diagnóstico em adultos contidos no CID-11 e no DSM-5-TR, com exceção da irritabilidade, que pode se destacar sobre o humor deprimido (Quadro 2). Além disso, a CID-11 acrescenta aos sintomas de TDM a desesperança – especialmente em adolescentes, a avaliação da presença desse sintoma pode ser importante, uma vez que ele se relaciona a maior gravidade de depressão e suicidalidade. Vale lembrar que também é importante avaliar os especificadores do episódio depressivo, como a gravidade, a presença de sintomas psicóticos e se é um episódio único ou recorrente.

Um aspecto relevante na avaliação clínica de crianças e adolescentes com depressão é determinar o risco de suicídio. Assim, é necessário avaliar o grau de suicidalidade, de forma a determinar se existem

QUADRO 2 Diagnóstico diferencial de transtorno depressivo maior (TDM) na infância e na adolescência

Outros transtornos no capítulo de transtornos depressivos do DSM-5-TR	
Transtorno depressivo persistente	Pode ocorrer em concomitância com o TDM e se caracteriza pela presença de sintomas depressivos crônicos por pelo menos 1 ano. Nesse período, o indivíduo nunca esteve sem a presença de pelo menos três sintomas (incluindo humor deprimido na maior parte do tempo) por mais de 2 meses ou apresenta critérios para TDM continuamente ao longo do ano.
Transtorno disfórico pré-menstrual	Caracterizado por alterações de humor, comportamentais e físicas relacionadas ao período pré-menstrual e que cessam após a menstruação. Pode afetar adolescentes que já tiveram a menarca.
Transtorno disruptivo de desregulação do humor	Caracterizado por irritabilidade crônica com episódios frequentes de explosão de raiva com início antes dos 10 anos de idade e que não ocorram na vigência de um episódio depressivo ou de mania/hipomania.
Transtorno depressivo induzido por substância/medicamento	As substâncias incluem: nicotina, álcool, *cannabis*, opiáceos, cocaína, estimulantes, sedativos, esteroides anabolizantes, analgésicos, agentes quimioterápicos, medicamentos cardiovasculares, corticosteroides, imunossupressores, psicofármacos e contraceptivos orais.
Transtornos depressivos devido a outra condição médica	As condições incluem: anemia, hipovitaminose B12, hipotireoidismo ou outras doenças endocrinológicas, asma ou apneia obstrutiva do sono, enxaqueca, traumatismo cranioencefálico, epilepsia ou outras doenças neurológicas, mononucleose ou outras doenças infecciosas, doenças autoimunes, doenças intestinais inflamatórias, síndrome da fadiga crônica, neoplasias, entre outras.
Outros transtornos	
	Manifestações compartilhadas com o TDM.*
Transtorno de déficit de atenção com hiperatividade (TDAH)	Desatenção,* agitação psicomotora,* retraimento social, alterações somáticas, alterações de apetite e do sono, irritabilidade.
Transtornos de ansiedade	Irritabilidade,* desatenção,* agitação psicomotora,* retraimento social, alterações somáticas, alterações de apetite e do sono.*
Transtornos de oposição desafiante (TOD)	Irritabilidade.*
Transtornos psicóticos	Depressão com sintomas psicóticos,* anedonia* e retraimento social.
Transtorno do espectro autista (TEA)	Irritabilidade, desatenção, agitação psicomotora e retraimento social.
Transtornos de aprendizagem	Dificuldades escolares.
Transtornos por uso de substâncias (TUS)	Irritabilidade,* humor deprimido,* agitação ou retardo psicomotor,* alterações de apetite e sono.*

*Sintomas compartilhados entre os transtornos, de acordo com o DSM-5-TR.

indícios de pensamentos de morte (que podem ser expressos como desejo de estar morto, sumir, dormir e não acordar, entre outros) ou pensamentos de suicídio ativos. Nesse caso, é importante avaliar o grau de intenção e se há a presença de planos específicos, bem como acesso a métodos e fatores de risco (principalmente episódios depressivos, tentativas prévias, sobretudo nos últimos 3 meses, presença de transtornos mentais comórbidos e história de maus-tratos). Por fim, destaca-se a importância de uma avaliação compreensiva e realista acerca da presença de fatores de proteção, principalmente suporte familiar, que podem contribuir para o manejo da situação.

Diagnóstico diferencial e comorbidades

Durante a avaliação, é fundamental diferenciar sinais e sintomas clinicamente significativos e de caráter episódico e duradouro (pelo menos 2 semanas) de sintomas de irritabilidade e tristeza relacionados a vivências cotidianas e momentos do desenvolvimento da criança ou adolescente, como resposta a frustrações, contextos de perdas ou luto não complicado e questões existenciais e de formação da identidade durante a adolescência sem prejuízos significativos do funcionamento social ou escolar.

É importante, ademais, a diferenciação de outros transtornos presentes no capítulo de transtornos depressivos do DSM-5-TR, além de outros transtornos que podem compartilhar sintomas com o TDM (Quadro 2).

Um diagnóstico diferencial importante é o de transtorno bipolar (TB), em que, além do episódio depressivo, há a presença de ao menos um episódio de mania ou hipomania. Esse diagnóstico diferencial pode ser muito desafiador, uma vez que podemos receber um paciente em primeiro episódio depressivo sem história prévia de sintomas do polo maníaco pelo fato de este ainda não ter se manifestado ou até mesmo por viés de memória do paciente ou dos responsáveis.

A coocorrência do TDM com outros transtornos mentais é comum, chegando a 64% e tendo como principais comorbidades os transtornos ansiosos, os transtornos disruptivos (como o transtorno opositor-desafiante e os transtornos de conduta), o transtorno de déficit de atenção e hiperatividade (TDAH) e o transtorno do uso de substâncias. Já a comorbidade com outras condições médicas varia de 11 a 29%. A presença de comorbidades pode influenciar a escolha do tratamento e está associada a menor resposta terapêutica e, consequentemente, pior prognóstico.

ESTABELECIMENTO DO PLANO TERAPÊUTICO

O tratamento do TDM em crianças e adolescentes deve ser individualizado e estabelecido com base em uma boa avaliação que inclua aspectos relacionados à fase do desenvolvimento do paciente, aspectos familiares, estressores ambientais, presença ou ausência de fatores protetores, a gravidade dos sintomas e a detecção de riscos envolvidos. Essa avaliação definirá, além das modalidades terapêuticas baseadas em evidências mais indicadas, o ambiente mais adequado de tratamento. A maioria dos casos poderá se beneficiar do tratamento na atenção primária ou em ambulatório especializado, porém casos graves que incluam sintomas psicóticos, risco de suicídio ou agressão, situações de intoxicação aguda, situações de negligência ou violência e baixo suporte ou esgotamento familiar necessitarão de uma estrutura multidisciplinar que possa fornecer o cuidado e proteção adequados para o paciente, como uma internação hospitalar.

Para episódios classificados como leves, intervenções não farmacológicas com abordagem psicossocial, além da psicoeducação para o paciente e familiares e da verificação de estressores ambientais, são preconizadas. Casos moderados a graves têm indicação de intervenções psicoterápicas ou tratamento combinado, que inclui psicoterapia com adição do tratamento farmacológico com antidepressivos, sendo o tratamento exclusivamente farmacológico reservado para casos em que o tratamento psicoterápico não está disponível, não foi aceito ou não apresentou resposta.

A seguir será apresentada uma revisão sobre as evidências acerca das abordagens não farmacológicas e farmacológicas para o manejo do TDM na infância e na adolescência.

TRATAMENTO NÃO FARMACOLÓGICO

Diferentes modalidades de intervenções vêm sendo propostas para o manejo da depressão na infância e na adolescência. Dentre elas, destacam-se as intervenções psicossociais e psicoterápicas. Além disso, estudos recentes vêm demonstrando a relevância de considerar intervenções focadas no estilo de vida no tratamento da depressão na adolescência.

Intervenções psicossociais

Intervenções psicossociais são indicadas, de forma majoritária, para casos leves de depressão. Estes podem ser abordados com base em uma estratégia terapêutica que busque a promoção de suporte ativo e monitoramento de sintomas durante 2 a 4 semanas, com visitas semanais ou a cada 2 semanas. Essa modalidade, chamada de **espera atenta**, também pode incluir estratégias não diretivas, caracterizadas pelo foco em aspectos de apoio e aconselhamento (*counseling*). Nessa modalidade de tratamento, destaca-se a possibilidade de que não especialistas realizem intervenções em cenários de atenção primária, ou até mesmo em escolas e outros cenários comunitários.

Crianças e adolescentes com depressão leve podem igualmente se beneficiar de outras estratégias terapêuticas em grupo, como a realização de protocolos de terapia cognitivo-comportamental (TCC) ou de terapia interpessoal para adolescentes (TIP-A), mas também TCC *online*, que é realizada individualmente utilizando tecnologias digitais, e que pode ou não envolver o contato direto com profissionais (p. ex., Fleming et al., 2021).

Intervenções no estilo de vida

Especialmente para casos leves, a promoção de mudanças no estilo de vida também pode ser um aspecto importante do manejo de depressão na infância e na adolescência. Nesse sentido, a literatura vem apontando para as diferentes associações entre fatores relacionados à rotina e a presença de sintomas de depressão. Estes podem ser alvos possíveis de aconselhamento e intervenção, configurando-se como estratégias auxiliares no manejo de quadros depressivos em crianças e adolescentes.

Dentre as possíveis medidas, destacam-se:

1. **Prática de atividade física:** a literatura aponta para o benefício da prática de

atividade física regular na melhora de sintomas depressivos em jovens, com destaque para atividades aeróbicas.
2. **Dieta:** hábitos alimentares também podem ter relação com o desenvolvimento e a piora de sintomas de depressão. Estudos vêm sugerindo que o consumo moderado de alimentos processados e doces, além da adoção de uma dieta que privilegie o consumo de vegetais, frutas, grãos integrais e nozes, podem reduzir o risco para o desenvolvimento de depressão, bem como sintomas do transtorno.
3. **Sono:** disrupções no padrão de sono e irregularidades nos ritmos biológicos podem ser fatores importantes que contribuem para o desenvolvimento de TDM em adolescentes. Nesse sentido, a avaliação de rotinas, padrões e preferências relacionados ao momento de dormir (incluindo exposição a telas) pode ser um fator importante no planejamento de intervenções focalizando medidas de higiene do sono, bem como a ponderação acerca da necessidade de medidas específicas direcionadas à insônia.

Intervenções psicoterápicas

As psicoterapias fazem parte das intervenções com maiores evidências científicas para depressão moderada a grave na infância e na adolescência, junto ao tratamento farmacológico e estratégias combinadas. As intervenções psicoterápicas com maior evidência de eficácia para reduzir sintomas depressivos em crianças e adolescentes são a TCC e a TIP-A. Porém, também existem evidências apontando para a possibilidade de benefícios do uso de TIP familiar, psicoterapia psicodinâmica breve, TCC em grupo e terapia familiar para casos moderados de depressão na adolescência (Quadro 3).

Nesse sentido, a indicação de psicoterapia individual para crianças e adolescentes envolve, ainda, um trabalho importante de educação dos indivíduos e familiares acerca das diferentes modalidades existentes de psicoterapia, bem como as formas como elas podem ir ao encontro de preferências, necessidades e valores dos jovens e de suas famílias. Dentre esses aspectos, destaca-se a importância de considerar as circunstâncias de vida de cada família e o

QUADRO 3 Modalidades de psicoterapia para transtorno depressivo maior, principais características e evidências disponíveis

Abordagem	Principais características	Evidências
Terapia cognitivo-comportamental (TCC)	Tem como objetivo mudanças nos pensamentos e nos comportamentos que contribuem para o estresse emocional, interferem no humor e proporcionam a perpetuação do quadro depressivo.	▪ Redução de sintomas depressivos (quando comparada a lista de espera, tratamento usual ou nenhuma intervenção) (Nice, 2019a). ▪ Melhora em aspectos de funcionalidade, qualidade de vida, suicídio e ideação suicida (Nice, 2019a). ▪ Benefício quando adicionada ao tratamento farmacológico, contribuindo para taxas mais altas de remissão em casos que não exibiram melhora apenas com o uso de medicações (Brent et al., 2008).

(continua)

QUADRO 3 (*continuação*) Modalidades de psicoterapia para transtorno depressivo maior, principais características e evidências disponíveis

Abordagem	Principais características	Evidências
Terapia interpessoal para adolescentes (TIP-A)	Tem como objetivos ajudar os adolescentes a melhorar seus relacionamentos e interações sociais, com foco em aspectos interpessoais e habilidades sociais.	▪ Redução de sintomas depressivos (quando comparada a lista de espera, placebo psicológico e tratamento usual) (Pu et al., 2017). ▪ Melhora em aspectos de funcionalidade e dificuldades interpessoais (Duffy et al., 2019). ▪ Superior a todos os grupos controle psicológicos, com tamanho de efeito moderado (Zhou et al., 2020).
Psicoterapia psicodinâmica breve*	Tem como objetivo elaborar e aumentar a coerência dos modelos mentais desadaptativos de relações de apego e melhorar a capacidade de regulação afetiva a partir de estratégias expressivas e de apoio.	▪ Evidências de efetividade semelhante quando comparada à TCC (Goodyer et al., 2017). ▪ Redução de sintomas depressivos e maiores taxas da remissão após o tratamento quando comparada a intervenções-controle e terapia familiar (Nice, 2019a).

* Modelo proposto por Goodyer et al. (2017).

contexto em que o tratamento será oferecido, mas também aspectos individuais, como maturidade, nível de desenvolvimento e presença de comorbidades, transtornos do neurodesenvolvimento e capacidade de comunicação.

Vale ressaltar que as intervenções psicológicas existentes parecem ser menos eficazes para crianças e adolescentes quando comparadas a intervenções similares em outras faixas etárias. Isso pode ser explicado em parte pela relativamente alta resposta observada nos grupos controle e ainda pelo fato de existirem menos estudos nessa faixa etária, em especial aqueles realizados com crianças menores de 12 anos. Porém, aspectos das intervenções disponíveis também precisam ser levados em consideração na escolha e planejamento de intervenções psicológicas com crianças e adolescentes, como a adaptação das intervenções para a faixa etária pretendida e o envolvimento dos cuidadores.

TRATAMENTO FARMACOLÓGICO E TRATAMENTO COMBINADO

O tratamento psicofarmacológico para o TDM em crianças e adolescentes com o uso de antidepressivos, em especial os inibidores seletivos da recaptação de serotonina (ISRS), é indicado para casos moderados ou graves, e sua utilização deve ser considerada após o tratamento psicoterápico ou no tratamento combinado.

O tratamento combinado consiste na associação de psicoterapia com o uso de antidepressivos e é recomendado para depressão moderada e grave. Um dos principais ensaios clínicos randomizados (ECR) que avaliaram o tratamento combinado para adolescentes deprimidos foi o *TADS (Treatment for Adolescents With Depression Study)* (March et al., 2007), em que 439 pacientes foram divididos em quatro grupos: TCC, fluoxetina em monoterapia, TCC associada à fluoxetina e placebo.

O grupo que recebeu tratamento combinado demonstrou ser superior aos tratamentos isolados com maior benefício após 12 semanas. Outro estudo com resultados convergentes foi o *Tordia (Treatment of SSRI-Resistant Depression in Adolescents)* (Brent et al., 2008), em que foram avaliados adolescentes com depressão resistente. Contudo, tais resultados não foram replicados por estudos posteriores, como o *Adapt* (*Adolescent Depression Antidepressant and Psychotherapy Trial*) (Goodyer et al., 2008) e o *Yoda-C* (*The Youth Depression Alleviation-Combined Treatment*) (Davey et al., 2019), gerando incertezas quanto aos benefícios do tratamento combinado em relação à TCC e aos ISRS em monoterapia e criando hipóteses sobre quais tipos de pacientes teriam maior benefício com essa abordagem terapêutica.

Atualmente, os antidepressivos aprovados para o tratamento do TDM em crianças e adolescentes pelo órgão estadunidense Food and Drug Administration (FDA) são a fluoxetina (pacientes com 8 anos ou mais) e o escitalopram (pacientes com 12 anos ou mais), embora também sejam utilizados outros ISRS (sertralina, citalopram e fluvoxamina) e outras classes de antidepressivos com base em estudos com menor grau de evidência ou extrapolações de evidências advindas de estudos com adultos.

As diretrizes, revisões sistemáticas e metanálises de ECR mais recentes indicam a fluoxetina como primeira escolha entre os tratamentos farmacológicos no TDM pediátrico. Entretanto, outros ISRS podem ser utilizados considerando as características individuais de cada caso. Cerca de 30 a 40% dos casos de depressão em adolescentes não apresentam resposta (melhora sintomática de ao menos 50%) após a primeira linha de tratamento, e metade destes não apresenta melhora após a adição de psicoterapia ou troca de medicação (depressão resistente), o que se associa a pior prognóstico com aumento do risco de suicídio, problemas sociais, interpessoais e acadêmicos e maior chance de recorrência da depressão na vida adulta. O maior ECR que investigou depressão resistente em adolescentes foi o *Tordia* (Brent et al., 2008), em que o ISRS inicial foi trocado por outro ISRS em um grupo e por venlafaxina no outro, sendo ambos os grupos divididos em adição ou não de TCC (tratamento combinado). Os principais achados foram que os grupos que receberam TCC, independentemente do antidepressivo, apresentaram melhor resposta, mas não houve diferença entre os grupos com ISRS ou venlafaxina, embora o grupo com venlafaxina tenha apresentado mais efeitos adversos e maior incidência de comportamento suicida. Dessa forma, em casos em que o paciente não respondeu ao tratamento psicoterápico e não respondeu ou atingiu remissão com a maior dose permitida tolerada do primeiro ISRS em pelo menos 12 semanas de uso (depressão resistente), sugere-se a troca do antidepressivo por outro ISRS. Caso o paciente ainda não apresente resposta em tempo e dose adequada do segundo ISRS (depressão refratária), pode-se considerar a troca para venlafaxina em pacientes com 12 anos ou mais. Troca por outros antidepressivos (p. ex., duloxetina, mirtazapina ou bupropiona) e estratégias de potencialização (p. ex., lítio ou antipsicóticos atípicos) utilizados para o tratamento de depressão em adultos podem ser consideradas apenas após todos esses passos serem dados sem resposta adequada devido à falta de evidência na população pediátrica. O uso de tricíclicos e inibidores da monoamina oxidase não é recomendado para essa faixa etária.

Estratégias de neuromodulação como a estimulação magnética transcraniana e a eletroconvulsoterapia podem ser consideradas para adolescentes com depressão refratária, mas sua eficácia e segurança nessa população ainda carecem de evidências robustas. Vale lembrar que nos casos de depressão resistente ou refratária a primeira conduta a ser adotada é revisar diagnóstico, adesão, presença de comorbidades e fatores estressores que podem estar presentes em todos os passos do tratamento.

Antes do início do tratamento com os ISRS ou outros antidepressivos, é fundamental que o clínico realize a psicoeducação da família e do paciente sobre as principais interações medicamentosas e os efeitos adversos possíveis, como sintomas gastrointestinais, cefaleia, alterações de sono, alterações sexuais, sudorese, tremores e a ativação comportamental, caracterizada por aumento da ansiedade, agitação e irritabilidade nas primeiras semanas de tratamento. A posologia indicada dos antidepressivos é semelhante à utilizada em adultos, embora se preconize o início com doses mais baixas em crianças e adolescentes e se espere o efeito terapêutico até 4 a 6 semanas antes de ajustar a dose. Outro cuidado importante é informar sobre os riscos de uma suspensão abrupta da medicação, que pode causar síndrome de retirada ou de descontinuação, envolvendo diversos sintomas de desconforto físico e psíquico e podendo até mesmo se assemelhar a um estado gripal.

O tempo de tratamento é variável e o objetivo é sempre a remissão completa dos sintomas, sendo recomendado o tratamento de continuação (6 a 12 meses) após a fase aguda. Quando não se estabelece a remissão, recomenda-se o tratamento sequencial, em que é adicionada TCC na fase de continuação e se está associado com menor risco de recaída. Após um período de eutimia de aproximadamente 1 ano, é possível iniciar o processo de redução gradual da medicação com posterior suspensão, sendo sugerido evitar o período letivo para esse processo. Em casos de depressão recorrente ou com muitos fatores de risco, recomenda-se o tratamento de manutenção.

O efeito adverso mais grave relacionado ao uso de antidepressivos, em especial a venlafaxina, em crianças e adolescentes é o possível aumento de comportamento suicida nos meses iniciais de tratamento. Contudo, o conjunto de evidências parece sugerir que pode haver mais benefícios do que riscos no uso dos antidepressivos nessa faixa etária [número necessário para tratar (NNT) de 10; número necessário para causar dano (NNH) de 112]. Dessa forma, é recomendado o acompanhamento semanal de pacientes na fase aguda que iniciam o uso de antidepressivos, além de sempre reavaliar mudanças de comportamento, fatores de risco associados e grau de suicidalidade.

Por fim, vale ressaltar que levar em consideração as percepções de crianças e adolescentes acerca das medicações deve ser uma parte importante da formulação do tratamento. Isso porque a necessidade do uso de psicofármacos pode ter significados complexos, muitas vezes impactando a forma como os jovens se veem e como conceitualizam sua depressão. Assim, destaca-se a importância de incluir crianças e adolescentes no processo de tomada de decisão, especialmente no momento de introdução de medicamentos. Isso pode não somente resultar em melhor adesão, mas também influenciar positivamente no vínculo com o profissional de saúde e promover um momento de reflexão acerca de como os jovens percebem e se engajam em seu processo de melhora.

CONCLUSÕES

A abordagem da depressão na infância e na adolescência demanda atenção cuidadosa de profissionais. Nesse sentido, destaca-se a importância da identificação de fatores de risco e do rastreamento precoce, mas também da possibilidade de formulações de planos de tratamento individualizados que levem em consideração fatores como o ambiente em que o jovem se insere, os recursos disponíveis e as crenças e preferências pessoais de cuidadores e pacientes. Além disso, profissionais que trabalham com crianças e adolescentes precisam manter-se atentos às nuances associadas ao estágio de desenvolvimento da criança ou adolescente, que podem influenciar sobretudo a maneira como esse transtorno se manifesta.

Essa compreensão acerca da manifestação e identificação da depressão na infância e na adolescência é também crucial para não especialistas, uma vez que a maioria dos jovens provavelmente não terá acesso imediato a intervenções especializadas. Pais, educadores e membros da comunidade desempenham um papel vital na detecção precoce e no apoio emocional, e profissionais na atenção primária podem ser componentes-chave na realização de intervenções precoces.

Uma avaliação criteriosa de fatores individuais, ambientais, riscos associados e da gravidade dos sintomas é importante para estabelecer um plano terapêutico eficaz. Em casos leves, a espera atenta e intervenções psicossociais podem ser indicadas, enquanto casos moderados e graves requerem intervenções psicoterápicas, com ênfase em terapias cognitivo-comportamentais e terapias interpessoais para adolescentes como terapias de escolha. Em situações mais complexas, o uso de inibidores seletivos de recaptação de serotonina (ISRS), especialmente a fluoxetina, pode também ser indicado. O tratamento combinado emerge como opção igualmente válida, visando sempre à remissão total dos sintomas.

Diante de casos resistentes e refratários, uma abordagem meticulosa se faz necessária, reavaliando possíveis diagnósticos diferenciais, comorbidades, adesão ao tratamento, presença de estressores ambientais e efeitos adversos. A atenção especial para o risco de virada maníaca e comportamento suicida é imperativa nesses cenários. A psicoeducação e intervenções no estilo de vida se revelam como componentes importantes do tratamento, independentemente da gravidade do caso, fortalecendo a resiliência e promovendo o bem-estar emocional.

Nesse contexto, é urgente ressaltar a necessidade de mais pesquisas, especialmente voltadas para uma melhor compreensão das intervenções eficazes para crianças e adolescentes, incluindo aquelas com caráter preventivo. A expansão do conhecimento nessa área é essencial para aprimorar as práticas clínicas, desenvolver intervenções mais eficazes e contribuir para a construção de um cenário mais favorável à saúde mental dessa população.

DICAS DO ESPECIALISTA

- Na identificação de depressão em crianças e adolescentes, deve-se dedicar maior atenção às alterações do comportamento, em especial a presença de irritabilidade, queda no rendimento escolar e isolamento social.
- O uso de instrumentos de avaliação pode ser útil para o diagnóstico, a definição da gravidade e o acompanhamento terapêutico, enquanto exames complementares só devem ser solicitados em quadros atípicos ou na suspeita de diagnósticos diferenciais.
- O diagnóstico diferencial deve sempre ser realizado, uma vez que o uso de antidepressivos em pacientes com transtorno bipolar está associado a virada maníaca ou a sintomas mistos, com consequente aumento do risco de suicídio.
- Casos leves de depressão na infância e na adolescência apresentam indicação de espera atenta e intervenções psicossociais, enquanto casos moderados e graves apresentam indicação de intervenções psicoterápicas (TCC ou TIP-A), intervenção farmacológica (fluoxetina) ou tratamento combinado.
- O uso de antidepressivos tricíclicos não é recomendado em crianças e adolescentes.
- O uso de antidepressivos na infância e na adolescência está associado ao aumento do risco de comportamento suicida, porém o conjunto de evidências disponíveis indica que os benefícios do tratamento superam os riscos.

SUGESTÕES DE LEITURA

1. Alaie I, Philipson A, Ssegonja R, et al. Adolescent depression and adult labor market marginalization: a longitudinal cohort study. Eur Child Adolesc Psychiatry. 2022;31(11):1799-813.
2. American Psychiatric Association (APA). Manual diagnóstico e estatístico de transtornos mentais: DSM-5-TR. Porto Alegre: Artmed; 2023.
3. Avenevoli S, Swendsen J, He JP, et al. Major depression in the National Comorbidity Survey – Adolescent Supplement: Prevalence, Correlates, and Treatment. Journal of the American Academy of Child & Adolescent Psychiatry. 2015;54(1):37-44.e2.
4. Baldessarini RJ, Faedda GL, Offidani E, et al. Antidepressant-associated mood-switching and transition from unipolar major depression to bipolar disorder: a review. Journal of Affective Disorders. 2013;148(1):129-35.
5. Becker-Weidman EG, Reinecke MA, et al. Predictors of hopelessness among clinically depressed youth. behavioural and cognitive psychotherapy. 2009;37(3):267-91.
6. Brent DA, Brunwasser SM, Hollon SD, et al. Effect of a cognitive-behavioral prevention program on depression 6 years after implementation among at-risk adolescents: a randomized clinical trial. JAMA Psychiatry. 2015;72:1110.
7. Brent D, Emslie G, Clarke G, et al. Switching to another SSRI or to venlafaxine with or without cognitive behavioral therapy for adolescents with SSRI-resistant depression: the Tordia randomized controlled trial. JAMA. 2008;299(8):901-13.
8. Bridge JA, Iyengar S, Salary CB, et al. Clinical response and risk for reported suicidal ideation and suicide attempts in pediatric antidepressant treatment: a meta-analysis of randomized controlled trials. JAMA. 2007;297(15):1683.

9. Caye A, Kieling RR, Rocha TB, et al. Schedule for affective disorders and schizophrenia for school-age children – present and lifetime version (K-SADS-PL), DSM-5 update: translation into Brazilian Portuguese. Rev Bras Psiquiatr. 2017;39(4):384-6.
10. Cheung AH, Zuckerbrot RA, Jensen PS, et al. Guidelines for adolescent depression in primary care (GLAD-PC): II. Treatment and ongoing management. Pediatrics. 2007;120(5):e1313-26.
11. Cuijpers P, Karyotaki E, Eckshtain D, et al. Psychotherapy for depression across different age groups: a systematic review and meta-analysis. JAMA Psychiatry. 2020;77(7):694.
12. Davey CG, Chanen AM, Hetrick SE, et al. The addition of fluoxetine to cognitive behavioural therapy for youth depression (YoDA-C): a randomised, double-blind, placebo-controlled, multicentre clinical trial. The Lancet Psychiatry. 2019;6(9):735-44.
13. Donohue MR, Whalen DJ, Gilbert KE, et al. Preschool depression: a diagnostic reality. Curr Psychiatry Rep. 2019;21(12):128.
14. Dwyer JB, Stringaris A, Brent DA, Bloch MH. Annual research review: defining and treating pediatric treatment-resistant depression. Child Psychology Psychiatry. 2020;61(3):312-32.
15. Fleming T, Lucassen M, Stasiak K, et al. Technology matters: SPARX: computerised cognitive behavioural therapy for adolescent depression in a game format. Child Adoles Ment Health. 2021;26(1):92-4.
16. Forti-Buratti MA, Saikia R, Wilkinson EL, Ramchandani PG. Psychological treatments for depression in pre-adolescent children (12 years and younger): systematic review and meta-analysis of randomised controlled trials. Eur Child Adolesc Psychiatry. 2016;25(10):1045-54.
17. GBD 2019 Mental Disorders Collaborators. Global, regional, and national burden of 12 mental disorders in 204 countries and territories, 1990-2019: a systematic analysis for the Global Burden of Disease Study 2019. The Lancet Psychiatry. 2019;9(2):137-50.
18. Goodyer I, Dubicka B, Wilkinson P, et al. A randomised controlled trial of cognitive behaviour therapy in adolescents with major depression treated by selective serotonin reuptake inhibitors. The Adapt trial. Health Technol Assess. 2008;12(14):iii-iv, ix-60.
19. Goodyer IM, Reynolds S, Barrett B, et al. Cognitive behavioural therapy and short-term psychoanalytical psychotherapy versus a brief psychosocial intervention in adolescents with unipolar major depressive disorder (Impact): a multicentre, pragmatic, observer-blind, randomised controlled superiority trial. The Lancet Psychiatry. 2017;4(2):109-19.
20. Goodyer IM, Tsancheva S, Byford S, et al. Improving mood with psychoanalytic and cognitive therapies (Impact): a pragmatic effectiveness superiority trial to investigate whether specialised psychological treatment reduces the risk for relapse in adolescents with moderate to severe unipolar depression: study protocol for a randomised controlled trial. Trials. 2011;12(1):175.
21. Herrman H, Patel V, Kieling C, Berk M, Buchweitz C, Cuijpers P, et al. Time for united action on depression: a Lancet – World Psychiatric Association Commission. The Lancet. 2022;399(10328):957-1022.
22. Hetrick SE, McKenzie JE, Bailey AP, et al. New generation antidepressants for depression in children and adolescents: a network meta-analysis. Cochrane Common Mental Disorders Group, editor. Cochrane Database of Systematic Reviews. 2021;5(5):CD013674.
23. Jacobsen SA, Wilde EA. Laboratory testing and imaging studies in psychiatry. In: Roberts LW (ed.). The American Psychiatric Association Publishing Textbook of Psychiatry. 7.ed. American Psychiatry Association Publishing; 2019.
24. Johnson JG, Harris ES, Spitzer RL, Williams JBW. The patient health questionnaire for adolescents. Journal of Adolescent Health. 2002;30(3):196-204.
25. Kapczinski F, Montezano BB, Cardoso TA. Latent bipolar disorder. The Lancet. 2023;401(10394):2109.
26. Khalid S, Williams CM, Reynolds SA. Is there an association between diet and depression in children and adolescents? A systematic review. Br J Nutr. 2016;116(12):2097-108.
27. Kieling C, Buchweitz C, Caye A, et al. The worldwide prevalence and disability from mental disorders across childhood and adolescence: evidence from the Global Burden of Disease Study. JAMA Psychiatry. 2024;81(4):347-356.
28. Krause K, Midgley N, Edbrooke-Childs J, Wolpert M. A comprehensive mapping of outcomes following psychotherapy for adolescent depression: the perspectives of young people, their parents and therapists. Eur Child Adolesc Psychiatry. 2021;30(11):1779-91.
29. Lassale C, Batty GD, Baghdadli A, et al. Healthy dietary indices and risk of depressive outcomes: a systematic review and meta-analysis of observational studies. Mol Psychiatry. 2019;24(7):965-86.
30. Li K, Zhou G, Xiao Y, Gu J, et al. Risk of suicidal behaviors and antidepressant exposure among children and adolescents: a meta-analysis of observational studies. Front. Psychiatry. 2022:13;880496.
31. Li J, Zhou Z, Huang Z, Shao T. Effect of exercise intervention on depression in children and adolescents: a systematic review and network meta-analysis. BMC Public Health. 2023;23(1918).
32. Liu RT, Walsh RFL, Sheehan AE, et al. Prevalence and correlates of suicide and nonsuicidal self-injury in children: a systematic review and meta-analysis. JAMA Psychiatry. 2022;79(7):718-26.
33. Loades ME, Midgley N, Herring GT, et al. In Context: Lessons about adolescent unipolar depression from the Improving mood with psychoanalytic

and cognitive therapies trial. Journal of the American Academy of Child & Adolescent Psychiatry. 2024;63(2):122-135.

34. MacQueen GM, Frey BN, Ismail Z, et al. Canadian Network for Mood and Anxiety Treatments (Canmat) 2016 clinical guidelines for the management of adults with major depressive disorder: Section 6. Special populations: youth, women, and the elderly. The Canadian Journal of Psychiatry. 2016;61(9):588-603.
35. Manfro PH, Pereira RB, Rosa M, et al. Adolescent depression beyond DSM definition: a network analysis. Eur Child Adolesc Psychiatry. 2023:32:881-92.
36. March JS, Silva S, Petrycki S, et al. The treatment for adolescents with depression study (TADS): long--term Effectiveness and Safety Outcomes. Arch Gen Psychiatry. 2007;64(10):1132.
37. Maroun RA, Thackeray LA, Migdley N. Meaning and medication: a thematic analysis of depressed adolescents' views and experiences of SSRI antidepressants alongside psychological therapies. BMC Psychiatry. 2018;18(374).
38. Midgley N, Ansaldo F, Target M. The meaningful assessment of therapy outcomes: incorporating a qualitative study into a randomized controlled trial evaluating the treatment of adolescent depression. Psychotherapy. 2014;51(1):128-37.
39. National Institute for Health and Care Excellence (Nice). Depression in children and young people, 2019 evidence review: [A] Psychological interventions for the treatment of depression. Nice; 2019a. Disponível em: https://www.nice.org.uk/guidance/ng134/evidence/evidence-review-a-psychological--interventions-for-the-treatment-of-depression--pdf-6834544094. Acesso em: 11 dez. 2024.
40. National Institute for Health and Care Excellence (Nice). Depression in children and young people: identification and management. Nice; 2019b. Disponível em: www.nice.org.uk/guidance/ng134. Acesso em: 11 dez. 2024.
41. Offidani E, Fava GA, Tomba E, Baldessarini RJ. Excessive mood elevation and behavioral activation with antidepressant treatment of juvenile depressive and anxiety disorders: a systematic review. Psychother Psychosom. 2013;82(3):132-41.
42. Orchard F, Pass L, Marshall T, Reynolds S. Clinical characteristics of adolescents referred for treatment of depressive disorders. Child Adoles Mental Health. 2017;22(2):61-8.
43. Orchard F, Pass L, Reynolds S. "I am worthless and kind"; the specificity of positive and negative self-evaluation in adolescent depression. British J Clinic Psychol. 2019;58(3):260-73.
44. Oud M, De Winter L, Vermeulen-Smit E, et al. Effectiveness of CBT for children and adolescents with depression: a systematic review and meta-regression analysis. Eur Psychiatr. 2019;57:33-45.
45. Parikh A, Fristad MA, Axelson D, Krishna R. Evidence base for measurement-based care in child and adolescent psychiatry. Child and Adolescent Psychiatric Clinics of North America. 2020;29(4):587-99.
46. Poznanski E, Mokros H. Children's depression rating scale – revised (CDRS-R). Los Angeles: Western Psychological Services; 1996.
47. Reed GM, First MB, Kogan CS, et al. Innovations and changes in the ICD-11 classification of mental, behavioural and neurodevelopmental disorders. World Psychiatr. 2019;18(1):3-19.
48. Rie HE. Depression in childhood. Journal of the American Academy of Child Psychiatry. 1966;5(4):653-85.
49. Rey JM, Bella-Awusah TT, Liu J. Depression in child and adolescents. Iacapap e-textbook of child and adolescent mental health. Geneva: International Association for Child and Adolescent Psychiatry and Allied Professions; 2015.
50. Rosa M, Metcalf E, Rocha TBM, Kieling C. Translation and cross-cultural adaptation into Brazilian Portuguese of the Mood and Feelings Questionnaire (MFQ) – Long Version. Trends Psychiatry Psychother. 2018;40(1):72-8.
51. Rose-Clarke K, Hassan E, et al. A cross-cultural interpersonal model of adolescent depression: a qualitative study in rural Nepal. Social Science & Medicine. 2021;270:113623.
52. Shaw RJ, DeMaso DR. Depressive symptoms and disorders. In: Clinical manual of pediatric consultation – Liaison psychiatry. 2.ed. Washington: American Psychiatric Association Publishing; 2020.
53. Soehner AM, Bertocci MA, Levenson JC, et al. Longitudinal associations between sleep patterns and psychiatric symptom severity in high-risk and community comparison youth. Journal of the American Academy of Child & Adolescent Psychiatry. 2019;58(6):608-17.
54. Spitz RA, Wolf KM. Anaclitic depression: an inquiry into the genesis of psychiatric conditions in early childhood, II. The psychoanalytic study of the child. 1943;2(1):313-42.
55. Stringaris A, Maughan B, Copeland WS, et al. Irritable mood as a symptom of depression in youth: prevalence, developmental, and clinical correlates in the Great Smoky Mountains study. Journal of the American Academy of Child & Adolescent Psychiatry. 2013;52(8):831-40.
56. Tremblay MS, Carson V, Chaput J, et al. Canadian 24-Hour Movement guidelines for children and youth: an integration of physical activity, sedentary behaviour, and sleep. Appl Physiol Nutr Metab. 2016;41(6(S3)):S311-27.
57. Uchida M, Fitzgerald M, Woodworth H, et al. Subsyndromal manifestations of depression in children predict the development of major depression. The Journal of Pediatrics. 2018;201:252-8.
58. USPSTF. Final Recommendation Statement. Depression and suicide risk in children and adolescents:

screening. U.S. Preventive Services Task Force; 2022. Disponível em: https://www.uspreventiveservicestaskforce.org/uspstf/recommendation/. Acesso em: 11 dez. 2024.
59. Van Aswegen T, Samartzi E, Morris L, et al. Effectiveness of family-based therapy for depressive symptoms in children and adolescents: a systematic review and meta-analysis. Int J Psychol. 2023;58(6):499-511.
60. Viduani A, Benetti S, Martini T, et al. Social isolation as a core feature of adolescent depression: a qualitative study in Porto Alegre, Brazil. International Journal of Qualitative Studies on Health and Well-being. 2021;16(1):1978374.
61. Virtanen S, Lagerberg T, Takami Lageborn C, et al. Antidepressant use and risk of manic episodes in children and adolescents with unipolar depression. JAMA Psychiatry. 2024;81(1):25-33.
62. Viswanathan M, Kennedy SM, McKeeman J, et al. Treatment of depression in children and adolescents: a systematic review. Rockville (MD): Agency for Healthcare Research and Quality (US); 2020.
63. Wahid SS, Ottman K, Bohara J, et al. Adolescent perspectives on depression as a disease of loneliness: a qualitative study with youth and other stakeholders in urban Nepal. Child Adolesc Psychiatry Ment Health. 2022;16(51).
64. Walter HJ, Abright R, Bukstein OC, et al. Clinical practice guideline for the assessment and treatment of children and adolescents with major and persistent depressive disorders. J Am Acad Child Adolesc Psychiatry. 2023;6(2):479-502.
65. Wang S, Li Q, Lu J, et al. Treatment rates for mental disorders among children and adolescents: a systematic review and meta-analysis. JAMA Netw Open. 2023;6(10):e2338174.
66. Wickersham A, Ford T, Stewart R, Downs J. Estimating the impact of child and early adolescent depression on subsequent educational attainment: secondary analysis of an existing data linkage. Epidemiol Psychiatr Sci. 2021;30:e76.
67. Wilkinson PO, Cestaro V, Pinchen I. Pilot mixed-methods evaluation of interpersonal counselling for young people with depressive symptoms in non-specialist services. Evid Based Mental Health. 2018;21(4):134-8.
68. Wolfe KL, Nakonezny PA, Owen VJ, et al. Hopelessness as a predictor of suicide ideation in depressed male and female adolescent youth. Suicide Life Threat Behav. 2017;49(1):253-63.
69. Zhou X, Teng T, Zhang Y, et al. Comparative efficacy and acceptability of antidepressants, psychotherapies, and their combination for acute treatment of children and adolescents with depressive disorder: a systematic review and network meta-analysis. The Lancet Psychiatry. 2020;7(7):581-601.
70. Zielińska M, Łuszczki E, Michońska I, Dereń K. The Mediterranean diet and the Western diet in adolescent depression: current reports. Nutrients. 2022;14(20):4390.
71. Zuckerbrot RA, Cheung A, Jensen PS, Glad-PC Steering Group, et al. Guidelines for adolescent depression in primary care (Glad-PC): Part I. Practice preparation, identification, assessment, and initial management. Pediatrics. 2018;141(3):e20174081.

PARA SABER MAIS

- *Comissão organizada pela World Psychiatric Association em conjunto com a revista The Lancet que apresenta as principais evidências relacionadas à depressão ao longo do ciclo vital em todo o mundo:* Herrman H, Patel V, Kieling C, et al. Time for united action on depression: a Lancet – World Psychiatric Association Commission. The Lancet. 2022;399(10328):957-1022.
- *Diretrizes propostas pela Academia Americana de Psiquiatria da Infância e Adolescência para avaliação e tratamento de depressão:* Walter HJ, Abright R, Bukstein OC, et al. Clinical practice guideline for the assessment and treatment of children and adolescents with major and persistent depressive disorders. J Am Acad Child Adolesc Psychiatry. 2023;6(2):479-502.
- *Revisão sistemática e metanálise que compara a eficácia e a aceitabilidade de antidepressivos, psicoterapias e tratamento combinado:* Zhou X, Teng T, Zhang Y, et al. Comparative efficacy and acceptability of antidepressants, psychotherapies, and their combination for acute treatment of children and adolescents with depressive disorder: a systematic review and network meta-analysis. The Lancet Psychiatry. 2020;7(7):581-601.

28

Transtorno bipolar

Wagner de Sousa Gurgel
Lee Fu-I

PONTOS-CHAVE DESTE CAPÍTULO

- O diagnóstico do transtorno bipolar em crianças e adolescentes é desafiador. Diferenciar as variações normais de humor da infância das manifestações específicas do transtorno bipolar requer uma avaliação cuidadosa e especializada.
- A identificação e intervenção precoces visam minimizar os diversos efeitos negativos do ponto de vista cognitivo, acadêmico, emocional e nas relações interpessoais.
- Em função da cronicidade do quadro, as abordagens terapêuticas devem ser individualizadas, considerando gravidade dos sintomas, comorbidades, características específicas do desenvolvimento e efeitos colaterais a longo prazo. Combinações de terapias farmacológicas e psicossociais em geral serão necessárias por longos períodos.

INTRODUÇÃO

O transtorno bipolar (TB) é uma condição potencialmente vitalícia caracterizada por alternância de episódios de mudanças extremas de humor que podem começar na infância e na adolescência e geralmente causam prejuízos associados ao funcionamento familiar e social, baixo desempenho acadêmico, internações hospitalares, tentativas de suicídio e suicídios completos. Frequentemente se associa a altas taxas de sintomas crônicos de humor, manifestação psicótica, transtornos disruptivos, transtornos de ansiedade, transtornos de uso de substâncias e condições clínicas gerais (p. ex., obesidade, tireoidopatias, síndrome metabólica).

Nas últimas décadas, o TB tem sido foco de atenção crescente sobretudo devido a controvérsias em torno de sua prevalência, diagnóstico e tratamento em crianças e adolescentes. O TB de início precoce (< 18 anos) é cada vez mais reconhecido como um problema de saúde pública, visto que crianças e adolescentes com TB não diagnosticados frequentemente implicam maiores custos aos sistemas de saúde do que aquelas já diagnosticadas e em tratamento. Diante das altas taxas de morbimortalidade e do curso crônico da doença, o diagnóstico e o tratamento precoces são cruciais.

EPIDEMIOLOGIA

A prevalência geral de TB tipo I em crianças e adolescentes é estimada em 1 em 200 em todo o mundo. No entanto, a taxa de ocorrência de sintomas de humor subclínicos que não preenchem totalmente os critérios diagnósticos para TB em crianças e adolescentes é muito maior (4,3%). Não parece haver diferença na prevalência de TB na infância entre os EUA e outros países. Resultados de um estudo comparando descendentes de pais holandeses e norte-americanos com TB encontraram prevalência semelhante de TB-I e TB-II entre as amostras, mas existiram taxas mais altas de casos que não preencheram totalmente os critérios, chamados de TB não especificado (TB-NE), nos EUA (80%) em comparação com a amostra holandesa (34%).

Em recente metanálise incluindo 19 estudos (7 dos EUA e 12 da América do Sul, América Central ou Europa) com amostra total de 56.103 menores de 18 anos, foram identificados 1.383 pacientes com TB, nos quais a prevalência média de transtornos do espectro bipolar (TB-I, TB-II e TB-NE) foi de 3,9%, enquanto a média para TB-I foi de 0,6%. Entretanto, havia alta heterogeneidade entre os estudos incluídos. Deve-se considerar que as taxas de prevalência apresentaram variações dependendo da população e localidade estudadas, do critério diagnóstico aplicado e do método/instrumento utilizado. Um grande estudo epidemiológico dos EUA reportou taxas ligeiramente mais altas de TB-I e II em meninas do que em meninos (3,3% *versus* 2,6%, respectivamente).

ETIOLOGIA

Estudos com gêmeos e familiares de primeiro grau demonstraram que o TB é uma doença com forte componente genético, com concordância entre gêmeos idênticos de cerca de 70%, isto é, pode ocorrer 2 a 3 vezes mais do que em gêmeos não idênticos. Os estudos atuais indicam que provavelmente múltiplos genes são responsáveis pela herança genética de TB.

QUADRO CLÍNICO

No *Manual diagnóstico e estatístico de transtornos mentais* – 5ª edição (DSM-5) da Associação Americana de Psiquiatria (APA), um episódio de mania é descrito como um período distinto de humor anormal e persistentemente elevado, expansivo ou irritável com aumento anormal e persistente da atividade ou nível de energia e duração de pelo menos 7 dias consecutivos, presente a maior parte do dia, quase todos os dias. O TB-II é caracterizado no *Manual diagnóstico e estatístico de transtornos mentais* – 5ª edição, texto revisado (DSM-5-TR), por pelo menos um episódio depressivo maior e pelo menos um episódio hipomaníaco (a hipomania deve durar pelo menos 4 dias consecutivos). Tanto o DSM-5-TR como a Classificação Internacional de Doenças – 11ª revisão (CID-11) concordam que os sintomas hipomaníacos representam uma mudança no comportamento típico do indivíduo, mas não são graves o suficiente para causar prejuízo acentuado no funcionamento.

TB-NE é aplicado quando existem sintomas característicos de episódios hipomaníacos ou mistos mas que não atendem completamente aos critérios diagnósticos para nenhum dos subtipos específicos. Uma das formas de manifestação mais complexas são episódios com características mistas, que incluem sintomas depressivos adicionais durante um episódio maníaco, como disforia, anedonia, fadiga e desvalia. O DSM-5-TR indica também que sintomas maníacos podem ocorrer durante episódios depressivos.

Outros sintomas de mania são: autoestima inflada ou grandiosidade, diminuição da necessidade de dormir (p. ex., sente-se descansado após apenas 3 horas de sono), mais falante do que o normal ou pressão para continuar falando, fuga de ideias ou experiência subjetiva de que os pensamentos estão acelerados, distração (p. ex., atenção muito facilmente atraída para coisas sem importância ou estímulos irrelevantes, aumento da atividade direcionada a objetivos – seja socialmente, no trabalho ou na escola, ou sexualmente) ou agitação psicomotora.

Uma metanálise com 20 estudos que examinaram a fenomenologia e as características clínicas do TB de início precoce apontou que os sintomas mais comuns observados durante episódios de mania ou hipomania em crianças e adolescentes são: aumento de energia (79%), irritabilidade (77%), labilidade de humor (76%), distração (74%), atividade direcionada a objetivos (72%), euforia ou humor elevado (64%), fala pressionada (63%), hiperatividade (62%), pensamentos acelerados (61%), julgamento pobre (61%), grandiosidade (57%), riso inadequado (57%), necessidade reduzida de sono (56%) e fuga de ideias (54%).

Crianças e adolescentes em mania ou hipomania geralmente manifestam aumento de energia, não manifestam cansaço mesmo desempenhando tarefas extenuantes, sempre demonstrando estar cheios de energia, ainda que tenham dormido pouco. Podem apresentar felicidade extraordinária ou euforia sem motivos que justifiquem a alegria excessiva que demonstram. Irritabilidade e explosões de raiva são formas de desregulação emocional frequentes, ocorrendo em reação a algum tipo de frustração. A criança em mania pode se tornar mais falante do que o habitual, com comportamentos extravagantes e até mesmo bizarros (p. ex., move-se constantemente de um lado para o outro sem se importar com a reação do meio ou repete ações e atividades de risco que lhe causem satisfação, tornando-se impulsiva e imprudente; pode ter comportamentos de risco, como promiscuidade sexual). Quando os sintomas são mais leves, moderados ou intermitentes, podem passar despercebidos pelos pais e cuidadores, mas as mudanças também podem ser bastante bruscas e explosivas.

Em um estudo longitudinal, 25% dos participantes com TB-II passam a preencher critérios para TB-I, e 38% dos participantes com TB-NE ou ciclotimia para TB-I ou II ao longo de um período de 4 anos. Piores prognósticos foram associados a idade de início mais precoce, baixo nível socioeconômico e histórico familiar de transtornos de humor.

DIAGNÓSTICO

O DSM-5-TR, da APA, preconiza os seguintes subtipos de TB:

- TB tipo-I (TB-I).
- TB tipo-II (TB-II).
- Transtorno ciclotímico.
- Outros TB e transtorno relacionado especificado/não especificado (TB-NE).
- TB induzido por medicamento/substância.
- TB devido a outra condição médica.

Por consenso e segundo critério do DSM-5-TR, o surgimento de um episódio de mania/hipomania, com ou sem manifestação prévia de episódio de depressão, já seria um indicativo claro para definição de diagnóstico de TB também em crianças e adolescentes. Como ainda não se consegue estabelecer um quadro próprio de TB pediátrico em fase de mania ou hipomania, a APA, Organização Mundial da Saúde (OMS) e a Associação Internacional de Psiquiatria da Infância e da Adolescência (Iacapap – The International Association for Child and Adolescent Psychiatry and Allied Professions) recomendam a aplicação dos mesmos critérios e definições estabelecidos para adultos, com a possibilidade de variação das manifestações clínicas de acordo com o nível de desenvolvimento do paciente.

O curso e o comprometimento associados ao TB podem depender de seu subtipo (TB-I, TB-II ou TB-NE). O TB-I geralmente cursa com manifestação de episódios de mania, e o TB-II apresenta apenas quadro de hipomania. Note-se que a distinção entre um episódio de mania e um de hipomania se faz principalmente pela intensidade dos sintomas: nos quadros de mania há mudanças bizarras (fora do habitual), disfuncionais, duração do episódio maior e muitas vezes necessidade de internação hospitalar.

DIAGNÓSTICO DIFERENCIAL E COMORBIDADES

A avaliação diagnóstica do TB em jovens é complexa devido à variabilidade na apresentação clínica, à alta taxa de comorbidade, à sobreposição de sintomas com outros transtornos mentais, aos efeitos do desenvolvimento na expressão dos sintomas, às dificuldades das crianças em verbalizar suas emoções e aos efeitos potenciais dos medicamentos. A busca ativa de episódios de mania/hipomania passado e/ou atual deve fazer parte de toda avaliação psiquiátrica infantil.

Os médicos devem ser cautelosos ao atribuir sintomas a um quadro de mania ou hipomania, a menos que exista clara associação temporal com o humor anormalmente elevado, expansivo e/ou irritável. Além disso, sintomas crônicos como hiperatividade ou desatenção não devem ser considerados evidência de mania, a menos que se intensifiquem claramente com a mudança de humor. Apresentações prolongadas de sintomas maniformes inespecíficos que não mudam em intensidade geral devem levantar a possibilidade de diagnósticos diferentes como transtorno de déficit de atenção/hiperatividade (TDAH) ou transtorno opositor desafiador (TOD).

A presença de sintomas psicóticos exige diagnósticos diferenciais com outros transtornos mentais, como a esquizofrenia. Nesse caso, o início geralmente é insidioso e o paciente não apresenta a característica expansiva da mania.

TRATAMENTO FARMACOLÓGICO

As recomendações atuais para o tratamento do TB pediátrico são principalmente para o manejo psicofarmacológico combinado com intervenções psicossociais. Pesquisas recentes têm avaliado o uso de medicamentos em crianças e adolescentes com sintomas elevados de mania, concluindo que pacientes com maior gravidade e mais comorbidade eram os mais propensos a receberem a prescrição de dois ou mais medicamentos. Nas pesquisas, crianças e adolescentes que recebiam antipsicóticos tinham mais chances de ter um diagnóstico de transtorno psicótico ou TB-I e ter um funcionamento psicossocial geral mais prejudicado.

O manejo medicamentoso do TB em crianças e adolescentes é guiado pela fase da doença. O Quadro 1 mostra opções com suporte empírico para fases maníacas/mistas, depressivas ou de manutenção do humor eutímico. Tanto o lítio quanto os antipsicóticos atípicos (risperidona, olanzapina, quetiapina, aripiprazol, ziprasidona, asenapina) são geralmente seguros e eficazes para o manejo de curto prazo de estados maníacos/mistos agudos. A fase depressiva do TB em jovens é mais difícil de tratar farmacologicamente devido ao aumento do risco de mania com o tratamento antidepressivo e aos dados limitados disponíveis sobre o tratamento da depressão bipolar. A combinação de olanzapina e fluoxetina mostrou ser eficaz no tratamento da depressão bipolar em faixa etária pediátrica.

Em um ensaio clínico recente, a monoterapia com lurasidona diminuiu os sintomas depressivos em jovens com TB. A quetiapina foi considerada eficaz para o tratamento da depressão bipolar em adultos, mas seu efeito não foi diferente do placebo em crianças deprimidas com TB. Um estudo com jovens com sintomas depressivos em risco de desenvolvimento de TB mostrou baixa tolerabilidade da combinação paroxetina/divalproato, com risco de aumento dos sintomas maníacos e pensamentos suicidas. A manutenção da eutimia pode ser alcançada com aripiprazol. Embora em um estudo de descontinuação a lamotrigina não tenha tido efeito diferente do placebo em jovens de 10 a 17 anos, ela foi eficaz na manutenção do humor eutímico em adolescentes de 13 a 17 anos, quando comparados a crianças mais jovens.

QUADRO 1 Medicamentos que mostraram evidências no tratamento de fases mistas/maníacas, depressivas e de manutenção do transtorno bipolar em crianças e adolescentes

Fase	Medicamento
Mista/maníaca	Risperidona, olanzapina, quetiapina, aripiprazol, ziprasidona, asenapina, lítio, divalproato
Manutenção	Aripiprazol, lamotrigina (apenas em adolescentes), lítio, divalproato
Depressiva	Olanzapina + fluoxetina, lurasidona

Fonte: DelBello et al. (2022); Yatham et al. (2018).

Uma metanálise que examinou os riscos e benefícios da farmacoterapia de crianças e adolescentes com TB revelou maior eficácia dos antipsicóticos de segunda geração (ASG) quando comparados aos anticonvulsivantes e ao lítio. No entanto, os benefícios dos ASG acontecem à custa de efeitos colaterais potencialmente graves (aumento de peso, níveis de colesterol e triglicerídeos, hiperprolactinemia e sintomas extrapiramidais). Além disso, a maioria dos ensaios clínicos concentra-se no manejo agudo do TB e não aborda riscos e benefícios a longo prazo. Em uma comparação direta de risperidona, lítio e divalproato, a risperidona foi mais eficaz do que os estabilizadores de humor tradicionais ao longo de 8 semanas. O aumento de peso e dos níveis de prolactina foram mais comuns nos indivíduos em tratamento com risperidona.

Embora a monoterapia seja geralmente recomendada para o manejo de crianças e adolescentes pediátricos com TB, a terapia combinada é frequentemente implementada devido à resposta parcial com um único agente. A combinação de quetiapina e divalproato proporcionou maior controle dos sintomas maníacos em comparação com divalproato ou placebo. Da mesma forma, a combinação de risperidona e lítio ou divalproato foi eficaz na redução dos sintomas maníacos em jovens.

TRATAMENTO NÃO FARMACOLÓGICO

As evidências sugerem que as intervenções psicossociais adjuvantes são eficazes e viáveis em todas as fases do TB pediátrico. Tais intervenções mostram-se capazes de melhorar o desenvolvimento psicossocial global, tratar sintomas de psicopatologia comórbida, reduzir as taxas de recaída e melhorar a adesão ao tratamento farmacológico.

Intervenções baseadas em psicoeducação e no treino de habilidades cognitivas são as classes de psicoterapias com melhores evidências, conforme descrito no Quadro 2.

Embora a farmacoterapia seja considerada a primeira linha de tratamento, as intervenções psicossociais abordam fatores conhecidos por contribuir para o início e o curso do TB pediátrico. Fornecem aos jovens e a suas famílias psicoeducação e apoio no desenvolvimento das competências necessárias para a identificação de sintomas, manejo de recaídas e adesão à medicação, bem como melhores relações familiares e funcionamento acadêmico, ocupacional e social, que têm efeitos de longo prazo na qualidade de vida geral.

QUADRO 2 Psicoterapias que mostraram evidências no tratamento do transtorno bipolar em crianças e adolescentes

Tratamento	Número de sessões	Componentes	Classificação
TCC focada na criança e na família	12 sessões durante 3 meses (fase aguda) + sessões de reforço na fase de manutenção	Psicoeducação familiar + desenvolvimento de habilidades baseadas em TCC; Protocolo Rainbow	Evidências bem estabelecidas
Tratamento focado na família para adolescentes	21 sessões de 50 minutos durante 9 meses	Psicoeducação familiar + desenvolvimento de habilidades baseadas em TCC	Evidências bem estabelecidas
Psicoterapia baseada em psicoeducação	8 sessões de 90 minutos de grupos conjuntos de pais e jovens (multifamiliares); 17-24 sessões de 50 minutos (família única)	Psicoeducação familiar + desenvolvimento de habilidades baseadas em TCC	Evidências bem estabelecidas
Terapia dialético-comportamental	36 sessões (18 de familiares, 18 individuais) ao longo de 1 ano	Módulos principais: atenção plena, regulação emocional, tolerância ao sofrimento, eficácia interpessoal; psicoeducação; treinamento de habilidade; ideação/comportamentos suicidas e adesão/compromisso ao tratamento	Possivelmente eficaz

TCC: terapia cognitivo-comportamental.
Fonte: Brickman e Fristad (2022).

CONCLUSÃO

O TB pediátrico está associado a graves consequências psicossociais e a risco aumentado de suicídio, enfatizando a necessidade de identificação e tratamento precoces. Houve grande evolução no conhecimento sobre o TB pediátrico, e já existem mais evidências para orientar o tratamento medicamentoso, bem como as intervenções psicossociais.

DICAS DO ESPECIALISTA

- O TB em crianças e adolescentes pode ser confundido com outros transtornos comportamentais, como o TDAH ou o TOD. A falha na busca ativa de sintomas específicos do TB, como episódios de mania ou hipomania, pode levar a diagnósticos equivocados.
- É comum que os sintomas do TB em crianças e adolescentes se manifestem de maneira diferente dos sintomas em adultos.
- Os pediatras não costumam ter o treinamento especializado necessário para diagnosticar transtornos mentais complexos. Encaminhar pacientes para avaliação por psiquiatra da infância e adolescência é crucial para obter um diagnóstico preciso e iniciar um tratamento adequado.
- O tratamento eficaz do TB na infância e na adolescência não se limita à farmacoterapia. A abordagem multidisciplinar é essencial, incluindo psicoterapia, psicoeducação e suporte familiar.

SUGESTÕES DE LEITURA

1. Brickman HM, Fristad MA. Psychosocial treatments for bipolar disorder in children and adolescents. Annu Rev Clin Psychol. 2022;18:291-327.
2. Cichoń L, Janas-Kozik M, Siwiec A, Rybakowski JK. Clinical picture and treatment of bipolar affective disorder in children and adolescents. Psychiatr Pol. 2020;54(1):35-50.
3. Cohen D, Bonnot O, Bodeau N, et al. Adverse effects of second-generation antipsychotics in children and adolescents: a Bayesian meta-analysis. J Clin Psychopharmacol. 2012;32(3):309-16.
4. DelBello MP, Kadakia A, Heller V, et al. Systematic review and network meta-analysis: efficacy and safety of second-generation antipsychotics in youths with bipolar depression. J Am Acad Child Adolesc Psychiatry. 2022;61(2):243-54.
5. Elsayed OH, Pahwa M, El-Mallakh RS. Pharmacologic treatment and management of bipolar disorder in adolescents. Expert Opin Pharmacother. 2022;23(10):1165-79.
6. Findling RL, Stepanova E, Youngstrom EA, Young AS. Progress in diagnosis and treatment of bipolar disorder among children and adolescents: an international perspective. Evid Based Ment Health. 2018;21(4):177-81.
7. Goldstein BI, Birmaher B, Carlson GA, et al. The International Society for Bipolar Disorders Task Force report on pediatric bipolar disorder: knowledge to date and directions for future research. Bipolar Disorders. 2017;19(7):524-43.
8. Hobbs E, Reed R, Lorberg B, et al. Psychopharmacological treatment algorithms of manic / mixed and depressed episodes in pediatric bipolar disorder. J Child Adolesc Psychopharmacol. 2022;32(10):507-21.

9. Malhi GS, Jadidi M, Bell E. The diagnosis of bipolar disorder in children and adolescents: past, present and future. Bipolar Disorders. 2023;25(6):469-77.
10. Post RM, Grunze H. The challenges of children with bipolar disorder. Medicina (Kaunas). 2021 Jun 11;57(6):601. doi: 10.3390/medicina57060601.
11. Van Meter A, Moreira ALR, Youngstrom E. Updated meta-analysis of epidemiologic studies of pediatric bipolar disorder. J Clin Psychiatry. 2019;80(3):18r12180.
12. Yatham LN, Kennedy SH, Parikh SV, et al. Canadian Network for Mood and Anxiety Treatments (Canmat) and International Society for Bipolar Disorders (ISBD) 2018 guidelines for the management of patients with bipolar disorder. Bipolar Disord. 2018;20(2):97-170.
13. Yee CS, Hawken ER, Baldessarini RJ, Vázquez GH. Maintenance pharmacological treatment of juvenile bipolar disorder: review and meta-analyses. Int J Neuropsychopharmacol. 2019;22(8):531-40.

PARA SABER MAIS

- Boarati MA, Pantano T, Scivoletto S. Psiquiatria da infância e adolescência: cuidado multidisciplinar. 2.ed. Barueri: Manole; 2023.
- Diler RS, Birmaher B. Bipolar disorders in children and adolescents. In: Rey JM, Martin A (eds.). JM Rey's Iacapap e-textbook of child and adolescent mental health. Geneva: International Association for Child and Adolescent Psychiatry and Allied Professions; 2019.
- Fu-I L, Boarati MA. Transtornos do humor na infância e adolescência. Porto Alegre: Artmed; 2024. 360p.

29

Autolesão não suicida e suicidalidade

Jackeline S. Giusti
Marcelo J. A. A. Brañas
Marcos S. Croci

PONTOS-CHAVE DESTE CAPÍTULO

- Apesar de a autolesão não suicida (ALNS) não ter como intuito imediato o suicídio, é um significativo fator de risco para tentativas de suicídio. É importante que os profissionais entendam como ocorre essa transição tanto do ponto de vista teórico quanto do clínico.
- Autolesão não suicida e comportamento suicida compartilham funções psicológicas (p. ex., escapar de emoções negativas) e fatores de risco em diversos domínios (p. ex., exposição a ALNS em pares, impulsividade, uso de drogas, rede de suporte restrita e histórico de *bullying*).
- Diretrizes de tratamento incluem investigar seus fatores predisponentes e funções psicológicas, a gravidade da apresentação clínica e o risco agudo, além de elucidar o contexto interpessoal.
- O tratamento psicoterápico ambulatorial é a primeira linha de tratamento e visa endereçar vulnerabilidades emocionais, comportamentais e interpessoais. Psicoterapias baseadas em evidência, como terapia comportamental dialética e cognitivo-comportamental, podem ser efetivas.
- A avaliação e o tratamento das comorbidades psiquiátricas é fundamental, já que a maior parte dos casos apresenta distúrbios psiquiátricos que contribuem para o surgimento da autolesão não suicida.

INTRODUÇÃO

A autolesão não suicida (ALNS), definida como lesão intencional e autoinfligida ao corpo sem intenção suicida, ocorre mais frequentemente na adolescência, com início por volta dos 13 anos, atingindo um pico entre 15 e 16 anos e diminuindo a partir dos 18 anos até o início da vida adulta. A prevalência da ALNS ao longo da vida em população de adolescentes é de 16,9%, surge durante a puberdade –

quando o neurodesenvolvimento ainda não está completo e os comportamentos de risco, a reatividade emocional e a sensibilidade às pressões sociais são altas – e há evidências que apontam seu aumento principalmente entre adolescentes do sexo feminino. Um estudo britânico identificou que a população que refere ALNS para aliviar sensações e sentimentos negativos triplicou entre 2000 e 2014. O aumento de estressores, a exposição à ALNS pela mídia ou pares e o uso de álcool e drogas entre os adolescentes contribuíram para essa escalada.

Embora a ALNS e as tentativas de suicídio sejam comportamentos diferentes por definição, eles não são excludentes, sendo bastante comum que pacientes apresentem ambos os comportamentos em momentos distintos, e um deles é fator de risco para o outro. Apesar de a ALNS se reduzir naturalmente da adolescência para a vida adulta, ela é um fator de risco para ALNS repetitivas, manutenção de dificuldade de regulação emocional, ocorrência de eventos estressores interpessoais, de futuro transtorno por uso de substâncias, de transtorno de personalidade *borderline* (TPB), tentativas de suicídio e mortes por suicídio. O tratamento precoce desses jovens, com objetivo de ajudá-los a lidar com dificuldades emocionais, aumentando a resiliência, pode reduzir subsequentemente esses riscos.

ETIOLOGIA

A interação entre fatores psicológicos, comportamentais, socioambientais e neurobiológicos (alterações em neurocircuitos, do eixo hipotálamo-hipófise-adrenal, polimorfismos genéticos e diferenças no processamento da dor) pode culminar no desenvolvimento da ALNS durante a transição crítica da infância para a idade adulta.

Uma grande amostra comunitária, seguida a partir dos 5 anos de idade, revelou que a maioria dos jovens que se automutilaram aos 14 anos relatou problemas com baixa autoestima, do sono e de saúde mental em comparação com aqueles sem automutilação. O estudo também identificou duas trajetórias para o desenvolvimento da ALNS. O primeiro grupo, com 70% dos indivíduos com autolesão, apresentava comportamento de risco, caracterizado pela ausência de psicopatologia significativa, uma propensão para assumir riscos, má qualidade das relações com os pares e insegurança quanto aos relacionamentos familiares. O segundo, com 30% dos indivíduos, apresentava altos níveis de sintomas psiquiátricos, com níveis crescentes de sintomas emocionais, problemas de conduta, hiperatividade e desatenção, problemas de relacionamento com colegas e familiares, *bullying* e cuidadores com problemas de saúde mental.

Embora distintos em sua definição, é comum ocorrerem tentativas de suicídio em adolescentes com ALNS, assim como a ALNS é comum em adolescentes com histórico de tentativas de suicídio. As tentativas de suicídio geralmente indicam maior gravidade do quadro de ALNS, e parece existir uma relação dose-resposta, sendo maior frequência de ALNS relacionada a maior frequência de pensamentos e comportamentos suicidas posteriormente. Ambas as condições compartilham fatores de risco, que estão listados no Quadro 1.

ALNS e ideação suicida estão fortemente ligados, e quase um terço dos adolescentes com autolesão tentam o suicídio. Essa associação é bidirecional, porque

QUADRO 1 Fatores de risco relacionados à autolesão não suicida e ao suicídio

Fatores de risco	ALNS	CS	Fatores de risco	ALNS	CS
Identidade			**Fatores comportamentais**		
Masculino		X	Uso de substâncias	X	X
Feminino	X		Delinquência	X	
Minoria sexual	X	X	Propensão a comportamento de risco	X	
Fatores internos/psicológicos			Impulsividade	X	X
Baixa autoestima	X		Comportamento suicida	X	
Regulação emocional ruim	X		ALNS anterior	X	X
Perfeccionismo	X	X	Problemas com sono	X	X
Desespero	X	X	**Contexto social**		
Dificuldade com resolução de problemas sociais	X		Histórico de suicídio nos pais		X
Autopercepção de problemas	X		Problemas familiares (de saúde ou comportamental)	X	X
Distorção da imagem corporal	X		Suporte familiar pobre	X	
Ideação suicida	X	X	Baixa escolaridade	X	X
Psicopatologia			Pouco suporte de amigos e má qualidade nas relações com os pares	X	
Depressão	X	X	*Bullying*	X	X
Ansiedade	X		Histórico de abuso físico ou sexual	X	X
TPB ou personalidade cluster B	X	X	Baixo nível socioeconômico	X	X
Transtorno bipolar		X	Contágio social	X	X
Transtorno alimentar	X	X			
TEPT	X	X			
TDAH	X	X			

ALNS: autolesão não suicida; CS: comportamento suicida; TDAH: transtorno de déficit de atenção e hiperatividade; TEPT: transtorno do estresse pós-traumático; TPB: transtorno de personalidade *borderline*.
Fonte: Brañas et al. (2021).

pensamentos e comportamentos suicidas são fatores de risco para ALNS. Um grande estudo de coorte que acompanhou uma população desde o nascimento revelou que os preditores mais fortes de tentativa de suicídio aos 21 anos entre indivíduos que já apresentavam pensamentos suicidas aos 16 anos foram ALNS e exposição à autolesão em outras pessoas. Para aqueles que já relataram autolesão no início do estudo, problemas de sono e mais introspecção foram os preditores da transição para tentativas suicidas.

QUADRO CLÍNICO

A ALNS é definida como um comportamento intencional envolvendo lesão direta ao próprio corpo sem intenção suicida e sem propósito socialmente reconhecido, como tatuagens e *piercings*. As formas mais frequentes de ALNS são: cortes superficiais, arranhões, queimaduras, mordidas, bater-se contra a parede ou objetos e evitar que ferimentos cicatrizem. É comum o mesmo paciente reportar mais de um método. Em relação a suas funções psicológicas, a maioria (66 a 95%) tem como intuito a regulação emocional e o alívio de entorpecimento ou vazio. Em seguida, 13 a 27% têm a função de autopunição, 13 a 15% de esquiva social ou de atividades (p. ex., escola, trabalho) e 2 a 4% de ganho de cuidados dos cuidadores ou amigos.

Embora a ALNS seja um comportamento distinto de tentativas de suicídio, ambos compartilham fatores de risco e funções. Boergers et al. (1998) investigaram os motivos de 120 tentativas de suicídio na adolescência. Um terço (28%) tinham como razão principal a morte e os demais descreviam razões semelhantes às apresentadas para ALNS, como: alívio de sensações desagradáveis (18%), evitação de situações estressantes (13%), comunicação de desespero (9%) e outras razões interpessoais (p. ex., para fazer os outros sentirem pena de como o entrevistado foi tratado, para influenciar alguém, para descobrir se alguém realmente o ama). Assim, para adolescentes, a incapacidade de lidar com fortes estados emocionais e ambientais estressores pode levar a um *continuum* de comportamentos de evitação que incluem a ALNS e, em última análise, o suicídio. Por isso, a identificação e o tratamento precoce são fundamentais.

DIAGNÓSTICO

Na quinta edição revisada do *Manual diagnóstico e estatístico de transtornos mentais* (DSM-5-TR), a ALNS tem seus critérios definidos na Seção III (Condições para Estudos Posteriores), ou seja, ainda não é um diagnóstico oficialmente estabelecido (Quadro 2).

A inclusão de ALNS no DSM representa um esforço de classificar e estudar uma população com maior vulnerabilidade psiquiátrica que tem comportamentos repetitivos de autolesão, composta de apenas 1,5 a 6,7% dos adolescentes na comunidade e que vão requerer intervenção clínica. Uma das principais tarefas do clínico é angariar informações que ajudem a diferenciar os adolescentes com comportamentos de au-

QUADRO 2 Critérios diagnósticos da autolesão não suicida segundo o *Diagnostic and Statistical Manual of Mental Disorders* (DSM-5-TR)

A. No último ano, o indivíduo se engajou, em 5 ou mais dias, em dano intencional autoinfligido à superfície do seu corpo, provavelmente induzindo sangramento, contusão ou dor (p. ex., cortar, queimar, fincar, bater, esfregar excessivamente), com a expectativa de que a lesão levasse somente a um dano físico menor ou moderado (p. ex., não há intenção suicida).

B. O indivíduo se engaja em comportamentos de autolesão com uma ou mais das seguintes expectativas:
1. Obter alívio de um estado de sentimento ou de cognição negativos.
2. Resolver uma dificuldade interpessoal.
3. Induzir um estado de sentimento positivo.

C. A autolesão intencional está associada a pelo menos um dos seguintes casos:
1. Dificuldades interpessoais ou sentimentos ou pensamentos negativos, como depressão, ansiedade, tensão, raiva, angústia generalizada ou autocrítica, ocorrendo no período imediatamente anterior ao ato de autolesão.
2. Antes do engajamento no ato, um período de preocupação com o comportamento pretendido que é difícil de controlar.
3. Pensar na autolesão que ocorre frequentemente, mesmo quando não é praticada.

(continua)

QUADRO 2 (*continuação*) Critérios diagnósticos da autolesão não suicida segundo o *Diagnostic and Statistical Manual of Mental Disorders* (DSM-5-TR)

D. O comportamento não é socialmente aprovado (p. ex., piercing corporal, tatuagem, parte de um ritual religioso ou cultural) e não está restrito a arrancar casca de feridas ou roer as unhas.
E. O comportamento ou suas consequências causam sofrimento clinicamente significativo ou interferência no funcionamento interpessoal, acadêmico ou em outras áreas importantes do funcionamento.
F. O comportamento não ocorre exclusivamente durante episódios psicóticos, delirium, intoxicação por substâncias ou abstinência de substância. Em indivíduos com um transtorno do neurodesenvolvimento, o comportamento não faz parte de um padrão de estereotipias repetitivas. O comportamento não é mais bem explicado por outro transtorno mental ou condição médica [p. ex., transtorno psicótico, transtorno do espectro autista, deficiência intelectual, síndrome de Lesch-Nyhan, transtorno do movimento estereotipado com autolesão, tricotilomania (transtorno de arrancar o cabelo), transtorno de escoriação (skin-picking)].

Fonte: DSM-5-TR.

tolesão ocasionais e autolimitados, sem altos níveis de psicopatologia, daqueles que têm ALNS crônica, com múltiplos fatores de risco para comorbidades psiquiátricas e potencial transição para tentativas de suicídio ou suicídio completo. Como será discutido a seguir, as condutas terapêuticas são diferentes para cada um desses grupos.

DIAGNÓSTICO DIFERENCIAL E COMORBIDADES

Comorbidades entre pacientes com ALNS são comuns. Cerca de 88% apresentam algum transtorno psiquiátrico do antigo eixo I (p. ex., depressão, estresse pós-traumático, ansiedade generalizada, transtorno de conduta, opositivo desafiador e por uso de substâncias) e 67%, transtornos de personalidade, sendo o mais frequente o TPB, seguido por esquiva e paranoide. Outros transtornos psiquiátricos frequentemente associados à ALNS são os transtornos obsessivo-compulsivo, dissociativos, explosivo intermitente, alimentares, dismórfico corporal, de personalidade histriônica e antissocial. Dessa forma, a avaliação de comorbidades é fundamental.

O principal diagnóstico diferencial de ALNS são as tentativas de suicídio, como já mencionado. Além destas, temos a tricotilomania, os transtornos de escoriação (*skin-picking*) e os movimentos estereotipados. Na tricotilomania o comportamento de arrancar fios de cabelo ocorre, em geral, em momentos de relaxamento ou distração, diferentemente da ALNS, que tem como principal função o alívio de emoções negativas intensas. No transtorno de escoriação o indivíduo escolhe, em geral, áreas que sente como feias ou manchadas, usualmente na face ou no couro cabeludo. Já os movimentos estereotipados são repetitivos, sem propósito aparente (p. ex., balançar as mãos), e ocorrem, em geral, no contexto de síndromes genéticas e transtornos do neurodesenvolvimento (p. ex., transtorno do espectro autista).

TRATAMENTO

Diretrizes gerais e tratamento farmacológico-autolesão não suicida

A ALNS deve ser investigada, principalmente, em adolescentes com características impulsivas ou com comorbidades psiquiátricas. Uma vez identificada, avaliações médica e psicológica são o primeiro passo para intervenções eficazes (Figura 1). Isso deve começar com a determinação do nível apropriado de cuidados e intervenções médicas para a lesão (p. ex., tratamento cirúrgico, vacina contra o tétano, antibioticoterapia), embora a maioria das feridas seja superficial e não exija tais medidas. Nesse primeiro contato, o risco de suicídio, a frequência com que a ALNS acontece, métodos utilizados, função e gravidade da lesão devem ser investigados, assim como fatores ambientais relacionados (p. ex., problemas familiares, escolares e com os pares). Pacientes com ALNS repetitiva, grave, níveis elevados de psicopatologia (comorbidades), tentativas de suicídio prévias, dificuldades interpessoais, isolamento social e relação familiar disfuncional apresentam alto risco para o suicídio.

No tratamento da ALNS, é fundamental a avaliação detalhada para identificação de comorbidades psiquiátricas. Não existem medicações específicas para o tratamento da ALNS, mas elas podem ser usadas para o tratamento das comorbidades, caso haja indicação. O tratamento médico ambulatorial e a psicoterapia são as intervenções de primeira linha para ALNS, e a hospitalização raramente é necessária. A transição para cuidados hospitalares é necessária para pacientes que apresentam risco agudo de suicídio ou lesões corporais graves. Para pacientes com ALNS em episódio único e leve é recomendada avaliação médica detalhada e psicoeducação para os pacientes e

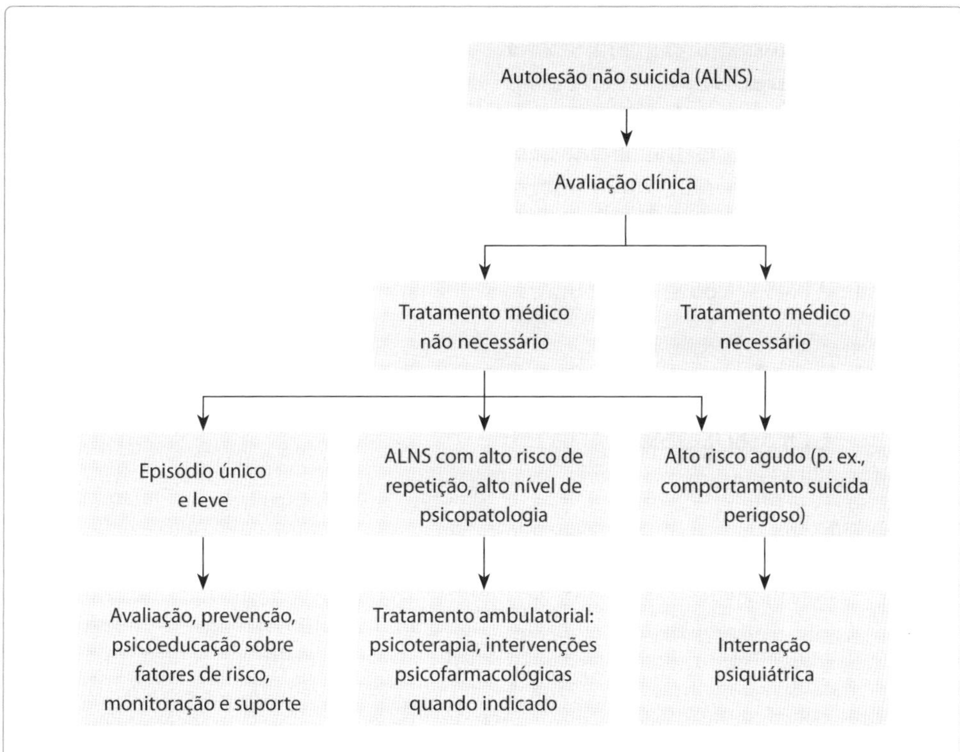
Autolesão não suicida (ALNS)
Avaliação clínica
Tratamento médico não necessário
Tratamento médico necessário
Episódio único e leve
ALNS com alto risco de repetição, alto nível de psicopatologia
Alto risco agudo (p. ex., comportamento suicida perigoso)
Avaliação, prevenção, psicoeducação sobre fatores de risco, monitoração e suporte
Tratamento ambulatorial: psicoterapia, intervenções psicofarmacológicas quando indicado
Internação psiquiátrica

FIGURA 1 Diretrizes de tratamento da autolesão não suicida.
Fonte: Brañas et al. (2022).

a família (p. ex., fatores de risco, função da autolesão, monitoração e sinais de alerta).

Tratamento não farmacológico

Entre as psicoterapias para ALNS em adolescentes que mostraram ser eficazes estão a terapia cognitivo-comportamental (TCC), a terapia comportamental dialética (*dialectical behavior therapy for adolescents* – DBT-A) e tratamento baseado em mentalização (*mentalization-based treatment* – MBT-A). No entanto, esses tratamentos baseados em evidências, especialmente DBT-A e MBT-A, raramente estão disponíveis. Como a TCC é mais amplamente disponível, geralmente é a primeira opção entre as psicoterapias. MBT-A e DBT-A podem ser reservadas para casos graves com psicopatologia complexa (p. ex., TPB). Para casos menos graves, os primeiros passos podem usar elementos centrais da psicoterapia presentes nesses tratamentos em uma abordagem generalista que integre a psicoeducação, aumentando a conscientização sobre os fatores de risco e funções da ALNS, e construindo um relacionamento colaborativo e compromissado com o tratamento. Este último pode ser feito por meio de estratégias como a construção de um plano de segurança para crises com o adolescente, incluindo gatilhos habituais para emoções negativas intensas, bem como competências alternativas para obter apoio social e gerir as emoções (p. ex., falar com alguém que normalmente consegue ajudar, exercício físico intenso, respiração controlada, tomar banho, escrever no diário). Esse documento também pode conter números de linhas de apoio emocional (p. ex., Centro de Valorização da Vida – CVV), contatos de emergência e de serviços de emergência próximos.

Para o tratamento de adolescentes com ALNS, pode-se, além da terapia individual, recomendar orientação em grupos multifamiliares. Esses grupos têm como objetivo desenvolver técnicas e habilidades para que os familiares consigam melhorar a coesão e o acolhimento em seu relacionamento. É recomendado que esses grupos tenham funções psicoeducacionais e também de treino de habilidades.

CONCLUSÕES

Aproximadamente 1 em cada 10 adolescentes vai envolver-se em autolesão não suicida (ALNS) durante a adolescência, um período turbulento de crescimento físico, cognitivo e social. A maioria o fará apenas por um período limitado, porém cerca de um quarto dos pacientes, representado por aqueles com maior vulnerabilidade psicológica e um risco contínuo de dificuldades psiquiátricas, manterá a autolesão repetidamente. Os que apresentam maior risco são pessoas do sexo feminino e pertencentes a minorias sexuais, com baixa autoestima, dificuldades com regulação emocional e resolução de problemas sociais. O abuso de substâncias, a impulsividade e as dificuldades de sono combinam-se com comorbidades como TPB, transtorno do estresse pós-traumático, transtorno de déficit de atenção e hiperatividade, depressão e ansiedade para aumentar as fontes de emoções negativas e desinibição e desenvolvimento desses comportamentos. Ao avaliar os adolescentes que apresentam ALNS, é importante compreender tanto o ambiente dos pacientes como seu perfil psicológico para considerar o provável risco para a ALNS repetitiva e o suicídio. Os fatores de proteção para a ALNS, como a ligação social e um sentido positivo de si próprio, podem ser promovidos não só para diminuir o risco de ALNS repetitiva, mas também para aumentar resiliência e crescimento gerais durante esse período de formação.

Apesar de sua definição exigir ausência de intenção suicida, a ALNS é um fator de risco robusto para o suicídio, e as tentativas de suicídio ocorrem em cerca de um terço dos casos. A ALNS pode servir como porta de entrada para o suicídio. A probabilidade de tentativa de suicídio é maior entre adolescentes com ALNS mais frequentes, além de ideação suicida, problemas de sono e apoio social limitado. Pesquisas longitudinais sugerem que existe uma janela de 1 a 2 anos entre o surgimento dos primeiros pensamentos sobre ALNS e/ou suicídio e a primeira tentativa. A identificação e a intervenção precoce desses comportamentos e pensamentos é importante para evitar que o quadro evolua para comportamentos mais graves e para o suicídio.

DICAS DO ESPECIALISTA

- Estar atento a adolescentes impulsivos, vítimas de *bullying*, com comorbidades psiquiátricas ou que apresentem outros fatores de risco para ALNS e suicídio. Na presença desses fatores, a ALNS e a suicidalidade devem ser investigadas detalhadamente. Nem sempre o adolescente revelará espontaneamente o comportamento ou ideação suicida ao profissional de saúde.
- Uma vez identificado o comportamento, é importante descobrir as razões psicológicas para a ALNS, como lidar com dor emocional por meio de dor física e punir-se. Ignorar as lesões ou o relato de ALNS fará o adolescente se sentir desamparado e "sem saída".
- Apesar de o intuito agudo da ALNS não ser o suicídio, adolescentes com ALNS apresentam elevado risco para tentativas de suicídio. Por isso, principalmente em casos de ALNS repetitivas, o tratamento deve ser prontamente oferecido.
- No tratamento da ALNS é importante investigar a presença de comorbidades. O não tratamento adequado destas perpetua a ALNS, e está relacionado a ALNS repetitivas e com risco aumentado para tentativas de suicídio.

SUGESTÕES DE LEITURA

1. Association AP. Diagnostic and Statistical Manual of Mental Disorders: DSM-5-TR. American Psychiatric Association Publishing; 2022. Disponível em: https://books.google.com.br/books?id=PIGizgEACAAJ. Acesso em: 23 maio 2025.
2. Boergers J, Spirito A, Donaldson D. Reasons for adolescent suicide attempts: associations with psychological functioning. J Am Acad Child Adolesc Psychiatry. 1998;37(12):1287-93.
3. Borschmann R, Becker D, Coffey C, et al. 20-year outcomes in adolescents who self-harm: a population-based cohort study. Lancet Child Adolesc Health. 2017;1(3):195-202.
4. Brañas MJAA, Croci MS, Murray GE, Choi-Kain LW. The relationship between self-harm and suicide in adolescents and young adults. Psychiatr Ann. 2022;52(8):311-7.
5. Brañas MJAA, Croci MS, Ravagnani Salto AB, et al. neuroimaging studies of nonsuicidal self-injury in youth: a systematic review. Life Basel Switz. 2021;11(8):729.
6. Brown RC, Plener PL. Non-suicidal self-injury in adolescence. Curr Psychiatry Rep. 2017;19(3):20.
7. Coppersmith DDL, Bentley KH, Kleiman EM, Nock MK. Variability in the functions of nonsuicidal self-injury: evidence from three real-time monitoring studies. Behav Ther. 2021;52(6):1516-28.
8. De Luca L, Pastore M, Palladino BE, et al. The development of non-suicidal self-injury (NSSI) during adolescence: a systematic review and Bayesian meta-analysis. J Affect Disord. 2023;339:648-59.
9. Fox KR, Franklin JC, Ribeiro JD, et al. Meta-analysis of risk factors for nonsuicidal self-injury. Clin Psychol Rev. 2015;42:156-67.
10. Giusti JS. Automutilação: características clínicas e comparação com pacientes com transtorno obsessivo-compulsivo [doutorado]. São Paulo: Faculdade de Medicina da Universidade de São Paulo; 2013.
11. Glenn CR, Lanzillo EC, Esposito EC, et al. Examining the course of suicidal and nonsuicidal self-injurious thoughts and behaviors in outpatient and inpatient adolescents. J Abnorm Child Psychol. 2017;45(5):97183.
12. Mars B, Heron J, Klonsky ED, et al. Predictors of future suicide attempt among adolescents with suicidal thoughts or non-suicidal self-harm: a population-based birth cohort study. Lancet Psychiatry. 2019;6(4):327-37.
13. McManus S, Gunnell D, Cooper C, et al. Prevalence of non-suicidal self-harm and service contact in England, 2000-14: repeated cross-sectional surveys of the general population. Lancet Psychiatry. 2019;6(7):573-81.
14. Ribeiro JD, Franklin JC, Fox KR, et al. Self-injurious thoughts and behaviors as risk factors for future suicide ideation, attempts, and death: a meta-analysis of longitudinal studies. Psychol Med. 2016;46(2):225-36.
15. Uh S, Dalmaijer ES, Siugzdaite R, et al. Two pathways to self-harm in adolescence. J Am Acad Child Adolesc Psychiatry. 2021;60(12):1491-500.

PARA SABER MAIS

- Aratangy EW (ed.). Como lidar com a automutilação: guia prático para familiares, professores e jovens que lidam com o problema da automutilação. Hogrefe; 2017. *Este livro, endereçado a pais e educadores, traz, em linguagem acessível, informações para quem trabalha com adolescentes, como maneiras de conversar sobre a ALNS em ambientes diferentes do consultório psiquiátrico ou psicoterápico.*
- Brañas MJAA, Croci MS, Murray GE, Choi-Kain LW. The relationship between self-harm and suicide in adolescents and young adults. Psychiatric Annals. 2022;52(8):311-7. *Este artigo faz uma revisão da relação entre autolesão não suicida e tentativas de suicídio, e oferece diretrizes de tratamento.*
- Whitlock J, Lloyd-Richardson E. Healing self-injury: a compassionate guide for parents and other loved ones. Oxford University Press; 2019. *Este livro oferece uma visão completa do assunto para os pais, desde o básico até as formas de comunicação.*

30
Maus-tratos e trauma

Analin Ono Baraniuk
Poliana Alcoforado
Érica da Cruz Santos

PONTOS-CHAVE DESTE CAPÍTULO

- A violência contra a criança e o adolescente representa um problema social e de saúde pública, devido à alta prevalência e a sérias consequências para seu desenvolvimento cognitivo, afetivo e social.
- Em casos de suspeita ou confirmação de maus-tratos, entre as medidas essenciais está a notificação aos órgãos de proteção e a organização da rede de apoio, com um plano individualizado de cuidado.
- A maioria das crianças e adolescentes expostos a eventos traumáticos desenvolve alguma reação emocional e/ou comportamental, geralmente de curta duração. Alguns, no entanto, apresentam manifestações persistentes ou intensas, com sofrimento clinicamente significativo e prejuízo em uma ou mais áreas da vida, podendo configurar um quadro de transtorno de estresse pós-traumático (TEPT).
- A terapia cognitivo-comportamental focada no trauma (TCC-FT) é a intervenção mais eficaz para o tratamento de TEPT na infância e adolescência.

INTRODUÇÃO

A violência contra a criança e o adolescente representa um problema social e de saúde pública, e a população jovem brasileira morre, atualmente, mais por questões sociais e violentas do que por doenças. Segundo a Organização Mundial da Saúde (OMS), os maus-tratos na infância incluem todas as formas de abuso (físico, emocional e sexual), de negligência (física e emocional) e de exploração, que resultam em prejuízos reais ou potenciais à saúde, ao desenvolvimento e à dignidade desses indivíduos. A OMS distingue os maus-tratos em quatro tipos, descritos a seguir.

A violência física consiste em qualquer ação, única ou repetida, não acidental, com uso de força física, com a intenção de causar ferimentos ou danos, com ou sem marcas evidentes. Inclui atos como bater, espancar, chutar, sacudir, morder, estrangular, queimar, sufocar etc. É comum a justificativa do uso da força como prática educativa disciplinar. O abuso emocional e psicológico geralmente é difícil de ser identificado, pelo caráter silencioso e ausência de evidências físicas. Inclui o conjunto de atitudes, palavras e ações dirigido para envergonhar, censurar e pressionar a vítima. Pode ocorrer, nessa forma de violência, discriminação, ameaças, humilhações, ofensas, privação de amor, rejeição, desrespeito, desqualificação e expectativas irrealistas em relação ao potencial da vítima.

Negligência é a falha em fornecer um ambiente apropriado para o desenvolvimento, privando a criança ou o adolescente de algo de que necessita, expondo-os a várias formas de perigo, o que pode resultar em danos físicos, emocionais e até em morte. É a omissão do responsável em prover tanto cuidados básicos quanto cuidados emocionais. Ressalta-se que isso se caracteriza somente quando recursos razoáveis estão disponíveis para a família ou cuidador.

A violência sexual consiste em todo ato ou abordagem com intenção de estimular sexualmente a criança ou o adolescente, visando utilizá-los para obter satisfação sexual. O agressor tem idade, ou está em estágio de desenvolvimento psicossexual, superior ao da vítima, e há ampla variedade de atos abusivos, com ou sem intercurso sexual completo. Essas ofensas são impostas por ameaça, violência física ou indução da vontade.

A prevalência mundial é estimada em 22,6% para violência física, 36,3% para abuso emocional e 34,7% para negligência.

Uma metanálise que incluiu 65 estudos realizados em 22 países estimou uma prevalência global média de 7,9% de violência sexual no sexo masculino e 19,7% no sexo feminino, antes dos 18 anos. No Brasil, entre 2017 e 2020, foram registrados 179.277 casos de estupro ou estupro de vulnerável com vítimas de até 19 anos, levando a uma média de quase 45 mil casos por ano. Crianças de até 10 anos representaram um terço desses indivíduos, sendo 80% das vítimas do sexo masculino.

É importante ressaltar que a prevalência de maus-tratos pode ser subestimada pela subnotificação dos casos, decorrente de fatores como falta de identificação, medo do relato, falta de preparo dos profissionais e de maior padronização nos estudos que abordam o assunto.

A vivência de maus-tratos é um importante fator de risco para transtornos mentais, como transtornos depressivos, de ansiedade, de conduta e por uso de substâncias, além de associar-se a desfechos negativos na vida adulta, como aumento de comportamentos de risco, conflitos interpessoais, problemas de saúde e maior vulnerabilidade à revitimização de violência. Um estudo bastante relevante dessa área de pesquisa é o *Adverse childhood experiences (ACE) study*, que abordou os efeitos das adversidades vivenciadas durante a infância na idade adulta e verificou que a vivência dessas experiências na infância aumentou o risco em 4 a 12 vezes de comportamentos de risco para a saúde ao longo da vida (p. ex., alcoolismo, abuso de drogas e tentativas de suicídio), além da associação positiva com condições como cardiopatia isquêmica, câncer, doenças pulmonares, hepáticas e fraturas ósseas.

Até 60% das crianças e adolescentes já vivenciaram ou testemunharam um evento potencialmente traumático (p. ex., violência doméstica, acidentes ou desastres naturais), e, com frequência, a reação de um indivíduo imediatamente após o trauma preenche os critérios para transtorno de estresse agudo, que é uma resposta a esses acontecimentos com duração limitada. Para a maioria, há resolução da sintomatologia em até 3 meses, com prevalência média de desenvolvimento de transtorno do estresse pós-traumático (TEPT) na infância e adolescência de 4,2 a 4,7%. A prevalência estimada apresenta ampla variação entre os estudos, por questões metodológicas e devido à diversidade do contexto socioeconômico e cultural dos indivíduos analisados. O TEPT na infância e adolescência é associado a desfechos negativos em diversos âmbitos, a exemplo de problemas comportamentais, prejuízo de interação social, pior desempenho acadêmico e aumento de risco de suicídio.

ETIOLOGIA

Os maus-tratos podem alterar o desenvolvimento cerebral, causando mudanças neurofuncionais e neuroestruturais, afetando sistemas sensoriais, circuitos neurais envolvidos na detecção de ameaças, na regulação emocional e na antecipação de recompensas. As crianças submetidas a situações de maus-tratos passam por "estresse tóxico", em que há ativação disfuncional do sistema hipotálamo-hipófise-adrenocortical, aumentando a secreção de corticoide e levando a uma série de alterações cerebrais que podem resultar em dificuldades de aprendizado e alterações de comportamento.

O trauma na infância tem sido associado à redução da espessura e área da superfície cortical, bem como à redução do volume de estruturas subcorticais como amígdala e hipocampo. Pode-se observar também um impacto nos sistemas sensoriais, que são os primeiros "filtros" cerebrais para as informações provenientes do ambiente externo, com alterações específicas no córtex sensorial e nos tratos nervosos diretamente relacionadas com o tipo de abuso sofrido.

O histórico de maus-tratos pode levar, ainda, à hiper-responsividade da amígdala a faces emocionais, particularmente as que são interpretadas como ameaçadoras. Associado a isso, alterações nas medidas de conectividade funcional de repouso podem levar à menor inibição da resposta, com hiper-reatividade diante das ameaças. Esse funcionamento pode ser considerado uma reação adaptativa para o momento em que o indivíduo está vivenciando uma situação adversa, mas o sensibiliza para estressores subsequentes ao longo da vida, com um aumento de risco de depressão e ansiedade.

Crianças e adolescentes vítimas de maus-tratos podem também apresentar dificuldade em reconhecer as emoções, podendo interpretar expressões faciais ambíguas como raiva, por exemplo, e superestimando expressões negativas. Dessa forma, podem ter dificuldade na regulação do próprio comportamento, por reagirem de acordo com a situação interpretada, culminando em prejuízo nas relações sociais.

Em relação ao TEPT, o mecanismo fisiopatológico preciso ainda é incerto, mas entende-se que ele seja decorrente de uma série de fatores individuais e ambientais que vulnerabilizam o indivíduo a reações pós-traumáticas desadaptativas.

QUADRO CLÍNICO E DIAGNÓSTICO

A investigação de exposição ao trauma, a avaliação familiar e do contexto ambiental devem fazer parte das consultas de rotina da criança e do adolescente. É essencial o questionamento sobre exposição a eventos traumáticos mais comuns (p. ex., situações de violência e acidentes) e a atenção aos sinais de abuso (Quadro 1). Os pais ou responsáveis devem descrever em detalhes os eventos que envolvem lesões ou alterações identificadas.

QUADRO 1 Indicadores comportamentais de abuso na criança e no adolescente

A criança ou o adolescente pode:

- Ter medo ou relutância em voltar para casa.
- Apresentar agressividade/acessos de raiva/choros frequentes.
- Sofrer alterações no desempenho/frequência escolar.
- Afastar-se da família, amigos e recusar atividades que antes eram prazerosas.
- Apresentar baixa autoestima.
- Ter pensamentos suicidas ou comportamentos autodestrutivos.
- Manifestar sentimento de medo e desamparo.
- Apresentar comportamento sexualizado.
- Apegar-se a adultos estranhos.
- Manifestar apatia e comportamento retraído.

Se houver exposição à violência, deve-se realizar uma avaliação completa e estruturada de sintomas de TEPT. De acordo com o sistema classificatório da 5ª edição do *Manual diagnóstico e estatístico de transtornos mentais* (DSM-5-TR), o diagnóstico de TEPT é estabelecido a partir de avaliação clínica, com a necessidade de exposição a um evento traumático (experienciado, testemunhado, ou sabendo-se que ocorreu com alguém próximo), somado à presença de sintomas que podem ser distribuídos em quatro grupos distintos:

- Sintomas intrusivos (p. ex., lembranças recorrentes do evento traumático, *flashbacks*, pesadelos).
- Sintomas de evitação (p. ex., evitação de locais, pessoas, memórias, pensamentos associados ao trauma).
- Sintomas de hiperexcitabilidade e hiper-reatividade (p. ex., hipervigilância, irritabilidade, insônia, dificuldade de concentração).
- Alterações negativas na cognição ou no humor (p. ex., redução de interesse, estado emocional negativo persistente, incapacidade em sentir emoções positivas).

Os sintomas devem ter duração de pelo menos 1 mês, com a identificação de comprometimento funcional. O transtorno de estresse agudo, por sua vez, é diagnosticado na presença dessa sintomatologia de TEPT durante o primeiro mês após a situação vivenciada.

As crianças podem apresentar menor quantidade de sintomas de TEPT em relação ao quadro comumente descrito em adultos, pois muitas manifestações do transtorno exigem uma descrição verbal de sentimentos e vivências individuais, e, nas fases mais precoces do desenvolvimento, os indivíduos apresentam limitações para expressar pensamentos e definir emoções. Observam-se sintomas de revivência por repetição de brincadeiras associadas ao tema ou aspectos relacionados ao trauma. O comportamento de evitação pode expressar-se por uma restrição do brincar ou do comportamento exploratório. Na escola, podem reduzir a participação em novas atividades. E há, ainda, a possibilidade de regressão no desenvolvimento, com perda de habilidades previamente adquiridas, manifestação de irritabilidade e medos mais generalizados, não especificamente associados a aspectos do trauma (p. ex., medo de estranhos e ansiedade de separação), além de sintomas somáticos como cefaleia e dor abdominal.

Adolescentes vítimas de violência podem apresentar sintomas depressivos, de ansiedade e isolamento social. Eles podem buscar ambientes em que se sentem mais seguros, mas também podem ter aumento de agressividade, reações disruptivas e comportamentos de risco, como atividade sexual precoce, prostituição, envolvimento com gangues e uso de substâncias psicoativas.

O TEPT complexo (TEPTc) foi incluído na 11ª edição da Classificação Internacional de Doenças e Problemas Relacionados à Saúde (CID-11) como um novo transtorno relacionado ao trauma, que pode se desenvolver após experiências traumáticas recorrentes ou prolongadas, em que a fuga é difícil ou impossível (p. ex., violência doméstica prolongada, abuso sexual ou físico repetido). Para o diagnóstico, todos os critérios de TEPT devem ser preenchidos, com os seguintes sintomas adicionais:

- Desregulação emocional.
- Autopercepção negativa, com crenças negativas persistentes sobre si mesmo.
- Prejuízo nas relações interpessoais, com dificuldade em construir vínculos e manter relacionamentos.

Há instrumentos que podem auxiliar na avaliação de TEPT na população infantil e que já foram traduzidos e validados para o português, a exemplo do *Trauma Symptom Checklist for Children* (TSCC), do *Child Posttraumatic Cognitions Inventory* (CPTCI) e da Escala de Avaliação Diagnóstica do Transtorno de Estresse Pós-Traumático (CAPS-5 – *Clinician-Administered PTSD Scale for DSM-5*).

DIAGNÓSTICO DIFERENCIAL E COMORBIDADES

Crianças e adolescentes expostos à violência e ao trauma apresentam maior risco de uma série de sintomas emocionais e comportamentais, e de transtornos internalizantes e externalizantes, incluindo ansiedade, depressão, dissociação, uso de substâncias e comportamento suicida. Podem também desenvolver transtorno de pânico e fobias específicas após o trauma, bem como passar a apresentar prejuízo atencional.

Nem sempre os transtornos psiquiátricos desenvolvem-se como comorbidades, mas aparecem mimetizando as características do TEPT, justamente pela ampla gama de sintomas dessa condição.

Sintomas depressivos, por exemplo, podem se sobrepor ou ser semelhantes às alterações negativas de cognição e humor que compõem o diagnóstico do TEPT. As alterações na excitação e reatividade, como prejuízo de concentração, distúrbios de sono e irritabilidade, podem também se manifestar em transtornos de ansiedade. Para a distinção, deve-se atentar, então, para a presença de sintomas mais característicos de TEPT, como pensamentos intrusivos, sofrimento e evitação de estímulos relacionados ao trauma. Os pensamentos intrusivos podem ser uma manifestação de transtorno obsessivo-compulsivo, mas, nessa condição, o conteúdo do pensamento em geral não é relacionado ao evento traumático.

Em adolescentes, o transtorno de personalidade *borderline* (TPB) é um importante diagnóstico diferencial do TEPT complexo, pela sobreposição de sintomas como a dificuldade de autorregulação, por exemplo. Os principais indícios que favorecem o diagnóstico de TPB são:

- Esforços intensos para evitar o abandono real ou imaginário.
- Impulsividade.
- Relações interpessoais instáveis e intensas, oscilando entre distanciamento e aproximação (em contraste com o TEPTc, em que há o distanciamento afetivo de forma mais constante).
- Autoimagem persistentemente instável (no TEPTc, a autoimagem apresenta-se persistentemente negativa).

TRATAMENTO NÃO FARMACOLÓGICO

O tratamento dos transtornos relacionados ao trauma baseia-se na avaliação individualizada do paciente, geralmente com necessidade de abordagem multidisciplinar, devido aos diversos âmbitos que podem ser afetados. Logo após a ocorrência de um evento traumático, a psicoeducação com orientações sobre a evolução e curso geralmente autolimitado das reações ao trauma são essenciais, com a recomendação de busca de ajuda, caso os sintomas persistam.

Para o tratamento de TEPT na infância e adolescência, a terapia cognitivo-comportamental focada no trauma (TCC-FT) tem se mostrado como a intervenção mais eficaz, com maior tamanho de efeito entre as psicoterapias avaliadas nos ensaios clínicos randomizados. Essa intervenção inclui estratégias como psicoeducação, estratégias para regulação emocional, treinamento de técnicas de relaxamento, narrativa do trauma com exposição gradual, questionamento sobre pensamentos desadaptativos e dessensibilização e desenvolvimento de habilidades para enfrentamento dos comportamentos evitativos. Cabe ressaltar que é muito importante a inclusão e participação ativa dos pais/cuidadores durante o processo terapêutico, quando possível.

Há evidências sobre a melhoria dos sintomas de TEPT com a terapia de dessensibilização e reprocessamento dos movimentos oculares (EMDR - *Eye Movement Desensitization and Reprocessing*), mas com efeito menor do que a maioria das intervenções individuais realizadas na TCC-FT. A técnica atua nas memórias do trauma que foram inadequadamente processadas, com foco na formação de novas associações e memórias mais adaptativas. A diretriz atual do National Institute for Health and Care Excellence (Nice) afirma que a EMDR deve ser considerada para crianças e jovens com TEPT persistente, caso eles não respondam à TCC-FT.

TRATAMENTO FARMACOLÓGICO

O número de estudos sobre tratamento farmacológico do TEPT em crianças e adolescentes é limitado e sem evidências consistentes. Os inibidores seletivos de recaptação de serotonina (ISRS), que são eficazes no tratamento de TEPT em adultos, não têm mostrado eficácia em ensaios clínicos randomizados em crianças e adolescentes. Além disso, não há evidências consistentes de eficácia de antipsicóticos, estabilizadores de humor e antiadrenérgicos. E há registros de casos que sugerem o uso de prazosina, mas para tratamento de distúrbios de sono e pesadelos persistentes, com indicação de 1 a 4 mg à noite, devendo-se atentar para a possibilidade de hipotensão.

A farmacoterapia pode ser considerada em casos de sintomas intensos e prolongados, como distúrbios de sono, sintomas intrusivos e hiperexcitabilidade, quando a resposta à psicoterapia é insatisfatória, na falta de disponibilidade de psicoterapia, ou na presença de alguma comorbidade em que haja a indicação do tratamento medicamentoso, a exemplo de transtornos depressivos ou ansiosos.

CONCLUSÕES

O desenvolvimento cerebral na infância e adolescência está diretamente relacionado às experiências vivenciadas. É papel do profissional de saúde que cuida da criança e do adolescente estar atento à possibilidade de exposição à violência, agindo desde a identificação de sinais e comportamentos que indiquem tal situação até o direcionamento para tratamento adequado, com notificação e desenvolvimento de ações para promover o bem-estar e cuidado da vítima e de sua família.

DICAS DO ESPECIALISTA

- Um dos primeiros aspectos a ser considerado é assegurar a proteção da criança ou do adolescente. Qualquer pessoa pode denunciar, mas, para os profissionais de saúde, o Estatuto da Criança e do Adolescente (ECA) determina como obrigatória a denúncia às autoridades de todos os casos suspeitos ou confirmados de maus-tratos contra crianças e adolescentes.
- Uma vez realizada a suspeita de maus-tratos, a orientação dos cuidadores é de extrema importância, com explicações sobre as consequências deletérias da violência e do papel fundamental que eles desempenham em modificar essa situação. O agressor, por sua vez, poderá ser encaminhado para cuidados especializados.
- É necessário avaliar o risco imediato de reincidência dos maus-tratos e sua gravidade.
- Pode-se indicar a internação da criança ou do adolescente, para maior elucidação do quadro e garantia de proteção.
- O *guideline* da Nice recomenda que, caso a criança que experienciou o evento estressor seja levada para atendimento de emergência, a equipe responsável deve promover psicoeducação aos pais/responsáveis sobre as respostas normais ao trauma e a possibilidade de desenvolvimento de TEPT, e explicar sobre a sintomatologia e a necessidade e meios de procura de atendimento, caso o problema persista após 1 mês.

Orientações para a formulação de relatório para acionar a rede de proteção

Suspeita ou constatação de maus-tratos: acionar as redes de proteção (Conselho Tutelar e/ou Vara da Infância e Juventude), por meio do envio de manifestação técnica, que deve conter:

- Os dados da criança e de seus responsáveis.
- Os objetivos do relatório, com linguagem clara e objetiva.
- A demanda que levou ao atendimento no serviço de saúde.
- As hipóteses diagnósticas.
- As avaliações e as intervenções já realizadas pela equipe multiprofissional.
- As recomendações da equipe.

Em casos de violação dos direitos da criança ou do adolescente, informar quais são os serviços que devem ser acionados para a proteção da vítima e da família, para constituir a rede de proteção.

SUGESTÕES DE LEITURA

1. Al Odhayani A, Watson WJ, Watson L. Behavioural consequences of child abuse. Can Fam Physician. 2013;59(8):831-6.
2. American Psychiatric Association (APA). Desk reference to the diagnostic criteria from DSM-5-TR. American Psychiatric Publishing; 2022.
3. Baldwin JR, Wang B, Karwatowska L, et al. Childhood maltreatment and mental health problems: a systematic review and meta-analysis of quasi-experimental studies. Am J Psychiatry. 2023;180(2):117-26.
4. Bins HDC, Panichi RMD, Grassi-Oliveira R. Violência infantil. In: Abdalla-Filho E, Chalub M, Telles LEB. Psiquiatria forense de Taborda. 3.ed. Porto Alegre: Artmed; 2016.
5. Felitti VJ, Anda RF, Nordenberg D, et al. Relationship of childhood abuse and household dysfunction to many of the leading causes of death in adults. The Adverse Childhood Experiences (ACE) Study. Am J Prev Med. 1998;14(4):245-58.
6. Gutermann J, Schreiber F, Matulis S, et al. Psychological treatments for symptoms of posttraumatic stress disorder in children, adolescents, and young adults: a meta-analysis. Clinical Child and Family Psychology Review. 2016;19(2):77-93.
7. Maercker A, Cloitre M, Bachem R, et al. Complex post-traumatic stress disorder. Lancet. 2022;400(10345):60-72.
8. Marsac M, Donlon K, Smith A, Hildenbrand A. Posttraumatic stress in school-age children and adolescents: medical providers' role from diagnosis to optimal management. Pediatric Health, Medicine and Therapeutics. 2015;6:167-180.
9. Morina N, Koerssen R, Pollet TV. Interventions for children and adolescents with posttraumatic stress disorder: a meta-analysis of comparative outcome studies. Clin Psychol Rev. 2016;47:41-54.
10. National Institute for Health and Care Excellence (Nice). Post-traumatic stress disorder. Nice guideline. Reference number: NG116. Published: 05 December 2018. Disponível em: https://www.nice.org.uk/guidance/ng116. Acesso em: 23 maio 2025.
11. Smith P, Dalgleish T, Meiser-Stedman R. Practitioner review: posttraumatic stress disorder and its treatment in children and adolescents. J Child Psychol Psychiatry. 2019;60(5):500-15.
12. Stoltenborgh M, Bakermans-Kranenburg MJ, Alink LRA, van IJzendoorn MH. The prevalence of child maltreatment across the globe: review of a series of meta-analyses. Child Abuse Rev. 2015;24:37-50.
13. Teicher MH, Samson JA, Anderson CM, Ohashi K. The effects of childhood maltreatment on brain structure, function and connectivity. Nat Rev Neurosci. 2016;17(10):652-66.
14. Unicef. Para cada criança. Nos últimos 5 anos, 35 mil crianças e adolescentes foram mortos de forma violenta no Brasil, alertam Unicef e Fórum Brasileiro de

Segurança Pública. 22 outubro 2021. Disponível em: https://www.unicef.org/brazil/comunicados-de-imprensa/nos-ultimos-cinco-anos-35-mil-criancas-e-adolescentes-foram-mortos-de-forma-violenta-no-brasil. Acesso em: 23 maio 2025.
15. World Health Organization (WHO). Preventing child maltreatment: a guide to taking action and generating evidence. Geneva: 2006. Disponível em: https://www.who.int/publications/i/item/preventing-child-maltreatment-a-guide-to-taking-action-and-generating-evidence. Acesso em: 23 maio 2025.

PARA SABER MAIS

- Doretto VF, Scivoletto S. Transtorno de estresse pós-traumático na infância e adolescência. In: Miguel EC, Lafer B, Elkis H, et al (eds.). Clínica psiquiátrica: as grandes síndromes psiquiátricas. 2.ed. ampl. e atual. v.2. Barueri: Manole; 2021. p.119-27.
- Doretto VF, Saraiva FM, Scivoletto S. Abuso, negligência e maus-tratos na infância. In: Miguel EC, Lafer B, Elkis H, et al. (eds.). Clínica psiquiátrica: as grandes síndromes psiquiátricas. 2.ed. ampl. e atual. v.2. Barueri: Manole; 2021. p.238-49.
- Bui E, Ohye B, Palitz S, et al. Acute and chronic reactions to trauma in children and adolescents. In: Rey JM (ed.). Iacapap e-textbook of child and adolescent mental health. Geneva: International Association for Child and Adolescent Psychiatry and Allied Professions; 2014.

31

Transtornos relacionados ao uso de substâncias e comportamentos aditivos

Pedro Mendonça Ferreira
Lucas Almeida Santana Rocha
João Maurício Castaldelli Maia

PONTOS-CHAVE DESTE CAPÍTULO

- A infância e a adolescência são períodos de grande vulnerabilidade ao efeito de substâncias psicoativas, mas também de risco para seu uso, que frequentemente ocorre pela primeira vez entre os 12 e os 13 anos de vida.
- Fatores de risco genéticos, mas também situações de violência e estresse, disfunção familiar, entre outros fatores de risco ambientais, contribuem para a etiologia do transtorno por uso de substâncias psicoativas.
- A presença de comorbidades prévias, como transtornos de ansiedade, transtornos de humor, transtorno de déficit de atenção/hiperatividade e transtornos de conduta, é frequente e deve ser investigada, uma vez que seu manejo terapêutico é fundamental para a condução do caso.
- O quadro clínico envolve desejo e tempo dedicado ao uso crescente, restrição de sociabilidade, tolerância e síndrome de abstinência.
- O tratamento envolve primordialmente abordagens psicoterápicas, fundamentalmente terapia familiar, entrevista motivacional/abordagem motivacional e terapia cognitivo-comportamental, que apresentam os maiores níveis de evidência.

INTRODUÇÃO

O uso de substâncias psicoativas na infância e adolescência tem se tornado um grande problema de saúde pública no mundo. Segundo a Organização Pan-Americana de Saúde (Opas) e a Organização Mundial de Saúde (OMS), a prevalência de uso intenso de substâncias psicoativas entre jovens de 15 a 19 anos foi de 13,6% em 2016. Segundo o III Levantamento Nacional sobre o uso de drogas da Fundação Oswaldo Cruz, em 2017, a idade mediana de início do uso de álcool, tabaco e substâncias ilícitas é de 12 a 13,5 anos.

A infância e a adolescência são períodos duplamente vulneráveis ao uso de substâncias psicoativas. Primeiramente por tratar-se de indivíduos em momentos agudos do desenvolvimento neuropsicomotor, a introdução do uso de substâncias psicoativas pode modificar a trajetória natural, impondo prejuízos que podem ir da esfera neuropsiquiátrica até mesmo à esfera socioeconômica. Além disso, esse período do neurodesenvolvimento é marcado por uma curiosidade e experimentação do mundo de forma mais intensa, o que aumenta o risco de problemas com o uso de substâncias. Na adolescência pode haver experimentação de substâncias psicoativas sem necessariamente ser um problema, mas que sinaliza maior proximidade com as substâncias, muitas vezes sem supervisão.

No Brasil, dados da Pesquisa Nacional de Saúde do Escolar (PeNSE), de 2015, indicam prevalência de 9% no uso de substâncias ilícitas em escolares, em comparação com 7,2% em 2012. Após análise multivariada de dados da PeNSE, concluiu-se que morar com os pais, fazer refeições com os responsáveis 5 vezes por semana e ter supervisão familiar estavam associados ao menor consumo de substâncias. Em contrapartida, faltar às aulas sem consentimento dos pais, ter mais de 14 anos, ter um trabalho, ter sensação de solidão, não ter amigos ou ter insônia aumentam o risco de uso de substâncias psicoativas entre crianças e adolescentes. Um estudo que examinou 151.330 atendimentos em centros de atenção psicossocial entre 2008 e 2012 documentou que a principal causa de atendimento psiquiátrico por uso de substâncias entre menores de 19 anos no Brasil foi por transtorno por uso de múltiplas substâncias psicoativas (56,7%), seguida por transtorno por uso de cocaína (15,6%) e por uso de cannabis (15,6%), depois por transtorno por uso de álcool (9%). Entre os pacientes, 81,2% eram do sexo masculino e 99,2% estavam na faixa etária de 10 a 19 anos (apenas 0,8% em menores de 10 anos).

ETIOLOGIA

A etiologia envolve uma cadeia complexa de elementos socioeconômicos, familiares e individuais que podem determinar fatores de risco para o transtorno por uso de substâncias psicoativas (Tusp). A herdabilidade dos Tusp varia entre 40 e 60%, aumentando ao longo do tempo, o que corrobora a ideia de que, quanto menor a idade do sujeito, mais importante são os fatores socioambientais. Além disso, a herdabilidade é maior para transtornos por uso de álcool, cannabis, estimulantes e cocaína, tendo os fatores socioambientais maior contribuição para o uso inicial e ocasional. Adolescentes homens filhos de etilistas têm como preditor de maior risco para uso da substância apresentar 4 ou mais genótipos hipodopaminérgicos (ANKK1 TaqI A SNP, DRD2 C957T SNP, DRD4 Exon III VNTR, Dopamine transporter DAT1 VNTR, COMT Val108Met SNP e GABRB3 CA-dinucleotide repeat). Em adolescentes mulheres filhas de etilista, o maior preditor de risco para uso da substância foi ter eventos estressores importantes ao longo da vida.

Em uma coorte que acompanhou adolescentes dos 15 aos 22 anos, observou-se que o abuso psicológico, físico, sexual e negligência aumentam o risco do uso nocivo de álcool, tabaco e drogas ilícitas aos 15 anos, com destaque para a relação entre o abuso sexual e o risco 8,97 vezes maior para uso de drogas ilícitas aos 15 anos. Nesse estudo, as relações foram mais fortes em indivíduos mais jovens e do sexo feminino. Em relação à cannabis, outro trabalho prospectivo que acompanhou 3.021 jovens entre 14 e 24 anos observou que o abuso e a persistência do uso da cannabis em 10 anos tem relação com frequência de uso, uso de cannabis pelos pares, eventos de vida estressantes e dependência de álcool associada. Adolescentes que fazem uso frequente de cannabis apresentam prejuízos cognitivos quando comparados a não usuários, não apresentando o efeito de reversibilidade dos prejuízos com a abstinência, diferentemente dos adultos que apresentam melhora cognitiva após 1 mês sem a substância.

Nos Estados Unidos, um estudo que analisou 288 jovens estudantes com 18 anos ou mais de uma universidade comunitária apontou que, para cada aumento unitário de experiência estressante na infância, os estudantes eram 68% mais propensos a relatar o uso de cannabis ao longo da vida. Já quanto ao uso de substâncias pesadas (heroína, metanfetamina, crystal), para cada experiência estressante na infância, os participantes tinham 54% mais probabilidade de relatar o uso múltiplo de drogas pesadas. Existe também relação entre ter um transtorno mental na infância ou adolescência e o risco para transtorno por uso de substâncias. Qualquer transtorno mental na infância e adolescência aumentava o risco de transição do não uso para o primeiro uso de álcool e outras drogas ilícitas, além de aumentar a transição também do primeiro uso para uso problemático. Há risco maior para adolescentes com transtornos de ansiedades (prevalência de 17,3% para uso problemático de álcool e 20% para outras drogas ilícitas) e transtornos comportamentais prévios (prevalência de 15,6% para álcool e 23,4% para drogas ilícitas).

Por fim, há dados que indicam a relação entre traços de temperamento de "sociabilidade" e "reatividade" aos 5 anos com o uso de substâncias na adolescência, enquanto traços de "persistência" foram associados com redução para o uso de cigarros e outras drogas. Tais dados indicam a dimensão complexa dos transtornos associados ao uso de substância, bem como suas relações etiológicas multifatoriais.

QUADRO CLÍNICO

O efeito das substâncias nesse período crítico do desenvolvimento provoca danos muitas vezes irreversíveis do ponto de vista cognitivo e social. Os jovens têm uma conversão mais rápida do primeiro uso para o abuso da substância e também para o uso múltiplo de substâncias psicoativas em comparação com a população adulta. A relação com o uso de substâncias psicoativas na infância e adolescência é colocada por Joseph Nowinski como uma evolução em 5 estágios:

1. Experimental (motivado pela curiosidade e desejo de arriscar).
2. Social (motivado por pares e eventos sociais).
3. Instrumental (motivado pelo controle/esquiva de emoções e vivências negativas ou pela busca pelo prazer).
4. Habitual (motivado pelo estilo de vida e identidade do uso).
5. Compulsivo (motivado pela incapacidade de ficar sem a substância com deterioração de funcionalidade).

Além disso, há de se diferenciar entre intoxicação, fissura ou abstinência. O quadro clínico do transtorno por uso de substância na juventude se estabelece com a dependência da substância psicoativa caracterizada por:

- Desejo e tempo de uso crescentes, independentemente das consequências da utilização da substância.
- Restrição de sociabilidade, de isolamento social até a restrição das relações aos pares também usuários.
- Tolerância, ou seja, necessidade de quantidades cada vez maiores para se obter satisfação.
- Síndrome de abstinência ou uso constante para evitá-la.

Cada substância apresenta riscos diferentes quanto a abstinência, tolerância, restrição social e fissura. Além disso, cada substância pode promover alterações de humor (depressão/mania), sensoperceptivas (alucinações/psicoses), de ansiedade e cognitivas a curto, médio e longo prazo, devendo haver sempre a diferenciação entre um quadro psiquiátrico primário comórbido e especificadores do transtorno por uso de substância de base.

Não existem características específicas do exame psíquico que possam diferenciar um quadro psiquiátrico associado ao uso de substâncias de um quadro psiquiátrico primário, mas alguns sinais podem ser mais presentes no uso de substâncias em fases de intoxicação ou abstinência, por exemplo, sintomas agudos ou subagudos, rebaixamento/flutuação do nível de consciência, lentificação ou aceleração neuropsicomotora, desorientação temporoespacial, prejuízos atencionais (avaliado através de teste de 5 dígitos, p. ex.), alucinações (principalmente visuais), discurso desconexo e/ou delirante. Nas fases entre a intoxicação e a abstinência, alterações do estado mental podem sugerir que a substância vem sendo utilizada ou que um quadro psiquiátrico pode estar sobreposto ao transtorno por uso de substância. Nesse momento, podem emergir alterações de humor mais sutis (irritabilidade, hipotimia e até hipomanias), minimização dos prejuízos secundários ao abuso da substância, piora de auto e heteroagressividade, crises de ansiedade ou labilidade afetiva.

Os adolescentes, mesmo quando assumem o uso, têm dificuldade de relatar quantidade, com tendência a minimizar. Quando o adolescente nega e não reconhece nenhum prejuízo ocasionado pelo uso, o quadro tende a ser mais grave, sendo típico na adolescência tentar apresentar controle e competências aparentes diante do uso.

DIAGNÓSTICO

A maioria dos manuais diagnósticos faz uma extrapolação dos quadros de adição no adulto para o adolescente, o que torna menos específica e sensível a percepção dos transtornos na juventude. Para a avaliação diagnóstica nessa faixa etária é necessário utilizar múltiplos elementos além da avaliação clínica direta com o adolescente. Será preciso recorrer à biografia e à história clínica (autorrelato do jovem e informações de outras fontes como os pais, escola, amigos, professores), um exame físico detalhado, exame psíquico do estado mental, exames laboratoriais (avaliação de danos a órgãos-alvo ou comorbidades clínicas) e exames toxicológicos. Na adolescência há necessidade de um contrato de confidencialidade com o paciente, desde que este não esteja colocando sua vida em risco iminente, tornando a avaliação ainda mais dificultada pela necessidade de vínculo com um paciente que pode não ter crítica sobre o transtorno.

Há necessidade de avaliar a idade de experimentação e quando iniciou o uso abusivo, quais os motivadores para isso, quando e quais foram os motivos do uso regular, frequência do uso e intensidades, motivadores para o início e para o aumento de quantidade e intensidade no uso, contextos de uso (horário, locais, autocuidado, companhias), comportamentos de risco associados ao uso e a aquisição das substâncias, presença de fissura e instrumentos para lidar com ela, consequências negativas e positivas do uso. Podemos lançar mão de questionários estruturados como DUSI – *Drug Use Screening Inventory* (substâncias em geral) e o CAGE – *C – Cutting Down; A – Annoyance by Criticism; G – Guilty Feeling; E – Eye-openers* ou AUDIT – *Alcohol Use DIisorders Identification Test* (para etilismo).

É necessário, também, especificar os tipos de substâncias com as quais o adolescente faz uso e/ou tem problemas; no DSM-5 os transtornos relacionados a substâncias abarcam o uso de álcool, cafeína, cannabis, alucinógenos (fenicilina e outros alucinógenos), inalantes, opioides, sedativos, hipnóticos e ansiolíticos, estimulantes (anfetamínicos, cocaína e outros), tabaco, outras substâncias e substâncias desconhecidas. Em cada um desses se subdividem os transtornos entre transtorno por uso da substância e transtorno induzido pela substância, com graduação entre leve (2 ou 3 critérios), moderado (4 ou 5 critérios) ou grave (mais de 6 critérios). Apesar dessa estrutura, na adolescência tira-se mais proveito da avaliação mais ampla e voltada para fatores de risco e de proteção, biografia, vulnerabilidades biológicas e contexto sociocultural, potencialidades daquele paciente e interesses de vida (assim como crítica e motivação ao tratamento), pois é através desses elementos que o clínico poderá atuar de forma terapêutica.

A suspeita do uso

Em um cenário ideal, a confirmação acerca do uso ou ausência de uso, ou mesmo do padrão de uso de determinada substância, bem como sintomas pertinentes à confirmação do diagnóstico do Tusp, dar-se-iam pelo questionamento ao paciente e familiares. No entanto, a validade do autorrelato no tocante ao uso de substâncias entre adolescentes é considerada moderada.

A suspeita, portanto, acerca do uso ou abuso de determinada substância em si não é um cenário incomum na prática clínica habitual, principalmente na faixa etária da adolescência. Havendo discrepância entre o relato trazido pelo adolescente e um corpo de elementos que falaria a favor do uso, a suspeita em si é comumente trazida pelos pais ou responsáveis. Também é possível que o próprio clínico suspeite do uso. Existem algumas mudanças no padrão comportamental habitual do adolescente e outros sinais que podem indicar Tusp. Entre as mais comuns estão:

- Evitamento do convívio com os pais ou adultos responsáveis, por exemplo, acompanhado de desrespeito a tratos relativos a horários de retorno à casa ("toque de recolher").
- Alterações no humor basal, notadamente com aumento da irritabilidade ou da impulsividade.

- Mudança no grau de motivação e engajamento com o autocuidado, tal como vestimenta, higiene corporal e oral, alimentação, sono, atividade física.
- Mudança no grau de motivação para o engajamento em atividades escolares ou extracurriculares, podendo culminar com impacto no rendimento nesses campos.
- Mudança no círculo social de convívio mais estreito.
- Gastos financeiros aumentados com finalidade não verificável, ou subtração de objetos pessoais ou domésticos com finalidade de monetização presumível.
- Achado de parafernália associada ao uso de substâncias, como fósforos, isqueiros, papéis de enrolar cigarros, papéis enrolados em formato de canudo etc.

Do ponto de vista físico, as alterações mais objetivas ou facilmente detectáveis, provocadas pelas substâncias mais prevalentes, são:

- O odor característico de fumígenos como tabaco e cannabis, ou, no caso do álcool, pelo hálito etílico.
- Na cannabis: miose associada a hiperemia conjuntival, com xerostomia e taquicardia leve a moderada.
- No uso de psicoestimulantes: midríase associada a taquicardia e hipertensão.
- No caso dos opioides: miose associada a bradicardia e bradipneia, com possível rebaixamento de nível de consciência em intoxicações mais graves.

Do ponto de vista do exame psíquico, a intoxicação aguda por diferentes substâncias pode gerar diferentes alterações. As mais patentes são risos imotivados, humor excessivamente elado ou irritável, taquipsiquismo ou percepções alucinatórias. No entanto, é mais provável que o examinador se depare com uma situação menos evidente, não raro acompanhada por mera percepção de alteração inespecífica na apresentação ou comportamento do paciente. A vinda do paciente intoxicado em consulta é certamente um sinal de alarme e gravidade, não necessariamente indica um Tusp e o diagnóstico deve passar pelo crivo da presença dos critérios mais acima citados.

No tocante a estigmas detectáveis em exame físico, sinais como perda ponderal, mais comumente associada ao uso de psicoestimulantes, manchas nos dentes incisivos ou no par de dedos utilizado para levar o cigarro à boca, ou partículas de cannabis encontradas sob as unhas. Embora menos comum na realidade brasileira, a inspeção da fossa cubital para verificação de cicatrizes secundárias ao uso de drogas injetáveis pode ser lembrada em casos com tal suspeita.

Acerca do uso da testagem toxicológica

Em cenários nos quais existe margem de suspeita razoável mas a negativa do paciente, a testagem toxicológica é uma ferramenta que pode ser de grande valia. Do ponto de vista prático, a testagem toxicológica mais comum é a de urina, amplamente disponível para as substâncias ilícitas mais prevalentes, como cannabis, cocaína e derivados, MDMA, benzodiazepínicos. Há a possibilidade de dosagem de cotinina para o uso de tabaco. No tocante ao uso do álcool, exames como etil-glucuronida urinária e fosfatidiletanol sérico são alternativas comprovadas, ainda que com acessibilidade limitada na realidade brasileira.

A testagem toxicológica de urina geralmente detecta o uso agudo ou subagudo de determinada substância. Para a detecção de uso em período distante (p. ex., > 1 semana) da testagem, a amostra capilar pode ser lembrada. Ainda que de grande valia, a testagem toxicológica tem limitações. Uma delas é a janela de tempo de detecção específica e a possibilidade de uso de substâncias não compreendidas pelos painéis toxicológicos disponíveis, como a cola de sapateiro ou os canabinoides sintéticos. Ainda é possível a ocorrência de falsos-positivos ou negativos. Por fim, mas não menos importante, devem ser pesadas as naturais consequências que a solicitação da testagem terá para o vínculo com o paciente. Havendo qualquer suspeita em relação à acurácia da testagem realizada, a solicitação de uma contraprova ou novo teste com metodologia diferente da originalmente realizada pode ser bem-vinda. No tocante à suspeita de uso de forma geral, um ponto relevante de ser reiterado é o fato de que a mera detecção do uso de determinada substância não significa que o paciente apresentaria Tusp, ainda havendo a necessidade de preenchimento dos critérios clínicos mais acima citados.

Diagnóstico diferencial

Mais uma vez, dentro de um cenário de confiabilidade das informações, a confirmação ou afastamento do uso de determinada substância em determinado padrão comportamental e os sintomas associados ao uso seriam soberanos em determinar a presença ou ausência do diagnóstico de transtorno por uso de determinada substância. O uso de uma substância em padrão abusivo não prevê afastamento do diagnóstico de transtorno por uso de substância se for acompanhado de outro diagnóstico. O maior desafio, nesse sentido, é a decisão pela presença ou ausência do diagnóstico em casos limítrofes.

Cabe, nesse contexto, destacar os desafios inerentes à suspeita do abuso de medicamentos como opioides e benzodiazepínicos em pacientes com indicação de uso, sendo, nesses casos, sempre ideal o diálogo entre todos os profissionais de saúde envolvidos para determinação do que poderia ser a fronteira entre o uso necessário e o uso abusivo. No entanto, mais uma vez, não raro nos encontramos em um cenário em que o uso de determinada substância, ou padrões comportamentais e sintomas associados, podem ser objeto de disputa entre relatos de paciente e familiares ou entre o relato do paciente e dados objetivos. Em cenários nos quais se suspeita que uma alteração comportamental possa ou não ser atribuível ao uso de determinada substância, sugere-se, de forma objetiva, a testagem toxicológica. O diagnóstico diferencial dos Tusp (os efeitos secundários à intoxicação pelas diferentes substâncias sendo naturalmente tão variados quanto a gama de substâncias psicoativas disponíveis atualmente) em adolescentes é vasto. Exemplos são transtornos psicóticos ou de humor.

TRATAMENTO FARMACOLÓGICO E SUPERVISÃO MÉDICA ADEQUADA

As evidências acerca do tratamento farmacológico para o Tusp são limitadas. De um ponto de vista geral, a fase do tratamento com melhor nível de evidência é o manejo de sintomas de abstinência aguda, notadamente de álcool, opioides e benzodiazepínicos. No caso de sintomas agudos de abstinência com alteração significativa de sinais vitais (taqui ou bradicardia, hipo ou hipertermia, hipo ou hipertensão, bradi ou taquipneia), achados patológicos de exame físico (tremores, convulsão, sudorese, diaforese) e/ou queixas psíquicas intensas (sintomas de fissura, alodinia, alucinações, confusão mental), é naturalmente indicado o acompanhamento em ambiente hospitalar. O manejo preciso dos quadros agudos foge do escopo deste capítulo, sendo apenas citado o uso de benzodiazepínicos para o manejo de abstinência tanto de álcool quanto dos próprios benzodiazepínicos (e, ainda que de forma anedótica, também de outras substâncias, como cocaína e cannabis), enquanto no caso dos opioides geralmente é indicada a reposição com opioides mais fracos (como buprenorfina). Uma revisão mais abrangente do dito assunto pode ser encontrada em Hammond (2016).

No âmbito do tratamento ambulatorial para o Tusp em crianças e adolescentes, portanto, vale ser dito que não há tratamento baseado no chamado grau de recomendação "A" da USPSTF (*United States Preventive Services Task Force*) (*vide* Quadro 1). No tocante à realidade da prática clínica, não é incomum o uso de medicamentos cujos achados na população adulta ainda não teriam sido transpostos para a população em pauta (como naltrexona para transtorno por uso de álcool). Ainda que ciente de que essa prática se faça por vezes necessária pela paucidade de achados positivos, como acima visto, é necessário parcimônia nessa prática, por ausência de replicabilidade desses achados nas diferentes faixas etárias.

QUADRO 1 Tratamentos farmacológicos para diferentes transtornos por uso de substâncias psicoativas (Tusp)

Substância	Tratamento	Nível de evidência pelo USPSTF	Faixa etária do estudo
Álcool (abstinência aguda)	Benzodiazepínicos	C	Sem faixa etária aferida – opinião baseada em opiniões de especialistas
Álcool (transtorno por uso de)	▪ Naltrexona ▪ Dissulfiram ▪ Ondansetrona ▪ Topiramato	C (para todos os mencionados)	Variável (na maior parte dos estudos com idade determinada: 15-19 anos)
Nicotina	▪ Adesivo de reposição de nicotina (21 mg diariamente) ▪ Vareniclina 1 mg 2x/dia ▪ Bupropiona 150-300 mg/dia	B (para todos os mencionados)	12-19 anos para todos os mencionados
Cannabis	N-acetilcisteína (2.400 mg/dia)	B	15-21 anos
Opioides (abstinência aguda)	▪ Buprenorfina ▪ Buprenorfina + naloxona ▪ Clonidina (no caso do estudo, em forma de adesivo)	B	13-18 anos para todos os mencionados
Opioides (transtorno por uso de)	Buprenorfina + naloxona	B	15-21 anos

USPSTF: *United States Preventive Services Task Force.*
Fonte: Hammond (2016).

TRATAMENTO NÃO FARMACOLÓGICO

Alguma variação de tratamento psicossocial é sempre indicada na presença do diagnóstico de Tusp em adolescentes. Dentro da miríade de possibilidades de intervenções, focaremos uma tríade que tem o maior nível de evidência até o momento.

- Terapia familiar: de maneira geral, pode-se dizer que terapias cuja abordagem é focada na família são as que têm maior nível de evidência corroborando benefícios para o diagnóstico e faixa etária em tela. Naturalmente a modalidade comporta em si uma vasta gama de possibilidades de intervenções, sendo, do ponto de vista prático, e aliado à realidade de cada caso, desejável que se possível possa a terapia ser realizada por profissional experiente tanto com o diagnóstico quanto com a faixa etária em tela.
- Entrevista motivacional/abordagem motivacional: intervenções que caíram sob essa descrição são habitualmente breves (1 a 4 sessões de 20 a 30 minutos cada) e poderiam se dar em conjunto com a terapia cognitivo-comportamental (a ser mais abaixo descrita) ou outras terapias. Essa modalidade de tratamento apresenta maior potencial de benefícios em casos mais leves, atrelando portanto uma eficácia documentada a um aporte de recursos menos copioso.
- Terapia cognitivo-comportamental: modalidade de terapia bastante utilizada para diversos transtornos mentais, é mais indicada para adolescentes com capacidade cognitiva adequada (portanto, possivelmente melhores em estágios mais tardios da adolescência) e nível de crítica do estado mórbido no mínimo parcial. De maneira geral, apresenta evidências positivas, ainda que comparativamente menos robustas que as terapias familiares (embora, por óbvio, a combinação entre ambas não seja mutuamente excludente).

Nesse contexto, julga-se importante explicar que, naturalmente, nem todas as intervenções aqui citadas são de acesso simples a todas as realidades geográficas e/ou socioeconômicas. Em última análise, sugere-se naturalmente a busca por um atendimento psicossocial com profissional experiente no diagnóstico e na faixa etária, sendo no entanto muitas vezes necessária a adaptação aos recursos disponíveis à realidade do caso.

CONCLUSÕES

O Tusp na infância e adolescência é um diagnóstico desafiador, seja pelos desafios envolvidos na coleta de dados para realização do diagnóstico, seja pela escassez de achados científicos corroborando intervenções benéficas, seja pelas taxas de sucesso de tratamento desafiadoras, ou seja, mesmo pelas taxas de abandono do tratamento ocorridas no longo prazo. Para a busca dos melhores resultados, sugere-se a máxima dedicação no cuidado a esses pacientes, bem como constante atualização acerca das evidências científicas.

DICAS DO ESPECIALISTA

- O vínculo com o adolescente é o elemento mais importante para este manter-se motivado ao tratamento.
- Utilizar informações clínicas embasadas, evitando crenças morais, ter a abstinência como meta mas entender que é um processo demorado, trabalhando com a redução de danos sempre que for necessário.
- Trazer de forma clara para o adolescente como o uso da substância atrapalha seus planos e desejos diante de sua vida, desde amizades e relações familiares/amorosas até projeções acadêmicas ou de construção futura de carreira.
- Sempre avaliar as vulnerabilidades e trabalhar com o adolescente para minimizá-las (autoestima, escolaridade, capacidades cognitivas, morbidades psiquiátricas etc.), assim como estimular suas potencialidades para o próprio fortalecimento.
- De maneira geral, o uso de substâncias envolve o dispêndio de algum recurso de ordem financeira por parte do próprio adolescente. Julga-se relevante no contato com o adolescente e/ou os pais estar atento à liberalidade com que recursos financeiros possam estar disponíveis para que o adolescente tenha acesso às drogas, bem como tentar estabelecer limites razoáveis nesse sentido.
- Não é incomum que o Tusp em adolescente ocorra em contextos familiares complexos. Não é oportuno ao profissional cair na armadilha do julgamento moral, devendo este sempre buscar ter um julgamento pragmático acerca do contexto familiar para indicar mudanças potencialmente benéficas, tanto no sentido de tentar restituir um vínculo familiar positivo quanto no de promover nos pais a capacidade de monitoramento efetiva de seus filhos.

SUGESTÕES DE LEITURA

1. Algren DA, Christian MR. Buyer beware: pitfalls in toxicology laboratory testing. Mo Med. 2015;112(3):206-10.
2. Ali S, Mouton CP, Jabeen S, et al. Early detection of illicit drug use in teenagers. Innov Clin Neurosci. 2011;8(12):24-8.
3. American Psychiatric Association (APA). Manual diagnóstico e estatístico dos transtornos mentais. 5ª edição. Artmed; 2015.
4. Bastos FIPM, et al.; Fundação Oswaldo Cruz; Instituto de Comunicação e Informação Científica e Tecnológica em Saúde. III Levantamento nacional sobre uso de drogas pela população brasileira. Rio de Janeiro, 2017.
5. Brenner CJ, Shyn SI. Diagnosis and management of bipolar disorder in primary care: a DSM-5 update. Medical Clinics of North America. 2014;98(5):1025-48.
6. Bukstein OG. Influences on the risk and course of substance use and abuse in adolescents. Current Science. 1995.
7. Cohen PR, Estroff TW. Diagnosis of adolescent substance abuse disorders. In: Manual of adolescent substance abuse treatment. Washington: American Psychiatric Publishing; 2001.
8. Conceição DS, Andreoli SB, Esperidião MA, Santos DN. Attendance of children and adolescents with

psychoactive substance use disorders performed by Psychosocial Care Centers in Brazil, 2008-2012. Epidemiol Serv Saude. 2018;27(2):e2017206.
9. Conner BT, Hellemann GS, Ritchie TL, Noble EP. Genetic, personality, and environmental predictors of drug use in adolescents. Journal of Substance Abuse Treatment. 2010;38:178-90.
10. Conway KP, Swendsen J, Husky MM, et al. Association of lifetime mental disorders and subsequent alcohol and illicit drug use: results from the national comorbidity survey-adolescent supplement. J Am Acad Child Adolesc Psychiatry. 2016.
11. Fidalgo TM, Formigoni ML. Instrumentos de avaliação de uso de álcool e drogas. In: Gorestein C, Wang YP, Hungerbuhler I (eds.). Instrumentos de avaliação em saúde mental. Porto Alegre: Artmed; 2016.
12. Hammond CJ. The role of pharmacotherapy in the treatment of adolescent substance use disorders. Child Adolesc Psychiatr Clin N Am. 2016;25(4):685-711.
13. Helander A, Hermansson U, Beck O. Dose-response characteristics of the alcohol biomarker phosphatidylethanol (PEth): a study of outpatients in treatment for reduced drinking. Alcohol and Alcoholism. 2019 Dec;54(6):567-73.
14. Horta RL, Mola CL, Horta BL, et al. Prevalence and factors associated with illicit drug use throughout life: National School Health Survey 2015. Revista Brasileira de Epidemiologia. 2018.
15. Kintz P. Hair analysis in forensic toxicology. WIREs Forensic Sci. 2019;1:e1196.
16. Liddle HA, Dakof GA, Turner RM, et al. Treating adolescent drug abuse: a randomized trial comparing multidimensional family therapy and cognitive behavior therapy. Addiction. 2008;103(10):1660-70.
17. Malta DC, Machado IE, Felisbino-Mendes MS, et al. Use of psychoactive substances among Brazilian adolescents and associated factors: National School-based Health Survey, 2015. Rev Bras Epidemiol. 2018.
18. Meyers JL, Dick DM. Genetic and environmental risk factors for adolescents-onset substance use disorders. Child and Adolescents Psychiatric Clinics of North American. 2010.
19. National Institute on Drug Abuse. Principles of adolescent substance use disorder treatment: a research-based guide, 2014. Rockville, MD. Disponível em: https://health.uconn.edu/sbirtacademy/wp-content/uploads/sites/101/2018/03/NIDA-Principles-of-Adolescent-Substance-Use-Disorder-Treatment-A-Research-Based-Guide_2016.pdf. Acesso em: 25 set. 2025.
20. Nowinski J. Substance abuse in adolescents and young adults: a guide to treatment. W. W. Norton & Company; 1990.
21. Organização Pan-Americana de Saúde (Opas). Saúde mental dos adolescentes. Disponível em: https://www.paho.org/pt/topicos/saude-mental-dos-adolescentes#:~:text=O%20uso%20nocivo%20de%20subst%C3%A2ncias,os%20homens%20em%20maior%20risco. Acesso em: 13 ago. 2025.
22. Perkonigg A, Goodwin RD, Fiedler A, et al. The natural course of cannabis use, abuse and dependence during the first decades of life. Addiction. 2008.
23. Presley BC, Gurney SM, Scott KS, et al. Metabolism and toxicological analysis of synthetic cannabinoids in biological fluids and tissues. Forensic Sci Rev. 2016;28(2):103-69.
24. Salgado García F, Bursac Z, Derefinko KJ. Cumulative risk of substance use in community college students. The American Journal on Addictions. 2020;29:97-104.
25. Scivoletto S. Tratamento psiquiátrico ambulatorial de adolescentes usuários de drogas: características sociodemográficas, a progressão do consumo de substâncias psicoativas e fatores preditivos de aderência e evolução no tratamento. São Paulo: Faculdade de Medicina, Universidade de São Paulo; 1997.
26. Solowij N, Pesa N. Cannabis and cognition: short- and long-term effects. In: Castle D, Murray RM, D'Souza DC (eds.). Marijuana and madness. 2.ed. Cambridge University Press; 2012.
27. Steele DW, Becker SJ, Danko KJ, et al. Brief behavioral interventions for substance use in adolescents: a meta-analysis. Pediatrics. 2020;146(4):e20200351.
28. Stewart DG, Brown SA. Withdraw and dependency symptoms among adolescents alcohol and drug abusers. Addiction. 1995.
29. Strickhouser JE, Terracciano A, Sutin AR. Parent-reported childhood temperament and adolescent self-reported substance use initiation. Addict Behav. 2021.
30. U.S. Preventive Services Task Force. Grade definitions. Disponível em: https://www.uspreventiveservicestaskforce.org/uspstf/about-uspstf/methods-and-processes/grade-definitions. Acesso em: 13 ago. 2025.
31. Valério ID, Soares ALG, Menezes AMB, et al. Child maltreatment and substances use throughout adolescence and adulthood: data from a Brazilian Birth Cohort. Child Abuse & Neglect. 2022;131.
32. Williams RJ, Nowatzki N. Validity of adolescent self-report of substance use. Subst Use Misuse. 2005;40(3):299-311.
33. Woźniak MK, Wiergowski M, Namieśnik J, Biziuk M. Biomarkers of alcohol consumption in body fluids: possibilities and limitations of application in toxicological analysis. Curr Med Chem. 2019;26(1):177-96.

32
Transtornos alimentares

Wagner de Sousa Gurgel
Vivaldo Ferreira
Vanessa Pinzon

PONTOS-CHAVE DESTE CAPÍTULO

- Transtornos alimentares costumam afetar jovens do sexo feminino e causam maior risco entre 13 e 17 anos, apresentando em geral um curso crônico e associado a elevada morbidade e mortalidade.
- A abordagem padrão para o tratamento de transtornos alimentares na infância e adolescência é multidisciplinar, recomendando-se dar preferência a modalidades menos intensivas como o tratamento ambulatorial.
- A terapia familiar, especialmente a baseada na *family based therapy* (FBT), é fortemente indicada para crianças e adolescentes diagnosticados com anorexia nervosa ou bulimia nervosa.
- Não há, até o momento, nenhum medicamento aprovado por agências reguladoras nacionais ou internacionais para o tratamento de transtornos alimentares em crianças e adolescentes.

INTRODUÇÃO

A classificação dos transtornos alimentares (TA) teve considerável evolução nos últimos 10 anos, incluindo a caracterização do transtorno de compulsão alimentar (TCA) e do transtorno alimentar restritivo/evitativo (Tare), além de anorexia nervosa (AN) e da bulimia nervosa (BN). A pica e o transtorno de ruminação (TR) também integram esse grupo, mas não serão abordados neste capítulo.

A prevalência ao longo da vida da AN varia de 0,5 a 2%, com o pico de incidência ocorrendo entre os 13 e 18 anos de idade. A relação entre meninos e meninas chega a 1:6 em pacientes abaixo de 18 anos. Já a BN tem prevalência entre 0,3 e 2% em populações com menos de 18 anos, sendo mais prevalente no sexo feminino e tendo pico de incidência entre 20 e 24 anos.

O TCA tem uma taxa de prevalência estimada de cerca de 1 a 3% na população pediátrica, sendo também mais frequente no sexo feminino.

O Tare, segundo estudo suíço com crianças de 8 a 13 anos, demonstra prevalência estimada de 3,2%, mas ainda são necessários mais estudos para determinar sua prevalência na população em geral. Ele parece ser mais comum no sexo masculino e geralmente tem início na primeira infância, embora o diagnóstico possa ser feito em qualquer idade.

ETIOLOGIA

Os TA são determinados por um conjunto de diferentes fatores de risco que interagem entre si de forma complexa em um mesmo indivíduo.

Na AN, certas características psicológicas, como rigidez, perfeccionismo, autocrítica, baixa reatividade à recompensa, baixa autoestima e intensa ansiedade interpessoal, são predisponentes ao desenvolvimento do transtorno. Na BN, por sua vez, características psicológicas, tais como impulsividade, alta reatividade à recompensa, baixa autoestima, autocrítica excessiva e intensa gratificação social, são consideradas fatores de vulnerabilidade para o desenvolvimento.

Fatores biológicos como predisposição genética e hereditariedade também desempenham um papel importante na etiologia tanto da AN quanto da BN, especialmente na AN. Dentre os fatores culturais, padrões de beleza associados à magreza estão amplamente difundidos, resultando em insatisfação corporal e na busca incessante pelo "ideal magro" por meio de práticas prejudiciais à saúde, como dietas restritivas e exercícios físicos excessivos. Em conjunto com os fatores de risco predisponentes, os fatores precipitantes desses transtornos, tais como dificuldades escolares ou de relacionamento social, mudanças de escola ou situações traumáticas (abuso sexual, p. ex.), são responsáveis pelo desencadeamento do início dos sintomas.

Os casos de transtorno de compulsão alimentar apresentam alta taxa de agregação familiar, com herdabilidade estimada entre 0,39 e 0,45. Crianças que comem na ausência de fome, experimentam sentimentos de culpa ou tentam esconder seus excessos alimentares estão em maior risco de desenvolver TCA e obesidade na vida adulta.

No que diz respeito ao Tare, fatores como a indisponibilidade de alimentos frescos (verduras e frutas), a falta de exposição a maior variedade de alimentos e acomodação familiar aumentam a probabilidade de desenvolvê-lo.

QUADRO CLÍNICO

O quadro clínico da AN e da BN varia de acordo com a idade e o nível de desenvolvimento emocional e cognitivo do paciente, determinando que, quanto mais precoce o TA, maior a probabilidade de uma apresentação atípica em relação àquela vista em adolescentes mais velhos e adultos. Nos casos que ocorrem antes dos 14 anos, denominados TA de início precoce, as alterações comportamentais, tais como apalpar frequentemente a barriga, dificuldade de ficar em repouso e isolamento familiar, costumam ser mais evidentes do que as típicas distorções cognitivas de quadros em adultos, como "estou gordo", "preciso emagrecer". Paralelamente, nessa população, as explicações somáticas – náuseas, dores gástricas, inapetência – para justificar mudanças na alimentação e em outros comportamentos são muito frequentes. A presença de compulsões alimentares, de purgações pelo vômito ou o uso de laxantes são igualmente menos prováveis nessa população.

A distribuição da doença por sexo é mais equitativa entre os pacientes mais jovens, muitas vezes associada a perda de peso mais rápida, resultando em busca mais precoce para o tratamento pelos pais.

Casos graves, principalmente de AN, podem necessitar de tratamento hospitalar para interromper a contínua perda de peso e promover a recuperação até atingir uma faixa de peso adequada. É crucial realizar exames complementares frequentes durante a internação, como hemograma, função renal, função tireoidiana, função hepática, eletrólitos e eletrocardiograma, para detectar precocemente sinais da síndrome de realimentação e outras complicações clínicas específicas (Quadro 1).

DIAGNÓSTICO

Anorexia nervosa: CID-11

A AN é caracterizada por peso corporal significativamente baixo no contexto de idade, gênero, trajetória do desenvolvimento e saúde física. A perda de peso rápida (p. ex., mais de 20% do peso corporal total em 6 meses) pode substituir o critério de baixo peso corporal, tipicamente observado em pacientes com sobrepeso ou obesidade prévios, desde que os demais critérios diagnósticos sejam atendidos. Há medo intenso de ganhar peso ou de engordar, ou comportamento persistente que interfere no ganho de peso, mesmo estando com peso significativamente baixo. Associa-se a uma perturbação no modo como o próprio peso ou a forma corporal são vivenciados, influência indevida do peso ou da forma corporal na autoavaliação ou ausência persistente de reconhecimento da gravidade do baixo peso corporal atual. Codificação: Na CID-10, é F50.0. Na CID-11, código 6B80.

Em crianças e adolescentes, a utilização dos percentis ou Z-escores de índice de massa corporal (IMC) para a idade segundo as curvas da Organização Mundial da Saúde (OMS) é fundamental para avaliação adequada, e as medidas prévias aos

QUADRO 1 Critérios de internação de paciente com anorexia nervosa

1. Desnutrição grave (crianças e adolescentes com IMC / idade no percentil < 0.3% ou z-escore < –3).
2. Distúrbios hidroeletrolíticos: hipocalemia, hiponatremia e/ou hipofosfatemia.
3. Eletrocardiograma com prolongamento do intervalo QTc ou bradicardia grave (FC < 50 bpm).
4. Instabilidade fisiológica, definida por: ▪ Hipotensão: < 90/45 mmHg; OU ▪ Taquicardia ortostática: > 20 bpm/minuto; OU ▪ Hipotensão ortostática: > 20 mmHg PA sistólica ou > 10 mmHg PA diastólica.
5. Sintomas compulsivos ou purgativos incontroláveis.
6. Complicações agudas da desnutrição: síncope, convulsão, falência cardíaca, pancreatite e/ou dilatação gástrica.
7. Comorbidade psiquiátrica ou condição médica que limita ou impede tratamento ambulatorial (risco de suicídio, depressão grave, sintomas obsessivo-compulsivos graves).
8. Recusa alimentar aguda que leve a instabilidade fisiológica.
9. Falência de tratamento ambulatorial especializado.

bpm: batimento por minuto; FC: frequência cardíaca; IMC: índice de massa corporal; PA: pressão arterial.
Fonte: Hornberger et al. (2021).

sintomas devem ser os parâmetros de saúde de cada indivíduo. A presença de obesidade pré-mórbida exige adaptação desses parâmetros de saúde. É importante lembrar que o uso do IMC de forma isolada é inadequado nos pacientes jovens. Segundo a CID-11, o IMC/idade deve estar abaixo do percentil < 5% ou Z-escore < −2 em crianças e adolescentes. Os subtipos da AN restritiva ou com compulsão alimentar purgativa podem variar durante o curso do transtorno. Para essa classificação, deve-se considerar o quadro atual, que representa a sintomatologia predominante nos últimos 3 meses.

Bulimia nervosa: CID-11

A BN é caracterizada por episódios recorrentes de compulsão alimentar (p. ex., 1 vez por semana ou mais, durante um período de pelo menos 1 mês). Um episódio de compulsão alimentar é um período determinado de tempo durante o qual o indivíduo experimenta uma perda subjetiva de controle sobre a alimentação, notadamente diferente do habitual, e se sente incapaz de parar de comer ou de limitar o tipo ou a quantidade de alimentos ingeridos. A compulsão alimentar é acompanhada por comportamentos compensatórios inadequados repetidos, com o objetivo de prevenir o ganho de peso (p. ex., vômito autoinduzido, uso indevido de laxantes ou enemas, exercícios extenuantes). O indivíduo está preocupado com forma ou peso corporal, o que influencia fortemente a autoavaliação. O indivíduo não está significativamente abaixo do peso, portanto, não atende aos requisitos de diagnóstico da AN. Codificação: o código da CID-10 é F50.2. Na CID-11, código 6B81.

Transtorno de compulsão alimentar: CID-11

O TCA é caracterizado por episódios recorrentes de compulsão alimentar (p. ex., 1 vez por semana ou mais, durante vários meses). Um episódio de compulsão alimentar é um período determinado de tempo durante o qual o indivíduo experimenta uma perda subjetiva de controle sobre a alimentação, notadamente diferente do habitual, e se sente incapaz de parar de comer ou limitar o tipo ou a quantidade de alimentos ingeridos. A compulsão alimentar é experimentada como muito angustiante, e geralmente é acompanhada de emoções negativas, como culpa ou repulsa. No entanto, diferentemente da BN, os episódios de compulsão alimentar não são seguidos regularmente por comportamentos compensatórios inadequados, com o objetivo de impedir o ganho de peso (p. ex., vômito autoinduzido, uso indevido de laxantes ou enemas, exercícios extenuantes). Codificação: não existe código específico na CID-10, sendo utilizado o F50.8, que designa Outro Transtorno Alimentar Especificado. Na CID-11, o código é 6B82.

Transtorno alimentar restritivo/evitativo: CID-11

O Tare é caracterizado por comportamentos anormais de alimentação que resultam na ingestão de uma quantidade ou variedade insuficiente de alimentos para atender aos requisitos energéticos ou nutricionais adequados. O padrão de alimentação restrita leva a perda significativa de peso, falha no ganho de peso como esperado na infância ou na gravidez, deficiências nutricionais clinicamente significativas, dependência de suplementos nutricionais orais ou alimentação por sonda, ou afetou negativamente a saúde do indivíduo ou resultou em significativo comprometimento funcional. O padrão de comportamento alimentar não reflete preocupações sobre o peso ou a forma corporal. O comportamento alimentar restritivo e seus efeitos no peso, em outros aspectos da saúde ou no funcionamento, não são mais bem explicados pela indisponibilidade de alimentos, pelos efeitos de medicação ou de substância ou por outra condição de saúde. Codificação: não existe código específico na CID-10, sendo utilizado o F50.8, que designa Outro Transtorno Alimentar Especificado. Na CID-11, o código é 6B83 (Tabela 1).

DIAGNÓSTICO DIFERENCIAL E COMORBIDADES

Na avaliação diagnóstica de pacientes com suspeita de AN, é essencial descartar condições clínicas que possam resultar em perda ponderal, tais como doenças gastrointestinais, hipertireoidismo, síndrome da imunodeficiência adquirida (aids) e neoplasias. Alguns aspectos da AN coincidem com os critérios para transtorno de ansiedade social, transtorno obsessivo-compulsivo e transtorno dismórfico corporal. Contudo, quando os sintomas se limitarem a contextos alimentares ou se a distorção de imagem estiver relacionada à forma ou tamanho do corpo como um todo, um diagnóstico adicional não deve ser dado.

Os estudos em crianças e adolescentes com AN e BN revelam, assim como nos adultos, altos índices de comorbidades psiquiátricas, inclusive determinando também piores prognósticos. Os transtornos psiquiátricos comórbidos mais frequentes a essas patologias em pacientes jovens são os transtornos de humor, com taxas entre 25,4 e 85%, sendo o transtorno depressivo maior (TDM) o mais prevalente, e os transtornos ansiosos, com índices entre 4 e 76%, sendo o transtorno de ansiedade generalizada e o transtorno de ansiedade social os mais frequentes. Os transtornos ansiosos costumam preceder o início do quadro de AN ou BN, enquanto o TDM ocorre em geral depois do início da AN ou BN.

Embora haja escassez de dados epidemiológicos sobre o TCA na infância e adolescência, em amostras de adultos, o TCA está frequentemente associado a altas taxas de comorbidades psiquiátricas, tanto com TDM quanto com transtorno bipolar (TB), além de estar vinculado a aumento do risco de tentativas de suicídio ao longo da vida. Alguns estudos recentes sugerem que 20% dos indivíduos diagnosticados com TDAH antes dos 18 anos também desenvolvem um TA ao longo da

TABELA 1 Códigos do CID-10 e CID-11 para transtornos alimentares

Transtorno alimentar	Código CID 10	Código CID 11
Anorexia nervosa	F50.0	6B80
Bulimia nervosa	F50.2	6B81
Transtorno de compulsão alimentar	F50.8	6B82
Transtorno alimentar restritivo/evitativo	F50.8	6B83

CID: Classificação Internacional de Doenças.

vida, sendo o mais comum deles o TCA seguido pela BN.

Por fim, um estudo retrospectivo envolvendo adolescentes com Tare revelou maior propensão à comorbidade com transtornos ansiosos, porém menor propensão a ter um transtorno de humor quando comparados a pacientes com AN ou BN. Entre indivíduos com transtorno do espectro autista (TEA) de um grande estudo de coorte (N = 5.157 pacientes com TEA), 21% dos pacientes e 17% de seus pais apresentavam sintomatologia altamente sugestiva de Tare. Quanto aos demais TA, estudo de revisão entre pacientes com TEA indica prevalência comórbida de 6,7% de AN, 2,7% de BN e 1,4% de TCA.

TRATAMENTO FARMACOLÓGICO

Anorexia nervosa

O tratamento farmacológico para a AN é limitado e não existem evidências robustas de que os medicamentos atuem efetivamente sobre os sintomas alimentares nucleares. Os psicofármacos podem ser empregados para abordar comorbidades que devem ser tratadas de acordo com suas diretrizes ou para circunstâncias clínicas específicas, como agitação física intensa ou ansiedade que impeça a realimentação.

Bulimia nervosa

Em populações adultas, a abordagem farmacológica apresenta evidências de redução dos episódios de compulsão alimentar com o uso de inibidores seletivos da recaptação de serotonina (ISRS). No entanto, devido à escassez de estudos na população pediátrica, a prescrição de fármacos como a fluoxetina para crianças e adolescentes deve ser considerada apenas em casos nos quais as abordagens não farmacológicas especializadas disponíveis foram esgotadas e se mostraram ineficazes.

Transtorno de compulsão alimentar

No contexto da psicofarmacologia, o psicoestimulante lisdexanfetamina recebeu aprovação do Food and Drug Administration (FDA) e da Agência Nacional de Vigilância Sanitária (Anvisa) para tratar TCA moderado a grave em adultos. Entretanto, são necessários mais estudos para avaliar a eficácia e tolerabilidade de seu uso na população abaixo de 18 anos.

Transtorno alimentar restritivo/evitativo

Não existem medicamentos específicos para Tare, embora possam ser utilizados no tratamento de comorbidades psiquiátricas associadas, de acordo com suas diretrizes específicas.

TRATAMENTO NÃO FARMACOLÓGICO

Anorexia nervosa

O tratamento padrão da AN é multidisciplinar especializado em pacientes jovens. A abordagem nutricional é fundamentada na realimentação e reeducação alimentar, que envolve a gradual reintrodução de alimentos que o paciente antes consumia. Inicialmente, o processo de realimentação usualmente exige abordagem compulsória, sendo de responsabilidade dos pais ou cuidadores devidamente orientados pela equipe especializada. Os objetivos e metas de recuperação ponderal diferem na modalidade ambulatorial e hospitalar. No ambulatório se espera um ganho ponderal de 0,5 a 1 kg/semana e, em ambiente hospitalar, 1 a 2 kg/semana; toda e qualquer alteração no cardápio precisa ser discutida com a equipe de nutrição. A utilização de técnicas cognitivo-comportamentais (diário alimentar e trabalho de imagem corporal) é recomendada. Já a abordagem psicológica deve ser tanto individual quanto familiar. A terapia familiar com base na FBT é a intervenção ambulatorial de escolha que demonstra melhores resultados para pacientes com AN na infância e adolescência.

Bulimia nervosa

O tratamento padrão da BN é multidisciplinar, realizado por profissionais especializados. A abordagem nutricional tem como objetivo desmontar a "mentalidade de dieta", reconhecendo a inexistência de categorias como "comida saudável" e "não saudável". É crucial incentivar o paciente a abandonar o pensamento dicotômico associado à restrição alimentar, promovendo estratégias para quebrar o ciclo de restrição, compulsão e purgação característico da BN. Sendo uma patologia que costuma afetar adolescentes mais velhos, a reorganização alimentar costuma ser uma responsabilidade compartilhada entre pais/cuidadores e o próprio paciente. As abordagens psicológicas respaldadas por sólidas evidências concentram-se nos princípios da terapia familiar com base na FBT e na TCC. Ambas visam interromper o ciclo de restrição, compulsão e purgação associado ao transtorno.

Transtorno de compulsão alimentar

Existem evidências que respaldam o uso das seguintes abordagens psicoterápicas no tratamento do TCA em adultos: TCC, terapia interpessoal (TIP) e terapia comportamental dialética (DBT). No entanto, não existem estudos suficientes que comprovem os benefícios dessas abordagens na população com menos de 18 anos.

Transtorno alimentar restritivo/evitativo

Os objetivos principais do tratamento do Tare incluem aumentar tanto a quantidade (volume) quanto a qualidade dos grupos alimentares, visando aprimorar deficiências nutricionais, promover recuperação ponderal e mitigar prejuízos psicossociais. Um aspecto importante na abordagem desse transtorno é o manejo de expectativas muitas vezes irreais dos pais em relação ao tratamento, esclarecendo que a meta não deve ser uma alimentação, socialização ou faixa de peso idealizadas, e sim as possíveis para aquele paciente. A literatura apresenta relatos e séries de casos que utilizam intervenções como a terapia baseada na família (FBT) ou a terapia cognitivo-comportamental adaptada para o Tare (CBT-AR – *Cognitive Behavioral Therapy for Avoidant/Restrictive Food Intake Disorder*). No contexto do CBT-AR, as intervenções são direcionadas aos diferentes subtipos de Tare, podendo envolver a exposição a novos alimentos ou estímulos aversivos, enquanto também oferecem suporte aos pais para assegurar a recuperação nutricional.

CONCLUSÕES

Os transtornos alimentares durante a infância e adolescência, como AN, BN, TCA e Tare, podem acarretar danos biológicos, psicológicos e sociais significativos e duradouros ao longo da vida. Além disso, esses transtornos podem resultar em complicações clínicas gerais graves e taxas elevadas de suicídio, tornando-os potencialmente fatais. A identificação precoce e a intervenção terapêutica especializada alteram o curso desses transtornos, permitindo uma trajetória de desenvolvimento mais saudável.

Os transtornos alimentares exercem um impacto abrangente na vida dos jovens afetados e de suas famílias. O tratamento eficaz demanda a colaboração de uma equipe multidisciplinar especializada, assegurando a adesão e o progresso no tratamento e abordando também os aspectos específicos da infância e adolescência relacionados aos transtornos alimentares.

DICAS DO ESPECIALISTA

- Os médicos devem avaliar peso, altura e IMC usando gráficos fornecidos pela OMS e pelo Ministério da Saúde do Brasil apropriados para a idade e o sexo, bem como reconhecer as alterações nos sinais vitais que podem sinalizar a presença de um transtorno alimentar (TA).
- Os pediatras devem estar atentos a sinais precoces de TA, como mudanças rápidas no peso, modificações importantes do comportamento alimentar, isolamento social, queixas frequentes sobre o peso corporal e preocupação excessiva com a autoimagem.
- O tratamento reconhecidamente eficaz dos TA exige abordagem multidisciplinar especializada. Profissionais não especializados devem encaminhar o mais rápido possível pacientes com provável TA para avaliação especializada a fim de evitar as formas graves e crônicas dessas doenças.
- TA são condições complexas que envolvem fatores biológicos, psicológicos e sociais. Ignorar ou subestimar a complexidade desses transtornos pode levar a estratégias de tratamento simplistas e potencialmente danosas para pacientes e suas famílias.
- Os profissionais devem lembrar que a família não pode ser culpabilizada pelo diagnóstico de TA e que ela é um dos componentes fundamentais no tratamento. Diferenciar responsabilidade de culpa pode fazer toda a diferença na abordagem eficaz, inclusive para encaminhamentos necessários.

SUGESTÕES DE LEITURA

1. American Psychiatric Association (APA). The American Psychiatric Association practice guideline for the treatment of patients with eating disorders. American Psychiatric Pub; 2023.
2. Bohon C. Binge eating disorder in children and adolescents. Child Adolesc Psychiatr Clin N Am. 2019;28:549-55.
3. Bulik CM, Blake L, Austin J. Genetics of eating disorders: what the clinician needs to know. Psychiatric Clinics. 2019;42(1):59-73.
4. Couturier J, Isserlin L, Norris M, et al. Canadian practice guidelines for the treatment of children and adolescents with eating disorders. J Eat Disord. 2020;8:4.
5. Erskine HE, Whiteford HA, Pike KM. The global burden of eating disorders. Curr Opin Psychiatry. 2016;29(6):346-53.
6. Herpertz-Dahlmann B. Adolescent eating disorders: update on definitions, symptomatology, epidemiology, and comorbidity. Child and Adolescent Psychiatric Clinics. 2015;24(1):177-96.
7. Hornberger LL, Lane MA, AAP The Committee on Adolescence. Identification and management of eating disorders in children and adolescents. Pediatrics. 2021;147(1):e2020040279.
8. Pinzon VD, Boaretto BB, Ferreira V, Gurgel WS. Transtornos alimentares na infância e na adolescência. In: Miguel EC, Lafer B, Elkis H, et al. Clínica psiquiátrica: a terapêutica psiquiátrica. 2.ed. ampl. e atual. Barueri: Manole; 2021.
9. The National Institute for Health and Care Excellence (Nice). Eating disorders: recognition and treatment. Nice guidelines. v.9. RCPsych Publications; 2017.
10. Thomas JJ, Lawson EA, Micali N, et al. Avoidant/restrictive food intake disorder: a three-dimensional model of neurobiology with implications for etiology and treatment. Current Psychiatry Reports. 2017;19(8):54.

PARA SABER MAIS

- Boarati MA, Pantano T, Scivoletto S. Psiquiatria da infância e adolescência: cuidado multidisciplinar. 2.ed. Barueri: Manole; 2023.
- Hay P, Morris J. Eating disorders. In: Rey JM (ed.). Iacapap e-Textbook of Child and Adolescent Mental Health. Geneva: International Association for Child and Adolescent Psychiatry and Allied Professions; 2016.

33

Transtornos de personalidade *borderline*

Natália L. Saldanha
Marcos S. Croci
Marcelo J. A. A. Brañas

PONTOS-CHAVE DESTE CAPÍTULO

- A adolescência é um período de vulnerabilidade para o desenvolvimento do transtorno de personalidade *borderline* (TPB).
- O TPB é um problema significativo de saúde pública. Dessa forma, os médicos generalistas devem estar familiarizados com o quadro clínico e princípios de tratamento.
- O diagnóstico de TPB na adolescência tem validade, confiabilidade e estabilidade semelhantes aos do TPB no adulto. O diagnóstico precoce permite a indicação de um tratamento que previne complicações comumente vistas na idade adulta.
- A psicoterapia é a primeira linha de tratamento para o TPB. A terapia comportamental dialética para adolescentes (DBT-A – *Dialectical Behavioral Therapy for Adolescents*) e o tratamento baseado em mentalização para adolescentes (MBT-A – *Mentalization-Based Treatment for Adolescents*) são os tratamentos especializados mais estudados na adolescência, porém são pouco disponíveis e devem ser utilizados para quadros graves ou que não respondem às intervenções generalistas, como o *Good Psychiatric Management for Adolescents with Borderline Personality Disorder* (GPM-A).

INTRODUÇÃO

Os transtornos de personalidade (TP) são condições mentais caracterizadas por comportamentos inflexíveis, desadaptativos e pervasivos das esferas cognitivas, afetivas, de regulação do impulso e das relações interpessoais. Os TP podem apresentar uma expressão sintomática específica, como os TP *borderline*, antissocial, narcisista, esquiva e obsessivo-compulsivo. Este capítulo abordará o transtorno de personalidade *borderline* (TPB) na adolescência, condição com alta significância clínica na qual a maior parte dos estudos em infância e adolescência se concentra. Além disso, pesquisas recentes mostram que o TPB pode ser representante de uma disfunção geral do funcionamento da personalidade.

A prevalência do TPB na adolescência é de 2 a 3%, com aumento em ambientes clínicos ambulatoriais e de internação com taxas de 11 e 35%, respectivamente. Quando comparado a seus pares sem TP, há maior nível de psicopatologia com a presença de autolesão não suicida (ALNS), uso de substâncias e tentativas de suicídio. A mortalidade por suicídio pode ser de 4 a 10%. Os traços de TPB na adolescência predizem psicopatologia futura como depressão, prejuízo funcional e ser autor/vítima de violência. Há também prejuízo importante vocacional e educacional, além de altos custos ao sistema de saúde.

Ainda assim, há resistência ao uso do diagnóstico de TPB na adolescência, com receio de que isso aumentaria o estigma. Porém, atualmente existem inúmeras evidências que justificam utilizar o diagnóstico durante esse período. A validade, confiabilidade e estabilidade do TPB na adolescência são semelhantes aos observados em adultos. É importante salientar que mesmo na ausência de diagnóstico esses pacientes vivenciam rejeição e conflitos interpessoais, sendo rotulados pejorativamente em seu ambiente. O diagnóstico tem o potencial de "desintoxicar" essa visão. E, o mais importante, possibilita indicar um tratamento adequado.

Atualmente existem alguns tratamentos que foram desenvolvidos para essa população na adolescência. Portanto, diante de uma condição de saúde mental grave, a identificação e o tratamento precoce são fundamentais. Abordar esses problemas quando esses traços de personalidade são mais maleáveis pode evitar os prejuízos comumente vistos em pacientes com TP na idade adulta.

Este capítulo revisará a etiologia, o quadro clínico, o diagnóstico diferencial e os principais tratamentos para o TPB na adolescência.

ETIOLOGIA

Achados fisiopatológicos

O TPB apresenta fisiopatologia multifatorial. Aspectos genéticos, biológicos, psicológicos e vulnerabilidades sociais moldam os domínios de regulação emocional, cognição social e desenvolvimento de identidade. Há uma herdabilidade genética moderada (40 e 60%), e estudos sugerem disfunção no eixo hipotálamo-hipófise-adrenal, com baixa resposta do cortisol sob estresse. Pesquisas em neuroimagem mostram alterações frontolímbicas com maior ativação *bottom-up* (p. ex., amígdala e hipocampo) e menor regulação *top-down* (p. ex., córtex pré-frontal). Outras alterações incluem regiões do cérebro relacionadas ao processamento de dor (ínsula posterior), impulsividade (*striatum* ventral) e mentalização (*default mode network*).

Dentre os fatores de risco sociais, destacam-se os maus-tratos. Prejuízos no vínculo entre mãe e bebê, apego inseguro e formas de parentalidade (severa ou indiferente, inconsistente, superprotetora) também aumentam o risco.

Modelos para o desenvolvimento do TPB

A maior parte dos modelos de TPB leva em consideração a interação recíproca entre aspectos do indivíduo e do ambiente. A teoria biossocial de Marsha Linehan postula que traços herdados relacionados ao temperamento (i.e., hipersensibilidade emocional, reatividade, impulsividade) interagem com um tipo de ambiente que potencializa a desregulação emocional (i.e., ambiente invalidante). John Gunderson formulou que há uma disposição constitucional (i.e., hipersensibilidade interpessoal) que facilita o desenvolvimento de um apego inseguro (ambivalente ou desorganizado) que prejudica a relação entre cuidadores e a criança. O ambiente por si só, portanto, não precisa ser abusivo, mas a interação do ambiente com um indivíduo vulnerável levaria a um aumento do risco do desenvolvimento do TPB. Recentemente, Carla Sharp formulou que uma alta carga psicopatológica precursora, tanto relacionada aos transtornos externalizantes (p. ex., transtorno do déficit de atenção e hiperatividade [TDAH]) quanto aos internalizantes (p. ex., depressão), contribui para a dificuldade no desenvolvimento de um *self* coerente e organizado.

QUADRO CLÍNICO

O TPB é caracterizado por instabilidade em quatro principais domínios: instabilidade interpessoal, desregulação emocional, desregulação do controle de impulsos e distúrbio do *self*/cognitivo. De forma geral, é possível obter por meio da história clínica a associação dos sintomas aos estressores interpessoais. Os pacientes têm dificuldade de perceber essas relações por diversos motivos (p. ex., dissociação, reações emocionais rápidas), e cabe ao clínico "reconstruir" os fatos que contribuíram para os sintomas. A história objetiva com os cuidadores pode auxiliar nesse sentido.

Curso: infância e adolescência

Estudos longitudinais mostram que os sintomas de TPB diminuem com o tempo, tanto em adultos como em adolescentes. Apesar da diminuição sintomática, principalmente em áreas relacionadas à impulsividade, permanece um prejuízo funcional significativo. Em adolescentes, ocorre maior taxa de abandono escolar, risco aumentado de engajamento em uso de substâncias psicoativas e comportamento sexual de risco, menor cuidado com a saúde física, pior qualidade de vida e maior exposição a níveis de violência nas relações interpessoais, incluindo no ambiente familiar.

DIAGNÓSTICO

Existem duas formas principais de classificação dos TP. O modelo categorial, que consiste em descrever síndromes clínicas com base em grupos de sintomas, e o modelo dimensional, que se baseia em um *continuum* de traços específicos e funcionamento de personalidade.

Critérios diagnósticos segundo o DSM-5, seção II (diagnóstico categorial)

O TPB consiste em um padrão difuso de instabilidade nas relações interpessoais, da autoimagem e dos afetos e de impulsividade acentuada, com surgimento precoce na adolescência ou início da vida adulta e está presente em vários contextos, conforme indicado por 5 (ou mais) dos critérios indicados no Quadro 1. De acordo com o *Manual diagnóstico e estatístico de transtornos mentais* – 5ª edição (DSM-5), os sintomas devem estar presentes por pelo menos 1 ano.

QUADRO 1 Critérios diagnósticos do transtorno de personalidade *borderline* segundo o DSM-5

Critério diagnóstico DSM-5	Como investigar/perceber na adolescência
1. Esforços desesperados para evitar abandono real ou imaginado	"Você já se esforçou para evitar a sensação de abandono, por exemplo, enviando mensagens de texto repetitivamente ou ligando para alguém só para ter certeza de que essa pessoa se importa ou para implorar que não te deixe?"
2. Relações interpessoais instáveis e intensas com extremos entre idealização ou desvalorização	"Com frequência, você já saiu de um estado de amar e admirar alguém intensamente para não aguentar mais aquela pessoa?"
3. Instabilidade da autoimagem acentuada e persistente ou do senso de *self* (percepção de si mesmo)	"Você já sentiu como se não tivesse ideia de quem você é, como se não tivesse uma identidade?" "Você muda sua forma de ser com frequência a depender do grupo?"
4. Impulsividade em pelo menos duas áreas potencialmente destrutivas	"Eu tenho problemas por fazer as coisas sem pensar." "Já usei drogas ou álcool para não sentir minhas emoções." "Às vezes eu compro coisas de que não preciso para não me sentir tão mal."
5. Recorrência de comportamento, gestos ou ameaças suicidas ou de comportamento autolesivo	"Quando estou triste, é comum eu me machucar." "Você já tentou se matar?"
6. Instabilidade afetiva devido a uma acentuada reatividade de humor	"Meus sentimentos são muito intensos. Quando estou com raiva, fico com muita raiva. Quando estou feliz, sinto uma felicidade extrema."
7. Sentimentos crônicos de vazio	"Você já sentiu como se não tivesse sentimentos por dentro, como se existisse um vazio dentro de você?"
8. Raiva intensa e inapropriada, dificuldade em controlar a raiva	"Você se sente com raiva a maior parte do tempo?" "Você sente que tem pouco controle sobre a raiva que sente?"
9. Ideação paranoide transitória associada a estresse ou sintomas dissociativos intensos	"Você desconfia dos outros com frequência?" "Você já sentiu como se as coisas ao seu redor não fossem reais?"

DSM-5: *Manual diagnóstico e estatístico de transtornos mentais* – 5ª edição.
Fonte: adaptação de Choi-Kain et al. (2021).

Apesar de o diagnóstico requerer 5 dos 9 critérios, estudos em adolescentes sugerem que **a presença de 3 critérios está já associada a um prejuízo funcional significativo**, justificando uma abordagem precoce nesses indivíduos.

Modelos dimensionais dos transtornos de personalidade

Tanto a seção III do DSM-5 ("modelos emergentes") quanto a mais recente versão da Classificação Internacional de Doenças da Organização Mundial da Saúde (OMS) (CID-11) utilizam modelos classificatórios dimensionais.

O modelo dimensional propõe uma formulação psicopatológica em termos do funcionamento da personalidade, isto é, relacionada ao *self* (i.e., identidade e autodirecionamento) e às relações interpessoais (i.e., empatia e intimidade). É possível estratificar o nível de funcionamento da personalidade (prejuízos leves, moderados e graves). Além disso, traços patológicos podem ser identificados. No DSM-5, os traços são: afetividade negativa, distanciamento, antagonismo, desinibição e psicoticismo. Na CID-11, psicoticismo foi substituído por traços anancásticos. São modelos promissores e que adicionam maior granularidade à avaliação, porém são de mais difícil aplicação pelo médico generalista.

DIAGNÓSTICO DIFERENCIAL E COMORBIDADES

A realização do diagnóstico diferencial no TPB pode ser desafiadora. Nos casos de depressão, é importante lembrar que no TPB ocorre desregulação emocional que dura horas a dias, enquanto episódios de depressão maior têm uma duração mais persistente. A experiência da depressão está relacionada a sentimentos de falha e culpa, enquanto no TPB tem mais relação com raiva, solidão e vazio. Nos casos de transtorno bipolar (TB), os sintomas são mais autônomos, enquanto no TPB têm relação com estressores interpessoais. Além disso, na bipolaridade há a presença de sintomas de mania e hipomania. Os transtornos psicóticos são caracterizados por sintomas mais persistentes, enquanto no TPB os sintomas psicóticos são autolimitados e relacionados ao estresse. No transtorno de estresse pós-traumático complexo (TEPTc) há um sentimento de *self* negativo, enquanto no TPB há uma difusão da identidade associada à sensibilidade à rejeição.

É muito comum a presença de comorbidades psiquiátricas com o TPB. Por exemplo, TDAH ocorre em 10 a 40% dos pacientes, enquanto o TEPT está presente em um terço dos casos. Outros diagnósticos que podem estar presentes são o uso de substância, transtornos alimentares (bulimia, anorexia e compulsão alimentar) e ansiedade.

Muitas vezes existe uma sobreposição entre os sintomas do TPB e as comorbidades, sendo necessário um julgamento clínico sobre qual diagnóstico é primário. A presença de comorbidades pode dificultar o tratamento desses pacientes.

TRATAMENTO

Tratamento não farmacológico

Tratamentos empiricamente validados mostraram que o TPB não é intratável. O tratamento de primeira linha é a psicoterapia ambulatorial. Diversos tratamentos psicoterápicos mostraram melhora de comportamentos suicidas e de autolesão, de sintomas do TPB e de funcionalidade. A terapia comportamental dialética para adolescentes (DBT-A), o tratamento baseado na mentalização para adolescentes (MBT-A) e a terapia cognitiva analítica (CAT – *Cognitive Analytic Therapy*) são os mais estudados na adolescência.

Estudos mostram que os tratamentos generalistas estruturados, como o *Good Psychiatric Management for adolescents with borderline personality disorder* (GPM-A) ou "bom manejo clínico", podem ajudar boa parte dos pacientes com TPB. Esses tratamentos são baseados em princípios gerais dos tratamentos especializados. Comunicação diagnóstica, psicoeducação e envolvimento familiar são pilares cruciais nessa abordagem. Além disso, uma aliança terapêutica em que o paciente é o agente principal da mudança é fundamental. Outros princípios incluem: validação emocional, expectativa de mudança (tanto no campo sintomático como no funcional), foco na vida fora do tratamento, manejo do comportamento suicida, coordenação dos tratamentos multidisciplinares, manejo das comorbidades e farmacoterapia conservadora.

Comportamentos suicidas e autolesão são comuns no TPB. Os tratamentos podem variar no modo como lidam com isso (i.e., ensino de habilidades, *coaching* telefônico). Uma forma comum é ensinar aos pacientes e aos pais planos de crise. É importante lembrar que o clínico deve sempre realizar uma avaliação de risco, mesmo em casos de autolesão não suicida, já que esses pacientes podem ter ideação de suicídio agudizada. Internações e níveis maiores de suporte (p. ex., residencial, hospital dia, internação psiquiátrica) são considerados em situações de alta gravidade e devem ser considerados contrastando os riscos e benefícios da intervenção.

Tratamento farmacológico

Intervenções farmacológicas especificamente para o TPB têm evidência limitada, principalmente na adolescência. Um tamanho de efeito entre pequeno e moderado foi encontrado em desfechos secundários como no manejo de raiva (estabilizadores de humor, ômega-3, antipsicóticos, antidepressivos), problemas interpessoais (estabilizadores de humor, antipsicóticos), sintomas psicóticos breves e dissociação (antipsicóticos, ômega-3), apesar de ainda haver incertezas em relação a esses achados. Atualmente, a maior parte dos *guidelines* não recomenda o tratamento farmacológico, com exceção do tratamento de comorbidades.

CONCLUSÕES

O TPB é um problema significativo de saúde pública. O tratamento precoce dessa condição grave é fundamental para prevenir complicações e auxiliar os adolescentes a voltarem ao desenvolvimento normal da personalidade, ajudando-os na transição da infância para a vida adulta. Esperar que diagnóstico e tratamento sejam realizados apenas após os 18 anos implica perder uma janela de oportunidade de intervenção quando os traços de personalidade são mais maleáveis, podendo custar caro aos pacientes, à família e à sociedade. Existem abordagens empiricamente validadas que podem ajudar os pacientes a gerenciarem melhor seus sintomas e ter uma vida ativa.

Um modelo escalonado em saúde (*stepped-care*) indica que os pacientes com sintomas mais graves ou resistentes ao tratamento devem receber tratamentos especializados como DBT-A ou MBT-A, enquanto a maioria dos pacientes pode receber cuidados generalistas com clínicos bem treinados. Dessa forma, espera-se que os recursos limitados em saúde mental sejam distribuídos de forma mais racional e sustentável.

DICAS DO ESPECIALISTA

- A presença de alguns sinais serve de alerta para a investigação de TPB, tais como autolesão não suicida, comportamento suicida persistente, psicose sob estresse, distúrbio de identidade, hipersensibilidade interpessoal, associação de transtornos internalizantes e externalizantes, uso de substâncias e comportamento sexual inapropriado.
- Comunicação diagnóstica, psicoeducação, aliança terapêutica, envolvimento ativo do paciente e suporte familiar são ferramentas fundamentais no tratamento.
- A presença de 3 ou 4 critérios de TPB (traços de TPB) justifica a intervenção precoce, já que o prejuízo é semelhante a quem preenche 5 ou mais critérios diagnósticos.
- O tratamento hospitalar deve ser realizado em situações de alto risco (p. ex., comportamento suicida grave) e quando não há alternativas viáveis de tratamento em níveis intermediários de cuidado (p. ex., ambulatorial intensivo, residencial, hospital dia). Para isso, o clínico deve ponderar os riscos e benefícios dessa intervenção.

SUGESTÕES DE LEITURA

1. American Psychiatric Association – APA (ed.). Diagnostic and statistical manual of mental disorders: DSM-5-TR™. Fifth edition, text revision. Washington, DC: American Psychiatric Association Publishing; 2022.
2. Bach B, First MB. Application of the ICD-11 classification of personality disorders. BMC Psychiatry. 2018 Dec;18(1):351. Disponível em: https://bmcpsychiatry.biomedcentral.com/articles/10.1186/s12888-018-1908-3. Acesso em: 3 set. 2025.
3. Bohus M, Stoffers-Winterling J, et al. Borderline personality disorder. The Lancet. 2021;398(10310):1528-40. Disponível em: https://linkinghub.elsevier.com/retrieve/pii/S0140673621004761. Acesso em: 3 set. 2025.
4. Brañas MJAA, Croci MS, Murray GE, Choi-Kain LW. The relationship between self-harm and suicide in adolescents and young adults. Psychiatric Annals. 2022 Aug;52(8):311-7. Disponível em: https://journals.healio.com/doi/10.3928/00485713-20220715-01. Acesso em: 3 set. 2025.
5. Chanen AM, Sharp C, Nicol K, Kaess M. Early intervention for personality disorder. FOC. 2022;20(4):402-8. Disponível em: https://psychiatryonline.org/doi/10.1176/appi.focus.20220062. Acesso em: 3 set. 2025.
6. Choi-Kain LW, Sharp C, American Psychiatric Association Publishing (eds.). Handbook of good psychiatric management for adolescents with borderline personality disorder. 1.ed. Washington, DC: American Psychiatric Association Publishing; 2021.
7. Croci MS, Brañas MJAA, Martinho Jr. E. Managing suicidality and nonsuicidal self-injury. In: Handbook of good psychiatric management for adolescents with borderline personality disorder. Washington, DC: Amer Psychiatric Pub Inc; 2021. p.101-30. Disponível em: https://www.appi.org/Products/Personality-Disorders/Handbook-of-Good-Psychiatric-Management-for-Adoles. Acesso em: 3 set. 2025.
8. Gunderson JG, Lyons-Ruth K. BPD's Interpersonal hypersensitivity phenotype: a gene-environment-developmental model. Journal of Personality Disorders. 2008;22(1):22-41. Disponível em: http://guilfordjournals.com/doi/10.1521/pedi.2008.22.1.22. Acesso em: 3 set. 2025.
9. Linehan M. Cognitive-behavioral treatment of borderline personality disorder. New York: Guilford Press; 1993 (Diagnosis and treatment of mental disorders).
10. McMain SF, Links PS, Gnam WH, et al. A randomized trial of dialectical behavior therapy versus general psychiatric management for borderline personality disorder. AJP. 2009;166(12):1365-74. Disponível em: http://psychiatryonline.org/doi/abs/10.1176/appi.ajp.2009.09010039. Acesso em: 3 set. 2025.
11. Sharp C. Personality disorders. Ropper AH (ed.). N Engl J Med. 2022;387(10):916-23. Disponível em:

http://www.nejm.org/doi/10.1056/NEJMra2120164. Acesso em: 3 set. 2025.
12. Sharp C, Vanwoerden S, Wall K. Adolescence as a sensitive period for the development of personality disorder. Psychiatric Clinics of North America. 2018;41(4):669-83. Disponível em: https://linkinghub.elsevier.com/retrieve/pii/S0193953X1831133X. Acesso em: 3 set. 2025.
13. Stoffers-Winterling JM, Storebø OJ, Pereira Ribeiro J, et al. Pharmacological interventions for people with borderline personality disorder. Cochrane Developmental, Psychosocial and Learning Problems Group (ed.). Cochrane Database of Systematic Reviews. 2022;2022(11). Disponível em: http://doi.wiley.com/10.1002/14651858.CD012956.pub2. Acesso em: 3 set. 2025.
14. Temes CM, Zanarini MC. The longitudinal course of borderline personality disorder. Psychiatric Clinics of North America. 2018;41(4):685-94. Disponível em: https://linkinghub.elsevier.com/retrieve/pii/S0193953X18311316. Acesso em: 3 set. 2025.
15. Winsper C. The aetiology of borderline personality disorder (BPD): contemporary theories and putative mechanisms. Current Opinion in Psychology. 2018;21:105-10. Disponível em: https://linkinghub.elsevier.com/retrieve/pii/S2352250X1730252X. Acesso em: 3 set. 2025.
16. Wong J, Bahji A, Khalid-Khan S. Psychotherapies for adolescents with subclinical and borderline personality disorder: a systematic review and meta-analysis. Can J Psychiatry. 2020 Jan;65(1):5-15. Disponível em: http://journals.sagepub.com/doi/10.1177/0706743719878975. Acesso em: 3 set. 2025.

PARA SABER MAIS

- Choi-Kain LW, Sharp C. Handbook of good psychiatric management for adolescents with borderline personality disorder. Washington, DC: American Psychiatric Association Publishing; 2021.
- Croci MS, Brañas MJAA, Fleisher C, et al. Manejo Clínico Geral (GPM) para o transtorno de personalidade borderline: um modelo generalista para a América Latina. Debates em Psiquiatria. 2022;12:1-26.
- Gunderson JG, Berkowitz C. Guia de família: Programa do Grupo Multifamiliar do Hospital McLean. Acesse o link no site do Family Connections Brasil (fcbrasil.org): https://www.borderlinepersonalitydisorder.org/wp-content/uploads/2020/02/Family-Guidelines-Final-Portuguese-Version.pdf. Acesso em: 1 out. 2025.

34
Disforia de gênero

André Henrique Gonçalves
Marcia Morikawa
Alexandre Saadeh

PONTOS-CHAVE DESTE CAPÍTULO

- Identidade de gênero é a experiência de gênero, podendo ou não corresponder ao sexo reconhecido ao nascimento. O desenvolvimento da identidade de gênero é um processo que se inicia precocemente na formação humana. Transgênero se refere a um "guarda-chuva" de identidades de pessoas que não se identificam com o sexo ao nascimento.
- Estimativas populacionais indicam que até 8% de crianças e adolescentes podem apresentar disforia ou incongruência de gênero.
- Jovens com disforia ou incongruência de gênero apresentam altas taxas de morbidade psiquiátrica.
- Há impacto positivo do cuidado de afirmação de gênero na saúde mental de crianças e adolescentes com incongruência de gênero.

INTRODUÇÃO

A transgeneridade, que faz parte da diversidade humana de gênero, tem alcançado cada vez mais destaque na sociedade moderna. Observa-se na mídia e no debate público maior exposição do tema, e as pessoas transgênero, ainda que continuem sendo marginalizadas, estão sendo mais incluídas nos espaços sociais. Esse movimento também é observado na medicina e em outras áreas da saúde, com uma produção científica maior, mais debates, capacitações e serviços especializados, visando garantir uma assistência à saúde adequada a essa população.

Mais recentemente há uma crescente do número de crianças, adolescentes e famílias buscando avaliação e orientação profissional, por questões relacionadas à identidade de gênero. A vivência de incongruência da identidade de gênero com o sexo atribuído ao nascimento aparece muito cedo na vida das pessoas transgênero, e pouco (ou nenhum) cuidado era ofertado anteriormente nessas fases da vida. Esse fenômeno mostra que o profissional de saúde que trabalha com crianças e adolescentes precisa estar atualizado na temática.

CONCEITOS BÁSICOS

Sexo é o termo utilizado para designar um conjunto de parâmetros biológicos que determina se um indivíduo é fêmea (feminino), macho (masculino) ou apresenta um desenvolvimento sexual diferente (intersexo). Na espécie humana, o sexo biológico é baseado na genética (cariótipo), genitália, ambiente hormonal (testosterona ou estrogênio) e caracteres sexuais secundários.

Gênero é um conceito sociocultural relacionado a uma construção histórica do que se define por homem, mulher ou outras possibilidades. O gênero de um indivíduo está relacionado ao sexo, entretanto não é definido por este. O termo costuma estar atrelado a depender do contexto ao papel de gênero, expressão de gênero e/ou identidade de gênero. **Papel de gênero** diz respeito às expectativas da sociedade de comportamento esperado para determinado gênero, ou seja, são manifestações sociais do que é esperado para um comportamento feminino ou masculino. O conceito de **expressão de gênero** refere-se à maneira como a pessoa se expressa, se veste ou apresenta seu gênero por meio dos vestuários, cortes de cabelo, maneirismos, aspectos físicos destacados.

A **identidade de gênero** se refere à experiência de gênero interna, subjetiva e pessoal, podendo ou não corresponder ao sexo reconhecido ao nascimento. É autodeterminada. Trata-se de um espectro que engloba a noção de ser homem, mulher e toda uma gama de variações, inclusive identidade de gêneros neutros. O **desenvolvimento da identidade de gênero** é um processo que se inicia precocemente na formação humana. Tipicamente, uma criança começa a se dar conta dos significados de ser menino(a), do que "é de menino(a)" e dos códigos de gênero da sua sociedade entre 2 e 4 anos de idade. Aos 3 anos as crianças já passam a reconhecer o gênero do outro com base nas características físicas, e aos 6 ou 7 anos se dá a estabilidade da identidade sexual, ou seja, a criança típica compreende que seu gênero permanecerá o mesmo pelo resto da vida.

O termo **transgênero** se refere a um "guarda-chuva" de identidades de pessoas que não se identificam (em algum grau) com o sexo ao nascimento. Nesse termo pode-se incluir as identidades transexual, travesti, não binária, dentre outras. Tal caracterização independe de a pessoa ter feito ou não intervenções médicas, como hormonização ou cirurgias de afirmação de gênero, que visam adequar as características anatômicas à identidade de gênero do indivíduo. É importante ressaltar que a transgeneridade não é um transtorno mental, mas é reconhecida como uma condição de saúde (não de doença) que muitas vezes se beneficia de suporte médico, psicológico e social. O termo **cisgênero** se refere aos indivíduos que se identificam totalmente com o sexo reconhecido ao nascimento.

Disforia de gênero (DG) é a nomenclatura utilizada pela classificação do DSM-5 (Manual Diagnóstico e Estatístico de Transtorno Mentais, 5ª edição) e diz respeito à insatisfação, ao desconforto ou ao sofrimento subjetivos que um indivíduo apresenta quando sua identidade de gênero difere do sexo atribuído ao nascimento, particularmente em decorrência de características físicas. **Incongruência de gênero (IG)** é outro termo utilizado na área da saúde para se referir à transgeneridade. É importante ressaltar que nem toda pessoa que se entende transgênero (e, portanto, apresenta incongruência de gênero) sofre de disforia de gênero. Ou seja, algumas pessoas transgênero podem não ter uma vivência de sofrimento em relação ao próprio corpo, seja porque lidam bem com determinadas características sexuais, seja porque passaram por intervenções médicas para adequação fenotípica ao gênero identificado.

Variabilidade de gênero é um termo amplo que descreve pessoas com identidade e/ou expressões de gênero que diferem das expectativas sociais e culturais atribuídas ao seu sexo ao nascimento. Na literatura é muito utilizado para se referir a crianças e adolescentes.

EPIDEMIOLOGIA

Diferentes metodologias têm sido aplicadas para estimar o número de pessoas com disforia de gênero/incongruência de gênero (DG/IG). Essas diferenças se dão nos critérios utilizados para definir uma pessoa transgênero (p. ex., autorreferência, diagnóstico médico em prontuário, número de buscas por procedimentos médicos ou jurídicos para retificação do gênero), o desenho do estudo aplicado (questionários autopreenchidos, revisão de prontuários ou bases de dados etc.) e base de amostragem. Boa parte dos estudos foi realizada em países desenvolvidos, não havendo boa uniformidade entre os estudos. As estimativas dos números de pessoas com incongruência de gênero podem ser muito discordantes e pouco aplicáveis em diferentes sociedades.

Considerando essas limitações, uma revisão recente da literatura apontou que, em estudos baseados em sistemas de saúde e que se utilizam de diagnóstico médico, a proporção de pessoas com DG/IG varia entre 0,02 e 0,08% da população geral. Estudos que se baseiam na condição de DG/IG autorreferida costumam apresentar uma proporção maior. A revisão citada encontrou uma proporção de adultos com DG/IG de 0,3 a 4,5% em relação à população geral. No que se refere a crianças e adolescentes, essa proporção varia entre 1,2 e 8,4%.

Apesar das limitações dos dados apresentados, essa prevalência mostra que pessoas transgênero são uma percentagem considerável da população geral. Diversos estudos apontam ainda que essa prevalência tem aumentado em diversos países do mundo e mais acentuadamente entre as crianças e os adolescentes.

ETIOLOGIA

Ainda há muita divergência entre diferentes áreas do estudo humano (psicologia, antropologia, medicina, filosofia e sociologia) acerca da origem da identidade de gênero e da transexualidade. Até o momento, as causas das identidades de gênero não conformes permanecem desconhecidas, mas há evidências cada vez maiores de que essa característica humana tenha uma origem multifatorial, com aspectos biopsicossocioambientais que interagem entre si.

Vale ressaltar que todo ser humano resulta da interação de diversos fatores, tais como religião, raça, nível socioeconômico, geração, educação e outros, que acabam influenciando nas representações de ser homem ou mulher. O **ambiente** interfere no papel e na expressão de gênero de um indivíduo, como também os conceitos sociais, que mudam com o tempo e cultura. Os **aspectos psicológicos** referem-se ao indivíduo em sua subjetividade. A forma como a pessoa vivencia o afeto e sua sexualidade, como se comporta ou lida com eles, faz com que ela seja única em suas experiências e expressões e permite a estruturação e consolidação de sua identidade.

Há evidências científicas que sugerem influências de fatores genéticos, hormonais e de estrutura cerebral no desenvolvimento da identidade de gênero. Estudos de neuroimagem têm se mostrado promissores, indicando padrões anatômicos e funcionais semelhantes de adolescentes transgênero comparados com adolescentes cisgênero, do mesmo gênero. Uma hipótese possível para essa diferenciação cerebral se associa a fatores hormonais intrauterinos, havendo também evidências de uma série de polimorfismos genéticos que parecem estar associados a diferenças da identidade de gênero, relacionadas com genes como COMT, CYP11A1, CYP17, CYP19, ERα, ERβ, HSD17B6, PGR, SRD5A2 e SULT2A1 e STS, SULT2A1 AR (AR-ERβ, AR-PGR, AR-COMT, CYP17-SRD5A2).

APRESENTAÇÃO CLÍNICA

Geralmente a DG/IG começa a se manifestar na infância, e a família costuma entender isso como uma fase, muitas vezes tentando modificar o comportamento da criança de forma a enquadrá-la no papel de gênero do sexo do nascimento e com isso gerando sofrimento e conflitos. Os primeiros sinais que podem ocorrer nessa etapa da vida são o desejo da criança de usar adereços, vestir-se com roupas, usar brinquedos e fazer brincadeiras consideradas do outro gênero. Vale a pena lembrar que a fluidez de gênero pode ocorrer mesmo no desenvolvimento da identidade de gênero de pessoas cisgênero, mas a presença do sofrimento infantil quanto a esses aspectos não é esperada. As crianças podem apresentar um interesse pelas diferenças entre os gêneros, com fascinação pelo gênero que não o que lhe foi designado, tratando-se de um assunto recorrente no cotidiano daquela criança. Algumas podem verbalizar claramente que o seu gênero não é aquele do sexo atribuído ao nascimento ou que quando crescerem serão homens ou mulheres conforme o gênero que se identificam.

Na adolescência, período de determinação biológica e consolidação de traços de personalidade e comportamentos, o processo de não identificação com o sexo biológico pode se dar de forma mais dramática. Com a puberdade e o desenvolvimento dos caracteres sexuais secundários, o sofrimento com o próprio corpo tende a aumentar vertiginosamente, fazendo com que este se torne um período bastante difícil para o adolescente. Por outro lado, o amadurecimento socioemocional e cognitivo permite que a incongruência de gênero possa ser identificada com mais clareza e com isso muitos passam a se entender como transgênero. Quando há suporte e aceitação familiar e social, o processo pode ser construtivo e mais tranquilo. Quando não, adolescentes com DG/IG podem sofrer traumas em decorrência da rejeição social, que vão impactar enormemente sua saúde mental e funcionalidade.

O não pertencimento a uma identidade de gênero congruente conflita com a realidade corpórea da puberdade, muitas vezes evoluindo para sofrimento, angústia e isolamento social. A busca pelas mudanças corporais, com hormônios sexuais e/ou cirurgias, comumente se inicia nessa época. O desejo por essas mudanças corporais pode dar início ao uso de hormônios sem acompanhamento médico, o que pode ser arriscado para esses jovens.

DIAGNÓSTICO

O uso de critérios diagnósticos para as condições de DG/IG é muito questionado, dentre alguns motivos, por ter um caráter patologizante. Entretanto, uma classificação diagnóstica é fundamental para o correto acompanhamento de pessoas com disforia de gênero.

Os **critérios diagnósticos** pela DSM-5 de disforia de gênero na infância e adolescência envolvem a caracterização da incongruência de gênero e a ocorrência de sofrimento clinicamente significativo ou prejuízo no funcionamento social (Quadro 1).

Dessa forma, o diagnóstico de crianças e adolescentes é clínico e longitudinal, avaliando-se fundamentalmente a intensidade de reivindicação da identidade de gênero, sua constância, consolidação (ou fluidez) e maturidade do discurso associado aos aspectos identitários.

DIAGNÓSTICO DIFERENCIAL

Em crianças, os principais diagnósticos diferenciais são as variações de comportamento em face de papéis de gênero sem implicação na identidade, homossexualidade incipiente com manifestações iniciais relacionadas ao papel de gênero, transtornos de ansiedade e depressão. Estresse familiar, como separação dos pais, nascimento de irmãos e morte de alguém importante, também podem estar relacionados a comportamentos compatíveis com disforia de gênero na infância, mas geralmente são transitórios e de pouco comprometimento.

Já entre adolescentes, os diagnósticos diferenciais mais importantes são os de intersexo, depressão, esquizofrenia, transtorno dismórfico corporal, homossexualidade não aceita, homofobia internalizada, disforia de gênero sem outra especificação, transtornos de conduta e traços de personalidade *borderline*/histriônico. A coocorrência de morbidades psiquiátricas ao quadro de disforia de gênero pode afetar negativamente o prognóstico e o desfecho deste e, portanto, é fundamental a avaliação psiquiátrica cautelosa.

COOCORRÊNCIAS

Coocorrência é o termo preferível para indicar a existência de quadros psiquiátricos em pessoas com DG/IG, haja vista que, como citado, a transexualidade não é um transtorno mental.

Diversos estudos apontam a associação entre a DG/IG com transtornos psiquiátricos em diferentes faixas etárias. Há aumento de risco de automutilação, depressão, ansiedade, suicídio, abuso de drogas, transtornos alimentares, comportamento sexual de risco, reclusão social e transgressão de normas sociais em crianças e adolescentes, guardando importante relação causal com o fenômeno da disforia de gênero. A maioria dos estudos encontrou taxas elevadas de tentativas de suicídio ao longa da vida de pessoas transgênero: em torno de 40% (destas, 34% tentaram com

QUADRO 1 Disforia de gênero pelo DSM-5 – Classificação CID 9 (CID 10)

Em crianças – 302.6 (F64.2)	Em adolescentes e adultos – 302.85 (F64.1)
A. Incongruência acentuada entre o gênero experimentado/expresso e o gênero designado de uma pessoa, com duração de pelo menos 6 meses, manifestada por no mínimo 6 dos seguintes (um deles deve ser o Critério A1): 1. Forte desejo de pertencer ao outro gênero ou insistência de que um gênero é o outro (ou algum gênero alternativo diferente do designado). 2. Em meninos (gênero designado), forte preferência por *cross-dressing* (travestismo) ou simulação de trajes femininos; em meninas (gênero designado), forte preferência por vestir somente roupas masculinas típicas e forte resistência a vestir roupas femininas típicas. 3. Forte preferência por papéis transgênero em brincadeiras de faz de conta ou de fantasias. 4. Forte preferência por brinquedos, jogos ou atividades tipicamente usados ou preferidos pelo outro gênero. 5. Forte preferência por brincar com pares do outro gênero. 6. Em meninos (gênero designado), forte rejeição de brinquedos, jogos e atividades tipicamente masculinos e forte evitação de brincadeiras agressivas e competitivas; em meninas (gênero designado), forte rejeição de brinquedos, jogos e atividades tipicamente femininas. 7. Forte desgosto com a própria anatomia sexual. 8. Desejo intenso de adquirir as características sexuais primárias e/ou secundárias compatíveis com o gênero experimentado.	**A.** Incongruência acentuada entre o gênero experimentado/expresso e o gênero designado de uma pessoa, com duração de pelo menos 6 meses, manifestada por no mínimo 2 dos seguintes: 1. Incongruência acentuada entre o gênero experimentado/expresso e as características sexuais primárias e/ou secundárias (ou, em adolescentes jovens, as características sexuais secundárias previstas). 2. Forte desejo de livrar-se das próprias características sexuais primárias e/ou secundárias em razão de incongruência acentuada com o gênero experimentado/expresso (ou, em adolescentes jovens, desejo de impedir o desenvolvimento das características sexuais secundárias previstas). 3. Forte desejo pelas características sexuais primárias e/ou secundárias do outro gênero. 4. Forte desejo de pertencer ao outro gênero (ou a algum gênero alternativo diferente do designado). 5. Forte desejo de ser tratado como o outro gênero (ou como algum gênero alternativo diferente do designado). 6. Forte convicção de ter os sentimentos e reações, típicos do outro gênero (ou de algum gênero alternativo diferente do designado).

(continua)

QUADRO 1 (*continuação*) Disforia de gênero pelo DSM-5

Em crianças – 302.6 (F64.2)	Em adolescentes e adultos – 302.85 (F64.1)
B. A condição está associada a sofrimento clinicamente significativo ou a prejuízo no funcionamento social, acadêmico ou em outras áreas importantes da vida do indivíduo.	**B.** A condição está associada ao sofrimento clinicamente significativo ou ao prejuízo no funcionamento social, profissional ou em outras áreas importantes da vida do indivíduo.
Especificar se: **Com um transtorno do desenvolvimento sexual** (p. ex., distúrbio adrenogenital congênito, como 255.2 [E25.0] hiperplasia adrenal congênita ou 259.50 [E34.50] síndrome de insensibilidade androgênica). **Nota para codificação:** codificar tanto o transtorno do desenvolvimento sexual como a disforia de gênero.	**Especificar se:** **Com um transtorno do desenvolvimento sexual** (p. ex., distúrbio adrenogenital congênito, como 255.2 [E25.0] hiperplasia adrenal congênita ou 259.50 [E34.50] síndrome de insensibilidade androgênica). **Nota para codificação:** codificar tanto o transtorno do desenvolvimento sexual como a disforia de gênero. **Especificar se:** **Pós-transição:** o indivíduo fez uma transição para uma vida em tempo integral no gênero desejado (com ou sem legalização da mudança de gênero) e fez (ou está se preparando para fazer) pelo menos um procedimento médico ou um regime de tratamento transexual – a saber, tratamento hormonal transexual regular ou cirurgia de redesignação de gênero confirmando o gênero desejado (p. ex., penectomia, vaginoplastia em um gênero masculino ao nascimento; mastectomia ou faloplastia em um gênero feminino ao nascimento).

CID: Classificação Internacional de Doenças.
Fonte: APA (2014).

menos de 14 anos, 39% tentaram entre os 14 e os 17 anos e 20% entre os 18 e 24 anos). Em relação à ideação e a planejamentos suicidas, 82% da população trans já os apresentou ao longo da vida. Um estudo mostrou que crianças transgênero têm de 2 a 3 vezes mais chances de cometer suicídio ou de sofrer depressão grave que seus colegas.

Crianças e adolescentes trans com frequência sofrem diferentes tipos de violência, como *bullying* escolar, *cyberbullying*, agressões físicas e exclusão de seus pares, o que pode causar abandono escolar, isolamento social, ostracismo e sofrimento psíquico intenso.

ACOMPANHAMENTO

O acompanhamento de crianças e adolescentes com DG/IG deve seguir alguns princípios, como integralidade no cuidado, multidisciplinaridade, busca pelo entendimento do caso em uma perspectiva biopsicossocial, respeito e acolhimento à diversidade humana de gênero. No Brasil, o acompanhamento médico de pessoas transgênero deve seguir as normativas da Resolução do Conselho Federal de Medicina (CFM) n. 2.265/2019. Destaca-se nessa resolução a necessidade da presença de um pediatra na equipe que acompanha crianças e adolescentes, e a necessidade de assinatura do termo de consentimento livre e esclarecido pelos seus responsáveis.

Nessa faixa etária, a abordagem para questões de gênero consiste na escuta sensível da demanda da criança ou adolescente, sem interferências, julgamentos ou silenciamentos, permitindo-se que a identidade de gênero seja compreendida verdadeiramente. Fala-se de um modelo de cuidado de **afirmação de gênero**, que se baseia na ideia de que variações na identidade e expressão são aspectos normais da diversidade humana e que os problemas de saúde mental nessas crianças surgem do estigma e das experiências negativas, podendo ser evitados com uma família e ambiente social de apoio. Em geral, indica-se a psicoterapia para auxiliar o indivíduo, tanto no bem-estar emocional quanto nas possibilidades de vivências no papel de gênero desejado. É imprescindível o trabalho com pais, escolas, abrigos e outros locais de convívio social para aumentar o entendimento e a aceitação da condição da criança ou adolescente.

Crianças menores podem transitar sua autopercepção de identidade e expressão de gênero, e o papel do profissional de saúde é o de permitir vivenciar todas as facetas da identidade com aquela que se identificam, sem forçá-las à congruência ou não ao seu sexo. A transição social (uso das roupas, pronomes e nome social do gênero desejado), se desejada, deve ser abordada estrategicamente, em um momento adequado a fim de se equilibrar a demanda dos sujeitos e de seus cuidadores, tomando cuidado para não tentar forçar a criança a se encaixar nos padrões de masculino e feminino vigentes. Os benefícios da transição social são a diminuição do estresse causado pelo meio social, efeitos positivos na autoestima e no desenvolvimento da autonomia, dado que a possibilidade de vivência no gênero identificado tem uma ação integradora na estrutura psíquica. O suporte familiar está associado a menos sintomas depressivos, maior satisfação com a vida e percepção menor do "fardo de ser trans".

INTERVENÇÕES MÉDICAS

Nos adolescentes, além do acompanhamento psicossocial, podem ser indicadas intervenções médicas para transição de gênero, e são divididas em três estágios, conforme apresentado a seguir.

Supressão ou bloqueio puberal (totalmente reversível)

O bloqueio puberal, tratamento realizado para puberdade precoce, é indicado para adolescentes transgênero apenas a partir do início da puberdade (estágio 2 de Tanner) a fim de que se ganhe tempo para a maturidade da formação da identidade de gênero e para redução da disforia de gênero decorrente dos caracteres sexuais secundários indesejados. É realizado por meio da administração de análogos de GnRH (GnRHa). Uma vez suspenso o bloqueio, a puberdade retoma seu curso natural. A recomendação de bloqueio deve ser feita por uma equipe multiprofissional.

Estudos de diversos países mostraram importante redução nos problemas comportamentais, dos sintomas depressivos e ansiosos e melhora no funcionamento global após o bloqueio puberal. Estudos prospectivos mais recentes concluíram que não houve efeito deletério do análogo de GnRH, no desenvolvimento neuropsicológico, mesmo após 12 anos de uso das substâncias. O principal efeito colateral a ser observado durante o uso do bloqueio é a diminuição da densidade mineral óssea. Um estudo mostrou que esta diminuiu em adolescentes durante o tratamento com GnRH; entretanto, quando a terapia hormonal foi iniciada, o acúmulo de massa óssea foi retomado. Dados a longo prazo sobre efeitos na saúde óssea ainda não estão claros e são necessários, mas estes não justificam a contraindicação do bloqueio, dado o claro custo-benefício comprovado.

Hormonização cruzada (parcialmente reversível)

A administração cruzada de hormônios sexuais do sexo oposto pode ser indicada a partir dos 16 anos para adolescentes com DG/IG persistente e bem documentada, em acompanhamento multidisciplinar e com estabilidade psicopatológica. Antes do início da hormonização cruzada, é obrigatória a avaliação e discussão a respeito da preservação da fertilidade.

Nos meninos trans, a testosterona tem efeitos como aumento de pelos faciais, supressão da menstruação, aumento da massa muscular, distribuição de gordura com padrão masculino, aumento do clitóris, aumento da libido e acne. Os efeitos colaterais são diminuição do HDL e aumento de triglicérides, maior resistência à insulina, hepatotoxicidade, policitemia, além de efeitos desconhecidos em mamas, endométrio e ovários.

Em meninas trans é geralmente indicado o estrógeno em conjunto com um antiandrogênico (espironolactona, ciproterona ou finasterida). Os efeitos esperados são: desenvolvimento das mamas, redistribuição da gordura corporal, diminuição das ereções, diminuição da força muscular e do crescimento dos pelos. Os efeitos colaterais possíveis são trombose venosa/tromboembolismo, ganho de peso, cefaleia, diminuição da libido, aumento de triglicérides, aumento da pressão arterial, diminuição da tolerância à glicose, aumento da prolactina com galactorreia, maior risco de câncer de mama e infertilidade.

Cirurgias de afirmação de gênero (irreversíveis)

As cirurgias de afirmação de gênero estão indicadas para indivíduos com diagnóstico de incongruência de gênero, maiores de 18 anos, em acompanhamento multidisciplinar por no mínimo 1 ano, com vivência integral no gênero desejado e ausência de psicopatologia grave. Ou seja, no Brasil não são permitidas cirurgias de afirmação de gênero em crianças ou adolescentes.

CONCLUSÕES

O número de crianças e adolescentes que se identificam como transgênero tem aumentado, e essa população se caracteriza por apresentar grande morbidade psiquiátrica, em decorrência dos preconceitos e violências sofridos na sociedade. Profissionais de saúde que trabalham com crianças e adolescentes precisam estar preparados para dar suporte adequado, ainda que não sejam especialistas no assunto.

Apesar de ainda incipientes, os estudos publicados até o momento mostram o impacto positivo do cuidado de afirmação de gênero na saúde mental de crianças e adolescentes com incongruência de gênero. Jovens com DG/IG devem ter um cuidado em saúde acolhedor, respeitoso, multidisciplinar, focado principalmente em intervenções psicossociais para reduzir a disforia de gênero. As intervenções médicas, se forem desejo desse jovem, devem ser indicadas pela equipe em consonância com a autorização dos responsáveis legais e as regras estabelecidas pelo Conselho Federal de Medicina.

DICAS DO ESPECIALISTA

- Crianças e adolescentes com variabilidade de gênero, e suas famílias, têm buscado cada vez mais apoio de profissionais para acompanhamento em saúde. É importante estar atualizado e desarmado de preconceitos para ofertar um cuidado em saúde ético e adequado.
- O acompanhamento de crianças e adolescentes com DG/IG deve ser **sempre** multidisciplinar.
- Um dos focos do acompanhamento deve ser construir ou fortalecer uma rede de apoio para as crianças e adolescentes.
- Existem normativas que orientam as possíveis intervenções médicas para pessoas com DG/IG. É necessário estar atento a essas regras. Nenhuma modificação física é permitida para crianças pré-púberes; a hormonização cruzada só é possível a partir dos 16 anos, e cirurgias, apenas a partir dos 18 anos.

SUGESTÕES DE LEITURA

1. American Psychiatry Association (APA). Manual Diagnóstico e Estatístico de Transtornos Mentais (DSM-5). 5ª edição. Artmed; 2014.
2. Coleman E, Radix AE, Bouman WP, et al. Standards of care for the health of transgender and gender diverse people, version 8. International Journal of Transgender Health. 2022;23(Suppl 1):S1259.
3. Conselho Federal de Medicina (CFM). Resolução CFM n. 2.265/2019. Dispõe sobre o cuidado específico à pessoa com incongruência de gênero ou transgênero e revoga a Resolução CFM n. 1.955/2010. 2020. Disponível em: https://sistemas.cfm.org.br/normas/visualizar/resolucoes/BR/2019/2265. Acesso em: 13 ago. 2025.
4. Costa R, Dunsford M, Skagerberg E, et al. Psychological support, puberty suppression, and psychosocial functioning in adolescents with gender dysphoria. The Journal of Sexual Medicine. 2015;12(11):2206-14.
5. De Vries AL, McGuire JK, Steensma TD, et al. Young adult psychological outcome after puberty suppression and gender reassignment. Pediatrics. 2014;134(4):696-704.
6. European Society of Endocrinology. Transgender brains are more like their desired gender from an early age. ScienceDaily. Disponível em: www.sciencedaily.com/releases/2018/05/180524112351.htm. Acesso em: 13 ago. 2025.
7. Feigerlová E, Pascal V, Ganne-Devonec MO, et al. Fertility desires and reproductive needs of transgender people: challenges and considerations for clinical practice. Clin Endocrinol. 2019;91(1):10-21.
8. Hoshiai M, Matsumoto Y, Sato T, et al. Psychiatric comorbidity among patients with gender identity disorder. Psychiatry and Clinical Neurosciences. 2010;64(5):514-9.
9. Kreukels BP, Guillamon A. Neuroimaging studies in people with gender incongruence. International Review of Psychiatry. 2016;28(1):120-8.
10. Kreukels BP, Steensma TD, De Vries AL. Gender dysphoria and disorders of sex development. Springer; 2015.
11. Puszczyk M, Czajeczny D. Gender dysphoria and gender variance in children: diagnostic and therapeutic controversies. Archives of Psychiatry and Psychotherapy. 2017;3:34-42.
12. Skordis N, Kyriakou A, Dror S, et al. Gender dysphoria in children and adolescents: an overview. Hormones. 2020;19(3):267-76.
13. Spack NP, Edwards-Leeper L, Feldman HA, et al. Children and adolescents with gender identity disorder referred to a pediatric medical center. Pediatrics. 2012;129(3):418-25.
14. Zucker KJ, Wood H, Singh D, Bradley SJ. A developmental, biopsychosocial model for the treatment of children with gender identity disorder. Journal of Homosexuality. 2012;59(3):369-97.

PARA SABER MAIS

- Coleman E, Radix AE, Bouman WP, et al. Standards of care for the health of transgender and gender diverse people, version 8. International Journal of Transgender Health. 2022;23(Suppl 1):S1-259.
- Conselho Federal de Medicina (CFM). Resolução CFM n. 2.265/2019. Dispõe sobre o cuidado específico à pessoa com incongruência de gênero ou transgênero e revoga a Resolução CFM n. 1.955/2010. 2020. Disponível em: https://sistemas.cfm.org.br/normas/visualizar/resolucoes/BR/2019/2265. Acesso em: 13 ago. 2025.
- Saadeh A, Scivoletto S (in memoriam). Incongruência de gênero: infância, adolescência e fase adulta. Barueri: Manole; 2023.

35

Transtorno de sintomas somáticos e transtornos relacionados

Caio Borba Casella
Marcia Morikawa

PONTOS-CHAVE DESTE CAPÍTULO

- Quadros de somatização são bastante frequentes na população, e é importante saber reconhecê-los, assim como os fatores relacionados ao surgimento e à manutenção na vida do paciente.
- Os transtornos desse grupo são caracterizados pela proeminência de sintomas físicos e uma reação exacerbada a eles.
- Psicoeducação, inclusão dos cuidadores e foco na retomada da funcionalidade são aspectos fundamentais do tratamento.

INTRODUÇÃO

O termo "somatização" refere-se à expressão de sofrimento psíquico por meio de sintomas físicos, como cefaleia e dor estomacal. Esse fenômeno pode estar presente ao longo de toda a vida, mas a população pediátrica é especialmente vulnerável a apresentar quadros assim, por ter maior dificuldade em expressar sentimentos e emoções através da linguagem. Na maioria das vezes isso não constitui um quadro psiquiátrico, mas estamos diante de um transtorno mental quando esses sintomas físicos causam um grande impacto na vida do paciente, como um grande número de faltas à escola ou uma busca intensa por serviços de saúde para investigar uma possível causa orgânica, podendo levar a uma exposição excessiva a exames e procedimentos invasivos. Em muitos casos a somatização se resolve espontaneamente, mas em algumas situações pode ser necessária uma intervenção mais específica.

O DSM-5 agrupa os quadros de saúde mental com uma grande proeminência de sintomas físicos no capítulo de "transtorno de sintomas somáticos e sintomas relacionados". São quadros que se caracterizam por apresentarem sintomas físicos que causam prejuízo e estão associados a pensamentos, sentimentos e comportamentos anormais diante desses sintomas. A principal característica desses quadros é a reação das pessoas a esses sintomas, e não os sintomas somáticos em si ou a falta de explicação médica para eles.

A somatização é bastante comum na infância, principalmente na forma de queixas dolorosas recorrentes. Dor abdominal funcional, por exemplo, tem uma prevalência de 7 a 25% em escolares. Quando se analisam os diagnósticos de transtorno de sintomas somáticos, a prevalência estimada é de 8 a 12,5%, com predominância do sexo feminino após a puberdade.

ETIOLOGIA

A interação de diversos fatores está associada ao surgimento dos transtornos de sintomas somáticos. Existem aspectos genéticos e biológicos predisponentes, como maior sensibilidade à dor, mas também fatores ambientais, como exposição a eventos vitais adversos, e processos de aprendizado. Em muitas culturas há uma tendência de oferecer maior atenção e cuidados diante de queixas físicas em comparação às queixas psicológicas. O comportamento dos pais, nesse contexto, desempenha um papel crucial, exercendo influência significativa ao reforçar de maneira excessiva as queixas somáticas e contribuindo assim para a manutenção do transtorno na criança. Vale ressaltar que as crianças frequentemente aprendem padrões de enfrentamento com base em modelos familiares.

Em alguns casos, crianças com alto desempenho ou traços perfeccionistas podem encontrar alívio subconsciente ao assumir o papel de doente. Desse modo, a pessoa se vê livre das pressões acadêmicas e familiares sem sentir a mesma culpa, uma vez que encontra uma justificativa plausível para seu afastamento.

Quanto aos estilos de enfrentamento (*coping*), observa-se que indivíduos com estratégias mais internalizadoras, além de aqueles com déficits cognitivos, podem apresentar maior dificuldade em expressar emoções, canalizando, assim, o sofrimento psíquico por meio de queixas físicas.

A presença de doenças crônicas também aumenta o risco de comorbidade com somatização. Os cuidados necessários para gerenciar essas condições contribuem para uma experiência centrada na atenção à saúde física. Além disso, há a possibilidade de surgir o receio de agravamento do quadro, relacionado a uma interpretação equivocada de sensações físicas. Respostas fisiológicas condicionadas por episódios prévios de doença física podem, também, intensificar as queixas somáticas.

QUADRO CLÍNICO

Os transtornos desse grupo são caracterizados pela proeminência dos sintomas físicos e uma reação exacerbada a eles. Usualmente eles são primeiramente vistos no contexto da atenção primária, e raramente chegam ao psiquiatra. Costuma haver grande desconfiança em relação a uma origem emocional para essas queixas.

As queixas somáticas mais comuns tendem a variar de acordo com a idade do paciente. No início da infância, as queixas predominantes são as relacionadas a dores abdominais, alcançando seu pico por volta dos 9 anos. Um pouco mais tarde, começam a surgir queixas de cefaleia, atingindo o ápice aos 12 anos, e, posteriormente, queixas de fadiga e dores musculoesqueléticas e torácicas. Preocupações específicas sobre um diagnóstico (como o medo de ter câncer) geralmente só surgem na adolescência, assim como quadros conversivos (também conhecidos como neurológicos funcionais). Durante a infância, a apresentação tende a ser monossintomática, mas à medida que ocorre o desenvolvimento podem surgir novos sintomas.

Um quadro particular desse grupo é o de transtorno factício, em que há uma produção intencional dos sintomas, com o objetivo de suprir necessidades emocionais, como a de receber cuidado. Apesar de o transtorno factício autoimposto poder estar presente na infância e na adolescência, é mais comum na verdade que a população pediátrica seja vítima do transtorno factício imposto a outro (também conhecido como síndrome de Münchhausen por procuração), em que a produção dos sintomas se dá em outra pessoa. Na maior parte dos casos a produção se dá pela mãe da criança, e pode assumir diferentes formas e graus de intensidade, desde relatos de sintomas inexistentes ou exagero de sintomas existentes, adulteração de documentos médicos (como resultados de exames), alteração de espécimes clínicos (como colocar sangue nas fezes) até a produção direta de sintomas (por envenenamento, uso incorreto de medicações, sufocamento, dentre outros). Crises convulsivas estão entre as formas clínicas mais relatadas nesses casos.

Os principais transtornos do grupo estão descritos no Quadro 1.

QUADRO 1 Principais quadros do grupo de "transtorno de sintomas somáticos e transtornos relacionados"

Quadro	Principais características clínicas
Transtorno de sintomas somáticos	▪ Presença de um ou mais sintomas somáticos associados a uma alteração do funcionamento de vida diário desproporcional à severidade esperada do quadro. ▪ Os sintomas podem ser bastante diversos (como queixas álgicas ou fadiga). ▪ É frequente a busca do paciente (ou de sua família) por serviços médicos por conta desses sintomas e a crença de que estariam associados a maior gravidade não identificada pela equipe de saúde.
Transtorno de ansiedade de doença	▪ Há uma preocupação intensa em ter/contrair uma doença grave, que leva a comportamentos excessivos para se assegurar de que está saudável (p. ex., buscas repetidas por exames clínicos) ou a uma evitação exagerada de serviços médicos, como uma forma de esquiva. ▪ Raramente está presente na população pediátrica.
Transtorno conversivo (ou transtorno de sintomas neurológicos funcionais)	▪ Há alterações motoras e/ou sensoriais incompatíveis com os eventuais achados neurológicos. ▪ Em boa parte dos casos é possível encontrar um precipitante para os sintomas, como uma situação de grande estresse ou trauma.
Fatores psicológicos que afetam outras condições médicas	▪ Fatores psicológicos ou comportamentais agravam uma condição médica, aumentando o risco de sofrimento, morte ou incapacidade (p. ex., crises de asma exacerbadas por ansiedade).
Transtorno factício	▪ O transtorno factício autoimposto ocorre quando o indivíduo falsifica sinais/sintomas em si para ficar no papel de doente e suprir necessidades emocionais (como receber o cuidado inerente a esse papel). ▪ Quando a falsificação de sinais/sintomas é em outro indivíduo (p. ex., uma mãe em seu filho), fala-se de transtorno factício imposto a outro. Nesse caso, o agente, não a vítima, recebe o diagnóstico.

DIAGNÓSTICO

O processo diagnóstico desses quadros envolve três etapas principais:

1. Excluir uma causa orgânica para os sintomas apresentados.
2. Identificar uma questão psicossocial associada à gênese e à manutenção dos sintomas.
3. Identificar possíveis estressores relacionados ao quadro atual.

Durante esse processo, é importante tomar cuidado para não realizar investigações clínicas excessivas, que podem ser prejudiciais por expor o paciente a um risco elevado de iatrogenia, além de reforçar a ideia de doença. Na ausência de alguns sinais de alarme de maior gravidade, como perda de peso, febre, anemia ou síncope, a investigação clínica pode ser mais breve.

Alguns dados do exame clínico sugerem uma etiologia funcional, por exemplo:

- Aumento da intensidade dos sintomas quando se orienta o paciente a prestar atenção à parte do corpo acometida, e diminuição deles com manobras distratoras.
- Olhos fechados durante crises, com resistência à abertura pelo examinador.
- Alteração da frequência de um tremor, que adquire a frequência de um movimento voluntário solicitado em outro membro.

No caso específico de diagnóstico diferencial entre epilepsia e transtorno conversivo, o videoeletroencefalograma acaba sendo o padrão ouro, embora nem sempre esteja disponível.

Deve-se buscar na anamnese alguns pontos que sugiram um quadro de somatização, como correlação temporal dos sintomas com conflitos pelos quais a criança está passando (p. ex., uma grande cobrança acadêmica na escola, separação dos pais etc.), queixas diversas e inespecíficas, a presença de outros familiares com condições clínicas com sintomas parecidos com os da criança e a busca da família por diversos especialistas.

Quanto ao transtorno factício imposto a outro, o diagnóstico é difícil e costuma demorar para ser feito. Alguns dados podem sugerir esse quadro, como:

- História clínica inconsistente e a busca intensa e frequente por diversos serviços hospitalares.
- A presença de múltiplos sintomas que surgem e desaparecem sem um padrão claro.
- Baixa consistência entre os sintomas relatados e os achados médicos.
- A existência de sintomas que só são presenciados pelo cuidador ou que surgem apenas em sua presença.
- Limitação para atividades além do que seria esperado pelo quadro clínico.
- Resposta excepcionalmente pobre ao tratamento proposto.
- Comportamento do cuidador de não expressar alívio com uma melhora observada, com insistência em alterações sem maior relevância clínica.

No entanto, nenhum desses achados é patognomônico, e é importante a atuação de uma equipe multidisciplinar para avaliar esses casos. Muitas vezes é necessário o acompanhamento longitudinal e a articulação entre diferentes estruturas de saúde pelas quais o paciente já passou, para conseguir fechar esse diagnóstico.

Diagnóstico diferencial e comorbidades

Além de quadros clínicos, é importante realizar o diagnóstico diferencial entre transtornos de sintomas somáticos e outros transtornos psiquiátricos. Em especial nas crianças, quadros ansiosos e depressivos podem vir com muitos sintomas somáticos, porém eles estarão inseridos em outro contexto psicopatológico. Nos quadros depressivos, é importante buscar outros sintomas, como o humor deprimido ou irritável e a anedonia. O quadro de ansiedade generalizada é acompanhado de outras preocupações além do aspecto de saúde, e, no transtorno de pânico, os sintomas físicos tendem a aparecer em episódios agudos, durante as crises de pânico.

Esse diagnóstico diferencial, no entanto, nem sempre é fácil, pois pode haver também diagnósticos comórbidos. Trinta a 50% das crianças com quadros de somatização apresentam outro diagnóstico psiquiátrico associado, sendo os quadros ansiosos e depressivos os mais frequentes.

TRATAMENTO

A etapa mais importante da abordagem dos casos de somatização é a realização de uma boa comunicação diagnóstica para o paciente e sua família, e uma psicoeducação adequada. Deve-se evitar dizer que a criança "não tem nada" e explicar a ligação entre questões emocionais e sintomas físicos, reassegurando que não há um quadro físico de maior gravidade no momento. É importante enfatizar o retorno precoce às atividades habituais e evitar investigações complementares excessivas.

Quadros mais leves e com menor tempo de duração, como náuseas associadas a um período de adaptação a uma nova escola, costumam resolver-se espontaneamente. Outros casos podem beneficiar-se de intervenções mais ativas. Uma revisão da Cochrane, de Kleinstauber et al. (2014), não encontrou evidências sólidas para justificar o uso de psicofármacos em quadros de somatização em adultos. Em crianças e adolescentes com quadros funcionais, os estudos de fármacos são ainda mais escassos, de forma que seu uso está reservado para o tratamento de eventuais comorbidades.

Por outro lado, intervenções psicoterápicas ajudam a diminuir a carga de sintomas e os prejuízos de funcionalidade associados à somatização em crianças, como demonstrado por Bonvanie et al. (2017). A terapia cognitivo-comportamental pode ajudar a diminuir a percepção de ameaça associada aos sintomas funcionais, ensinar técnicas de relaxamento, promover estratégias saudáveis de *coping*, como aceitação e autoencorajamento, e desencorajar estratégias menos adaptativas e mais passivas, como a esquiva de demandas.

É fundamental incluir os pais no tratamento. Com muita frequência eles estão bastante ansiosos e acabam reforçando qualquer queixa somática da criança. Pode ser necessário encaminhá-los para orientação parental ou alguma outra abordagem familiar. Sua aceitação do diagnóstico está associada a um melhor prognóstico.

No caso do transtorno factício imposto a outro, havendo evidências do diagnóstico, o perpetrador deve ser abordado e informado quanto aos dados que sustentam esse diagnóstico. Ele deve ser encaminhado para avaliação e tratamento em saúde mental. Deve-se notificar os serviços de proteção à criança dessa suspeita diagnóstica, como o Conselho Tutelar e a Vara da

Infância e Adolescência. Em alguns casos, pode ser necessária a hospitalização da criança, tanto para tratar eventuais lesões infligidas quanto para protegê-la do perpetrador, e construir uma rede de suporte para continuar seu acompanhamento após a alta. Além do cuidado à saúde física, é fundamental que a criança também seja avaliada e acompanhada quanto a sua saúde mental, tendo em vista o impacto de um abuso em geral crônico e cometido por um cuidador próximo.

CONCLUSÕES

Quadros de sintomas somáticos são bastante frequentes na população pediátrica, e casos mais severos necessitam de uma abordagem específica, com atenção ao funcionamento psicossocial do paciente e cuidado para não o invalidar. Realizar uma boa psicoeducação e incluir os cuidadores no tratamento é fundamental para uma boa evolução.

DICAS DO ESPECIALISTA

- É preciso cuidado para não invalidar o paciente com frases como "você não tem nada". A dor tem um componente neural nociceptivo e um componente afetivo, e ambos são analisados e interpretados pelo sistema nervoso central, sendo afetados tanto pelo ambiente quanto pela genética. Muitas vezes a somatização é uma "amplificação" de sensações corpóreas normais.
- Para o diagnóstico, é importante a ênfase nos sintomas positivos (como déficits de funcionalidade além do que seriam esperados pela gravidade do sintoma e uma questão psicossocial associada ao surgimento e à manutenção do quadro), e não apenas em descartar uma causa orgânica.
- O diagnóstico de um quadro de sintomas somáticos não exclui a possibilidade de um quadro clínico comórbido.
- Para casos mais sintomáticos, pode ser útil a realização de consultas regulares com o pediatra ou o médico da família (em comparação a consultas sob demanda apenas), para centralizar os cuidados e realizar um reasseguramento do paciente e seus cuidadores, evitando procedimentos investigativos e de tratamento excessivos.
- O foco do tratamento deve ser a melhora da funcionalidade, e não a remissão completa dos sintomas somáticos.

SUGESTÕES DE LEITURA

1. Bonvanie IJ, Kallesøe KH, Janssens KAM, et al. Psychological interventions for children with functional somatic symptoms: a systematic review and meta-analysis. J Pediatr. 2017;187:272-81.e17.
2. Hallett M. Functional (psychogenic) movement disorders: clinical presentations. Parkinsonism Relat Disord. 2016;22(Suppl 1)(0 1):S149-52.
3. Henningsen P. Management of somatic symptom disorder. Dialogues Clin Neurosci. 2018;20(1):23-31.
4. Ibeziako P, Brahmbhatt K, Chapman A, et al. Developing a clinical pathway for somatic symptom and related disorders in pediatric hospital settings. Hosp Pediatr. 2019;9(3):147-55.
5. Kleinstauber M, Witthoft M, Steffanowski A, et al. Pharmacologic interventions for somatoform disorders in adults. Cochrane Database Syst Rev. 2014;(11):CD010628.
6. Kurlansik SL, Maffei MS. Somatic symptom disorder. Am Fam Physician. 2016;93(1):49-54.
7. Löwe B, Levenson J, Depping M, et al. Somatic symptom disorder: a scoping review on the empirical evidence of a new diagnosis. Psychol Med. 2022;52(4):632-48.
8. Malas N, Ortiz-Aguayo R, Giles L, et al. Pediatric somatic symptom disorders. Curr Psychiatry Rep. 2017;19(2):11.
9. Morabito G, Barbi E, Cozzi G. The unaware physician's role in perpetuating somatic symptom disorder. JAMA Pediatr. 2020;174(1):9-10.
10. Roenneberg C, Sattel H, Schaefert R, et al. Functional somatic symptoms. Dtsch Arztebl Int. 2019;116(33-34):553-60.
11. Silber TJ. Somatization disorders: diagnosis, treatment, and prognosis. Pediatr Rev. 2011;32(2):56-63; quiz 63-4.

PARA SABER MAIS

- Casella CB, Morikawa M. Somatização e dissociação na infância e adolescência. In: Miguel ECM, Lafer B, Elkis H, Forlenza OV. Clínica psiquiátrica. 2.ed. Barueri: Manole; 2021. p.140-50.
- Casella CB, Morikawa, M. Transtorno factício imposto a outro. In: Miguel ECM, Lafer B, Elkis H, Forlenza OV. Clínica psiquiátrica. 2.ed. Barueri: Manole; 2021. p.151-156
- Garralda EM, Rask CU. Somatoform and related disorders. In: Thapar A, Pine DS, Leckman JF, et al. Rutter's child and adolescent psychiatry. 6.ed. Oxford, UK: Wiley; 2015. p.1035-54.

36

Transtornos do sono

Leticia Santoro Azevedo Soster
Beatriz Soares de Azevedo Sardano

PONTOS-CHAVE DESTE CAPÍTULO

- A fisiologia do sono na infância é diferente em cada fase do seu desenvolvimento, e isso leva a diferentes padrões e manifestações dos sintomas de sono.
- Ao avaliar sintomas relacionados ao sono, considerar a possibilidade de outra patologia concomitante, bem como os múltiplos fatores que influenciam o sono: fisiologia, ambiente, expectativas dos cuidadores.
- Sintomas de sono podem ser comuns a várias condições de base: assim, história clínica e consideração dos múltiplos fatores são a chave para o adequado diagnóstico e condução.

INTRODUÇÃO

O sono é um estado comportamental caracterizado por uma perda reversível e periódica da consciência. Durante o sono, há redução das funções sensoriais e motoras que ligam o cérebro ao meio ambiente, geração de ritmicidade interna, regulação homeostática e uma qualidade restaurativa que não pode ser duplicada pelo repouso vigil ou por qualquer tipo de alimento, bebida ou agente farmacológico. Acredita-se que o período de sono restabeleça as condições do cérebro no período precedente de vigília. Assim, o sono não é apenas uma fase de repouso muscular, visceral e do sistema nervoso, mas serve para outras funções, como neurodesenvolvimento, plasticidade sináptica, saúde mental, consolidação de memória, processos de maturação do sistema nervoso central (SNC) nos primeiros anos de vida, conservação de energia, reposição de neurotransmissores, regulação gênica, remodelagem de sinapses e receptores do SNC, modulação de sensibilidade de receptores no SNC, regulação emocional e também com processos de consolidação de memória.

O processo neurobiológico que ocorre no encéfalo durante o sono segue um padrão predeterminado de sequências de estágios e ciclos bem organizados, denominados arquitetura do sono.

De acordo com estudos da Fundação Oswaldo Cruz (Fiocruz), 72% dos brasileiros sofrem de doenças relacionadas ao sono. Neste capítulo serão revisados os mais comuns na infância e adolescência.

INSÔNIA COMPORTAMENTAL DA INFÂNCIA

Transtornos noturnos relacionados ao sono e despertares frequentes são comuns na infância, podendo chegar à prevalência de 20 a 30%, persistir até a adolescência e cronificar. O impacto que esses eventos causam podem ser deletérios no desenvolvimento cognitivo, humor (irritabilidade), atenção, comportamento e saúde física, bem como no funcionamento da família e no surgimento de depressão materna.

A insônia comportamental da infância (ICI) é a principal forma de insônia na infância, ocorre em 10 a 30% dos pré-escolares e pode ser dividida em distúrbio de associação, falta de limites ou mista. Esses problemas estão associados com determinadas atitudes da criança ou dos pais. No entanto, é um diagnóstico de exclusão que só pode ser feito a partir dos 6 meses de idade, quando se desenvolve a capacidade de dormir ininterruptamente toda a noite.

A ICI pode ser vista sob um paradigma semelhante ao da insônia do adulto, segundo o qual há envolvimento de três fatores:

1. Predisponentes: inabilidade fisiológica de dormir a noite toda em certa idade, por isso se deve levar em consideração o que é esperado para cada faixa etária.
2. Precipitantes e perpetuantes: associados à resistência em ir para a cama, envolvem fatores extrínsecos e intrínsecos.
3. Pavlovianos ou condicionantes: desenvolvimento de hábitos para induzir o sono da criança, como aleitamento materno, balançar e colo, que repercutem como associações negativas, uma vez que a criança passa a "requisitar" esse estímulo para conseguir iniciar ou retomar o sono.

Diagnósticos diferenciais

- Transtornos do sono: atraso de fase, distúrbio respiratório, síndrome das pernas inquietas (SPI), parassonias.
- Condições clínicas: doença do refluxo gastroesofágico (DRGE), cólica, otite, intolerância à lactose, alergias alimentares, asma, obesidade, dores musculares e articulares, uso de medicações com efeito psicoestimulante.
- Condições neurológicas e psiquiátricas: atraso do desenvolvimento neuropsicomotor (DNPM), transtorno do espectro autista (TEA), transtorno de déficit de atenção e hiperatividade (TDAH), transtornos alimentares, transtornos de humor, transtornos de ansiedade, abuso de álcool, nicotina, drogas ilícitas.

É fundamental avaliar: horário e duração do sono e das sonecas, rotinas para dormir, eventos associados ao sono, número de despertares noturnos, comportamento diurno, socialização, doenças médicas, uso de estimulantes e funções cognitivas. É importante lembrar que a mistura de elementos próprios da ICI, como a recusa em ir para a cama, pode estar presente em associação com outros transtornos primários do sono.

Classificação

Distúrbio de associação

Existem certas condições associadas com o início do sono que são necessárias para a criança adormecer e voltar a dormir após cada despertar.

Distúrbio da falta de limites

Apresenta-se como recusa ou retardo em ir para a cama no horário estabelecido por não ficar pronto para dormir, não ir para a cama, ou não ficar na cama, fazer diversos pedidos ou incluir atividades no horário de dormir.

Insônia em crianças com quadros neurológicos e/ou psiquiátricos

A maioria das síndromes que cursam com disfunção do SNC apresenta em seu quadro clínico algum tipo de alteração do sono:

- Dificuldade em iniciar ou manter o sono (síndrome de Angelman e síndrome de Rett).
- Redução do tempo total de sono e irregularidade do ritmo sono-vigília (autismo).
- Insônia (depressão).
- Redução da necessidade de sono no transtorno bipolar.
- Pesadelos nos casos de estresse pós-traumático.
- Fragmentação do sono e maior incidência de SPI em crianças com TDAH.

Tratamento não farmacológico

O tratamento adequado da insônia em crianças requer uma avaliação detalhada das causas e dos fatores predisponentes e do padrão do sono, com diário do sono ou actígrafo para o estabelecimento de uma estratégia adequada. Não há indicação de polissonografia (PSG) em crianças menores de 5 anos isentas de suspeita de um distúrbio intrínseco do sono. A insônia primária em lactentes e crianças pré-escolares pode ser tratada com a combinação de higiene de sono e terapia comportamental.

Tratamento farmacológico

Raramente é a primeira escolha e sempre deve ser associado às medidas não farmacológicas. Em crianças refratárias às intervenções comportamentais deve ser considerado um breve teste terapêutico a fim de evitar a cronicidade da insônia. É importante considerar também:

- Expectativas dos pais.
- Horários da medicação indutora de sono (evitar a segunda janela).
- Dose e metabolismo.

O fármaco deve ser escolhido de acordo com a via de neurotransmissores afetada:

- A serotonina em crianças com antecedente familiar de insônia, parassonias, cefaleia/enxaqueca, depressão e transtornos do humor e queixa de despertar(es) noturno(s) prolongado(s).
- A dopamina (ferro) em crianças com queixa ou antecedente familiar de SPI, hiperatividade noturna, anemia ferropriva ou dores de crescimento.
- A histamina (anti-H1) em crianças com múltiplos despertares noturnos, dermatite atópica, alergia ao leite ou DRGE e antecedente familiar de alergias.

Em casos de comorbidades neuropsiquiátricas, a sedação como efeito colateral de alguns fármacos pode ser o alvo terapêutico, como anticonvulsivantes e antipsicóticos atípicos – com cautela, pois podem piorar apneia obstrutiva do sono (AOS).

HIPERSONIAS

A sonolência é uma tendência normal em adormecer e uma consequência fisiológica da privação de sono. Se a sonolência é excessiva, indesejável, inapropriada ou inexplicável, frequentemente indica um distúrbio clínico e é denominada hipersonia. Em crianças, muitas vezes a privação de sono se manifesta paradoxalmente com hiperatividade, problemas atencionais e irritabilidade diurna – e não hipersonia.

Narcolepsia

É uma síndrome clínica que parece ser causada por um "defeito" no processo fundamental da regulação sono-vigília, caracterizada por uma pêntade de sintomas:

- Sonolência excessiva diurna (SED).
- Cataplexia (perda súbita do tônus muscular).
- Paralisia do sono (inabilidade de mover-se durante a transição sono-vigília).
- Alucinações hipnagógicas e hipnopômpicas (visuais e auditivas).
- Fragmentação do sono.

Os sintomas geralmente começam na segunda ou terceira década de vida, são raramente definidos antes dos 5 anos de idade e dificilmente diagnosticados no período pré-puberal. O diagnóstico deve incluir uma PSG noturna, para afastar outras causas de SED e um teste das latências múltiplas do sono (TLMS) no dia seguinte, que avalia a sonolência e constata sono *rapid eye movement* (REM) precoce. Nos casos de narcolepsia com cataplexia, observa-se redução de hipocretina-1 (neuropeptídeo produzido no hipotálamo) no liquor abaixo de 110 pg/mL, com especificidade de 99% e sensibilidade de 88 a 94%. No diagnóstico diferencial, é necessário distinguir os sintomas de comorbidades neuropsiquiátricas, como convulsões, síncope, isquemias, paralisia periódica, aura visual da migrânea e psicoses.

O manejo da narcolepsia inclui uma higiene do sono e cochilos diurnos programados, 2 a 3 vezes ao dia, por 10 a 60 minutos. A sonolência diurna é tratada com estimulantes (modafinil, metilfenidato, dextroanfetamina). A cataplexia, as alucinações e a paralisia do sono respondem a supressores do sono REM, como antidepressivos tricíclicos e inibidores da recaptação seletiva da serotonina (ISRS).

Síndrome de Kleine-Levin

É caracterizada por episódios cíclicos e recorrentes de hipersonia, associada com hiperfagia e/ou outros comportamentos anormais, como hipersexualidade, desrealização, despersonalização, confusão mental, alucinações, delírios e sintomas depressivos e de ansiedade, assim como retraimento social e distúrbios de memória. Os episódios aparecem no início da adolescência, geralmente no sexo masculino, e duram de dias a semanas. A sonolência é diária e leva o indivíduo a dormir cerca de 18 horas por dia, com incapacidade para obter vigilância plena quando acordado. Durante os intervalos, os pacientes retomam seu padrão habitual, sem queixas. O tratamento é feito com estimulantes, e antidepressivos tricíclicos e lítio são usados para prevenção da recorrência de novos episódios.

DISTÚRBIOS DO RITMO CIRCADIANO

O ritmo circadiano do ciclo vigília-sono é um ritmo endógeno controlado pelo núcleo supraquiasmático (NSQ) localizado no hipotálamo anterior que, em conjunto com a glândula pineal (responsável pela secreção da melatonina), participa da alternância entre os estados de desativação fisiológica e sonolência e ativação fisiológico-comportamental na vigília. O ritmo circadiano é um dos importantes determinantes do sono e do grau de sonolência do indivíduo. Se o marca-passo circadiano não está sincronizado com a rotina sono-vigília desejada, pode aparecer sonolência quando o alerta é desejado, insônia quando o sono é desejado, ou ambos.

Transtorno de avanço de fase do sono

Mais observado em lactentes e escolares, embora seja incomum. A criança tende a ir dormir mais cedo e a acordar mais cedo, embora a quantidade e a qualidade de sono se mantenham normais. A síndrome pode ser tratada com atrasos de fase de 15 a 30 minutos a cada 1 a 3 dias, juntamente com exposição à luz até 1 hora antes de deitar.

Transtorno de atraso de fase do sono

A fase de sono ocorre mais tardiamente que o desejado, e o indivíduo só consegue dormir tarde, levando a dificuldade em iniciar o sono. Como a quantidade e a arquitetura do sono são preservadas, o indivíduo acaba acordando também mais tarde.

Nos adolescentes ocorre um fenômeno fisiológico que é a liberação mais tardia (cerca de 1 a 2 horas mais tarde) de melatonina, associada a maior resistência fisiológica ao cansaço e maior estímulo ambiental no fim do dia. A esse fenômeno se denomina "tempestade perfeita". Se não observado e adequadamente conduzido, pode simular um transtorno do atraso de fase do sono, uma vez que a maioria acorda cedo para ir à escola, adormece mais tarde e entra em um estágio de privação de sono crônica. Isso pode levar a uma SED e a queda no desempenho escolar. O tratamento pode ser feito com cronoterapia, até atingir o horário desejado para o horário de dormir e acordar, juntamente com exposição à luz pela manhã (luminoterapia). A melatonina também pode ser uma opção se utilizada em doses fisiológicas, quando medidas ambientais não podem ser implementadas.

SÍNDROME DA APNEIA OBSTRUTIVA DO SONO

É uma desordem da respiração que acontece durante o sono e se caracteriza por uma obstrução parcial prolongada ou total intermitente que perturba a ventilação e o padrão de sono normais. A etiologia é multifatorial e geralmente é uma combinação variável de fatores: anatomia desfavorável da via aérea, fatores hormonais, menor controle neuromuscular, prematuridade, medicamentos (benzodiazepínicos, anestésicos, narcóticos), disfunção autonômica, excesso de secreções orais. Também são fatores associados: obesidade (na adolescência), asma, rinite, fumo passivo e dolicocefalia genética.

Os sintomas mais comuns são o ronco e a irritabilidade, mas também podem estar presentes movimentos paradoxais da respiração no sono, sono inquieto, parada respiratória, despertares noturnos, sudorese no sono, enurese noturna, cefaleia diurna e problemas de fala. Sintomas diurnos bastante importantes são: nervosismo, agressividade, dificuldade de atenção e baixo rendimento escolar. No exame físico é observada respiração oral, hipertrofia de amígdalas e/ou adenoides (principal variável), alterações craniofaciais (micrognatia, retrognatia, hipoplasia maxilar, hipoplasia do terço médio da face), obesidade, alterações nasais (estenoses, desvio de septo, pólipos) e macroglossia. A obesidade vem aumentando sua parcela de contribuição nos fatores de risco.

História clínica mais detalhada e um exame físico devem ser realizados primeiramente. O método diagnóstico padrão ouro para a síndrome da apneia obstrutiva do sono (Saos) é a PSG de noite inteira. Esse método estabelece tanto a presença da doença quanto seu nível de gravidade. Pode ser utilizado em qualquer idade. O parâmetro utilizado para a classificação é o índice de apneia e hipopneia (IAH), o nadir de saturação e os níveis de gás carbônico exalado ou transcutâneo (Quadro 1).

O tratamento de primeira linha em crianças é a adenotonsilectomia. Até 27% das crianças podem ser refratárias e necessitar de um tratamento adjuvante para averiguar seu impacto no índice de apneia e hipopneia antes e após tratamento, além de terapias odontológicas e fonoaudiológicas. O uso de dispositivos de pressão positiva, como o CPAP (*continuous positive airway pressure*), pode ser extremamente efetivo.

PARASSONIAS

Parassonias são definidas como comportamentos episódicos, não desejáveis ou desagradáveis que ocorrem no início do sono, durante o sono ou no despertar. Podem ocorrer nos momentos de transição do sono e vigília, durante o período de sono REM ou *non rapid eye movement* (NREM).

Parassonias do sono NREM

Também conhecidos como distúrbios do despertar, são episódios de despertar parcial do sono NREM, geralmente ocorrem no início do sono, são comuns na in-

QUADRO 1 Classificação diagnóstica da apneia obstrutiva do sono (adaptada)

Distúrbios respiratórios do sono: classificação de Katz e Marcus					
	Índice apneias/hipopneias (número/hora)	SpO_2, Nadir (%)	$PetCO_2$, Pico	$PetCO_2$ > 50 (% do TTS)	Despertares (número/hora)
Ronco primário	< 1	> 92	< 53	< 10	EEG < 11
SRVAS	< 1	> 92	< 53	< 10	RERA > 1 EEG > 11
Saos leve	1-4	86-91	> 53	10-24	EEG > 11
Saos moderada	5-10	76-85	> 60	25-49	EEG > 11
Saos grave	> 10	< 75	> 65	> 50	EEG > 11

EEG: eletroencefalograma; $PetCO_2$: pressão expiratória final de dióxido de carbono; RERA: *respiratory effort related arousal*; Saos: síndrome da apneia obstrutiva do sono; SpO_2: saturação arterial de oxigênio; SRVAS: síndrome da resistência das vias aéreas superiores; TTS: tempo total de sono.
Fonte: adaptado de Marcus e Katz, 2005.

fância, diminuem com a idade e desaparecem na adolescência. Acredita-se que o maior predomínio dessas parassonias na infância se deva à maior quantidade de sono N3 (não REM 3) que as crianças apresentam e que predominam no primeiro terço da noite. Na grande maioria apresentam histórico familiar positivo, com predisposição genética. Há momentos em que a criança apresenta ao eletroencefalograma (EEG) uma mistura de diferentes frequências: nessa situação se pode observar características tanto de sono quanto de vigília.

Os três tipos de distúrbios do despertar (**sonambulismo, terror noturno e despertar confusional**) guardam a mesma estrutura fisiopatológica, e fatores como febre, privação de sono, medicamentos, atividade física, estresse, ansiedade, álcool e apneia do sono podem aumentar a frequência dos episódios. Há usualmente amnésia total do ocorrido.

História clínica bem detalhada, incluindo o momento do aparecimento, característica dos eventos e idade do paciente, é necessária para o diagnóstico. A realização de PSG é necessária em situações de riscos de lesões ou violência, presença de SED, ausência de resposta terapêutica, associação com outros distúrbios neurológicos, médicos ou psiquiátricos e características atípicas, como início na adolescência, ocorrência na segunda metade da noite, comportamentos estereotipados, posturas motoras tônicas e olhos fechados.

O aspecto essencial é orientar e tranquilizar pais e crianças sobre o caráter benigno e autolimitado do diagnóstico. Para reduzir a frequência dos episódios, deve-se manter hábitos de sono regulares, evitar privação de sono e minimizar o uso de medicações sedativas. A família deve ser orientada a adotar medidas de segurança, no sentido de evitar que a criança se machuque durante os episódios. Não se deve tentar acordar a criança durante o episódio, pois isso pode aumentar a agitação e prolongar o evento.

Quando um estressor psicológico específico é identificado, ou existe psicopatologia significativa associada, pode ser indicada psicoterapia. Hipnose ou outras terapias comportamentais (técnicas de relaxamento ou de imagens mentais) podem ser úteis em alguns pacientes. Existem relatos de que acordar a criança cerca de 15 minutos antes do horário habitual da parassonia, por cerca de 1 semana, pode eliminar os episódios de sonambulismo ou terror noturno por 3 a 6 meses.

Tratamento medicamentoso pode estar indicado quando os episódios são muito disfuncionais para a família ou para a criança, e na ocorrência ou risco de ferimentos. Benzodiazepínicos administrados 1 hora antes de dormir ou antidepressivos tricíclicos são geralmente efetivos, administrados por 6 meses, seguido por uma retirada gradativa.

Parassonias relacionadas ao sono REM

Pesadelos

O pesadelo é um episódio em que a criança acorda assustada e a seguir relata histórias de conteúdo desagradável. Predomina na segunda metade da noite. Raramente inclui fala, gritos ou andar durante o sono. É mais frequente entre 3 e 6 anos e cerca de 10 a 50% apresentam pesadelos ocasionais graves o suficiente para pedir ajuda noturna a seus pais. Quando frequentes, estão presentes em 1 a 5% dos pré-adolescentes e estão associados a características de personalidade e psicopatologia de distúrbios psiquiátricos maiores, inversamente proporcionais ao bem-estar da criança, caracterizando-se como distúrbios do pesadelo. O uso de agentes que interfiram na transmissão da noradrenalina, serotonina e dopamina pode se associar a maior frequência de pesadelos, bem como à retirada de ISRS, tricíclicos, inibidor da monoamina oxidase (Imao), benzodiazepínicos e barbitúricos devido ao aumento rebote do sono REM como consequência.

História clínica completa e detalhada, envolvendo hábitos diurnos e do momento do sono, são essenciais para o diagnóstico. Em raros casos se faz necessária a PSG com vídeo: reservam-se esses exames para quando há dúvidas diagnósticas.

Na maioria dos casos se restringe à orientação familiar a respeito do caráter benigno dos episódios. O primeiro aspecto do manejo dos pesadelos é identificar transtorno psiquiátrico subjacente, doença médica ou medicação que está contribuindo para o quadro. Hipnose e abordagens comportamentais, tais como dessensibilização e revivescência do sonho, podem ser úteis, e antidepressivos também. Doses noturnas de antipsicóticos são úteis em pacientes com pesadelos associados a transtorno psicótico.

Transtorno comportamental do sono REM (TCSREM)

Normalmente, o sono REM é associado a atonia da musculatura somática (exceto diafragma e musculatura ocular extrínseca). Essa atonia é uma medida preventiva para que o sonho não seja atuado e está ausente nessa patologia, resultando em um comportamento dramático e, ocasionalmente, injurioso durante o sonho. É mais frequente em idosos do sexo masculino e de rara ocorrência na infância.

Outras parassonias

Enurese noturna (EN)

Perda involuntária de urina durante o sono que ocorre pelo menos 2 vezes na semana em crianças maiores de 5 anos (ou equivalente do neurodesenvolvimento) por pelo menos 3 meses. É dividida em primária, quando a criança nunca ficou mais de 6 meses seca, e secundária, quando a queixa começou após já ter ficado mais de 6 meses sem esse sintoma. Distúrbios respiratórios relacionados ao sono estão presentes em 8 a 47% das crianças com enurese primária, geralmente secundária à hipertrofia adenotonsilar. A enurese primária ocorre por incompatibilidade entre a capacidade vesical, a produção urinária e a despertabilidade, enquanto a secundária está mais relacionada a quadros psicológicos.

Sonilóquio

Consiste em episódios de fala com a emissão de poucas palavras sem maior conteúdo emocional. Parassonia comum, cerca de 10% das crianças falam durante o sono quase todas as noites. Em 80 a 90% dos casos, os eventos ocorrem durante despertares do estágio N1 (não REM 1), e raramente no sono REM. Pode haver um componente genético. Habitualmente não necessita de intervenção.

TRANSTORNOS DO MOVIMENTO

Síndrome das pernas inquietas e movimentos periódicos dos membros durante o sono

A SPI caracteriza-se por anormalidades sensoriais e motoras que acometem principalmente as pernas. Os critérios diagnósticos essenciais incluem:

- Urgência de movimentar os membros, nem sempre associada a sensações desconfortáveis nas pernas.
- Exacerbação das características durante o repouso.
- Alívio parcial ou total com atividade física.
- Piora dos sintomas ao entardecer e à noite.
- Os sintomas não são explicados por outro transtorno médico primário.

Em crianças menores de 5 anos pode se manifestar como insônia, mascarando facilmente o real diagnóstico.

A SPI tem prevalência de 2% nas crianças e 2% dos adolescentes nos EUA e Grã-Bretanha. A história familiar positiva foi descrita em 71% de crianças de 8 a 11 anos e 80% de 12 a 17 anos. A associação entre SPI e TDAH é complexa, e evidências genéticas reforçam a existência de uma via dopaminérgica em comum: resposta de TDAH a estimulantes, disfunção do sistema frontoestriatal e disfunção executiva, secundária a anormalidades na transmissão dopaminérgica e aos baixos índices de ferritina sérica (cofator da tirosina hidroxilase na formação da dopamina). Na criança há significativo impacto no sono, humor, cognição e comportamento.

O tratamento inclui higiene do sono, regularidade de rotina, técnicas específicas de colocação de limites para as crianças, restrição de cafeína, reposição de ferro, se necessário, anticonvulsivantes, clonidina e menos comumente agentes dopaminérgicos.

Bruxismo do sono

O bruxismo do sono é um distúrbio do movimento relacionado ao sono que culmina com a atividade muscular mastigatória rítmica com apertar ou ranger os dentes e/ou segurar ou impulsionar a mandíbula associada a desgaste dentário. Essa sequência é caracterizada pelo aumento da atividade do sistema nervoso simpático, com ativação cardíaca e autonômica, que antecede em minutos a segundos o episódio. Fatores psicossociais, predisposição genética, fatores exógenos (álcool, cafeína, tabaco, drogas ilícitas e medicação com ação no SNC) e comorbidades principalmente neurológicas estão associados ao bruxismo.

Distúrbios dos movimentos rítmicos

São caracterizados por movimentos repetidos e estereotipados, usualmente da cabeça, do pescoço e, às vezes, do tronco. Os episódios podem durar de poucos segundos até 20 a 30 minutos e ocorrem imediatamente precedendo o sono ou durante seus estágios mais superficiais. Esses movimentos estão relacionados à tentativa de autorregulação e autoninar da criança.

CONCLUSÕES

Crianças podem apresentar dificuldades em dormir à noite devido a uma variedade de problemas médicos, tais como otite média aguda, doença do refluxo gastroesofágico, alergia ao leite de vaca, atopia respiratória e crise convulsiva sem manifestação motora clássica, os quais produzem sintomas noturnos. Além disso, efeitos colaterais de medicações podem levar a distúrbios do sono. Medicações comumente usadas com possíveis efeitos deletérios no sono incluem teofilina, anticonvulsivantes e psicoestimulantes. Também, complicações neurológicas graves em crianças com disfunções no sistema central que controla o ciclo sono-vigília podem levar a padrões de sono extremamente irregulares e à diminuição da quantidade de sono.

É recomendado identificar e tratar a comorbidade médica, comportamental e ambiental em primeiro lugar, se possível considerando a idade da criança ou adolescente, o contexto familiar e condições socioeconômicas.

DICAS DO ESPECIALISTA

- Levar em consideração a idade da criança e/ou adolescente e o contexto familiar e de expectativas na abordagem de distúrbios do sono.
- Considerar que há direta relação entre fatores genéticos, clínicos (orgânicos) e comportamentais ao abordar os distúrbios do sono.
- O fenótipo "insônia/dificuldade de dormir" engloba muitas condições clínicas e aspectos da fisiologia que precisam ser levados em consideração quando se analisa uma criança ou adolescente com distúrbio do sono.

SUGESTÕES DE LEITURA

1. American Academy of Sleep Medicine. The International Classification of Sleep Disorders. 3.ed. Diagnostic and Coding Manual. Westchester, IL: American Academy of Sleep Medicine; 2014.
2. Bruni O, Angriman M, Calisti F, et al. Practitioner review: treatment of chronic insomnia in children and adolescents with neurodevelopmental disabilities. J Child Psychol Psychiatry. 2018;59(5):489-508.
3. Bruni O, Miano S. Parasomnias. In: Gozal D, Kheirandish-Gozal L (eds.). Pediatric sleep medicine. Springer Nature Switzerland AG; 2021. p.415-29.
4. Butler RJ, Holland P. The three systems: a conceptual way of understanding nocturnal enuresis. Scand J Urol Nephrol. 2000;34(4):270-7.
5. Carskadon M, Dement WC. Normal human sleep: an overview. In: Kryger MH, Roth T, Dement WC (eds.). Principles and practice of sleep medicine. 5.ed. St. Louis: Elsevier Saunders; 2011. p.16-26.
6. Carskadon MA. Sleep in adolescents: the perfect storm. Pediatr Clin North Am. 2011;58(3):637-47.
7. Laberge L, Tremblay RE, Vitaro F, Montplaisir J. Development of parasomnias from childhood to early adolescence. Pediatrics. 2000;106(1 Pt 1):67-74.

8. Marcus CL, Katz ES. Diagnosis of obstructive sleep apnea syndrome in infants and children. In: Sheldon SH, Ferber R, Kryger MH (eds.). Principles and practice of pediatric sleep medicine. Elsevier; 2005. p.197-210.
9. Meltzer LJ, Wainer A, Engstrom E, et al. Seeing the whole elephant: a scoping review of behavioral treatments for pediatric insomnia. Sleep Med Rev. 2021;56:101410.
10. Migueis DP, Lopes MC, Casella E, et al. Attention deficit hyperactivity disorder and restless leg syndrome across the lifespan: a systematic review and meta-analysis. Sleep Med Rev. 2023;69:101770.
11. Mindell JA, Owens JA. A clinical guide to pediatric sleep: diagnosis and management of sleep problems. Lippincott Williams & Wilkins; 2009.
12. Picchietti DL, Bruni O, de Weerd A, et al.; International Restless Legs Syndrome Study Group (IRLSSG). Pediatric restless legs syndrome diagnostic criteria: an update by the International Restless Legs Syndrome Study Group. Sleep Med. 2013;14(12):1253-9.
13. Sadeh A, Gruber R, Raviv A. Sleep, neurobehavioral functioning, and behavior problems in school-age children. Child Dev. 2002;73(2):405-17.

PARA SABER MAIS

- Academia Americana de Distúrbios do Sono (American Academy of Sleep Medicine – AASM). Guias práticos para distúrbios de sono na criança e adolescentes. Disponíveis em: https://aasm.org/clinical-resources/practice-standards/practice-guidelines/. Acesso em: 26 mar. 2024.
- Associação Brasileira de Sono. O sono da criança e do adolescente: um guia para pais e cuidadores. 2022-2023. Disponível em: https://absono.com.br/wp-content/uploads/2024/01/abs-cartilha-sono-crianca-adolescente-DEZ2023.pdf. Acesso em: 26 mar. 2024.
- Associação Brasileira de Sono. Materiais sobre sono. Disponíveis em: https://absono.com.br/publicac. Acesso em: 26 mar. 2024.

Transtornos psiquiátricos nas crianças e adolescentes com epilepsia

Kette Dualibi Ramos Valente
Rachel Marin de Carvalho

PONTOS-CHAVE DESTE CAPÍTULO

- Os transtornos psiquiátricos são comuns na criança e no adolescente com epilepsia, muitas vezes precedendo a primeira crise epiléptica.
- Os transtornos psiquiátricos associados à epilepsia mais comuns são: transtorno do espectro do autismo, transtorno de déficit de atenção e hiperatividade, ansiedade e depressão.
- O rastreio diagnóstico para transtornos e sintomas psiquiátricos deve ser precoce, preferencialmente na primeira crise epiléptica e, pelo menos, a cada 6 meses nos pacientes crônicos.
- Deve-se lembrar que os sintomas ou transtornos psiquiátricos podem ter um agravamento no período peri-ictal, principalmente depois das crises epilépticas.
- O tratamento do transtorno psiquiátrico deve seguir *guidelines* internacionais de tratamento, levando em consideração a interação com os fármacos anticrises epilépticas.

EPILEPSIA: CONCEITOS E DEFINIÇÕES

A epilepsia é caracterizada por uma predisposição duradoura na gênese das crises epilépticas (Quadro1).

A epilepsia está associada a muitas etiologias e fenótipos, alguns dos quais estão associados a síndromes específicas. Cerca de metade das epilepsias é secundária a um distúrbio cerebral identificável (etiologia), como tumor cerebral, infecção do sistema nervoso, lesão cerebral traumática, acidente vascular cerebral, doença neurodegenerativa, doenças metabólicas ou autoimunes ou malformação do desenvolvimento cortical. A outra metade não apresenta anormalidades estruturais cere-

QUADRO 1 Definição operacional de epilepsia
Qualquer uma das três condições abaixo:
1. Pelo menos duas crises epilépticas não provocadas (ou reflexas) ocorrendo com intervalo de > 24 horas.
2. Uma crise epiléptica não provocada (ou reflexa) e uma probabilidade de novas crises epilépticas semelhante ao risco geral de recorrência (pelo menos 60%) após duas crises não provocadas, ocorrendo nos próximos 10 anos.
3. Diagnóstico de uma síndrome epiléptica.

brais subjacentes e pode resultar de uma etiologia genética monogênica ou poligênica conhecida ou suspeita.

Os transtornos psiquiátricos, incluindo transtornos de humor, ansiedade, transtorno do espectro do autismo, abuso de substâncias e transtorno de déficit de atenção e hiperatividade (TDAH), parecem ter uma relação recíproca com a epilepsia (ou seja, tanto como causa quanto como consequência da epilepsia). Da mesma forma, as comorbidades neurocomportamentais podem preceder o início das crises demonstrando uma relação bidirecional entre a epilepsia e os transtornos psiquiátricos e ainda demonstrando mecanismos neurais comuns, ou seja, na maior parte dos pacientes a coexistência da epilepsia e dos transtornos psiquiátricos é vista como epifenômeno.

A coexistência de transtornos ou sintomas psiquiátricos está associada a pior qualidade de vida e maiores riscos de falha nos tratamentos médicos e cirúrgicos.

Dessa forma, sabe-se que a epilepsia é mais do que crises epilépticas. Os transtornos psiquiátricos ocorrem com mais frequência e têm maior impacto do que as próprias crises no curso da epilepsia e na qualidade de vida. A mortalidade prematura também representa uma grande preocupação, em particular a morte súbita e inesperada na epilepsia (*sudden unexpected death in epilepsy* ou Sudep), que é uma fonte de imensa dor para as famílias enlutadas. Assim, existe uma necessidade urgente de melhor compreensão, identificação e tratamento das comorbidades neurocomportamentais e da mortalidade prematura na epilepsia.

TRANSTORNOS PSIQUIÁTRICOS NAS CRIANÇAS E ADOLESCENTES COM EPILEPSIA

Há poucos estudos com dados epidemiológicos na infância. Dois estudos pivotais conduzidos na Ilha de Wight (Reino Unido), com um intervalo de 30 anos, mostraram que crianças com epilepsia apresentaram taxas mais elevadas de distúrbios de saúde mental em comparação com a população em geral e com crianças portadoras de distúrbios crônicos não neurológicos (p. ex., diabetes).

Transtornos de humor e ansiedade

Scott et al., em revisão sistemática de estudos que utilizaram os critérios do *Manual Diagnóstico e Estatístico de Transtornos Mentais* (*Diagnostic and Statistical Manual of Mental Disorders ou DSM-5* da American Psychiatric Association, 2013), mostraram que a prevalência geral de transtornos de ansiedade nos adolescentes com epilepsia foi de 18,9%, e, para depressão, a prevalência foi de 13,5%.

Em crianças e adolescentes com epilepsia, os prejuízos associados à depressão e à ansiedade incluem a ruptura de relacionamentos, problemas acadêmicos, pior qualidade de vida e comportamento relacionado ao suicídio.

Particularidades do transtorno de humor e ansiedade nas crianças e adolescentes com epilepsia

Não há evidência de que os transtornos de humor e ansiedade tenham fenótipo distinto nas crianças e adolescentes com epilepsia. A única particularidade é a flutuação dos sintomas relacionados a crises epilépticas e aos fármacos anticonvulsivantes (FAC). A maior parte dos *checklists* e escalas de rastreio não contempla essas alterações dinâmicas dos sintomas psiquiátricos. Dessa forma, é necessário que o clínico esteja ciente da possível piora ou agravamento dos sintomas no período peri-ictal, predominantemente no período pós-ictal.

Em relação aos transtornos de ansiedade, a ansiedade relacionada a uma condição clínica, contemplada pelo DSM-5-TR, deve ser lembrada. A imprevisibilidade das crises epilépticas e a preservação da percepção durante as crises epilépticas são fatores de risco para essa condição.

Considerando o **diagnóstico**, devido ao impacto dos transtornos de humor e ansiedade nas crianças com epilepsia, recomenda-se o rastreio frequente, e a identificação precoce é corroborada pela presença de sintomas ou transtornos psiquiátricos antes da primeira crise epiléptica, na epilepsia de início recente ou na primeira consulta. Muitos pacientes com epilepsia que não têm um transtorno, segundo os critérios do DSM, podem apresentar sintomas que têm impacto sobre a qualidade de vida e, portanto, devem ser rastreados. Pacientes que apresentem escores mais elevados nas escalas de rastreio devem ser vistos com maior frequência e, se necessário, encaminhados para tratamento.

Uma vez reconhecida a presença de sintomas ou transtornos ansiosos e depressivos, o próximo passo é identificar se os sintomas são exclusivamente peri-ictais, uma vez que esses sintomas podem não refletir o estado da criança. Quando as entrevistas e escalas são utilizadas em contexto clínico, o examinador tem, em princípio, a oportunidade de esclarecer e interpretar o significado dos itens críticos.

Em relação ao **tratamento**, o efeito dos FAC no humor está amplamente documentado (p. ex., levetiracetam, fenobarbital) e deve ser considerado.

O tratamento dos transtornos de humor e ansiedade deve seguir os *guidelines* existentes para crianças sem epilepsia, visto que não há evidências suficientes de estudos em crianças com epilepsia.

De acordo com os *guidelines* atuais para não especialistas em crianças e adolescentes com transtorno depressivo ou de ansiedade leve, o monitoramento ativo pode ser suficiente durante 4 a 6 semanas – desde que os pacientes consigam gerir sua vida cotidiana.

O monitoramento ativo inclui consultas e educação em saúde mental com base na terapia comportamental para melhorar a compreensão e o manejo da depressão e da ansiedade. Medidas para melhorar a saúde mental devem ser oferecidas e reforçadas, como exercícios regulares, higiene do sono, *mindfulness*, técnicas de relaxamento, alimentação balanceada, atividades cotidianas e interação social.

O monitoramento ativo com educação em saúde mental não é um método de tratamento "independente" como a psicoterapia. Portanto, de acordo com o modelo de cuidados escalonados, o apoio psicológico pode ser fornecido sempre que possível.

De acordo com os *guidelines* da Academia Americana de Psiquiatria da Infância e Adolescência, o compartilhamento de tarefas terapêuticas com um prestador de cuidados primários, especialmente para casos leves e moderados, amplia o acesso e preserva o tempo do psiquiatra infantil para gerenciar apresentações complexas e severas.

Nos adolescentes com epilepsia e sintomas depressivos subliminares, um estudo controlado e randomizado comparou a terapia cognitivo-comportamental (TCC) com a psicoterapia (tratamento habitual). Apesar da amostra limitada (30 adolescentes), o tratamento com TCC foi superior na melhoria dos sintomas depressivos e na prevenção do transtorno depressivo em comparação com a psicoterapia usual (classe I).

Em crianças com epilepsia e transtorno de ansiedade (transtorno de ansiedade generalizada, ansiedade de separação e fobia social), uma intervenção de TCC manual e assistida por computador durante 12 semanas mostrou reduções significativas nos sintomas de ansiedade e depressão relatados pelas crianças após a conclusão do estudo e no acompanhamento de 3 meses. Da mesma forma, os pais relataram menos sintomas de ansiedade e uma redução nos problemas de comportamento. Houve uma redução significativa nos sintomas de ansiedade e depressão.

Em crianças com depressão e ansiedade sem epilepsia, a psicoterapia é recomendada como tratamento de primeira linha. De acordo com as diretrizes atuais para crianças com depressão ou ansiedade sem epilepsia, há evidências mais fortes para a TCC em comparação com outras formas de terapia, incluindo terapia interpessoal e terapia familiar.

Há poucos estudos sobre o tratamento dos transtornos de humor e ansiedade nas crianças com epilepsia. Apenas um estudo aberto (classe IV) utilizando fluoxetina e sertralina para crianças e adolescentes com epilepsia e transtorno depressivo maior demonstrou boa efetividade. Portanto, recomenda-se que, ao tratar uma criança com epilepsia e transtorno de humor/ansiedade, siga-se o tratamento proposto para crianças sem epilepsia. Os atuais *guidelines* de alta qualidade para crianças e adolescentes sem epilepsia recomendam os inibidores seletivos da recaptura de serotonina (ISRS), exceto paroxetina, de preferência fluoxetina, como medicamento de primeira linha para transtorno depressivo maior. Para ansiedade, os ISRS são recomendados para crianças e adolescentes de 6 a 18 anos com ansiedade social, transtorno de ansiedade generalizada, ansiedade de separação e transtornos de pânico.

A estratégia atual de tratamento para ansiedade e depressão **peri-ictal** é tentar melhorar o controle das crises – pois a remissão nem sempre é possível – e, assim, reduzir os sintomas. Embora existam fortes evidências sobre o tratamento da ansiedade/depressão peri-ictal ou outros sintomas psiquiátricos peri-ictais, pode não haver remissão dos sintomas depressivos pós-ictais com os ISRS. Portanto, otimizar o controle das crises é fundamental considerando o uso de FAC com efeito psicotrópico positivo. Há algumas evidências de melhora no funcionamento emocional e comportamental após a cirurgia de epilepsia. Portanto, a cirurgia da epilepsia não deve ser considerada apenas como último recurso para pacientes com sintomas de depressão e ansiedade. Em vez disso, a presença de sintomas peri-ictais deve representar uma razão adicional para um encaminhamento mais precoce.

TRANSTORNO DE DÉFICIT DE ATENÇÃO E HIPERATIVIDADE E EPILEPSIA

A prevalência de transtorno de déficit de atenção e hiperatividade (TDAH) em crianças com epilepsia é relatada como 30 a 40% em estudos direcionados, 3-5 e 12,5-15% em um estudo de registro populacional não direcionado, no geral uma taxa 2,5 a 5,5 vezes maior do que em crianças saudáveis sem epilepsia. Os problemas de atenção geralmente antecedem o início das crises epilépticas. O tipo predominantemente desatento de TDAH é mais prevalente em pacientes com epilepsia. Um grande estudo de coorte de base populacional sugeriu que fatores genéticos e ambientais contribuem para essa comorbidade.

O impacto do TDAH comórbido em pessoas com epilepsia é significativo, muitas vezes associado ao insucesso acadêmico e profissional, à depressão e à ansiedade. Além disso, o TDAH é subdiagnosticado em crianças com epilepsia, uma vez que as dificuldades de atenção e comportamento são atribuídas à epilepsia em si, ou aos efeitos de medicamentos antiepilépticos. Mesmo que reconhecido, o TDAH frequentemente não é tratado, fato este agravado pelo mito de que os estimulantes podem diminuir o limiar convulsivo.

Particularidades do TDAH nas crianças e adolescentes com epilepsia

Existe uma associação bidirecional entre epilepsia e TDAH, com TDAH ocorrendo 2,54 vezes mais comumente em crianças com epilepsia do que em crianças controle sem epilepsia e epilepsia ocorrendo 3,94 vezes mais em crianças com TDAH do que em crianças controle sem TDAH.

Na população em geral, o TDAH é 3 a 7 vezes mais comum em meninos do que em meninas. No entanto, a maioria dos estudos documenta distribuições iguais de sexo do TDAH em crianças com epilepsia. Dois estudos que avaliaram crianças com epilepsia de início recente descobriram que o sexo masculino não foi preditivo de taxas mais altas de TDAH. Achados semelhantes foram observados em estudos de crianças com epilepsia preexistente. Por outro lado, um único estudo transversal que investigou o risco de TDAH em pacientes de 10 a 19 anos com doença focal ou epilepsia generalizada apontou uma forte tendência entre a presença de TDAH e o sexo masculino ($P = 0{,}06$). Concluindo, a maioria dos estudos não encontrou risco aumentado em meninos com epilepsia em comparação com meninas com epilepsia.

Considerações sobre o tratamento da comorbidade de TDAH e epilepsia

Considerando os FAC, há evidências robustas, com estudos controlados, demonstrando que o valproato está associado à exacerbação de problemas de atenção quando comparado à lamotrigina e à etossuximida.

A politerapia tem maior probabilidade do que a monoterapia de estar associada a problemas comportamentais. Entretanto, são necessários estudos para elucidar se a politerapia *per se* resultou em problemas comportamentais ou se é a combinação da politerapia e a etiologia de base que leva à epilepsia de difícil controle, que, por sua vez, resultou na prescrição de politerapia. Como tal, até o momento não foi comprovado que a politerapia seja a causa de problemas comportamentais.

Os dados que apoiam os efeitos comportamentais adversos do fenobarbital e do topiramato, embora relatados, são inconsistentes e carecem de evidências de boa qualidade devido ao pequeno tamanho dos estudos, à falta de exames comportamentais aceitos e à baixa consistência nas metodologias de estudo.

Em relação ao tratamento medicamentoso do TDAH com metilfenidato, atomoxetina e anfetamina, há evidências quanto à eficácia do metilfenidato. Para o metilfenidato, em geral, houve uma melhora de 65 a 83% nos sintomas de TDAH nos pacientes com epilepsia comórbida. Não há dados para a atomoxetina e as anfetaminas. Um estudo de classe III baseado em adultos, comparando a resposta ao metilfenidato *versus* anfetaminas, encontrou maior eficácia no grupo do metilfenidato. Dois estudos de classe III e um estudo de classe IV revisaram a resposta à atomoxetina em uma população pediátrica com epilepsia e TDAH; 59 e 82% relataram benefícios, com o estudo restante relatando que 37% continuaram a terapia, mas a eficácia real não foi quantificada.

A exacerbação de crises epilépticas é relatada em 0 a 18% das populações de estudo em uso de metilfenidato, mas a maioria é leve e transitória, com não mais que 5% de interrupção da medicação. Como esses estudos não foram controlados por placebo, não é possível determinar se as alterações estão relacionadas com flutuações basais da epilepsia. As taxas de exacerbação das crises epilépticas para a atomoxetina foram de 7 a 9%, mas novamente os números foram demasiado pequenos para tirar conclusões e não existem dados para as anfetaminas. Sete estudos, que incluíram pacientes com epilepsia farmacorresistente, indicaram que o metilfenidato é provavelmente seguro. Houve apenas um estudo que documentou a tolerabilidade à atomoxetina num grupo populacional complexo; 7% tiveram exacerbação das crises epilépticas. Os dados recolhidos pelo fabricante farmacêutico revelaram que as crises epilépticas não eram mais prevalentes nas crianças com TDAH tratadas com atomoxetina do que em crianças com TDAH sem intervenção com psicoestimulante. Esses dados não separaram crianças com epilepsia comórbida. Portanto, há evidência de nível B que apoia a eficácia do metilfenidato nas crianças com epilepsia e TDAH comórbido. Há evidências de nível U da eficácia da atomoxetina e das anfetaminas. Quanto à tolerabilidade, a segurança do metilfenidato em crianças com epilepsia (controlada e refratária) e TDAH é apoiada por evidências de nível B; a atomoxetina é o nível C.

TRANSTORNO DO ESPECTRO DO AUTISMO E EPILEPSIA

A epilepsia e o transtorno do espectro do autismo (TEA) frequentemente co-ocorrem, particularmente em associação com deficiência intelectual, provavelmente devido a fatores etiológicos subjacentes compartilhados, incluindo genéticos, estruturais e metabólicos com alguma sugestão de caminhos comuns nos níveis celular e biológico.

Além disso, as crises epilépticas no primeiro ano de vida são um fator de risco para TEA. Essa coocorrência geralmente está associada a piores resultados de desenvolvimento. Apesar disso e do potencial de melhor prognóstico, se for reconhecido precocemente, o TEA muitas vezes não é diagnosticado em crianças com epilepsia. Algumas das características fenotípicas que podem dificultar o diagnóstico encontram-se no Quadro 2.

As crianças com epilepsia são mais propensas a ter perfis distintos e altos níveis de comorbidade (p. ex., intelectual e sensorial), portanto a decisão de avaliar o TEA só pode ser tomada quando os perfis de linguagem, cognitivos e adaptativos e quaisquer problemas comportamentais e de saúde mental forem compreendidos, pois só então será possível tornar claro se as preocupações são realmente sugestivas de TEA ou simplesmente compreensíveis dentro do nível de desenvolvimento e experiências da criança.

As ferramentas de avaliação e triagem disponíveis foram desenhadas para crianças com TEA idiopático e não com condições complexas de desenvolvimento neurológico. Isso pode causar dificuldades, uma vez que é provável que essa população tenha comorbidades adicionais, como deficiência intelectual ou deficiência sensorial, pelo que poderá ser necessário utilizar ferramentas de forma não padronizada, a fim de obter uma descrição e compreensão justas e representativas da situação da criança. Como tal, isso pode envolver a utilização de uma avaliação concebida para crianças com idade mais jovem do que a idade cronológica da criança, a fim de tornar a avaliação acessível em termos de desenvolvimento, mas que depois apresenta desafios adicionais ao decidir qual poderia ser uma comparação baseada em normas adequadas.

Além disso, a utilização de uma ferramenta fora do alcance pretendido deve ser considerada com sensibilidade, pois pode ser perturbador para os pais se os itens forem adequados no nível de habilidade, mas forem claramente extraídos de material destinado a uma criança muito mais nova.

Portanto, nem sempre é possível usar ferramentas formais de avaliação de TEA, e então o diagnóstico precisa ser feito clinicamente usando os critérios do DSM-5 ou CID-11 com informações de observação e avaliação clínica e de creches ou ambientes educacionais, bem como resultados de tes-

QUADRO 2 Características da associação de epilepsia e transtorno do espectro do autismo

Características	Descrição
Trajetória não usual	Crianças com comunicação e interação social precoce normal, que começam a apresentar sintomas de TEA após o início da epilepsia (p. ex., encefalopatias epilépticas).
Flutuações dos sintomas	Pode haver melhora ou piora relacionada ao controle ou agravamento das crises epilépticas.
Variações fenotípicas	Crianças com epilepsia podem demonstrar certo interesse social.
Comportamentos associados à epilepsia	O comportamento desafiador que pode ter base na comunicação social é frequentemente aceito como um aspecto da epilepsia ou como um efeito adverso da medicação, em especial nas crianças com deficiência intelectual.

TEA: transtorno do espectro do autismo.

tes padronizados. instrumentos para desenvolvimento ou capacidade intelectual. Em última análise, um diagnóstico depende do julgamento do médico sobre se a comunicação social da criança está abaixo do esperado para seu nível geral de desenvolvimento e experiências de vida, tendo em conta a longevidade das dificuldades e seu impacto funcional, razão pela qual esse julgamento é mais bem realizado por uma equipe multidisciplinar para reduzir preconceitos e envolver membros com experiência (p. ex., em deficiências sensoriais) relevantes para o perfil da criança.

CONCLUSÕES

O psiquiatra da infância e adolescência deve estar familiarizado com o fato de que os pacientes com epilepsia podem precisar de suporte e referenciamento com maior frequência do que a população geral.

Portanto, a comunicação multidisciplinar entre neuropediatras e psiquiatras da infância e adolescência é essencial para que haja uma curva de aprendizado bilateral para as duas especialidades, e os neuropediatras devem estar capacitados para diagnosticar ou rastrear sintomas psiquiátricos e tratar os casos mais leves, preservando o psiquiatra para os casos mais graves.

Por sua vez, os psiquiatras da infância e adolescência devem estar familiarizados com algumas particularidades dos sintomas e transtornos psiquiátricos nas crianças com epilepsia, visto que não há diferença significativa em relação ao tratamento.

DICAS DO ESPECIALISTA

- Transtornos e sintomas psiquiátricos são predominantemente epifenômenos e devem ser investigados e tratados, quando presentes, desde o início do quadro.
- O diagnóstico de transtornos ou sintomas psiquiátricos deve ser preferencialmente realizado no período interictal.
- O agravamento dos sintomas no período peri-ictal não deve ser menosprezado, pois esses sintomas podem evoluir. Pacientes que apresentam tais sintomas devem ser vistos com maior frequência.
- Crianças com epilepsia podem apresentar sintomas que não preenchem critérios para transtorno, mas que mesmo assim devem ser avaliados com regularidade.
- O tratamento dos transtornos psiquiátricos raramente leva ao agravamento das crises epilépticas e deve ser realizado.

SUGESTÕES DE LEITURA

1. Austin JK, Harezlak J, Dunn DW, et al. Behavior problems in children before first recognized seizures. Pediatrics. 2001;107(1):115-22.
2. Berg AT, Plioplys S. Epilepsy and autism: is there a special relationship? Epilepsy Behav. 2012;23(3):193-8.
3. Chou IC, Chang YT, Chin ZN, et al. Correlation between epilepsy and attention deficit hyperactivity disorder: a population-based cohort study. PLoS One. 2013;8(3):e57926.
4. Davies S, Heyman I, Goodman R. A population survey of mental health problems in children with epilepsy. Dev Med Child Neurol. 2003;45(5):292-5.
5. Davis SM, Katusic SK, Barbaresi WJ, et al. Epilepsy in children with attention-deficit/hyperactivity disorder. Pediatr Neurol. 2010;42(5):325-30.
6. Guilfoyle SM, Monahan S, Wesolowski C, Modi AC. Depression screening in pediatric epilepsy: evidence for the benefit of a behavioral medicine service in early detection. Epilepsy Behav. 2015;44:5-10.
7. Jones JE, Watson R, Sheth R, et al. Psychiatric comorbidity in children with new onset epilepsy. Dev Med Child Neurol. 2007;49(7):493-7.
8. Kerr MP, Mensah S, Besag F, et al. International consensus clinical practice statements for the treatment of neuropsychiatric conditions associated with epilepsy. Epilepsia. 2011;52(11):2133-8.
9. Salpekar JA, Mishra G. Key issues in addressing the comorbidity of attention deficit hyperactivity disorder and pediatric epilepsy. Epilepsy Behav. 2014;37:310-5.
10. Schatz DB, Rostain AL. ADHD with comorbid anxiety: a review of the current literature. J Atten Disord. 2006;10(2):141-9.
11. Scheffer IE, Berkovic S, Capovilla G, et al. Ilae classification of the epilepsies: position paper of the Ilae Commission for Classification and Terminology. Epilepsia. 2017;58(4):512-21.
12. Scott AJ, Sharpe L, Loomes M, Gandy M. systematic review and meta-analysis of anxiety and depression in youth with epilepsy. J Pediatr Psychol. 2020;45(2):133-44.
13. Tuchman R. What is the relationship between autism spectrum disorders and epilepsy? Semin Pediatr Neurol. 2017;24(4):292-300.
14. Walter HJ, Abright AR, Bukstein OG, et al. Clinical practice guideline for the assessment and treatment of children and adolescents with major and persistent depressive disorders. J Am Acad Child Adolesc Psychiatry. 2023;62(5):479-502.
15. Walter HJ, Bukstein OG, Abright AR, et al. Clinical practice guideline for the assessment and treatment of children and adolescents with anxiety disorders. J Am Acad Child Adolesc Psychiatry. 2020;59(10):1107-24.

PARA SABER MAIS

- Auvin S, Wirrell E, Donald KA, et al. Systematic review of the screening, diagnosis, and management of ADHD in children with epilepsy. Consensus paper of the Task Force on Comorbidities of the Ilae Pediatric Commission. Epilepsia. 2018;59(10):1867-80.
- Michaelis R, Tang V, Nevitt SJ, et al. Psychological treatments for people with epilepsy. Cochrane Database Syst Rev. 2020;8(8):CD012081.
- Reilly C, Jette N, Johnson EC, et al. Scoping review and expert-based consensus recommendations for assessment and management of psychogenic non-epileptic (functional) seizures (PNES) in children: a report from the Pediatric Psychiatric Issues Task Force of the International League Against Epilepsy. Epilepsia. 2023;64(12):3160-95.

38

Emergências psiquiátricas

Lucas Almeida Santana Rocha
Poliana Alcoforado
Marcia Morikawa

PONTOS-CHAVE DESTE CAPÍTULO

- Ao ler este capítulo, você estará apto a identificar as principais emergências psiquiátricas na faixa etária pediátrica, e a saber orientar seu tratamento.
- Também estará apto a saber manejar, inicialmente, as principais causas de agitação psicomotora infantojuvenis e identificar quando é necessário o suporte do especialista.
- Estará apto a entender quais são as possibilidades de manejo não medicamentoso, em caso de agitação, e quando é necessário medicar, dispondo de intervenções que não coloquem em risco a segurança da equipe e do paciente.

INTRODUÇÃO

As emergências psiquiátricas incluem três principais situações: que configurem risco de dano a si mesmo, que gerem risco de danos a outros e que estejam relacionadas a mudanças comportamentais abruptas.

A procura de atendimentos psiquiátricos em prontos atendimentos de pediatria, nos anos de 2009 e 2015, aumentou em 56%, e nos últimos 5 anos a procura dos serviços de emergência pediátrica por depressão, ansiedade e alterações comportamentais aumentou em 45%.

Dados recentes do Centers for Disease Control and Prevention (CDC) norte-americano informam que 1 a cada 6 crianças menores de 12 anos apresenta algum transtorno psiquiátrico, mas somente 10,8% recebem algum tratamento em saúde mental. A procura por serviços de emergência com ideação/tentativa de suicídio aumentou em 92% de 2007 a 2015, e 43,1% dessas procuras foram de indivíduos nessa faixa etária abaixo de 12 anos.

Os tipos de emergências psiquiátricas mais comuns incluem ameaças ou tentativas de suicídio, comportamento agressivo ou violento e alterações agudas graves do estado mental (intoxicação, agitação, psicose, *delirium*, ansiedade extrema com sintomas físicos).

ETIOLOGIA

Devido à heterogeneidade dos quadros psiquiátricos que podem cursar com atendimentos de emergência, nem sempre é possível descrever uma etiologia única.

A investigação etiológica começa na avaliação do motivo de a criança ter ficado agitada naquele momento, considerando antecedentes como gatilhos ambientais ou interpessoais, bem como sintomas clínicos (álgicos, neurológicos etc.), alterações de quadro psiquiátrico de base ou surgimento de nova síndrome psiquiátrica aguda. É necessário anamnese detalhada, revisão da medicação, incluindo qualquer potencial de toxicidade por ingestão intencional ou acidental, questionamento sobre alergias, antecedentes médicos, história do desenvolvimento e avaliação breve social e familiar, incluindo histórico de trauma. A avaliação clínica de pacientes agitados é essencial, embora desafiadora, pois realizar um exame físico completo e estudos laboratoriais e/ou de imagem podem ser dificultados pela agitação psicomotora.

Se a etiologia da agitação for desconhecida ou mista, é consenso que o médico deve usar o melhor julgamento clínico e fornecer tratamento sintomático com base na disponibilidade de informações diagnósticas e clínicas. O clínico deve reavaliar continuamente os diagnósticos diferenciais, observando a resposta às intervenções e ajustando a avaliação diagnóstica e condutas em conformidade.

QUADRO CLÍNICO

Crianças e adolescentes tendem a apresentar grande diversidade na apresentação dos quadros clínicos. Em uma avaliação emergencial, deve-se atentar para quatro aspectos principais:

1. Os sintomas apresentados: motivo da procura e problemas associados.
2. O impacto dos sintomas: avaliação de risco ao paciente e àqueles a sua volta.
3. Os fatores precipitantes, perpetuadores e protetores relacionados ao caso.
4. As estruturas de apoio disponíveis: recursos presentes para intervenção e expectativas em relação ao tratamento no curto, médio e longo prazo.

A necessidade de internação hospitalar é avaliada caso a caso. Além das questões clínicas, a dinâmica familiar e a presença ou ausência de suporte familiar e social são fatores determinantes para essa decisão. Além disso, aspectos de saúde mental parental podem se tornar evidentes e o encaminhamento para cuidados específicos pode se fazer necessário não só para a criança, mas também para seu responsável.

DIAGNÓSTICO

Nos tópicos seguintes serão abordadas as principais causas de emergência psiquiátrica na infância e adolescência.

Comportamento suicida

Os comportamentos suicidas representam um importante problema de saúde pública, apresentando alta morbidade e mortalidade. Embora também possam acometer crianças, são mais comuns entre os adolescentes e têm alto risco de recorrência. O termo "comportamento suicida" abarca uma gama de ações com potencial lesivo variável e que apresentam evidência implícita ou explícita de intenção suicida. De 2009 a 2019, a proporção de adolescentes no *high school* com sintomas de tristeza e desesperança aumentou em 40%, e daqueles que consideravam seriamente o suicídio aumentou em 36%; daqueles com planejamento de suicídio aumentou em 44%.

Algumas definições importantes sobre a avaliação da intencionalidade:

- **Autolesão não suicida:** comportamento intencional que compreende uma lesão direta corporal, sem intenção suicida, sendo, dessa forma, dedicado a outro propósito, como aliviar angústia, autopunição etc.
- **Ideação suicida:** pensamentos passivos (querer estar morto) ou ativos (querer tirar a vida) sem, no entanto, comportamento preparatório, isto é, sem que o indivíduo planeje o ato suicida.
- **Plano suicida:** é o planejamento e engajamento no ato suicida (escolher o método que será utilizado, definir o local, o momento etc.).
- **Tentativa de suicídio:** ato autolesivo dotado da intencionalidade de dar um fim à própria vida.

Em relação aos fatores que conferem gravidade ao comportamento suicida, destaca-se o uso de métodos letais (ou a crença de que o método é letal), alta intencionalidade, planejamento, certificar-se da ausência de socorro, vigência de transtorno mental não tratado, sentimento de desesperança e impotência, impulsividade, tentativa de suicídio anterior, ausência de arrependimento após a tentativa de suicídio, apoio familiar ou social inconsistentes e estresse ambiental alto.

Comportamento agressivo e agitação psicomotora

Comportamentos agitados e agressivos são causas frequentes de busca por atendimento médico, e até 10% das crianças e adolescentes que procuram serviços de emergência necessitam de alguma contenção, seja ela física e/ou química. A agitação é um **sintoma inespecífico** e pode estar relacionada a inúmeras etiologias e doenças clínicas, a diversos transtornos mentais, a dificuldades físicas ou sensoriais, à dificuldade na comunicação de suas necessidades e a questões ambientais, como ambiente familiar conflituoso, traumas e história de maus-tratos.

Psicose e mania aguda

Estes pacientes não costumam buscar ajuda médica de forma espontânea, sendo mais comumente levados ao serviço de emergência por seus familiares. A psicose é caracterizada por alterações do contato com a realidade, podendo manifestar-se por meio de delírios (alterações do juízo crítico da realidade) e/ou alucinações (alterações das funções sensoperceptivas).

No serviço de emergência, o paciente com sintomas psicóticos pode aparentar estar suspicaz, apreensivo, assustado, irritado, desorganizado ou agitado, sendo importante levá-lo a um ambiente calmo e seguro. Comportamentos como mussitações (movimentação da boca sem emitir sons), solilóquios (falar sozinho) e parada abrupta do discurso são sinais indiretos da presença de alterações da sensopercepção (como alucinações auditivas).

A principal característica de um episódio maníaco é a presença de humor expansivo, grandioso ou irritável, que representa uma mudança em relação ao estado usual de humor, com duração mínima de uma semana. O paciente pode se apresentar inquieto, agitado, inadequado socialmente e até mesmo desinibido sexualmente. Mais da metade dos adolescentes com mania podem desenvolver sintomas psicóticos, e os delírios de grandeza são os mais comuns.

Catatonia

Essa síndrome clínica se caracteriza por um conjunto de sintomas relacionados à psicomotricidade e à volição, incluindo sintomas como mutismo, imobilidade, estupor, negativismo, agitação, catalepsia, flexibilidade cérea, obediência automática/passiva, estereotipias, fenômenos de eco, maneirismos e desorganização do comportamento. Pode estar associada a múltiplos distúrbios, e a catatonia com etiologia orgânica é relativamente comum em crianças e adolescentes, chegando a 20% dos casos de catatonia nessa população. Em relação às causas psiquiátricas, a esquizofrenia é o distúrbio mais comum associado à catatonia infantil, seguida por transtornos de humor.

Maus-tratos

Esse é um termo guarda-chuva que engloba diversas formas de abusos e violações contra a integridade física e emocional da criança, como negligência, abuso sexual, abuso psicológico e abuso físico. O pediatra pode se deparar com casos claros ou suspeitos de maus-tratos nos serviços de emergência, sendo essa uma situação extremamente delicada. É importante que a equipe crie um ambiente seguro e acolhedor que proporcione o relato, colete os dados de forma objetiva e clara, respeitando os limites do paciente e evitando abordagens repetidas do evento traumático.

Em casos de suspeita e/ou confirmação de maus-tratos, além da notificação para os órgãos de proteção – Conselho Tutelar e Vara da Infância e Juventude –, um fator determinante na prevenção é acionar a rede de proteção da vítima.

Transtornos ansiosos e sintomas somáticos não explicados por causa médica

Os transtornos ansiosos são os quadros mais prevalentes em crianças e adolescentes. Apesar disso, crises de ansiedade são mais raras, e comumente o quadro se manifesta a partir de sintomas somáticos (como cefaleia, dispneia, dor abdominal e episódios eméticos) sem correlação clínica. Episódios dissociativos e conversivos também podem ocorrer, embora sejam mais raros. É importante ressaltar que, para que o diagnóstico de transtorno somatoforme seja válido, devem ser constatados pensamentos, comportamentos e sentimentos persistentes (ao menos 6 meses) e excessivos relacionados aos sintomas somáticos.

Intoxicações e quadros confusionais

Em crianças, os quadros de intoxicações muitas vezes são resultado de acidentes domésticos. Já em adolescentes, é necessária a diferenciação com uso recreativo de substâncias psicoativas e tentativa de suicídio.

Os quadros de intoxicações em adolescentes podem evoluir com apresentações clínicas variadas, sendo muito comum a presença de agitação psicomotora. No entanto, dependendo da substância e da quantidade ingerida, o adolescente pode evoluir com rebaixamento do nível da consciência.

DIAGNÓSTICO DIFERENCIAL E COMORBIDADES

As possíveis etiologias para agitação aguda entre jovens em serviços de emergência incluem doenças orgânicas (síndromes álgicas, *delirium*, intoxicação exógena e catatonia), episódios de ansiedade, alterações de neurodesenvolvimento, distúrbios comportamentais, trauma, mania, psicose e limitações cognitivas, sensoriais ou físicas. Mesmo que uma criança tenha um histórico conhecido de doença psiquiátrica ou transtornos do neurodesenvolvimento, doenças físicas comórbidas, ansiedade ou outros gatilhos agudos sempre devem ser descartados.

A coexistência de doenças clínicas em pacientes psiquiátricos ocorre em aproximadamente 50% dos casos.

TRATAMENTO

Nas ideações suicidas sem gravidade (ambivalência, sem planejamento ou método, sem impulsividade ou tentativas anteriores) e quando existe suporte familiar suficientemente organizado, pode-se optar pelo tratamento ambulatorial e pelo encaminhamento para serviços de saúde mental com observação familiar contínua. Já nos casos graves, quando existe ideação suicida bem estruturada, ausência de fatores protetores, ambiente familiar pouco estruturado ou antecedente de tentativa de suicídio grave, deve-se optar pela internação.

O tratamento de transtornos específicos e comportamentos associados deve ser sempre instituído, como em casos de transtornos de humor ou maus-tratos. Eventualmente, a sedação do paciente pode ser necessária, caso se mostre agitado e refratário às medidas de contenção verbal, até que o risco de nova tentativa de suicídio seja eliminado. Antipsicóticos com efeito sedativo poderão ser a primeira escolha, devendo-se evitar o uso de benzodiazepínicos, principalmente na faixa etária pediátrica, pelo risco de efeitos paradoxais e de conversão de estresse agudo em outros diagnósticos associados ao trauma. **Independentemente da idade, todo paciente admitido por tentativa de suicídio só poderá receber alta após avaliação psiquiátrica.**

Em casos de alto risco de agressividade, a medida inicial sempre deve ser a garantia de segurança para o paciente, a equipe e demais pessoas que se encontrem no local. Dessa forma, o paciente deve ser levado para um ambiente seguro (sem objetos com os quais possa se machucar ou machucar terceiros) e calmo (com o mínimo de pessoas possível e com poucos estímulos sensoriais).

O manejo inicial sempre deve ser verbal. Para isso, devem ser utilizadas medidas que facilitem a comunicação, como tom de voz calmo, linguagem clara e sucinta, bem como manter o olhar na mesma altura do paciente. Quando isso não for suficiente, a contenção química pode ser necessária. As classes mais usadas são os antipsicóticos e os benzodiazepínicos. Quando a etiologia da agitação é desconhecida, sugere-se a conduta dependendo da gravidade do quadro. Em todo paciente elegível para contenção, deve-se sempre optar pela forma química isoladamente, sendo a contenção física restrita aos casos refratários, até o tempo necessário para ação da medicação e proteção do paciente e terceiros (Figura 1).

É mandatório investigar patologias infecciosas, autoimunes, tóxicas, estruturais, metabólicas, epilepsia e questões sociais (negligência, abuso sexual, físico ou psicológico). Alterações do sono, flutuação do nível de consciência e febre alta podem estar associadas a um quadro confusional agudo. É necessário questionar a possibilidade de overdose de drogas ou mesmo a ingestão acidental de medicamentos, incluindo corticosteroides e anticolinérgicos. Qualquer histórico de doença hepática ou renal é também relevante. O tratamento medicamentoso na fase aguda da agitação psicomotora não manejável ou da psicose/mania é baseado no uso de antipsicóticos, e as doses podem variar muito em decorrência da idade, peso e severidade de sintomas.

Em se tratando de quadros catatoniformes, o tratamento de primeira linha se baseia no uso de benzodiazepínicos (preferencialmente o lorazepam, quando disponível). Em casos refratários ou naqueles em que a catatonia se prolongue com risco à vida, a eletroconvulsoterapia (ECT) apresenta alta probabilidade de sucesso nesses casos. É importante também descontinuar os antipsicóticos na fase aguda do episódio catatônico, devido a sua ineficácia e ao possível risco de exacerbação dos sintomas catatônicos. Enquanto o paciente é tratado para tais sintomas (tratamento sintomático), a etiologia subjacente à catatonia deve ser investigada e tratada (tratamento etiológico).

No caso de suspeita e/ou confirmação de maus-tratos, o tratamento deve se basear em dois objetivos básicos: garantir a segurança-proteção do paciente e diminuir o sofrimento relacionado ao evento. A internação pode ser uma estratégia, ao menos inicial, para garantir a integridade física do paciente e promover um ambiente seguro para os primeiros cuidados. Além disso, sempre que possível, deve-se investigar a exposição real ou potencial de outras crianças ou familiares a episódios similares de violência para que também possam ser orientados e protegidos. Cabe ressaltar que é proscrito o uso de benzodiazepínicos após eventos traumáticos agudos pelo risco de cronificação do estresse agudo.

Os diagnósticos de sintomas ansiosos e somatoformes somente devem ser feitos após avaliação clínica criteriosa. Além disso, tais sintomas frequentemente acompanham condições clínicas de base, que devem ser adequadamente investigadas e tratadas.

O tratamento dos quadros ansiosos foi extensamente abordado em outro capítulo deste livro, mas, em linhas gerais, a psicoterapia é considerada a melhor evidência nos casos leves. Nas crises de ansiedade no contexto do atendimento de emergência, no entanto, podem ser utilizados benzodiazepínicos de meia-vida curta em baixas doses. É importante a realização da psicoeducação, explicando o quadro para a criança, seus familiares, equipe médica e de enfermagem, para que compreendam a natureza dos sintomas e se desfaça o estigma de que tais sintomas são invenções ou comportamentos manipulativos.

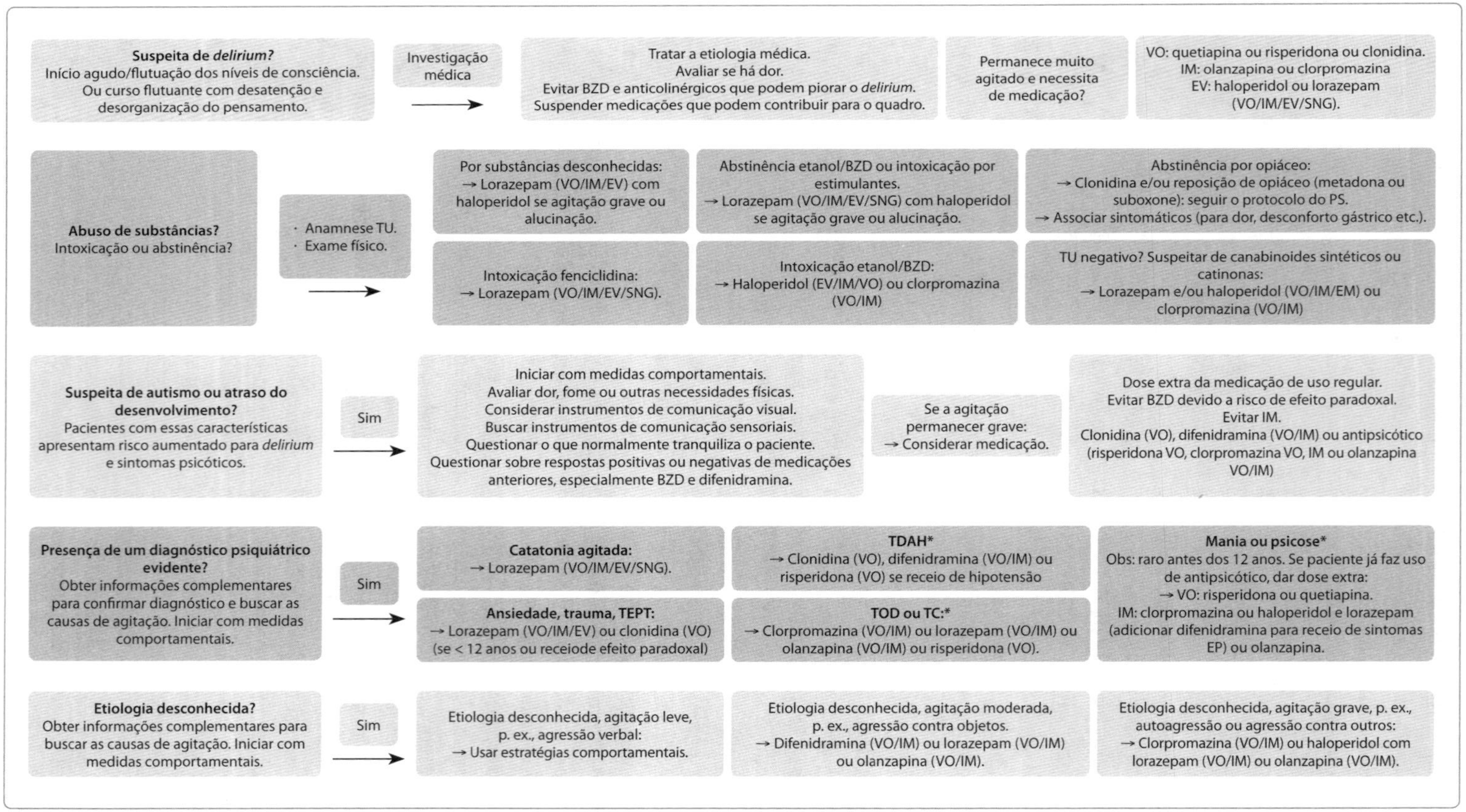

FIGURA 1 Algoritmo de tratamento: fluxograma de decisão clínica.
* Não há consenso – medicações listadas por ordem alfabética.
BZD: benzodiazepínico; EP: sintomas extrapiramidais; EV: endovenoso; IM: intramuscular; PS: pronto-socorro; SNG: sonda nasogástrica; TC: transtorno de conduta; TDAH: transtorno de deficit de atenção e hiperatividade; TOD: transtorno opositor desafiador; TEPT: transtorno de estresse pós-traumático; TU: exame toxicológico de urina; VO: via oral.
Fonte: Gerson et al. (2019).

No manejo de casos de intoxicação, é fundamental oferecer suporte clínico no quadro agudo, mantendo o paciente monitorizado e sob vigilância cuidadosa da equipe. Antipsicóticos com ação sedativa podem ser utilizados em quadros de franca agitação ou psicose, com cautela. Em caso de dúvida em relação ao tratamento terapêutico adequado para cada tipo de substância tóxica, contatar o Centro de Assistência Toxicológica (Ceatox).

CONCLUSÕES

Lidar com quadros psiquiátricos em emergências pediátricas torna-se uma realidade cada vez mais necessária ao clínico da infância. Apesar dos grandes desafios inerentes ao atendimento dessas crianças e adolescentes, é de vital importância nos capacitarmos para evitar imperícias ou negligências médicas nessa população. Não é novidade a gravidade desses casos e a possibilidade de estigma que esses pacientes causam nos serviços não especializados, podendo gerar complicações clínicas e/ou legais em sua má condução. Por isso é necessário o cuidado e a capacitação da equipe para o reconhecimento e atendimento de quadros psiquiátricos em prontos-socorros pediátricos.

DICAS DO ESPECIALISTA

- Deve-se procurar a emergência quando uma criança ou adolescente apresentar risco iminente para sua própria vida ou para a vida de alguém a seu redor, mudanças de comportamento agudo ou perda de contato com a realidade.
- Os sintomas psiquiátricos não são exclusivamente causados por transtornos psiquiátricos. O diagnóstico diferencial entre um quadro psiquiátrico primário e secundário a outras condições médicas deve ser realizado ao receber uma criança ou adolescente em um serviço de emergência.
- Ao se deparar com um paciente com algum transtorno do neurodesenvolvimento no pronto-socorro, recomenda-se seguir este passo a passo:
  - Existe alguma condição clínica/orgânica causando essa alteração de comportamento?
  - Existe alguma alteração no ambiente sociofamiliar dessa criança que possa contribuir ou ser responsável por essa alteração de comportamento?
  - Existe alguma condição psiquiátrica comórbida aos diagnósticos psiquiátricos dessa criança?
  - Existe a possibilidade de o quadro neuropsiquiátrico de base ter um caráter progressivo ou estar sendo subtratado?

SUGESTÕES DE LEITURA

1. American Academy of Child and Adolescent Psychiatry (AACAP). Practice parameter for the assessment and treatment of children and adolescents with suicidal behavior. J Am Acad Child Adolesc Psychiatry. 2001;40(7 Suppl):24S-51S.
2. Ash P. Malpractice in child and adolescent psychiatry. Child Adolesc Psychiatr Clin N Am. 2002;11(4):869-85.
3. Carandang C, Gray C, Marval-Ospino H, MacPhee S. Child and adolescent psychiatric emergencies. In: Rey JM (ed.). IACAPAP e-textbook of child and adolescent mental health (edição em português; Dias Silva F, ed.). Genebra: International Association for Child and Adolescent Psychiatry and Allied Professions; 2012.
4. Centers for Disease Control and Prevention (CDC). Data and Statistics on Children's Mental Health. 2021. Published March 22. Disponível em: https://www.cdc.gov/childrensmentalhealth/data.html. Acesso em: 20 mar. 2024.
5. Crosby A, Ortega L, Melanson C. Self-directed violence surveillance: uniform definitions and recommended data elements, Version 1.0. Atlanta, GA: Centers for Disease Control and Prevention, National Center for Injury Prevention and Control; 2011.
6. Gerson R, Malas N, Feuer V, et al. Best practices for evaluation and treatment of agitated children and adolescents (Beta) in the emergency department: Consensus Statement of the American Association for Emergency Psychiatry. West J Emerg Med. 2019;20(2):409-18.
7. Grover P, Kumar M. Pediatric psychiatric emergencies. Emerg Med Clin North Am. 2024;42(1):151-62.
8. Jacintho ACDA, Celeri EHRV. Interconsulta de crianças. In: Botega NJ (org.). Prática psiquiátrica no hospital geral: interconsulta e emergência. 4.ed. Porto Alegre: Artmed; 2017.
9. Kleinman A, Caetano SC. Emergências psiquiátricas na infância e na adolescência. In: Miguel EC, Lafer B, Elkis H, Forlenza OV (orgs.). Clínica psiquiátrica: as grandes síndromes psiquiátricas. 2.ed. São Paulo: Manole; 2021.
10. Lin KA, Hazen EP, Abrams AN. Pediatric consultation. In: Stern TA, Freudenreich O, Smith FA, et al. (orgs.). Massachusetts General Hospital handbook of general hospital psychiatry. 7.ed. New York: Elsevier; 2018.
11. Rana GS, Nordsletten A, Sivananthan M, Hong V. A 6-year retrospective review of psychiatric emergency service utilization by school-age children. Clin Child Psychol Psychiatry. 2023;28(1):367-81.
12. Scivoletto S, Boarati MA, Turkiewicz G. Emergências psiquiátricas na infância e adolescência. Braz J Psychiatry. 2010:32(Suppl 2):S112-S120.

PARA SABER MAIS

- O Centro de Informação e Assistência Toxicológica (Ciatox) recebe ligações 24 horas por dia. Encontre em https://sinitox.icict.fiocruz.br/centros-de-informacao a unidade mais próxima de seu local de atendimento.

Seção IV

Interfaces clínicas

39

Interconsulta psiquiátrica em pediatria

Caio Borba Casella
Poliana Alcoforado
Lígia Bruni Queiroz

PONTOS-CHAVE DESTE CAPÍTULO

- A interconsulta psiquiátrica na pediatria surge em decorrência do fato de que o adoecimento físico é um fator de risco para a ocorrência de transtornos mentais e da necessidade de cuidado nessa interface entre saúde mental e física.
- Crianças e adolescentes com doença crônica podem enfrentar diversos estressores adicionais, como alterações no desenvolvimento físico e na aparência, elevado absenteísmo escolar e dificuldades de integração com pares.
- O psiquiatra interconsultor na pediatria permite a expressão de vivências, angústias, conflitos e mecanismos de defesa do paciente, de sua família e da equipe envolvida no cuidado, que interferem ou são desencadeados pela doença clínica.

INTRODUÇÃO

O processo de adoecimento exerce um impacto significativo na saúde mental das crianças e adolescentes ao influenciar seu desenvolvimento e afetar aspectos emocionais, cognitivos, comportamentais e sociais. Isso se dá de forma ainda mais marcante em quadros de doenças crônicas. Nesse contexto, a interconsulta psiquiátrica surge como uma ferramenta essencial para articular os cuidados entre a saúde física e mental.

A CRIANÇA E A DOENÇA CRÔNICA

O termo "doença crônica" refere-se a condições que demandam pelo menos 6 meses de cuidados médicos contínuos e resultam em alterações permanentes no estilo de vida, exigindo adaptação comportamental constante diante da natureza imprevisível da doença. Estudos indicam que aproximadamente 10 a 20% das crianças podem ser afetadas por uma doença crônica, sendo a asma a mais comumente diagnosticada.

Crianças e adolescentes com doenças crônicas enfrentam diversos estressores adicionais, como a possibilidade de alterações em seu desenvolvimento físico e em sua aparência, elevado absenteísmo escolar e dificuldades de integração em grupos de colegas que podem não se acomodar prontamente às mudanças no estilo de vida impostas pela doença. Assim, são pessoas que apresentam um risco maior de desenvolverem transtornos mentais, sendo esse risco aumentado pela gravidade da doença. O primeiro ano após o diagnóstico é o período mais crítico, e fatores como estratégias de enfrentamento (*coping*), características clínicas da doença e dinâmica familiar têm uma grande influência nesse processo.

Manifestações comportamentais comuns nesses quadros incluem queixas somáticas, intensificação dos comportamentos de apego aos cuidadores principais, regressão, passividade, além de sintomas ansiosos e depressivos. Os transtornos mais comumente diagnosticados são os transtornos de ajustamento. Vale ressaltar que alguns sintomas frequentemente considerados primariamente psiquiátricos podem ser secundários à condição clínica do paciente, como alterações de sono e apetite, diminuição de energia, dificuldade de concentração e lentificação psicomotora, podendo ser causados por quadros como alterações hormonais (hipotireoidismo, Cushing), quadros infecciosos, neoplasias, anemia, entre outros.

A criança com câncer

Um grupo particularmente sensível é o das crianças e adolescentes com câncer. Diversos pontos do curso da doença podem ser muito estressantes e apresentar um impacto duradouro na saúde mental, como o processo de diagnóstico, as etapas do tratamento (e seus efeitos colaterais), além do risco de recorrência e, em alguns casos, os cuidados de fim de vida. Uma coorte de sobreviventes de câncer infantil em países nórdicos mostrou um risco elevado de desenvolvimento de transtornos psiquiátricos, risco este que permaneceu maior do que na população geral pelo menos até os 50 anos de idade deles. Algumas crianças e seus cuidadores podem desenvolver sintomas de estresse pós-traumático, embora outras possam desenvolver um senso especial de propósito e resiliência.

INTERCONSULTA PSIQUIÁTRICA

Nesse cenário, a atenção à saúde mental da criança e do adolescente é fundamental, e o psiquiatra tem um papel importante nesse sentido por meio do trabalho de interconsulta. Essa atuação pode se dar tanto no nível ambulatorial quanto no de internação. Os quadros que motivam a solicitação desse serviço são diversos, estando alguns exemplos descritos no Quadro 1 (mais detalhes sobre esses quadros, incluindo a apresentação clínica e seu manejo, podem ser encontrados nos respectivos capítulos deste livro). Em geral, a demanda da equipe que solicita a interconsulta acaba ficando entre uma (ou mais) destas três categorias:

1. Diagnóstico (como diagnóstico diferencial de quadros de sintomas somáticos, identificação de um quadro depressivo).
2. Manejo (como formas de lidar com a ansiedade da criança em face de procedimentos necessários para seu trata-

mento ou como lidar com um paciente agressivo ou agitado).
3. Avaliação de disposição (como para avaliar se o paciente apresenta risco de suicídio).

A estrutura usual de uma interconsulta psiquiátrica está descrita no Quadro 2. Alguns fatores devem ser sempre analisados, como o estágio da doença do paciente (crônico ou agudo, primeiro episódio ou recorrente), o prognóstico, tratamentos prévios, a compreensão da doença pela criança ou adolescente e seus pais e o impacto emocional provocado por ela, o funcionamento atual e o pré-mórbido (incluindo aspectos como autonomia, aprendizado escolar, socialização), habilidades da criança de enfrentamento do quadro (*coping*, como conversar com familiares e amigos, religião, negação), e o relacionamento do paciente e da família com a equipe que o está assistindo.

QUADRO 1 Alguns quadros que costumam originar pedidos de interconsulta psiquiátrica em pediatria

Quadro	Descrição
Depressão	Quadros depressivos são frequentes na criança e no adolescente hospitalizados, tanto como transtornos primários de humor quanto como resposta ao estresse do processo de adoecimento e hospitalização. A sobreposição com sintomas de doenças físicas (como falta de energia) pode dificultar o diagnóstico.
Ansiedade	Também pode surgir como um transtorno primário ou como resposta a inseguranças relacionadas ao estado de saúde e tratamento. Uma explicação adequada para o nível de desenvolvimento da criança sobre os procedimentos necessários no tratamento pode ajudar a reduzir os níveis de ansiedade.
Somatização	Sintomas somáticos intensos podem estar associados a um componente emocional. Sintomas diversos, com um curso diferente do esperado, tanto quanto sua apresentação como resposta ao tratamento, além de uma disfunção que extrapola o que seria esperado pelo quadro clínico do paciente, podem levantar suspeitas de um quadro de somatização associado.
Dificuldade em lidar com a doença crônica	Impactos trazidos pela doença, como limitações funcionais relacionadas aos sintomas ou a seu tratamento, além do medo relacionado ao estado de saúde e possíveis exacerbações, podem causar grande sofrimento psíquico, mesmo se não configurarem um transtorno mental.
Risco de suicídio/ comportamentos autolesivos	É fundamental garantir a segurança da criança e do adolescente e avaliar o risco de novos comportamentos autolesivos, mesmo dentro do ambiente de saúde. É importante avaliar comorbidades e estabelecer um plano de crise, além de garantir o seguimento adequado de acordo com a gravidade do caso.
Efeito psiquiátrico de medicações clínicas	Diversos medicamentos podem causar sintomas psiquiátricos. O uso de corticosteroides, em especial em doses elevadas, está associado ao surgimento de sintomas psicóticos. Medicações como betabloqueadores, interferon e anticoncepcional oral estão associadas a síndromes depressivas, entre inúmeros outros exemplos.
Delirium	É um estado confusional agudo, com sintomas que flutuam ao longo do dia. Pode ter uma apresentação hiperativa (agitada) ou hipoativa. Secundário a uma causa orgânica, como infecções ou intoxicações (inclusive por medicamentos). Alucinações, delírios, desorganização comportamental, desorientação temporoespacial, déficits atencionais e alteração do ciclo sono-vigília são sintomas comuns.

(continua)

QUADRO 1 (*continuação*) Alguns quadros que costumam originar pedidos de interconsulta psiquiátrica em pediatria

Quadro	Descrição
Agitação psicomotora	Além de causas psiquiátricas, como ansiedade ou psicose, causas orgânicas, como *delirium*, podem levar a episódios de agitação e agressividade.
Maus-tratos	Podem causar um grande impacto na saúde mental da criança e do adolescente, e muitas vezes são percebidos pela equipe que está prestando assistência clínica. Uma forma específica de maus-tratos é o transtorno factício imposto a outro, em que um cuidador (em geral a mãe do paciente) induz sintomas na criança a fim de suprir ganhos emocionais (estar no papel de ser cuidado). É mandatório o acionamento de serviços de proteção à criança e de consultoria jurídica sempre que necessário.
Famílias difíceis	O comportamento parental pode ser a origem do encaminhamento, como a recusa a realizar o tratamento necessário ou um sofrimento emocional intenso.
Não adesão ao tratamento	Bastante frequente, podendo chegar a 50 a 88% em alguns estudos. A suspeita de um quadro psiquiátrico associado (como a recusa ao tratamento associada a sintomas depressivos) pode motivar o pedido de avaliação.

QUADRO 2 Etapas da interconsulta psiquiátrica em pediatria

Etapa	Descrição
Pedido de avaliação	Conversar com a equipe que assiste o paciente para compreender as demandas de avaliação e conhecer seu histórico clínico e o tratamento a que está submetido no momento.
Revisão do prontuário	Revisar as medicações e outros tratamentos que o paciente está recebendo no momento, em especial os que podem ter efeito psicoativo; avaliar o registro de alterações comportamentais, estado de saúde mental etc. Checar exames complementares já realizados. Pode ser necessário obter informações de outras fontes, como escola e serviço de atendimento de saúde primário do paciente.
Entrevista com os cuidadores	Colher informações sobre os antecedentes médicos e sociais da criança e do adolescente, histórico dos sintomas psiquiátricos e tratamentos prévios, aproveitamento escolar, dinâmica intrafamiliar, rede de suporte da criança, adesão ao tratamento clínico. Avaliar a compreensão da família quanto à natureza dos problemas apresentados pela criança e à abertura a um tratamento em saúde mental.
Avaliação da criança	Realizar uma avaliação completa do estado de saúde mental da criança e do adolescente, de acordo com seu nível de desenvolvimento. Incluir a compreensão da criança sobre seu quadro clínico, seu relacionamento com os pais e seus pares. Pode ser útil fazer interações lúdicas com a criança e observar sua interação com os outros na enfermaria.
Formulação diagnóstica e proposta de terapêutica	Incluir o impacto da doença física da criança e do adolescente em uma formulação biopsicossocial; avaliar possíveis relações entre as condições clínicas da criança (e o tratamento que recebe) e os sintomas psicológicos e comportamentais apresentados. Se necessário, sugerir exames para complementar a investigação, p. ex., exames de neuroimagem. Propor uma terapêutica que leve em conta o tratamento que a criança e o adolescente já recebem (cuidado especial com interações medicamentosas). Dar uma devolutiva da avaliação ao paciente e à equipe que o assiste.

INTERVENÇÕES

O trabalho integrado com uma equipe multidisciplinar é fundamental no suporte à saúde mental da criança e do adolescente hospitalizados ou em acompanhamento por uma doença crônica. Intervenções psicoterápicas podem proporcionar um ambiente em que o paciente pode dar voz a sentimentos como medo e tristeza em face de seu quadro clínico e receber suporte. As terapias de abordagem cognitivo-comportamental e psicodinâmica têm diversas técnicas que podem ajudar a criança e o adolescente a lidarem com uma doença crônica, além das técnicas de relaxamento e *mindfulness*, e outras abordagens mais específicas para ansiedade e depressão, que podem estar presentes de forma comórbida.

Pode ser necessário introduzir um tratamento farmacológico. Em crianças e adolescentes com comorbidades, é preciso ter especial cuidado com seu estado clínico e com os tratamentos que já recebe. Nos casos de insuficiência hepática e redução da metabolização, é importante indicar doses menores do medicamento, em especial para medicações com extensa metabolização hepática, como venlafaxina, sertralina e bupropiona. A venlafaxina também tem uma grande excreção renal e deve ter a dose reduzida em pacientes com insuficiência renal, assim como a desvenlafaxina. Outras medicações, como antidepressivos tricíclicos, citalopram e ziprasidona, podem alargar o intervalo QTc, e devem ser usadas com muito cuidado em pacientes com cardiopatias ou que façam uso de outras medicações com esse mesmo efeito colateral. Por outro lado, a sertralina é um dos antidepressivos com um risco aparentemente mais baixo de causar esse alargamento.

A fluoxetina tem um grande potencial de inibição do citocromo p450, levando a maior risco de interação com medicações que tenham essa via de metabolização, enquanto citalopram e escitalopram seriam mais seguros quanto a esse aspecto. É importante analisar também possíveis benefícios de um psicotrópico ao escolher a melhor opção para o paciente – duloxetina, por exemplo, pode contribuir no tratamento de alguns tipos de dores, sendo uma opção para pacientes com quadros ansiosos e dores crônicas. De toda forma, é mais prudente iniciar a medicação com doses baixas e fazer um ajuste gradual (*start slow, go slow*), em especial em crianças com mais comorbidades.

Muitas vezes os cuidadores também precisarão de suporte e deverão ser encaminhados para tratamento. A carga emocional com a qual eles têm que lidar é elevada, e alguns comportamentos seus, como ansiedade muito intensa ou atenção excessiva às queixas somáticas da criança ou adolescente, podem ter um efeito deletério. Deve-se lembrar também da necessidade de acionar redes de proteção da criança, como Conselho Tutelar e Vara de Família, além da notificação nos casos de suspeita de transtorno factício imposto a outro ou outros maus-tratos.

Por fim, é também papel do interconsultor oferecer suporte à equipe que está realizando os cuidados clínicos da criança e do adolescente, com informações como as principais condições de saúde mental infantil e seu manejo, orientações sobre como lidar com as famílias, dentre outras.

BARREIRAS PARA REALIZAÇÃO DE INTERCONSULTAS

Apesar da importância da atuação nessa interface entre saúde física e mental, algumas barreiras dificultam o acesso a essa abordagem, de forma que uma parcela significativa dos pacientes que poderiam se beneficiar acaba não sendo encaminhada. Estima-se que cerca de um quarto das crianças com condições crônicas de saúde e necessidade de suporte em saúde mental recebam esse suporte. Alguns motivos podem ajudar a compreender essa lacuna, como:

- Falta de profissionais capacitados para realizar esse atendimento.
- Baixa exposição ao conhecimento sobre saúde mental em muitos cursos de graduação em saúde, de modo que os profissionais que prestam assistência clínica ao paciente podem nem sempre reconhecer esse tipo de necessidade.
- Estigma ainda presente em relação à saúde mental, tanto entre a equipe assistente como entre os pacientes.

O não acesso aos serviços de saúde mental traz problemas, pois há evidência de que a identificação precoce e o encaminhamento apropriado ajudam a reduzir o tempo de internação e o número de reinternações posteriores, além do fato de sintomas de transtornos mentais, ainda que subclínicos, poderem levar a um aumento significativo de morbidade e piora de qualidade de vida.

CONCLUSÕES

Trabalhar na interface com a pediatria é um papel com o qual os psiquiatras de crianças e adolescentes devem se sentir cada vez mais confortáveis. É essencial que os psiquiatras da infância e da adolescência tenham uma compreensão básica das doenças pediátricas comuns, entendam os desafios de saúde de seus próprios pacientes no consultório e tenham uma linguagem comum com os clínicos de cuidados primários. Da mesma forma, é fundamental que a equipe que presta assistência direta ao paciente reconheça essa necessidade e encaminhe ao serviço de interconsultas quando necessário.

DICAS DO ESPECIALISTA

- A confidencialidade é um item essencial na relação médico-paciente também na interconsulta. É importante que as crianças, os adolescentes e seus pais compreendam que as informações do paciente serão mantidas em sigilo e somente divulgadas em casos específicos, como em risco de auto ou heteroagressão graves ou, ainda, história de maus-tratos. Sempre que possível, deve-se procurar um local reservado para realizar as avaliações, individualmente e também na presença dos pais.

- Em uma avaliação de interconsulta pediátrica, deve-se atentar para quatro aspectos principais: os sintomas apresentados (motivo da procura do serviço médico e seus problemas associados), o impacto dos sintomas (avaliação de risco do paciente e daqueles à sua volta), os fatores de risco (precipitantes, perpetuadores e protetores) e as estruturas de apoio disponíveis (recursos presentes para intervenção e expectativas em relação ao tratamento).
- O papel do psiquiatra interconsultor na abordagem terapêutica do paciente pediátrico deverá se guiar pelos seguintes princípios: definição clara e concisa dos objetivos terapêuticos, imediatos e de longo prazo, baseados em uma abordagem compreensiva; escolha de opções terapêuticas com base na avaliação das necessidades e particularidades de cada paciente; estabelecimento de uma conduta terapêutica flexível; e atuação incisiva do terapeuta a fim de atingir os objetivos propostos.

SUGESTÕES DE LEITURA

1. Benton TD. Psychiatric considerations in children and adolescents with HIV/Aids. Child Adolesc Psychiatr Clin N Am. 2010;19(2):387-400.
2. Brasil. Estatuto da Criança e do Adolescente. Lei federal n. 8.069, de 13 de julho de 1990.
3. Cobham VE, Hickling A, Kimball H, et al. Systematic review: anxiety in children and adolescents with chronic medical conditions. J Am Acad Child Adolesc Psychiatry. 2020;59(5):595-618.
4. Frederiksen LE, Erdmann F, Mader L, et al. Psychiatric disorders in childhood cancer survivors in Denmark, Finland, and Sweden: a register-based cohort study from the SALiCCS research programme. Lancet Psychiatry. 2022;9(1):35-45.
5. Fritsch SL. Preface: Interface between pediatrics and children's mental health. Child Adolesc Psychiatr Clin N Am. 2010;19.
6. Kelly AF, Hewson PH. Factors associated with recurrent hospitalization in chronically ill children and adolescents. J Paediatr Child Health. 2000;36(1):13-8.
7. LeBlanc LA, Goldsmith T, Patel DR. Behavioral aspects of chronic illness in children and adolescents. Pediatr Clin North Am. 2003;50(4):859-78.
8. Menon V, Ransing R, Praharaj SK. Management of psychiatric disorders in patients with hepatic and gastrointestinal diseases. Indian J Psychiatry. 2022;64(Suppl 2):S379-S393.
9. Sankar Raj VM, Patel P. The role of a clinical psychologist in pediatric nephrology. Pediatr Clin North Am. 2022;69(5):941-9.
10. World Health Organization (WHO). Report of the Consultation on Child Abuse Prevention. Geneva: WHO; 1999.

PARA SABER MAIS

- DeMaso DR, Martini DR, Cahen LA, et al.; Work Group on Quality Issues. Practice parameter for the psychiatric assessment and management of physically ill children and adolescents. J Am Acad Child Adolesc Psychiatry. 2009;48(2):213-33.
- Nibras S, Kentor R, Masood Y, et al. Psychological and psychiatric comorbidities in youth with serious physical illness. Children (Basel). 2022;9(7):1051.
- Pao M, Bosk A. Anxiety in medically ill children/adolescents. Depress Anxiety. 2011;28(1):40-9.

40

Cuidados paliativos e situações de luto

Henrique Gonçalves Ribeiro

PONTOS-CHAVE DESTE CAPÍTULO

- Segundo o Código de Ética Médica: "Nas situações clínicas irreversíveis e terminais, o médico evitará a realização de procedimentos diagnósticos e terapêuticos desnecessários e propiciará aos pacientes sob sua atenção todos os cuidados paliativos apropriados".
- Os cuidados paliativos de pacientes de 0 a 19 anos geralmente são indicados por malformações congênitas, prematuridade, traumas perinatais e causas externas como envenenamento e traumas.
- De acordo com John Bowlby: o luto é o preço que pagamos pelo amor, evidenciando o aspecto vincular desse fenômeno e suas correlações com a teoria do apego.
- O luto pela morte ou pela doença incurável ou terminal pode ser dividido em cinco fases: negação, raiva, negociação, depressão e aceitação.

INTRODUÇÃO

Os cuidados paliativos surgiram no século passado a partir do pioneirismo da enfermeira, médica e assistente social Cicely Saunders, na Inglaterra, ao convocar a comunidade médica para a possibilidade de acolher o sofrimento biológico, psicológico, social e espiritual, proporcionando melhor qualidade de vida para pacientes portadores de enfermidades avançadas e terminais.

Segundo a definição da Organização Mundial de Saúde (OMS), os cuidados paliativos são uma abordagem multidisciplinar que intenciona melhorar a qualidade de vida do paciente e de seus familiares diante de uma doença que ameace a continuidade da vida, por meio da prevenção e alívio do sofrimento com identificação precoce, avaliação e tratamento impecável da dor, outros sintomas físicos, psicossociais e espirituais.

Desde o trabalho inovador de Cicely Saunders, observa-se a disseminação dos cuidados paliativos na comunidade internacional, normatizada e regulamentada no Brasil por meio da Resolução n.

1.805/2006 do Conselho Federal de Medicina (CFM): "é permitido ao médico limitar ou suspender procedimentos que prolonguem a vida do doente, em fase terminal de enfermidade grave e incurável, respeitada a vontade da pessoa ou de seu representante legal".

O Código de Ética Médica (CEM) incorpora os cuidados paliativos em sua edição de 2010 nos princípios fundamentais da medicina, estabelecendo que, "nas situações clínicas irreversíveis e terminais, o médico evitará a realização de procedimentos diagnósticos e terapêuticos desnecessários e propiciará aos pacientes sob sua atenção todos os cuidados paliativos apropriados". Ainda, em 2012 o CFM emitiu nova resolução, n. 1995, situada no âmbito da autonomia do paciente para regulamentar as diretivas antecipadas de vontade. Segundo essa norma, um paciente pode manifestar suas preferências acerca de cuidados e tratamentos que deseja ou não receber quando estiver incapaz de expressar livre e autonomamente sua vontade. O exercício da autonomia está intrinsecamente ligado ao nível de esclarecimento da pessoa acerca dos aspectos envolvidos em sua decisão. Portanto é fundamental que o paciente e seus familiares tenham oportunidade de acessar as informações referentes a sua doença, possibilidades terapêuticas e prognósticas, requerendo do profissional de saúde o compromisso ético com a verdade.

A Academia Nacional de Cuidados Paliativos (ANCP) publicou em 2022 o Atlas de Cuidados Paliativos no Brasil, que revelou a existência de 234 serviços de cuidados paliativos no país, dos quais 96 (41%) referiram fazer atendimento da população pediátrica e 32 (13,7%) oferecer cuidados paliativos perinatais. De acordo com o Atlas mundial de CP publicado pela OMS, apenas 20% da população que necessita de cuidados paliativos tem acesso a eles, sendo a maioria residente em países de alta renda.

A demanda por cuidados paliativos de pacientes de zero a 19 anos representa 7% do total, sendo as principais causas de indicação malformações congênitas, prematuridade, traumas perinatais e causas externas como envenenamento e traumas.

ESPECIFICIDADE DOS CUIDADOS PALIATIVOS NA INFÂNCIA E ADOLESCÊNCIA

A OMS considera os cuidados paliativos pediátricos um campo especial, porém muito próximo ao cuidado paliativo adulto, sendo aplicável a doenças pediátricas crônicas e que, além de ameaçar a continuidade da vida, ocasionam limitação ao desenvolvimento físico, cognitivo e emocional da criança e do adolescente.

No caso de um paciente criança/adolescente, o processo de tomada de decisão compartilhada é realizado pelos pais junto à equipe de saúde. Considerando o estágio de desenvolvimento neuropsicomotor, os recursos de linguagem, cognição e autonomia, busca-se sempre que possível a participação ativa do paciente na elaboração do plano de cuidados ao longo da doença.

Situações clínicas distintas podem se beneficiar dos cuidados paliativos em pediatria, conforme mostra o Quadro 1.

A identificação do estágio de desenvolvimento neuropsicomotor do paciente, seus recursos linguísticos e cognitivos fomenta a escolha da estratégia de abordagem e comunicação com o paciente, evitando-se, assim, iatrogenias no sentido de

QUADRO 1 Indicação de cuidados paliativos na criança e no adolescente

Situações clínicas	Exemplos
Condição aguda com risco de vida cuja reversão pode ou não ser viável	Qualquer doença ou lesão aguda
Condição crônica que pode ser revertida ou controlada, porém com risco de vida	Câncer, HIV/aids, tuberculose, hepatite
Condição progressiva de risco de vida sem possibilidade de reversão	Atrofia muscular espinhal, distrofia muscular de Duchenne
Condição neurológica grave não progressiva com complicações e risco de vida	Encefalopatia crônica não progressiva, tetraplegia espástica, espinha bífida
Prematuridade extrema ou anomalias congênitas graves	Anencefalia, hérnia diafragmática congênita, trissomia do 13 ou 18
Morte inesperada traumática	Morte fetal, choque séptico em criança previamente hígida, traumas graves, acidentes

aids: síndrome da imunodeficiência adquirida; HIV: vírus da imunodeficiência humana.

superestimar ou subestimar a capacidade de uma criança/adolescente compreender seu adoecimento e progressão para o fim de vida. Crianças em idade pré-escolar, ou seja, até 5 anos, não têm recursos suficientes para a compreensão da morte, sendo extremamente concretas em seu entendimento. Assim, a utilização de recursos audiovisuais e lúdicos ajuda na abordagem e comunicação com o paciente.

Crianças de 6 a 9 anos, em geral, têm entendimento da morte, o que implica maior preocupação e questionamentos sobre a doença, procedimentos diagnósticos e terapêuticos inerentes, impactos em vínculos sociais, sexualidade e escolhas com relação ao futuro, exigindo do profissional familiaridade com esses temas para uma franca comunicação com o paciente. A incorporação de temas e materiais do repertório cultural do paciente, como filmes, séries, livros e músicas, pode facilitar o acesso a tal conteúdo.

Os cuidados paliativos pediátricos carregam peculiaridades como a dificuldade cultural de aceitação devido ao contrassenso cronológico do ciclo vital e maior carga emocional envolvida no adoecimento grave e morte de uma criança, tanto por parte dos familiares quanto da equipe de saúde. O sentimento de culpa por parte dos pais costuma ser grande, sobretudo em doenças genéticas que acometem mais de um filho. Além disso, eles são os responsáveis legais por todas as decisões relacionadas aos cuidados do paciente e os principais cuidadores durante toda a evolução da doença até o momento da morte.

O papel da equipe multidisciplinar é fundamental nos cuidados paliativos, uma vez que durante o curso de uma doença, além dos desafios relacionados à morbidade, suas complicações e tratamentos, o paciente enfrentará obstáculos sociais, educacionais e familiares. A organização familiar é muitas vezes acometida pelo adoecimento de uma criança/adolescente, que frustra expectativas de um futuro idealmente projetado e demanda cuidados intensivos em uma posição de dependência multidimensional, com impacto no orçamento familiar e na dinâmica dos papéis familiares. Os irmãos de pacientes pediátricos em cuidados paliativos exigem especial atenção, pois, além de apresentarem maior risco de negligência de cuidados parentais diante de um irmão gravemente enfermo, muitas vezes são solicitados a compreender e participar ativamente dos cuidados desse irmão.

LUTO

O luto é uma reação emocional natural diante de uma perda significativa, mais comumente relacionada à morte de um ente querido, mas também ao término de um relacionamento, à perda de um emprego ou a qualquer outra experiência que envolva separação ou perda. O psiquiatra britânico Colin Murray Parkes trabalhou por décadas ao lado de Cicely Saunders no St. Christopher's Hospice e do psiquiatra John Bowlby, tornando-se uma referência na área do luto e dos cuidados paliativos. Reconhecido pelas inestimáveis contribuições de suas pesquisas, afirmou que o luto é o preço que pagamos pelo amor, evidenciando o aspecto vincular desse fenômeno e suas correlações com a teoria do apego.

O luto não segue um padrão linear, podendo se estender por um longo período e em diferentes intensidades. Na fase aguda do luto após uma perda são esperadas reações emocionais intensas, como sensação de choque, descrença, tristeza, raiva, alterações de sono e apetite. O profissional deve estar atento para não patologizar tais reações emocionais e oferecer escuta compassiva, promover suporte social, estabilização do ciclo de sono-vigília e acolhimento para períodos de oscilação entre dor e serenidade, encorajando para a realização de atividades de autocuidado.

O enlutamento pela morte de uma criança pode desencadear uma variedade de reações psicológicas, incluindo desorganização emocional, desesperança, desespero e perda de sentido na vida, desafiando crenças fundamentais sobre a ordem natural do ciclo da vida. Essa condição pode levar a questionamentos persistentes e ao sentimento de culpa por parte dos pais e cuidadores.

A psiquiatra suíça Elisabeth Kubler-Ross descreveu 5 estágios do luto com a finalidade de oferecer uma compreensão do processo, ainda que o reconheçamos como um processo dinâmico que permite movimentos erráticos em torno dessas fases e variações em termos de intensidade e duração:

1. **Negação:** devido à dificuldade inicial de aceitar a perda, a negação oferece um mecanismo defensivo para reduzir o impacto inicial no aparelho psíquico.
2. **Raiva:** sensação de frustração e irritação decorrente da redução da negação, o que permite o contato com a perda e manifestações raivosas direcionadas a si mesmo, a terceiros ou sistemas de crença.
3. **Negociação:** na busca do controle da situação, a pessoa apresenta comportamento de barganha por meio de promessas ou comportamentos que teriam o poder de reverter a perda.
4. **Depressão:** diante da irreversibilidade da perda, ocorre um sentimento de profunda tristeza, desesperança e vazio emocional. Deve-se tomar cuidado para não confundir a nomenclatura escolhida por Elisabeth Kubler-Ross com o diagnóstico categorial de transtorno depressivo maior. Aqui, entende-se como uma manifestação normal do processo de luto.
5. **Aceitação:** com o passar do tempo, há progressiva integração da perda

pelo aparelho psíquico e reconstrução da vida, com maior funcionalidade e abertura para uma nova realidade. Tal situação não significa que a pessoa "superou" ou "não sofre mais", apenas que conseguiu seguir em frente sem ser dominada pelo sofrimento da perda.

O modelo de processamento dual proposto por Margaret Stroebe e Henk Schut descreve o processo de luto como pendular, com alternância entre momentos de enfrentamento da dor relacionada à perda e restauração de recursos para reestruturação da vida prática. É importante destacar que cada ser humano apresentará uma maneira única de elaboração de sua perda e reação emocional, contudo os modelos descritos por autores do campo da psicologia e psiquiatria oferecem uma ancoragem teórica para compreender esse fenômeno, que talvez seja o mais desafiador da experiência humana.

Outro conceito importante é o luto antecipatório, descrito como um processo que ocorre diante da progressão de uma doença incurável e terminal, acometendo tanto o paciente quanto seus familiares e amigos, que percebem a inexorabilidade da morte. As perdas decorrentes da progressão da doença representam dados de realidade que confrontam a esperança pela melhora clínica, assemelhando-se a um processo de luto antes da morte. Essa condição, apesar de dolorosa e inevitável diante de uma doença de curso crônico e progressivo, oferece oportunidades para preparação para a morte, despedidas, reconciliações e escolhas capazes de potencializar a sensação de bem-estar existencial e espiritual no encerramento biográfico.

O LUTO COMO TRANSTORNO PSIQUIÁTRICO

Após 5 proposições diagnósticas acerca de uma síndrome clinicamente relevante como "luto complicado", "luto patológico", "luto complexo e persistente", o DSM-5-TR e o CID-11 unificaram uma categoria diagnóstica, "transtorno de luto prolongado", condição psicopatológica que necessita de pelo menos 12 meses de sintomas pelo *Manual diagnóstico e estatístico de transtornos mentais* – 5ª edição (DSM-5) e 6 meses pelo CID-11, após a morte do ente amado, para ser diagnosticada. Os critérios incluem pelo menos 3 dos seguintes sintomas emocionais, cognitivos e comportamentais pelo período mínimo de 30 dias: preocupações e pensamentos sobre o falecido, busca pela pessoa, desintegração da personalidade, descrença, evitação, dor/raiva emocional, dificuldade para seguir em frente em relacionamentos e atividades, vazio emocional, perda do sentido da vida e solidão. Além disso, observa-se prejuízo funcional em diferentes campos da vida – social, ocupacional e educacional.

A criação de uma categoria diagnóstica para uma síndrome clinicamente relevante traz preocupações referentes ao risco de patologização e medicalização de condições normais. Por outro lado, há risco de negligenciar o cuidado de pessoas que necessitam de suporte profissional especializado. Uma coorte populacional acompanhou 1.735 familiares enlutados por 3 anos e identificou que a maioria apresentou uma trajetória decrescente dos sintomas de luto ao longo do tempo, de acordo com a escala 13-item *prolonged grief* (PG-13), enquanto 8% da amostra manteve níveis elevados de sintomas ao longo desse período. O baixo nível educacional mostrou-se um fator de risco para essa evolução desfavorável.

A sobreposição dos sintomas do transtorno de luto prolongado com outros diagnósticos psiquiátricos torna desafiador o diagnóstico diferencial, exigindo do profissional de saúde a capacidade de distinguir quadros patológicos e fenômenos esperados diante da perda/morte de um ente amado. Os pacientes com transtorno de luto prolongado apresentam maior risco de suicídio, alterações de sono, uso de substâncias e sintomas ansiosos/depressivos sobrepostos, comumente relacionados a experiências estressoras e traumáticas. Além disso, em uma amostra com 206 pacientes, identificou-se a comorbidade psiquiátrica em torno de 75% dos pacientes enlutados, principalmente transtorno depressivo maior (55%), transtorno de estresse pós-traumático (48%) e transtorno de ansiedade (18%).

Apesar da preocupação quanto ao risco de medicalização e excesso de diagnósticos em condições normais de luto a partir da criação de uma categoria diagnóstica para transtorno de luto prolongado, o treinamento de profissionais de saúde assegura maior acurácia do diagnóstico diferencial e adequada condução clínica, sem prescrição desnecessária de fármacos e priorização de encaminhamento para psicoterapia.

Um ensaio clínico com 295 adultos comparou citalopram, psicoterapia específica para luto complicado e placebo no tratamento de pacientes enlutados, demonstrando que antidepressivo não tem impacto em sintomas de luto, sendo reservado para casos em que há comorbidade de transtorno depressivo maior. A prescrição de psicofármacos para enlutados com o objetivo de amenizar sintomas pode trazer benefícios quanto ao controle de sintomas físicos e cognitivos, além de se relacionar com melhor adesão à intervenção psicoterapêutica, primeira linha de tratamento para transtorno de luto prolongado.

CONCLUSÕES

Os cuidados paliativos representam uma abordagem capaz de melhorar a qualidade de vida e aliviar o sofrimento de pacientes portadores de doenças graves e que ameaçam a continuidade da vida. A disponibilidade de equipes especializadas ainda é escassa no cenário nacional, porém políticas públicas têm sido desenvolvidas para ampliar a formação de profissionais de saúde em cuidados paliativos em todos os níveis de assistência do Sistema Único de Saúde (SUS). A compreensão de fenômenos associados ao processo de adoecimento, da morte e do luto é fundamental na aquisição de competência técnica e humana para a prática dos cuidados paliativos.

DICAS DO ESPECIALISTA

- É preciso mapear rede de suporte psicossocial e demandas por cuidados em saúde mental do paciente com doença grave e de sua família.
- Deve-se conhecer os princípios fundamentais e os dispositivos éticos normativos dos cuidados paliativos.
- O apoio psicossocial, sobretudo escolar, é fundamental para garantir ao paciente inclusão, dignidade e qualidade de vida durante todo o curso da doença.
- É necessário ter conhecimento acerca do luto e seu impacto desde o diagnóstico de uma doença que ameaça a continuidade da vida, garantindo intervenção terapêutica adequada.
- É preciso articular o cuidado do paciente em conjunto com a equipe multiprofissional, facilitando a comunicação e o planejamento de cuidado nos processos de tomada de decisão compartilhada com o paciente, família e equipes.
- A psicoeducação sobre o luto, a morte e o morrer é uma habilidade fundamental do profissional de saúde.

SUGESTÕES DE LEITURA

1. Academia Nacional de Cuidados Paliativos. ANCP e cuidados paliativos no Brasil. 2022.
2. Conselho Federal de Medicina. Resolução n. 1805, de 9 de novembro de 2006.
3. Conselho Federal de Medicina. Resolução n. 1995, de 9 de agosto de 2012.
4. Boelen PA, Eisma MC, Smid GE, Lenferink LIM. Prolonged grief disorder in section II of DSM-5: a commentary. Eur J Psychotraumatol. 2020;11(1):1771008.
5. Jonas D, Scanlon C, Bogetz JF. Parental decision-making for children with medical complexity: an integrated literature review. J Pain Symptom Manage. 2022;63(1):e111-e123.
6. Lichtenthal WG, Maciejewski PK, Craig Demirjian C, et al. Evidence of the clinical utility of a prolonged grief disorder diagnosis. World Psychiatry. 2018;17(3):364-5.
7. Linebarger JS, Johnson V, Boss RD; Section on Hospice and Palliative Medicine; Linebarger JS, Collura CA, et al. Guidance for pediatric end-of-life care. Pediatrics. 2022;149(5):e2022057011.
8. Nielsen MK, Carlsen AH, Neergaard MA, et al. Looking beyond the mean in grief trajectories: a prospective, population-based cohort study. Soc Sci Med. 2019; 232:460-9.
9. Ross Rothweiler B, Ross K. Fifty years later: reflections on the work of Elisabeth Kübler-Ross M.D. Am J Bioeth. 2019;19(12):3-4.
10. Shear MK, Reynolds CF III, Simon NM, et al. Optimizing treatment of complicated grief: a randomized clinical trial. JAMA Psychiatry. 2016;73:685-94.
11. Simon NM, Shear KM, Thompson EH, et al. The prevalence and correlates of psychiatric comorbidity in individuals with complicated grief. Compr Psychiatry. 2007;48:395-9.
12. Simon NM, Shear MK, Fagiolini A, et al. Impact of concurrent naturalistic pharmacotherapy on psychotherapy of complicated grief. Psychiatry Res. 2008;159(1-2):31-6.
13. Sociedade Brasileira de Pediatria. Cuidados paliativos pediátricos: o que são e qual sua importância? Cuidando da criança em todos os momentos. 2021.
14. Stroebe M, Schut H. The dual process model of copying with bereavement: rationale and description. Death Studies. 1999;23(3):197-224.
15. World Health Organization. Global atlas of palliative care 2.ed. London, 2020.
16. World Health Organization. Integrating palliative care and symptom relief into paediatrics: a WHO guide for health care planners, implementers and managers. Geneva, 2018.

PARA SABER MAIS

- Academia Nacional de Cuidados Paliativos (ANCP): entidade de representação multiprofissional da prática paliativa no Brasil. Disponível em: http://www.paliativo.org.br ou https://paliativo.org.br/. Acesso em: 3 set. 2025.
- Conselho Regional de Medicina do Estado de São Paulo (Cremesp). Cuidados paliativos: da clínica à bioética. v.1. 2023. Disponível em: https://cremesp.org.br/library/modulos/flipbook/cuidados_paliativos_vol1/. Acesso em: 3 set. 2025.
- Conselho Regional de Medicina do Estado de São Paulo (Cremesp). Cuidados paliativos: da clínica à bioética. v.2. 2023. Disponível em: https://cremesp.org.br/library/modulos/flipbook/cuidados_paliativos_vol2/. Acesso em: 3 set. 2025.
- Instituto Beabá (Utiliza a Tecnologia da Informação e Comunicação para falar de assuntos difíceis de maneira fácil). Disponível em: http://www.beaba.org ou https://beaba.org/quem-somos/. Acesso em: 26 set. 2025.

41

O cuidado da equipe de enfermagem

Marli Novaes Silva
Cristiane Maximiano Moraes

PONTOS-CHAVE DESTE CAPÍTULO

- A enfermagem em saúde mental é um dos principais mediadores para manutenção do ambiente terapêutico, segurança, promoção e prevenção de saúde.
- O gerenciamento de riscos fundamentado nas boas práticas baseadas em evidências permite a elaboração de protocolos de segurança que qualificam a assistência de enfermagem e mitigam eventos e iatrogenias preveníveis.
- O Modelo *Safewards* visa à manutenção do ambiente terapêutico por meio de quatro categorias de intervenções: segurança, estrutura, apoio emocional e autogerenciamento.
- O treinamento em manejo comportamental de descalonamento e abordagem terapêutica efetiva minimiza a ocorrência de conflitos e contenções na unidade de internação.

INTRODUÇÃO

Na saúde mental, a equipe de enfermagem é vital para melhorar o bem-estar das crianças e suas famílias e facilitar a adesão ao tratamento. Ela é constituída por enfermeiros e técnicos de enfermagem e tem como premissas um cuidado individualizado, norteado por metas e protocolos de segurança internacionais específicos na área.

A gestão do cuidado da enfermagem é realizada por meio de um processo de trabalho regulamentado e aprovado pelo conselho de classe, chamado de Sistematização da Assistência de Enfermagem (SAE), que se baseia em uma fundamentação teórica para alcançar os objetivos propostos. O processo da assistência é de responsabilidade do enfermeiro e segue as etapas de histórico/anamnese de enfermagem (entrevista detalhada e exame físico), diagnóstico (levantamento de problemas), prescrição dos cuidados e evolução de enfermagem.

Além do processo de sistematização da assistência, a enfermagem dispõe de mais duas ferramentas, o relacionamento e a comunicação terapêutica, sendo esta formada pela expressão, clarificação e validação. Na expressão, a enfermagem utiliza a empatia e identifica a técnica mais adequada para o atendimento, como o silêncio, ouvir atentamente, falar tranquilamente com frases curtas e objetivas, linguagem clara e simples, demonstrando interesse e aceitação. A clarificação permite elucidar o entendimento do paciente sobre o tratamento e as orientações. Já a validação é a verificação do entendimento do paciente/familiares.

O papel da enfermagem na saúde mental vai muito além do que apenas dar medicamentos, verificar sinais vitais, implantar regras e monitorar o cumprimento destas. Ela tem um papel essencial no acolhimento, na orientação e cuidado, sendo o elo de comunicação dentro da equipe interdisciplinar.

Além disso, a comunicação terapêutica com empatia transmite cuidado, busca compreender a experiência da criança e responde de modo que esta se sinta compreendida, como lida com as frustrações, regula as emoções, resolve os problemas e como se relaciona.

Os dados obtidos da observação integral são úteis para o diagnóstico e a quantidade de estrutura e suporte que a criança requer para atingir a melhor funcionalidade possível. Daí a importância de conhecer a atuação do enfermeiro em saúde mental na infância e adolescência.

PAPEL DA ENFERMAGEM EM UNIDADES DE INTERNAÇÃO HOSPITALAR

O cuidar durante o tratamento hospitalar impacta positiva ou negativamente as crianças e suas famílias. Além disso, uma parcela dessa população chega aos serviços fragilizada emocionalmente e em situação de vulnerabilidade devido a traumas prévios, sobretudo psicológicos. Esse aspecto afeta diretamente o comportamento e as preconcepções que elas têm da equipe e do ambiente. A internação é um tratamento que deve ser breve, pois o foco é a estabilização do comportamento e o manejo da crise.

Por ser o profissional que permanece em período integral prestando cuidados às crianças e aos familiares, a enfermagem é responsável pela manutenção do ambiente terapêutico, que envolve segurança, estrutura, funções de apoio emocional e autogerenciamento.

Além das habilidades interpessoais já citadas, a equipe de enfermagem também necessita de habilidades de autorregulação emocional e maestria técnica, pois a somatória dessas habilidades levará à diminuição: dos conflitos, medidas coercitivas, agressividade, agitação e tempo de permanência; por conseguinte, aumentará comportamentos positivos, a construção de vínculos terapêuticos, a melhora da autorregulação e o autogerenciamento comportamental.

A implantação de processos sistematizados que consideram a individualidade dessa população favorece a construção e manutenção de ambientes terapêuticos seguros. Essas intervenções podem colaborar na redução da agressão, autolesão e comportamentos de risco e contenções físicas.

Segurança

Assim como todo ambiente hospitalar necessita ser asséptico, nas unidades de saúde mental, além da assepsia geral, existe a específica, que é um ambiente físico livre, se não o mínimo, de objetos que possam ser utilizados para auto e heteroagressão, pois sabemos que é inviável retirar 100% dos materiais que podem ser utilizados para esse fim.

É de suma importância a implantação de protocolos de segurança de auto e heteroagressão e prevenção de suicídio com sistema de identificação e estratificação do risco, intervenções claras e objetivas compatíveis ao *status* do risco, visando mitigar a ocorrência desses eventos, bem como indicadores assistenciais de monitoramento.

Considerando que, mesmo aplicando todas as medidas preventivas, tais eventos podem ocorrer, faz parte desse processo a implantação de análise das ocorrências em busca de oportunidade de melhorias que podem ser implantadas, não esquecendo de levar em conta o apoio, o acolhimento e a segurança psicológica da equipe.

Outros aspectos da segurança do ambiente que devem ter processos estabelecidos e que acarretam muitos conflitos se referem a visitantes que trazem objetos de risco. Alguns comportamentos apresentados pelos pacientes ou familiares, como heteroagressão, violência, autolesão, comportamento suicida, não cumprimento de regras e recusa de tratamento, podem prejudicar a segurança do ambiente, do paciente e de profissionais.

É crucial que a ambiência esteja constantemente sob supervisão, tanto para estabelecer o vínculo com crianças e familiares como para identificar precocemente mudanças de comportamento, o que proporciona intervenções precoces de descalonamento de comportamentos disruptivos e minimiza a ocorrência de medidas como a contenção física.

As crianças e adolescentes podem carecer de habilidades de autorregulação, modulação de sentimentos intensos e estados emocionais. A partir de uma frustração, o escalonamento até a raiva e a fúria pode ocorrer rapidamente. Para auxiliá-los a desenvolver estratégias para lidar com os gatilhos e emoções é necessário um engajamento proativo da enfermagem para diminuir a reatividade agressiva e manter a segurança tanto da criança como da equipe e demais pacientes.

Apesar de a implementação de medidas de segurança em unidades psiquiátricas ser histórica e predominantemente de responsabilidade da equipe de enfermagem, o envolvimento terapêutico significativo e programas de tratamento com pacientes multidisciplinares proporcionam maior segurança e têm se mostrado benéficos na prevenção de incidentes de agressão e violência.

Estrutura

É primordial que as unidades tenham uma programação de atividades diárias que sejam envolventes e motivacionais, alternando entre instigantes e incomodantes, tais como terapias em grupo, terapia ocupacional, classe hospitalar e terapias de expressão (arte, música e *pet* terapia ou terapia assistida por animais [TAA]).

Uma realidade em muitos serviços são os recursos humanos deficitários para a demanda requerida, o que pode afetar a efetividade dos grupos, pois, quando a quantidade de profissionais é menor que a demanda, o grupo tende a se tornar desorganizado, ruidoso, repetitivo e tedioso. Para manter a qualidade dos grupos, preconiza-se a interdisciplinaridade, sobretudo com a enfermagem, que, por permanecer mais tempo na unidade, assume responsabilidades de fiscalização e não de integrante terapêutico.

A cultura da unidade deve estar focada em regras claras e tangíveis de modo que a ordem seja mantida sem infringir a autonomia dos menores ou seu senso de controle pessoal. Quando a equipe busca estimular a racionalização das regras e expectativas, facilita a cooperação das crianças/famílias e proporciona o desenvolvimento de habilidades de enfrentamento positivas, garantindo a manutenção do ambiente terapêutico.

Para que as técnicas de intervenção alcancem os objetivos, a equipe precisa ficar atenta a suas crenças e a seu papel no cuidado da criança e família. O papel da enfermagem na manutenção da estrutura não é ser executor de regras inflexíveis, mas aplicá-las de maneira afetuosa, empática e respeitosa.

Apoio emocional

Compreende uma das tarefas mais árduas no dia a dia da enfermagem, visto que requer não só a empatia, mas também uma disponibilidade emocional e engajamento que permita ao paciente se sentir compreendido e reconhecido como um ser humano complexo.

A equipe de enfermagem gasta energia e atua com generosidade, podendo acarretar um desgaste e até mesmo o adoecimento dos profissionais. Para mitigar esse efeito colateral, a liderança deve apoiar a equipe com interesse genuíno, acolhedor e empático. Assim, para ser de fato terapêutico, o apoio emocional na unidade é um ciclo no qual a equipe dá suporte para os pacientes e a liderança para a equipe.

O suporte emocional só será eficaz para a criança a partir da observação do comportamento dela na unidade, seus padrões de respostas às ocorrências e a compreensão dos gatilhos que estão causando o sofrimento.

A priori, muitas crianças e familiares responderão com desdém às abordagens, mesmo quando são acolhedoras. A relação terapêutica é construída gradualmente, mantendo a empatia, sendo presente, e não apenas na vigência de comportamentos disruptivos. Os mecanismos de enfrentamento vão sendo elaborados a partir da experiência do paciente e do significado atribuído a cada comportamento.

Entretanto, alguns aspectos de pacientes internados dificultam ou até impedem o desenvolvimento de relações terapêuticas. Nesse quesito, a equipe deve estar extremamente atenta ao risco de contratransferência, dificultando ainda mais a assistência.

Autogerenciamento

Frequentemente, crianças internadas em unidades de saúde mental podem apresentar dificuldade em controlar emoções e comportamentos, com marcante diminuição de afeto e regulação de sentimentos. Muitas delas não receberam o conforto necessário nos primeiros anos de vida, para desenvolver a regulação de emoções saudáveis, como controle da raiva, frustração e tristeza.

O papel da enfermagem é identificar o padrão de resposta afetiva e intervir quando necessário. Nos momentos de menor estresse, é possível ajudar a criança a identificar os sentimentos/comportamentos disruptivos e elaborar um plano de crise com técnicas que reduzem o estresse.

Existem diversas técnicas baseadas em evidências que podem auxiliar a equipe no manejo comportamental e na elaboração do plano de crise de acordo com a necessidade apresentada: terapia comportamental dialética (DBT), terapia de aceitação (TAC), terapia cognitivo-comportamental (TCC), análise de comportamento aplicada (ABA), cuidados centrados na criança e família (CFCC), *mindfulness based stress reduction training* (MBSR).

A ATUAÇÃO DO ENFERMEIRO NA GESTÃO DE CONFLITOS

É sabido que muitos atendimentos clínicos são repletos de conflitos perturbadores, interações enervantes e intensa frustração. Pacientes e familiares por vezes apresentam comportamentos considerados desafiadores que incluem descortesia, abuso verbal e linguagem ofensiva.

Uma parcela considerável de pacientes internados tem histórico de trauma e comportamento complexo que responde melhor a intervenções discretas e sem alusão à violência. Pesquisas sobre interações de profissionais de saúde-pacientes indicam que 15 a 60% dos pacientes são considerados difíceis por seus prestadores clínicos.

Frequentemente, essa concepção é míope e baseada apenas no diagnóstico clínico. Questões sociais e culturais não são consideradas, muito menos a postura e abordagem do profissional, que muitas vezes desencadeiam uma reação disruptiva. Compreender as razões pelas quais as partes tomam posições e exibem o comportamento que apresentam é de suma importância para as perspectivas de mudança de atitudes e comportamentos.

Visando remediar relações clínicas disfuncionais e mitigar o comportamento do paciente ou da família que é considerado desafiador, a equipe assistencial pode se beneficiar de gestão de conflitos: técnicas de comunicação verbal e não verbal, descalonamentos e habilidades para gerenciar a raiva.

O *Safewards* é um modelo baseado em evidências que fornece intervenções de enfermagem eficazes para criar ambientes terapêuticos mais seguros nas enfermarias por meio da identificação de seis domínios que podem gerar conflitos: profissionais de saúde; ambiente físico; ambiente extra-hospitalar (situações sociais e psicológicas); perfil do conjunto de pacientes internados; características individuais dos pacientes; regulação das interações paciente-equipe.

Um ensaio clínico controlado randomizado evidenciou que as intervenções propostas em conjunto com a participação ativa dos pacientes e familiares nas decisões da enfermaria reduziram em 15% os eventos de conflito e 26,4% os eventos de contenção física.

Esse modelo propõe algumas intervenções que podem reduzir os conflitos na enfermaria e até mesmo o número de contenções, demonstrado no Quadro 1.

Essas intervenções orientam os enfermeiros a ponderarem suas atitudes e comportamentos em relação aos pacientes, a fim de melhorar o relacionamento, a segurança e manter um ambiente terapêutico e harmonioso.

BOAS PRÁTICAS ASSISTENCIAIS NO MANEJO DE CRISES AGUDAS

As práticas restritivas podem ser definidas como aquelas que limitam a liberdade

QUADRO 1 Intervenções propostas pelo modelo *Safewards* na redução de conflitos

Intervenção	Descrição	Objetivo
Reunião de ajuda mútua (assembleia de pacientes)	É uma reunião voluntária de todos os pacientes e funcionários de plantão com os pacientes, para oferecerem e receberem ajuda e apoio mútuos durante o resto do dia, e segue uma agenda estruturada.	Fortalece o relacionamento entre os pacientes, a oportunidade de dar e receber ajuda e mitigar conflitos evitáveis.
Compartilhar interesses	Pacientes e funcionários compartilham alguns interesses e ideias pessoais entre si, expostos nas áreas comuns da unidade para construir boas relações terapêuticas com os pacientes.	Ajudar a equipe a orientar os pacientes, melhorar suas habilidades de enfrentamento, melhorar seu comportamento mais difícil e fazê-los se sentirem mais confortáveis e tranquilos durante sua internação.
Expectativas mútuas claras	Frequentemente os comportamentos difíceis e desafiadores exibidos pelos pacientes são exacerbados pela falta de clareza sobre como se espera que eles se comportem, ou a ausência da consistência entre a equipe da enfermaria sobre quais são essas expectativas. Essa ambiguidade é particularmente problemática para pacientes que estão com pensamentos psicóticos, dificuldades em interpretar comunicação verbal e não verbal, alteração de humor e baixa tolerância às frustrações.	Trabalho conjunto entre pacientes e funcionários visando criar pretensões mutuamente acordadas que beneficiem ambos os grupos.
Técnicas não farmacológicas para acalmar	Alguns pacientes apresentam alterações comportamentais que sugerem angústia, ansiedade, tensão e inquietação que podem escalonar para uma agitação. A equipe deve identificar esses indicadores individuais de comportamento e agir precocemente antes do uso de medicação.	Fortalecer a confiança e as habilidades do paciente para lidar com o sofrimento, auxiliando-o a usar seus pontos fortes e aprender habilidades de enfrentamento antes do uso de medicação ou contenção.
Mensagens na alta para os próximos pacientes	Muitos pacientes se internam desesperançosos quanto a sua condição, e às vezes esse sentimento é mascarado por raiva e ressentimento contra a equipe.	Os pacientes que estão saindo de alta deixam mensagens de esperança para outros pacientes em um quadro exposto na unidade com o intuito de fortalecer os pacientes e proporcionar esperança.

(continua)

QUADRO 1 (*continuação*) Intervenções propostas pelo modelo *Safewards* na redução de conflitos

Intervenção	Descrição	Objetivo
Palavras suaves	Alguns pacientes agudamente doentes são muito difíceis de gerenciar, seja devido a desorganização mental ou alteração de humor. A enfermagem deve garantir a ingestão de medicação, cuidados básicos de vida diária que garantam a dignidade humana.	Construir vínculo com respeito mútuo e dignidade por meio de opções flexíveis, linguagem colaborativa em tom amistoso e limites firmes, claros e empáticos. Todas essas ações têm o intuito de evitar conflitos e confrontos com o paciente.
Fale baixo	Quando os pacientes ficam agitados, irritados e chateados, podem escalonar para a agitação psicomotora ou desregulação emocional, seguidas de atos violentos contra outros ou contra si mesmos.	A equipe de enfermagem precisa manter o autocontrole, o respeito e a empatia para manejar o comportamento e realizar o descalonamento do comportamento agressivo. Isso aumenta o vínculo e traz resultados positivos.
Passagem de plantão na troca de turnos	Na passagem de plantão, frequentemente a enfermagem foca os comportamentos negativos e riscos na segurança. São descritas apenas as ações desafiadoras, o que estimula a contratransferência da equipe e coloca o ambiente terapêutico em risco.	Na passagem de plantão, a equipe enfatiza os pontos positivos e informações úteis para que a equipe seguinte possa ter a máxima eficácia no seu cuidado e com o mínimo de conflitos.
Mitigação de más notícias	Alguns pacientes saem impulsivamente e com raiva após serem contrariados ou receberem notícias desagradáveis. O estresse e a angústia resultam no aumento de irritabilidade, agressividade, incidentes violentos e fuga.	Comunicar as notícias indesejáveis com simpatia, empatia e honestidade. Isso reduz a inflamação dos ânimos e mitiga conflitos e contenções.
Garantia	Eventos como violência, fuga, admissão de pacientes perturbados, discussões e medidas de contenção podem ter um impacto em todos na enfermaria. Após a ocorrência de um incidente/conflito que gera ansiedade na enfermaria, a equipe multiprofissional deve conversar com cada paciente, sozinho ou em pequenos grupos, e realizar um *debrief*, conforme necessário.	Reduz um ponto de inflamação comum, proporcionando a sensação de segurança e confiança dos pacientes na equipe.

Fonte: Lee et al. (2021); Mullen et al. (2022).

de movimento e incluem a reclusão, a contenção física, química ou mecânica. Majoritariamente, as políticas organizacionais orientam que as restrições são condutas utilizadas como "último recurso" na vigência de agitação psicomotora ou comportamento agressivo. Estudo realizado em pronto-socorro evidenciou que 6 a 10% dos jovens admitidos necessitavam de contenção física. Em outro estudo, realizado no Reino Unido, 88% das famílias de crianças com deficiência relataram que seus filhos tinham sofrido contenção física em algum momento.

A eficiência dos métodos de contenção é frequentemente debatida na literatura devido à falta de evidências sobre sua eficácia e aos danos físicos e psicológicos negativos que causam aos pacientes e funcionários. Em contraponto, o treinamento adequado da equipe é um método que minimiza tanto as ocorrências de contenção quanto os possíveis efeitos adversos ou abordagens iatrogênicas.

A constante atualização das intervenções de enfermagem no gerenciamento de riscos das unidades psiquiátricas agudas culmina em ambientes mais seguros e terapêuticos, e consequentemente reduz as ocorrências de métodos restritivos como a contenção física. Entre as intervenções para mitigar as contenções físicas, com evidências científicas de eficácia, tem-se: programação estruturada de atividades terapêuticas e de acordo com o perfil da unidade, participação dos pacientes/familiares nas decisões de melhorias da enfermaria e treinamento da equipe. Em um estudo recente, a implantação dessas intervenções levou à redução de 75% na frequência e 45% na duração das contenções físicas.

Das intervenções citadas, a que apresenta maior impacto no resultado é o treinamento da equipe de enfermagem, visto que o objetivo primordial é equipar a equipe com técnicas para gerenciar os comportamentos agressivos ou que coloquem em risco a segurança.

No gerenciamento de comportamentos agressivos, a enfermagem deve ser capacitada para o reconhecimento precoce de comportamentos e situações que podem escalonar rapidamente para uma agitação psicomotora, abordagens não coercitivas e de descalonamento de crise, promover uma cultura de negociação e colaboração. Também faz parte da cultura da unidade o papel da liderança, o uso do resultado dos indicadores assistenciais como base para intervenções que visem mitigar a ocorrência de contenção e a implantação de *debriefing*.

Internacionalmente, legislação, propostas e diretrizes profissionais foram desenvolvidas e introduzidas para controlar o uso de métodos de contenção para garantir a segurança dos pacientes e da equipe. No Brasil, a contenção física é uma conduta médica, porém o cuidado na vigência dela é de responsabilidade da enfermagem. Durante a contenção física, a equipe deve explicar ao paciente o motivo da contenção, deixando clara a necessidade de proteção. É importante também que, em momento oportuno, a equipe oriente os acompanhantes/familiares sobre a terapêutica.

Em todo o período em que o paciente permanecer contido, o profissional de enfermagem que permanecer na observação deve garantir a assistência integral: hidratação, alimentação, higiene, mudança de decúbito, aquecimento e proteção com roupas, interação, acolhimento e orientação como medida terapêutica.

CONCLUSÕES

A enfermagem psiquiátrica historicamente é uma das principais responsáveis pela manutenção do ambiente terapêutico, por meio do uso de ferramentas e técnicas baseadas na comunicação assertiva, efetiva e empática visando construir o vínculo terapêutico.

Com o avanço científico, a enfermagem vem aprimorando suas ações mediante práticas baseadas em evidências, sobretudo relacionadas à segurança do paciente e ao gerenciamento dos riscos, ampliando o olhar para aspectos além dos cuidados assistenciais diretos, como estrutura física, treinamentos, protocolos padronizados, segurança psicológica dos funcionários, garantida por políticas institucionais de cultura justa e de apoio à segunda vítima.

Até outrora, essas facetas eram desconsideradas no cuidado desses pacientes. Elas afetam diretamente o ambiente terapêutico e podem mitigar iatrogenias desnecessárias, como conflitos e contenção física.

É válido ressaltar que estudos relacionados a *bundles* de boas práticas de segurança voltados para a saúde mental na infância e adolescência ainda são incipientes e uma área fértil para estudos e avanços científicos.

Acreditamos que a enfermagem cada vez mais se apropria da elaboração de boas práticas assistenciais, promovendo mudanças na cultura organizacional e quebrando paradigmas.

DICAS DO ESPECIALISTA

- A elaboração de protocolos de segurança permite a padronização do cuidado e facilita a identificação de oportunidades de melhorias.
- Treinamentos periódicos da equipe em abordagem terapêutica colaboram para a prevenção de comportamentos disruptivos e a desregulação emocional e fornecem técnicas de apoio emocional.
- É preciso zelar pela segurança psicológica da equipe, visto que ela necessita ter subsídios para dar apoio emocional e acolhimento aos pacientes e familiares.
- O manejo comportamental proporciona o descalonamento de comportamentos agressivos, evitando o uso de medidas restritivas.
- O gerenciamento de conflitos é uma das tarefas mais árduas na unidade e requer da equipe habilidades interpessoais (como empatia e respeito) e pessoais (autoconhecimento e regulação emocional).

SUGESTÕES DE LEITURA

1. Baldaçara L, Ismael F, Leite VS, et al. Diretrizes brasileiras para o manejo da agitação psicomotora: cuidados gerais e avaliação. Debates em Psiquiatria. 2021;11(1):8-20. Disponível em: https://revistardp.org.br/revista/article/view/12. Acesso em: 3 set. 2025.
2. Baldaçara L, Ismael F, Leite V, et al. Brazilian guidelines for the management of psychomotor agitation. Part 1. Non-pharmacological approach. Braz J Psychiatry. 2019;41(2):153-67.
3. Bhat S, Rentala S, Nanjegowda RB, Chellappan XB. Effectiveness of Milieu Therapy in reducing conflicts and containment rates among schizophrenia patients. Invest Educ Enferm. 2020;38(1):e06.
4. Bowers L. Safewards: a new model of conflict and containment on psychiatric wards. J Psychiatr Ment Health Nurs. 2014;21(6):499-508.
5. Bryson SA, Gauvin E, Jamieson A, et al. What are effective strategies for implementing trauma-informed care in youth inpatient psychiatric and residential treatment settings? A realist systematic review. Int J Ment Health Syst. 2017;11:36.
6. Conselho Federal de Enfermagem (Cofen). Resolução Cofen n. 358/2009, de 15 de outubro de 2009. Dispõe sobre a Sistematização da Assistência de Enfermagem e a implementação do Processo de Enfermagem em ambientes, públicos ou privados, em que ocorre o cuidado profissional de Enfermagem, e dá outras providências. Brasília, 2009.
7. Conselho Federal de Enfermagem (Cofen). Resolução Cofen n. 427/2012, de 15 de maio de 2012. Normatiza os procedimentos da enfermagem no emprego de contenção mecânica de pacientes. Brasília, 2012.
8. Conselho Nacional de Justiça (CNJ). Resolução n. 487/2023, de 15 de fevereiro de 2023. Institui a Política Antimanicomial do Poder Judiciário e estabelece procedimentos e diretrizes para implementar a Convenção Internacional dos Direitos das Pessoas com Deficiência e a Lei n. 10.216/2001, no âmbito do processo penal e da execução das medidas de segurança. Brasília, 2023.
9. Christensen SS, Lassche M, Banks D, et al. Reducing patient aggression through a nonviolent patient de-escalation program: a descriptive quality improvement process. Worldviews Evid Based Nurs. 2022;19(4):297-305.
10. Delaney KR, Cooper JL, Nshemerewire S. The practice of child mental health nurses. In: Rey JM, Martin A (eds.). JM Rey's Iacapap e-textbook of child and adolescent mental health (edição em português; Dias Silva F, ed) Genebra, 2021. Disponível em: https://iacapap.org/_Resources/Persistent/7422dd6b47109f892edffdc9d764c6f59dab4063/J.11-ENFERMEIRO-Portuguese-2021.pdf. Acesso em: 3 set. 2025.
11. Fiester A, Stites S. Using a mediator's toolbox: reducing clinical conflict by learning to reconceive the "difficult" patient or family. MedEdPortal. 2023;19:11324.
12. Lee H, Doody O, Hennessy T. Mental health nurses experience of the introduction and practice of the Safewards model: a qualitative descriptive study. BMC Nurs. 2021;20:41.
13. Mangaoil RA, Cleverley K, Peter E. Immediate staff debriefing following seclusion or restraint use in inpatient mental health settings: a scoping review. Clinical Nursing Research. 2020;29(7):479-95.
14. McDonnell AA, O'Shea MC, Bews-Pugh SJ, et al. Staff training in physical interventions: a literature review. Front Psychiatry. 2023;14:1129039.
15. Mullen A, Browne G, Hamilton B, et al. Safewards: an integrative review of the literature within inpatient and forensic mental health units. Int J Ment Health Nurs. 2022;31(5):1090-108.
16. Nicome R, Lo HY, Gupta S, et al. Utilizing a behavioral health bundle to improve patient and clinician safety for hospitalized children. Pediatr Qual Saf. 2021;6(2):e393.
17. Santos RRS, Takeshita IM, Cardoso FAB, Torres LM. Atuação do enfermeiro no atendimento ao público infantojuvenil em sofrimento mental: uma revisão integrativa. Revista Portuguesa de Enfermagem de Saúde Mental. 2020;(24):69-78.
18. Stefanelli MC, Arantes EC, Fukuda IMK. Estratégias de comunicação terapêutica. In: Enfermagem psiquiátrica em suas dimensões assistenciais. Barueri: Manole; 2008.

PARA SABER MAIS

- Baldaçara L, Ismael F, Leite V, et al. Brazilian guidelines for the management of psychomotor agitation. Part 1. Non-pharmacological approach. Braz J Psychiatry. 2019;41(2):153-67. (Guideline brasileiro sobre manejo de agitação psicomotora.)
- Delaney KR, Cooper JL, Nshemerewire S. The practice of child mental health nurses. In: Rey JM, Martin A (eds.). JM Rey's Iacapap e-textbook of child and adolescent mental health (edição em português; Dias Silva F, ed.). Genebra, 2021. Disponível em: https://iacapap.org/_Resources/Persistent/7422dd6b47109f892edffdc9d764c6f59dab4063/J.11-ENFERMEIRO-Portuguese-2021.pdf. Acesso em: 3 set. 2025. (Boas práticas da manutenção do ambiente terapêutico.)
- McDonnell AA, O'Shea MC, Bews-Pugh SJ, et al. Staff training in physical interventions: a literature review. Front Psychiatry. 2023;14:1129039. (Escrito por autores de reconhecimento internacional abordando aspectos relacionados ao treinamento da equipe e intervenções para prevenção de contenções.)

42
Atividade física

Tiago Barbosa Toledo
Daniela C. L. de Godoi
Jorge Alberto de Oliveira

PONTOS-CHAVE DESTE CAPÍTULO

- A atividade física assume grande importância para o desenvolvimento físico de todos.
- Crianças e adolescentes com problemas emocionais ou transtornos do neurodesenvolvimento apresentam barreiras típicas para a realização de atividade física, incluindo dificuldades motoras específicas.
- A seleção de atividades específicas, direcionadas para as características físicas e comportamentais de cada indivíduo, permite engajamento e desenvolvimento satisfatórios, sempre com apoio da família.
- Os benefícios da atividade física são motores, de planejamento e execução, bem como satisfação pessoal, com implicações positivas no envolvimento social e em autoestima.

INTRODUÇÃO

A prática de atividade física desempenha um papel essencial na vida das pessoas, fundamentada nas diretrizes da OMS (2020) sobre a quantidade ideal de movimento diário. A prática regular diária proporciona inúmeros benefícios à saúde física, mental e psicossocial. Além disso, impacta positivamente pessoas com ansiedade, depressão, transtornos do desenvolvimento e deficiências, e suas famílias. Estudos indicam que, ao aderirem a programas de exercícios físicos, as pessoas transformam essa prática em um hábito, modificando também a alimentação e o estilo de vida. Essa mudança influencia a vida de outras pessoas ao redor, gerando um efeito contagiante.

Este capítulo abordará os desafios para o engajamento em programas de exercícios físicos e os benefícios para a saúde da população, referindo-se a "exercício físico" como prática planejada e estruturada.

ATIVIDADE FÍSICA E EXERCÍCIO FÍSICO

Segundo a OMS (2020), a atividade física é definida como qualquer movimento corporal voluntário que requeira gasto energético. Exemplos incluem tarefas diárias como escovar os dentes, passear com o cachorro, andar ou correr, andar de bicicleta, dançar e subir escadas. Atividades físicas estruturadas com o objetivo de melhorar componentes físicos como sistema muscular, flexibilidade e equilíbrio são chamadas de exercícios físicos, geralmente orientados por profissionais de Educação Física.

A OMS aponta que 1 em cada 4 adultos não atinge os níveis recomendados de atividade física diária, o que aumenta a mortalidade em 20 a 30%. Mais de 80% dos adolescentes globais não cumprem as diretrizes da OMS para atividade física regular. Muitas pessoas têm dúvidas sobre a distância, intensidade e frequência adequadas para exercícios, como correr, ou sobre a quantidade de repetições necessárias. Essas questões são mais bem respondidas por profissionais habilitados de Educação Física, que ajudam a prevenir doenças e promover um estilo de vida saudável. Para melhor orientar os exercícios, profissionais utilizam fórmulas e parâmetros, como a relação entre idade e frequência cardíaca. A intensidade dos exercícios pode ser avaliada pela capacidade de conversar durante a atividade. Exercícios de intensidade leve permitem conversas confortáveis, enquanto atividades moderadas exigem pausas para falar, e exercícios vigorosos dificultam a fala.

As diretrizes da OMS recomendam que crianças entre 5 e 17 anos pratiquem atividades físicas moderadas a vigorosas por pelo menos 60 minutos diários, 3 vezes por semana, com foco no fortalecimento muscular. Para adultos, a recomendação é de 150 a 300 minutos de atividade física moderada por semana, ou 75 a 150 minutos de atividade vigorosa. Exercícios de fortalecimento podem ser realizados com pesos livres, peso corporal ou máquinas. O treinamento deve ser planejado considerando as características físicas e biológicas do praticante, bem como suas queixas e a participação em atividades diárias, para promover um efeito positivo na qualidade de vida. A prática física também colabora para o bem-estar mental e psicossocial.

OS DESAFIOS

Crianças e adolescentes com dificuldades emocionais e comportamentais enfrentam desafios particulares para se engajarem na prática de atividades físicas, incluindo programas de esportes e de exercícios físicos. Entre os principais obstáculos, destacam-se a falta de tempo dos responsáveis, a ausência de locais adequados, a carência de programas de treinamento físico apropriados, a escassez de profissionais capacitados e questões financeiras.

Um desafio comum e muito relevante é a dificuldade motora. Indivíduos com déficits motores enfrentam muitos desafios nas atividades cotidianas, tais como correr, andar, abotoar uma roupa, usar um zíper, saltar, equilibrar-se, encaixar um quebra-cabeça, utilizar a tesoura, realizar movimentos que envolvem os dois lados do corpo e diferentes partes do corpo, chutar uma bola, agarrar e lançar um objeto, rebater uma bola com uma raquete de tênis ou um taco de beisebol, quicar uma bola de basquete e realizar movimentos que envolvem rolamentos e rotação do corpo. Pessoas com déficits na coordenação motora enfrentam dificuldades nas habilidades motoras fundamentais e também encontram obstáculos nos esportes.

Outro desafio significativo é o sedentarismo. Segundo o Colégio Americano de Medicina do Esporte, o sedentarismo é definido como um comportamento de vigília caracterizado pela ausência de atividade física. Indivíduos sedentários apresentam um gasto calórico substancialmente inferior quando comparados a indivíduos ativos. Exemplos de comportamento sedentário incluem assistir televisão sentado, utilizar escadas rolantes e ler em poltronas reclináveis. Em muitas regiões do mundo, o sedentarismo é considerado uma questão de saúde pública e está associado a diversas doenças, como doenças cardiovasculares, diabetes tipo 2, hipercolesterolemia, infarto do miocárdio e hipertensão.

Embora haja poucas pesquisas que mostram com exatidão se a população adulta com deficiência participa de programas de exercícios físicos com frequência suficiente em comparação com adultos neurotípicos, pesquisas atuais indicam que a taxa de sedentarismo em pessoas com transtorno do espectro autista (TEA) é muito alta. Isso se deve a vários fatores, alguns já citados anteriormente e outros que serão discutidos a seguir.

O estudo realizado por Thompson sugere que indivíduos com autismo com idade média de 27 anos (variando entre 18 e 85 anos) apresentam maiores chances de não cumprir as diretrizes de atividade física recomendadas pela OMS. Além disso, o tempo dedicado por participantes com autismo a programas de esportes e exercícios físicos é insuficiente, com variações nas amostras entre 4 e 320 participantes. A pesquisa realizada por Maciel revelou alta prevalência de sedentarismo entre crianças e adolescentes com TEA. Os dados indicam que 62,4% das crianças e 62,5% dos adolescentes foram classificados como sedentários, enquanto menos de 10% dos participantes foram considerados ativos. O estudo concluiu que essa alta prevalência de sedentarismo está associada a fatores clínicos, sociodemográficos e ao uso de computadores e *smartphones*, corroborando os achados de Quedas.

O estudo transversal de Prat et al. investigou os padrões diários de atividade física de adolescentes com transtorno de déficit de atenção/hiperatividade (TDAH). Os pesquisadores identificaram que ser do sexo feminino ou de origem estrangeira, além de ter TDAH, impacta significativamente o cumprimento das recomendações diárias de atividades físicas. Dessa forma, os pais ou responsáveis que são ativos e mantêm um estilo de vida saudável têm mais chances de que seus filhos se engajem em programas de exercícios físicos e adotem hábitos saudáveis para a melhoria da saúde.

OS BENEFÍCIOS

A manutenção de um estilo de vida ativo proporciona uma série de benefícios físicos, comportamentais, emocionais e sociais. A prática regular de exercícios físicos auxilia no tratamento da depressão e na diminuição da ansiedade. Os programas de intervenção motora são cruciais para tratar pessoas com déficits motores, e muitas clínicas têm integrado profissionais em equipes multidisciplinares. O objetivo é desenvolver programas estruturados que incentivem a prática de movimentos. A intervenção precoce no desenvolvimento motor de crianças com transtornos do neurodesenvolvimento é essencial para minimizar os impactos negativos nas habilidades motoras. Estudos indicam que a identificação e o tratamento antecipado melhoram significativamente a coordenação motora e outras habilidades fundamentais, promovendo melhor qualidade de vida e maior participação em atividades cotidianas e esportivas.

O estudo de Toscano revelou resultados significativos na intervenção com exercícios físicos em crianças com TEA. Após 48 semanas de intervenção, o grupo que participou do programa de exercícios apresentou melhorias notáveis na interação social, na atenção, no sono e na diminuição das estereotipias verbais e motoras. Não foram observadas diferenças significativas no contato visual e na alimentação. O programa de exercícios consistiu em atividades básicas de força e coordenação motora, ajustadas conforme o nível de apoio dos participantes. Esses achados reforçam a importância dos exercícios físicos como um componente terapêutico essencial para crianças e adolescentes com TEA, evidenciando benefícios comportamentais e sociais significativos.

A rotina de praticar atividades físicas, esportivas e exercícios físicos em geral impacta positivamente a vida das famílias de pessoas com TEA. Não existe uma idade certa para começar a praticar atividades físicas. Muitos responsáveis por crianças e adolescentes com transtornos do neurodesenvolvimento iniciam essa mesma prática ao observarem os benefícios obtidos por seus filhos quando estes incorporam exercícios a suas rotinas de tratamento. Esses benefícios incluem mudanças na composição corporal, melhora da autoestima e maior engajamento dos pais com os filhos em brincadeiras de que antes não participavam. Consequentemente, as crianças passam a entender melhor os benefícios das atividades físicas e sociais. A repercussão da prática regular de exercícios físicos pode ser observada tanto nas atividades escolares quanto nas de lazer, das quais muitas vezes a criança com TEA era excluída. Ao participarem mais ativamente das tarefas motoras comuns à sua faixa etária, observa-se uma melhora comportamental no cotidiano desses indivíduos.

O estudo de Huang investigou os efeitos da intervenção motora em crianças e adolescentes com autismo. Os resultados indicaram impactos positivos nas habilidades sociais, motoras e na capacidade de comunicação. O exemplo das pessoas que convivem com indivíduos com TEA é fundamental para estimular a participação desses indivíduos em programas que envolvam a prática de habilidades motoras. Pais ou responsáveis que são ativos e mantêm um estilo de vida saudável têm mais chances de que seus filhos com TEA se engajem em programas de exercícios físicos e adotem hábitos saudáveis para a melhoria da saúde. Vale ressaltar que a rotina de atividades físicas, esportivas e exercícios em geral impacta positivamente a vida das famílias de pessoas com o transtorno.

ABORDANDO A PRÁTICA DE ATIVIDADE FÍSICA NO CONSULTÓRIO PEDIÁTRICO

Estratégias motivacionais para família e paciente

Motivar pacientes e suas famílias é fundamental para a adesão aos programas de atividades físicas, esportes e exercícios físicos. Estratégias eficazes incluem o estabelecimento de metas concretas e realistas, juntamente com recompensas e reforçadores para incentivar o progresso. Além disso, a participação ativa da família nas atividades cria um ambiente acolhedor e de apoio, reforçando o engajamento do paciente. A comunicação adequada e a compreensão das preferências, necessidades e dificuldades do paciente são fundamentais para manter a motivação.

A família deve estar envolvida de forma contínua, mostrando interesse e encorajamento. O apoio emocional e a presença constante durante as atividades ajudam a criar um vínculo mais forte entre a família e o paciente, aumentando a probabilidade de sucesso na prática de atividades físicas. A combinação dessas estratégias proporciona um ambiente ideal para o desenvolvimento e a manutenção da saúde.

Estratégias concretas que a família pode adotar para que o paciente siga o plano de atividade física

Para garantir que o praticante siga o plano de atividade física, é importante que a família estabeleça uma rotina estruturada que se encaixe no dia a dia de todos os membros. A comunicação aberta entre a família e o profissional de Educação Física capacitado permite que sejam ajustadas as atividades conforme o necessário, de acordo com as preferências e dificuldades do paciente.

Além disso, criar um ambiente seguro e acolhedor é crucial para o sucesso do programa. Providenciar os materiais adequados e garantir um espaço apropriado para a prática das atividades físicas mantém alta a motivação. Incorporar uma variedade de atividades divertidas e lúdicas como jogos, estações de atividades e circuitos motores evita a monotonia e mantém o engajamento. A supervisão constante do profissional é fundamental para promover a autonomia e a independência do paciente.

Quais atividades físicas podem ser feitas e para quais perfis?

Para atender às necessidades e às limitações de diferentes perfis de praticantes, é fundamental selecionar atividades físicas adequadas para cada caso. Pessoas com hiperatividade podem se beneficiar de jogos de movimento rápido, como futebol, dança ou artes marciais, além de esportes como ciclismo, corrida ou natação; deve-se evitar longos tempos de espera. Para indivíduos com condições respiratórias, é recomendado escolher atividades de intensidade moderada, como caminhada, bicicleta ergométrica ou natação, que não sobrecarregam o sistema respiratório. Exercícios respiratórios e práticas de controle da respiração podem melhorar a capacidade pulmonar. Adaptar as atividades às capacidades individuais promove segurança, inclusão e participação ativa.

Para pessoas com transtornos do neurodesenvolvimento, é essencial escolher atividades físicas que sejam adaptadas a suas capacidades e necessidades individuais. Essas atividades devem promover a inclusão de todos, proporcionando um ambiente acolhedor. Exercícios que melhoram a coordenação motora e envolvem planejamento, como circuitos motores e estações de atividades, são recomendados. Atividades lúdicas, como dança ou natação, podem ser especialmente eficazes, pois aumentam a motivação. É importante que as sessões sejam supervisionadas por profissionais qualificados, que utilizem práticas baseadas em evidências e mantenham uma comunicação clara e direta com os praticantes. Além disso, o apoio e a participação ativa da família são fundamentais para incentivar o engajamento contínuo e promover o desenvolvimento de habilidades motoras e sociais.

CONCLUSÕES

Em suma, a atividade física desempenha um papel vital no desenvolvimento e na qualidade de vida de todos os indivíduos com diferentes perfis de saúde. É essencial que os profissionais de Educação Física, em colaboração com as famílias e as equipes multidisciplinares, adaptem as atividades físicas às necessidades individuais de cada paciente, promovendo um ambiente seguro, inclusivo e motivador. Por meio de estratégias de ensino bem elaboradas e da participação ativa da família e da equipe de profissionais, é possível alcançar melhorias significativas nas habilidades motoras, na autonomia e no bem-estar geral dos praticantes. A aplicação contínua dessas práticas não só contribui para o desenvolvimento físico, mas também para a integração social, autonomia, independência e autoestima dos jovens praticantes.

DICAS DO ESPECIALISTA

- Recomenda-se buscar um profissional qualificado e experiente no atendimento a pessoas com transtornos do neurodesenvolvimento. Na primeira consulta, o profissional deve obter informações sobre gatilhos comportamentais, estratégias de controle, comorbidades, hiperfoco, medicações prescritas e queixas do aluno. Com esses dados, é possível planejar avaliações para monitorar o progresso e a eficácia do programa.
- O profissional deve apresentar um roteiro das aulas e explicar alterações quando necessário, aumentando a previsibilidade e a sensação de controle do aluno, o que é essencial para evitar o abandono do programa. Para garantir o engajamento, a motivação do aluno deve ser considerada, ajustando a dificuldade dos exercícios. A utilização de linguagem diretiva e o contato visual ou sensorial melhoram a comunicação, e o aluno deve resumir a tarefa para facilitar a compreensão e memorização.
- Estimular o reconhecimento de erros e a autoavaliação do aluno é fundamental, e estímulos sensoriais podem ajudar a melhorar o desempenho. Comportamentos apropriados devem ser elogiados para reforçar atitudes positivas.

SUGESTÕES DE LEITURA

1. Huang J, Du C, Liu J, Tan G. Meta-analysis on intervention effects of physical activities on children and adolescents with autism. Int J Environ Res Public Health. 2020;17(6):1950.
2. Katzmarzyk PT, Powell KE, Jakicic JM, et al. Sedentary behavior and health: update from the 2018 Physical Activity Guidelines Advisory Committee. Med Sci Sports Exerc. 2019;51(6):1227-41.
3. Lage GM, Ribeiro SRO. Comportamento motor nos transtornos do desenvolvimento. Belo Horizonte: Ampla; 2022.
4. Maciel MA, Maciel PVA, Martins NFS, et al. Sedentarismo e fatores associados em crianças e adolescentes com transtornos do espectro autista. Brazilian Journal of Development. 2020;6(7):42797-814.
5. Organização Mundial da Saúde (OMS). Diretrizes de atividade física e comportamento sedentário: progresso global em 2020. Geneva, 2020.
6. Prat R, Puig-Ribera A, Pagerols M, et al. Patterns of physical activity of adolescents with ADHD in the school context: A cross-sectional study for clinical practice. J Atten Disord. 2024;28(8):1210-24.
7. Quedas CLR, Mendes EH, Toledo TB. Prevalência de excesso de peso e obesidade em pessoas com transtorno do espectro autista: uma revisão bibliográfica. Cadernos de Pós-Graduação em Distúrbios do Desenvolvimento. 2020;20(2):123-37.
8. Thompson C, Brook M, Hick M, et al. Physical activity, sedentary behaviour and their correlates in adults with autism spectrum disorder: a systematic review. Journal of Autism and Developmental Disorders. 2023;10:546-62.
9. Toscano CV, Ferreira JP, Quinaud RT, et al. Exercise improves the social and behavioral skills of children and adolescents with autism spectrum disorders. Front Psychiatry. 2022;22(13):1027799.

43

Intervenções fonoaudiológicas e psicopedagógicas

Telma Pantano
Daniela Regina Molini-Avejonas

PONTOS-CHAVE DESTE CAPÍTULO

- As relações entre a linguagem e a aprendizagem associam-se diretamente com o funcionamento mental. Consequentemente, a saúde mental e a psiquiatria mantêm em si uma relação bastante estreita nesses diagnósticos.
- As principais falhas na intersecção fonoaudiologia e psiquiatria referem-se a questões do uso funcional da comunicação, ou seja, às funções pragmáticas da linguagem.
- As adaptações psicopedagógicas no contexto educacional são um dos pontos centrais para a reorganização da aprendizagem de crianças e adolescentes com alterações neuropsiquiátricas.

INTRODUÇÃO

A linguagem refere-se à capacidade de formar símbolos e organizá-los perceptualmente em diferentes significados. Já a aprendizagem relaciona-se diretamente a um processo ativo de construção e organização das conexões neuronais em redes cada vez mais estáveis e integradas. Essas conexões envolvem diversas áreas sensoriais que são definidas em função do estímulo a ser aprendido e das redes neuronais associadas às memórias de base já armazenadas.

Processos como atenção, memórias e funções executivas são essenciais para o aprendizado, e a linguagem tem um papel crucial a fim de que possamos entrar em contato com os símbolos. Linguagem e aprendizagem, numa visão neurocientífica, são recortes diferentes, mas refletem o processamento cerebral e os processos de interação entre sujeito e ambiente.

Este capítulo visa explorar as complexidades da intervenção fonoaudiológica e psicopedagógica na psiquiatria infantil, destacando os modos como a promoção de habilidades comunicativas e da aprendizagem pode impactar positivamente a saúde mental.

INTERVENÇÃO FONOAUDIOLÓGICA

A variedade de dificuldades que os indivíduos com transtorno de linguagem e comunicação vivenciam pode ter um impacto significativo em sua capacidade de se envolver em interações cotidianas com outras pessoas. Isso ocorre porque o distúrbio nessas áreas pode reduzir sua capacidade de iniciar e, em seguida, sustentar o tópico do discurso com seus pares sociais.

Problemas com habilidades linguísticas de nível superior, como discurso narrativo, inferência e a capacidade de usar e compreender linguagem figurada, levam ao aumento de falhas de comunicação social, dificuldade em lidar em ambientes sociais e problemas de relacionamento com pares. As falhas contínuas de comunicação podem ocasionar sentimentos de isolamento e solidão, bem como o aumento da irritabilidade e da agressividade. Fica claro, dessa forma, o risco aumentado de comorbidade de transtornos psiquiátricos, incluindo problemas de saúde mental internalizantes como depressão e ansiedade e externalizantes como transtorno de conduta, transtorno de déficit de atenção/hiperatividade (TDAH) e/ou uso e abuso de substâncias.

Estudos recentes demonstram que crianças com alteração de linguagem têm uma prevalência muito maior de transtorno psiquiátrico em comparação com crianças sem histórico de transtorno de linguagem. Metanálise recente relatou que competências linguísticas mais fracas, mesmo na ausência de um distúrbio de linguagem identificado, estão associadas ao aumento de problemas de internalização e externalização. Outro estudo demonstrou um risco elevado de internalização e externalização de problemas de saúde mental em crianças com distúrbios de linguagem. A compreensão dos mecanismos causais que ligam os problemas de linguagem e de saúde mental poderia fornecer informações sobre os fatores de risco e de proteção para a saúde mental em crianças com dificuldades de comunicação.

Aparentemente, os problemas de linguagem afetam indiretamente a saúde mental por meio de fatores mediadores. Por exemplo, as dificuldades de linguagem podem afetar a capacidade das crianças de estabelecer e manter relacionamentos significativos e colocá-las em maior risco de vitimização. As interações sociais prejudicadas podem então levar a problemas de saúde mental.

Na verdade, a linguagem é fundamental no desenvolvimento psicossocial inicial, como aprender a gerir emoções, comunicar sentimentos e estabelecer e manter relacionamentos. Crianças com alterações de fala, linguagem e comunicação lutam acadêmica, social e emocionalmente durante toda a vida.

As perspectivas dos pais são particularmente importantes e úteis no contexto desse tópico. Discutir as dificuldades de saúde mental e as experiências de apoio à saúde mental com as próprias crianças com alterações de fala, linguagem e comunicação é importante mas desafiador, dadas as dificuldades de linguagem e comunicação dos indivíduos. Os pais podem, portanto, fornecer uma perspectiva útil, tendo grande responsabilidade no sucesso da terapia das próprias crianças.

Embora a relação entre as necessidades de fala, linguagem e comunicação e as dificuldades de saúde mental tenha sido reconhecida, os fonoaudiólogos e os profissionais de saúde mental enfrentam desafios na avaliação e tratamento de crianças com essas alterações concomitantes. Ainda existem lacunas nas bases de evidência científica sobre as melhores práticas para profissionais que trabalham com crianças com dificuldades em ambas as áreas.

É possível que certos aspectos da linguagem e da comunicação tenham particular relevância para a saúde mental. Existe relação entre uma pobre habilidade semântica e a predição de sintomas depressivos, assim como uma associação entre uma linguagem pragmática deficiente na infância e experiências psicóticas e depressão na adolescência. Algumas crianças com deficiências pragmáticas de linguagem também apresentam dificuldades em reconhecer emoções faciais, o que pode ter impacto em sua capacidade de responder adequadamente aos outros e de formar relacionamentos próximos com aqueles que as rodeiam.

Outras características dessa população estão descritas na literatura, tais como a dificuldade de linguagem receptiva, em alguns momentos mais prejudicada do que a linguagem expressiva. Isso pode explicar por que o distúrbio de linguagem pode não ser diagnosticado e tratado nessa população com a frequência que deveria. O transtorno de linguagem receptiva é menos observável que o transtorno de linguagem expressiva e pode se manifestar em comportamentos percebidos como rudes e não cooperativos, tais como evitar contato visual, uso de linguagem corporal fechada, falta de atenção e escuta, aumento de inquietação e uso de respostas de uma única palavra durante trocas de comunicação.

As dificuldades com a linguagem expressiva podem contribuir ainda mais para percepções erradas porque as crianças podem ser incapazes de gerar narrativas que capturem sua perspectiva e sentimentos de forma coerente devido à complexidade da linguagem verbal necessária para essas tarefas. Além disso, descobriu-se que as fracas competências linguísticas expressivas estão associadas a dificuldades na autorregulação emocional, que podem manifestar-se em comportamentos que refletem desinteresse ou oposição agressiva e negativa a pedidos de outros. Esses comportamentos podem ofuscar as dificuldades linguísticas das crianças, deixando o distúrbio de linguagem sem diagnóstico e/ou tratamento.

Um estudo destacou a prevalência desse problema, relatando que 80,6% das crianças com um distúrbio emocional e comportamental apresentavam dificuldades de linguagem que não foram identificadas; 47% delas apresentavam déficits substanciais o suficiente para serem classificados como transtorno de linguagem moderado a grave. Isso presumivelmente cria um problema circular, uma vez que o distúrbio de linguagem não identificado reduz a capacidade das crianças de negociar e resolver eficazmente questões durante a comunicação, o que aumenta sua frustração geral, levando ao aumento da agressividade. Essas condições, juntamente com outras covariáveis do comportamento e personalidade, como impulsividade e egocentrismo, aumentam a vulnerabilidade das crianças ao desenvolvimento de problemas externalizantes.

Muitos dos fatores de risco associados ao distúrbio de linguagem e aos problemas de saúde mental internalizantes e externalizantes se sobrepõem, incluindo influências hereditárias, vulnerabilidade social e um histórico de maus-tratos. Esses mesmos fatores de risco são preditores do envolvimento em problemas ligados à justiça juvenil. O baixo desempenho acadêmico e o fraco envolvimento na escola, também associados a distúrbios de linguagem, contribuem ainda mais para o risco de envolvimento no sistema de justiça juvenil.

Uma vez que essas crianças apresentam dificuldades em compreender a linguagem pragmática e inferencial, em compreender e utilizar a linguagem narrativa e em compreender e interpretar emoções, além da dificuldade com conceitos abstratos, os modelos de terapia fonoaudiológica devem enfatizar essas questões.

Os programas de intervenção fonoaudiológica formais tendem a depender fortemente da linguagem verbal. A falta de envolvimento e/ou progresso nesses programas pode estar relacionada com as próprias dificuldades linguísticas, e, dessa forma, o ideal é que eles mesclem intervenção formal com funcional, principalmente interligados à intervenção de neurodesenvolvimento. Ambas precisam ser avaliadas quando a criança inicia o tratamento a fim de permitir uma intervenção mais precoce e um plano de intervenção mais individualizado.

A intervenção nos distúrbios da linguagem e transtornos de saúde mental deve incluir orientação parental, programas específicos fonoaudiológicos (linguagem oral e/ou escrita, fala, comunicação, voz, disfagia e processamento auditivo), programas de competências para a vida cotidiana e escolar e programas centrados na resolução de conflitos e na mudança de comportamento.

Os fonoaudiólogos devem auxiliar as crianças a desenvolver o vocabulário necessário para expressar como se sentem. Também podem estimular o desenvolvimento de habilidades de comunicação que envolvem a cognição, como sequenciamento, planejamento e raciocínio, essenciais para construir narrativas e apoiar a manutenção do tópico do discurso e trocas de turno comunicativos. Focar habilidades linguísticas, como gestão de conversação, inferência e discurso narrativo, é particularmente importante para facilitar a participação bem-sucedida em conversações com pares.

A clínica tem sido muito discutida, assim como a fusão de intervenções baseadas em práticas de fonoaudiologia e saúde mental. O foco da terapia fonoaudiológica em crianças com transtornos mentais invariavelmente inclui a comunicação social, e mais especificamente a pragmática. Habilidades de comunicação social-pragmática são relatadas como importantes preditores da escolarização, sendo impactantes no sucesso da alfabetização, assim como no desenvolvimento da autoestima e de habilidades de regulação. Não é de surpreender que essas crianças sejam conhecidas por terem dificuldades com competências acadêmicas, particularmente com a leitura, devido às competências sociais cognitivas e de inferência necessárias para compreender o texto.

Os programas de treinamento visam estimular processos ineficientes de compreensão linguística, criando restrições contextuais: especificamente, eles ajudam a combinar linguagem e contexto para gerenciar a conversação e a compreensão da linguagem não literal. Outra ferramenta visa ao reconhecimento da intenção comunicativa e do ato de fala do locutor, tanto na modalidade linguística quanto na extralinguística. Com foco na produção do discurso, existe um treinamento de comunicação para pacientes e seus cuidadores centrado na troca de turnos e na abertura e fechamento de ciclos verbais.

Além disso, dificuldades na comunicação social-pragmática podem significar falta de bate-papo social, dificuldades em iniciar e manter conversas e interpretar a linguagem literalmente, o que teria um impacto significativo na acessibilidade efetiva às demais terapias – ou seja, a terapia fonoaudiológica deve acompanhar as demais intervenções buscando a maximização da eficácia terapêutica.

INTERVENÇÃO PSICOPEDAGÓGICA

Considerando a aprendizagem como a capacidade de inter-relacionar as redes neuronais, integrando os estímulos ambientais aos cognitivos e emocionais, as intervenções psicopedagógicas têm o intuito de organizar o processo de aprendizagem, favorecendo a construção de estratégias eficientes que favoreçam a aquisição de memórias e/ou redes neuronais. É importante destacar que o trabalho psicopedagógico difere radicalmente de uma aula particular, uma vez que o objetivo é desenvolver e manter o potencial para a aprendizagem e não fornecer conteúdos escolares específicos.

A intervenção psicopedagógica pode ter uma influência significativa na melhora no desempenho escolar de crianças e adolescentes que apresentam dificuldades ou transtornos na aprendizagem. As intervenções podem acontecer nos ambientes educacional, familiar (domiciliar) ou clínico e envolvem abordagens bastante distintas em cada um desses contextos.

Ambiente educacional

No contexto educacional, a intervenção psicopedagógica envolve prioritariamente a preparação do ambiente para favorecer a aprendizagem. Dessa forma, crianças com diagnósticos neuropsiquiátricos associados a dificuldades na aprendizagem, assim como aquelas que possuem o diagnóstico de transtornos específicos de aprendizagem, podem precisar de suporte pedagógico e/ou adaptações pedagógicas e/ou curriculares bastante específicas de acordo com o perfil emocional, cognitivo e escolar.

O primeiro passo é compreender como a criança se organiza sensorialmente para receber a informação. Todos precisamos de uma rede sensorial ampla durante o processo de aprendizagem. Por exemplo, uma criança que tenha dificuldades com a espacialidade visual dos estímulos deve receber adaptações com relação à apresentação do material didático. Será necessário que a apresentação do material (principalmente em situações avaliativas) tenha espaços maiores, tamanho de letra aumentado. No caso de crianças com falhas em processamento auditivo, serão necessárias adaptações relativas ao posicionamento do aluno em sala e facilitação para a recuperação do conteúdo trabalhado verbalmente pelo professor.

Pensando na aprendizagem por meio de uma inter-relação de vias sensoriais, motoras, emocionais e cognitivas, os momentos de aula expositiva devem conter movimentação, estímulos táteis e olfativos em conjunto com a realidade educacional, a faixa etária e as características relativas ao processamento dos alunos envolvidos em uma abordagem inclusiva.

Para pensar em uma proposta inclusiva, deve-se ter em mente a necessidade de formação e estruturação do trabalho do professor para a organização do processo de adaptação pedagógica e/ou curricular. Conhecer as individualidades do aluno a ser incluído torna-se um aspecto central para a inclusão, porém a integração das adaptações ao grupo é fundamental para o sucesso das intervenções. Isso envolve o trabalho com pais, funcionários da escola e o grupo de colegas como um todo.

Os dados específicos de cada aluno devem ser comparados com as expectativas curriculares da série em que ele se encontra matriculado; e a escola em conjunto com a família e, se possível, a equipe multidisciplinar envolvida devem definir as metas e os objetivos a serem alcançados para cada aluno. Em patologias como o transtorno do espectro autístico, deficiência intelectual, deficiências motoras ou sensoriais e altas habilidades, a escola deve elaborar em conjunto com a família e a equipe multidisciplinar o programa educacional individualizado (PEI).

O PEI é um dos modos de favorecer a aprendizagem do estudante com maiores comprometimentos nesse processo, mediante a definição de metas e objetivos a curto e longo prazo que devem ser constantemente revistas e adequadas com relação aos parâmetros de ajustes e/ou adaptações:

- Adaptações: alterações no processo de educação que visam à inclusão do aluno. São necessárias e apoiadas muitas vezes a partir de recursos legais. Podem envolver componentes curriculares (currículo de série oficial fornecido pelo Ministério da Educação – MEC) ou pedagógicos (estrutura de ensino modificado).
- Ajustes: modificações das estratégias regulares de ensino que não interferem na estrutura pedagógica e/ou curricular, mas que podem auxiliar o aluno. Não envolvem alterações de conteúdo, mas sim no tempo e forma de apresentação do material.

Intervenção clínica

A aprendizagem por si só envolve a organização em redes das áreas e circuitos cerebrais. Uma das intervenções psicopedagógicas clínicas envolve a estimulação de áreas pré-frontais importantes para o processo de aquisição do conhecimento, como automonitoramento, metacognição, controle inibitório, funções executivas, memória operacional e atenção, assim como as questões emocionais envolvidas diretamente no processo de ensino-aprendizagem.

Quando se fala em automonitoramento, é necessário o psicopedagogo observar se a criança e/ou adolescente compreende o que já aprendeu e o que não conseguiu aprender para direcionar seus estudos. É preciso ensiná-los a buscar orientações com os professores e garantir a aprendizagem e a motivação para os estudos.

Estimulando o comportamento de se automonitorar é possível direcionar um trabalho em que se aprenda a planejar as estratégias, executar e reavaliar dentro do processo de aprendizagem, conectando novos conhecimentos com informações anteriores armazenadas na memória operacional. Como consequência, ampliam-se os conhecimentos e se aprende a manipular as informações.

Segundo Soares et al. (2022), a atuação psicopedagógica dirige a atenção e a investigação no processo de avaliação que fornece ao profissional uma perspectiva de entendimento do todo com base nas partes. Esse profissional busca incessantemente compreender o sujeito integralmente e o que está dificultando o desenvolvimento de suas habilidades, a fim de entender como o sujeito estabelece suas relações, ressignifica, desconstrói... enfim, compreender a complexidade de ser humano.

As avaliações são tão importantes e indispensáveis que possibilitam entender de maneira clara como o paciente aprende e quais estratégias utiliza para adquirir os conhecimentos que fazem parte das habilidades curriculares. Também é possível detectar o quanto o paciente se sente motivado para aprender e quais são os meios que utiliza ao se organizar para cumprir as responsabilidades escolares.

A motivação permite a manutenção de situações cognitivas e emocionais que trazem um conjunto de possibilidades de persistência na aquisição de metas educacionais.

Durante a atuação do psicopedagogo, é importante ficar atento ao quanto as crianças e/ou adolescentes se sentem motivados para se manter nas tarefas, porque esse estado emocional impacta também no planejamento e na execução das tarefas e está conectado diretamente ao bom funcionamento das funções executivas.

Segundo Marques et al. (2022), todo esse processo de organização de estudos, motivação escolar e estratégias de aprendizagem envolve as habilidades cognitivas já mencionadas e inclui as funções executivas, correspondendo a um conjunto de habilidades que, de forma integrada, permitem ao indivíduo direcionar comportamentos para metas, avaliar a eficiência e a adequação desses comportamentos e também abandonar estratégias ineficientes para resolver problemas imediatos de médio e longo prazo.

A rotina escolar faz parte da estimulação das funções executivas. Nesse sentido, ensinar crianças e adolescentes a planejar suas rotinas para se organizar e cumprir suas responsabilidades relacionadas às tarefas tem uma importância significativa para o seu desenvolvimento. Construir uma rotina com eles desde a primeira infância os estimula a aprender a se organizar e a automonitorar seu processo de aprendizagem em diferentes ambientes.

A aprendizagem, hoje, tornou-se um grande desafio para as crianças e/ou adolescentes devido às exigências e à gama de atividades que demandam organização e manejo do tempo. Para que isso ocorra de forma harmônica, são necessários recursos neurocognitivos, emocionais e comportamentais suficientes a fim de que eles administrem e ampliem seu desempenho acadêmico, facilitando a aprendizagem.

O psicopedagogo também tem autonomia para direcionar e orientar os profissionais da educação para planejar um trabalho no ambiente escolar que atenda às necessidades do sujeito. Isso inclui as adaptações e ajustes no currículo pedagógico.

Quando se pensa em adaptação, menciona-se a necessidade de repensar o currículo pedagógico e direcionar um trabalho que permita ao sujeito desenvolver com autonomia suas habilidades escolares. O PEI é uma dos recursos que ajudam a direcionar o trabalho de ensino-aprendizagem em sala de aula.

Já os ajustes curriculares são condições oferecidas à criança e/ou adolescente para que adquiram da melhor forma possível os conhecimentos e obtenham resultados que os motivem cada vez mais a buscar novas informações. Eles colaboram para o melhor desempenho do aluno em avaliações escolares, pois auxiliam a criança e/ou o adolescente a entender o que se espera nas respostas.

CONCLUSÕES

É inquestionável a importância das intervenções fonoaudiológicas e psicopedagógicas na infância e na adolescência como peça fundamental no quebra-cabeça do desenvolvimento saudável. A identificação de distúrbios da fala, linguagem e comunicação, assim como de distúrbios de aprendizagem, é crucial para compreender e intervir diretamente nas dificuldades sociais e emocionais enfrentadas pelas crianças.

Destaca-se a necessidade de colaboração entre os profissionais de saúde, fonoaudiólogos e psicopedagogos visando proporcionar um suporte abrangente e eficaz para as crianças em busca de uma vida funcional e equilibrada.

DICAS DO ESPECIALISTA

- O tratamento fonoaudiológico pode iniciar muito antes de a criança começar a falar as primeiras palavras. Acompanhar a produção articulatória, a movimentação dos órgãos fonoarticulatórios e os elementos não verbais utilizados para a comunicação, como os aspectos entonacionais, gestuais e faciais, é imprescindível para o processo de aquisição da linguagem.
- Falhas na aprendizagem não devem ser consideradas somente com base nos resultados escolares. A aprendizagem resulta na integração de elementos cognitivos e socioemocionais. Crianças que tendem a apresentar rigidez cognitiva e dificuldades para flexibilizar o pensamento precisam aprender a transformar os recursos que têm, por exemplo, em contextos escolares em elementos mais flexíveis e significativos.
- A função da linguagem não é necessariamente de troca, embora a linguagem favoreça a troca entre o processamento cerebral do indivíduo e o ambiente. Falhas de automonitoramento podem advir de dificuldades na nomeação de emoções e pensamentos que têm origem direta nos elementos iniciais da aquisição da linguagem.
- A intervenção em linguagem e aprendizagem deve ser precoce e bem estruturada. Muitas vezes até mesmo uma intervenção ambiental pode trazer mudanças importantes para a estimulação e o desenvolvimento infantil.

SUGESTÕES DE LEITURA

1. American Psychiatric Association. Manual Diagnóstico e Estatístico de Transtornos Mentais: DSM-5. Nascimento MIC et al. (trad.); Cordioli AV et al (revisão técnica). 5.ed. Porto Alegre: Artmed; 2014.
2. Brasil. Conselho Nacional dos Direitos da Criança e do Adolescente. Declaração dos Direitos da Criança e do Adolescente Hospitalizados. Resolução n. 41, de 13 de outubro de 1995. Brasília, DF, Diário Oficial da União, 1995.
3. Brasil. Lei n. 9.394, de 20 de dezembro de 1996. Estabelece as diretrizes e bases da educação nacional. Brasília, DF, 1996.
4. Brasil. Ministério da Educação. Secretaria da Educação Especial. Diretrizes Nacionais para a Educação Especial na Educação Básica. MEC; Seesp; 2001. p.58.

5. Brasil. Ministério da Educação. Secretaria da Educação Especial. Política Nacional de Educação Especial: um direito assegurado. Livro 1. Brasília: MEC; Seesp; 2002.
6. Elliot AJ. The hierarchical model of approach-avoidance motivation. Motiv Emot. 2006;30:1116-6.
7. Hancock A, Northcott S, Hobson H, Clarke M. Speech, language and communication needs and mental health: the experiences of speech and language therapists and mental health professionals. Int J Lang Commun Disord. 2023;58(1):52-66.
8. Hentges RF, Devereux C, Graham SA, Madigan S. Child language difficulties and internalizing and externalizing symptoms: a meta-analysis. Child Dev. 2021;92(4):e691-e715.
9. Hobson H, Kalsi M, Cotton L, et al. Supporting the mental health of children with speech, language and communication needs: the views and experiences of parents. Autism Dev Lang Impair. 2022;7:23969415221101137.
10. Molini-Avejonas DR. Processos de intervenção nos distúrbios de linguagem infantil. In: Azoni CAS, Lira JO, Lamônica DAC, Britto DBO (orgs.). Tratado de linguagem: perspectivas contemporâneas. 2.ed. Ribeirão Preto: Book Toy; 2022.
11. Snow PC, Timms L, Lum JAG, Powell MB. Narrative language skills of maltreated children living in out-of-home care. Int J Speech Lang Pathol. 2020;22(2):117-28.
12. Winstanley M, Webb RT, Conti-Ramsden G. Developmental language disorders and risk of recidivism among young offenders. J Child Psychol Psychiatry. 2021;62(4):396-403.

PARA SABER MAIS

- Cook F, Conway L, Omerovic E, et al. Infant regulation: associations with child language development in a longitudinal cohort. J Pediatr. 2021;233:90-97.e2.
- Marques APP, Amaral AVM, Pantano T. Treino de funções executivas e aprendizado. 2.ed. Barueri: Manole; 2022.
- Soares AM, Capovilla FC, Relvas M, et al. (orgs.). Contribuições da neurociência para uma educação integradora. Rio de Janeiro: Wak; 2021.

44
Terapia ocupacional

Adriana Dias Barbosa Vizzotto
Ana Luiza Console Andreotti

PONTOS-CHAVE DESTE CAPÍTULO

- Objetivos da terapia ocupacional na área da saúde mental na infância e adolescência.
- Protocolos de avaliação de terapia ocupacional na área da infância e adolescência.
- Referenciais teóricos da terapia ocupacional na infância e adolescência.
- Métodos de abordagem da terapia ocupacional em saúde mental infantil.

INTRODUÇÃO

A terapia ocupacional (TO) busca, por meio da sistematização e utilização da atividade humana, avaliar e tratar de pessoas que apresentam alterações cognitivas, afetivas, perceptivas e psicomotoras, decorrentes ou não de distúrbios genéticos, traumáticos e/ou de doenças adquiridas.

O foco principal da TO é detectar as possíveis barreiras que estejam impedindo o adequado desempenho ocupacional (funcional) e a participação social da pessoa. As áreas avaliadas são:

- As atividades básicas de vida diária (ABVD) relacionadas ao autocuidado (higiene pessoal, alimentação e vestuário), sono e repouso.
- As atividades instrumentais de vida diária (AIVD), relacionadas à automanutenção (preparação de alimentos, organização e manutenção de objetos pessoais e atividades domésticas, gerenciamento de finanças, entre outras).
- As atividades avançadas de vida diária consideradas de maior complexidade (relações sociais, acadêmicas e profissionalizantes).
- As atividades lúdicas, de lazer, religiosas e culturais).

A clínica da TO na área da saúde mental infantil utiliza-se de referenciais teóricos dinâmicos com o objetivo de promover o engajamento e a participação nos papéis de vida cotidiana de crianças e adolescentes. A participação em papéis significativos (p. ex., estudante, amigo, membro da família) e em atividades (p. ex., esportes ou *hobbies*) leva ao aprimoramento do bem-estar emocional, saúde mental e competência social. A competência social inclui fazer o necessário para se relacionar com os outros, fazer e manter amigos, lidar com frustrações e raiva, resolver problemas, entender as convenções e regras sociais.

O terapeuta ocupacional tem como propósito realizar um papel agregador e crítico em suas reflexões, discussões e contribuições com o sujeito envolvido, por ter em sua formação um olhar holístico, com conhecimentos biológicos, cognitivos e socioemocionais do desenvolvimento humano. O trabalho conjunto entre diferentes profissionais da área da saúde e educação é essencial ao sucesso para acolhimento e progressos de crianças e suas famílias nos períodos de intervenção.

Estudos recentes indicam que as habilidades de comportamento e interação social são indicadores mais fortes de sucesso acadêmico e ao longo da vida do que as habilidades acadêmicas. O fracasso em apoiar a competência social pode ter efeitos negativos duradouros em um número significativo de pessoas ao longo da vida. Além disso, há outros papéis essenciais de vida cotidiana que incluem desenvolver independência pessoal, tornar-se produtivo, participar de brincadeiras ou lazer e de atividades sociais.

Uma revisão sistemática documentou evidências da eficácia das intervenções baseadas em ocupações e atividades em muitas áreas, incluindo programas que se concentram na aprendizagem socioemocional, prevenção do *bullying* e atividades extracurriculares. Há também evidências de que as crianças com deficiências intelectuais, atrasos no desenvolvimento e dificuldades de aprendizagem beneficiam-se de programas de competências sociais e de atividades lúdicas, de lazer e recreativas. Em termos da eficácia de programas para crianças que necessitam de serviços de nível intensivo, os estudos mostram fortes evidências para melhora do comportamento social e autogerenciamento. Para crianças diagnosticadas com transtorno do espectro autista (TEA), estudos mostraram dados de eficácia no diagnóstico e intervenção dos problemas de processamento sensorial no TEA por meio do Método de Integração Sensorial de Ayres.

As práticas dos terapeutas ocupacionais na infância e adolescência são fortemente influenciadas pela Classificação Internacional de Funcionalidade, Incapacidade e Saúde (CIF). Este é um sistema de classificação aprovado pela Organização Mundial da Saúde (OMS) para o entendimento da funcionalidade e incapacidade humana, divididas em quatro domínios: funções do corpo, estruturas do corpo, atividades e participação e fatores ambientais. A versão para crianças e jovens (CIF-CJ) traz especificidades para o contexto familiar, o atraso no desenvolvimento, a participação e o ambiente. A faixa etária é do nascimento até os 18 anos.

O objetivo deste capítulo é apresentar particularidades do raciocínio clínico das intervenções, principais referenciais teóricos e o processo de avaliação da TO de crianças e adolescentes na área da saúde mental, além da interação com a equipe multidisciplinar em diferentes contextos.

AVALIAÇÃO DE TERAPIA OCUPACIONAL

O processo de avaliação tem como objetivo identificar aspectos cognitivos, psicomotor, sensoriais, comportamental, lúdico, entre outros, e avaliar o nível de atividade e participação, bem como suas estratégias e limitações. O terapeuta ocupacional deve buscar informações sobre o que a criança/adolescente faz em seu dia a dia ou gosta de fazer, e como faz, avaliando suas necessidades, possibilidades e dificuldades. A análise do desempenho ocupacional é um fator importante no processo de avaliação, em que os problemas ou potenciais problemas do paciente são especificamente identificados.

O desempenho em tempo real executado no *setting* terapêutico ocupacional mostra as habilidades, padrões, contexto ou ambiente. As avaliações podem ser realizadas por meio de observações, entrevistas e instrumentos padronizados.

A teoria de Integração Sensorial de Ayres tem contribuído na perspectiva da importância da pesquisa científica em TO, bem como a utilização de protocolos estruturados e padronizados nesse âmbito de atuação na infância. O *Sensory Integration and Praxis Test* (SIPT), utilizado nesse método, é o único protocolo de avaliação psicométrico considerado "padrão ouro" na TO e utilizado como avaliação para diagnóstico e raciocínio clínico para problemas de práxis e integração sensorial. O SIPT tem sido substituído pelo novo protocolo de avaliação *Easi Test* (Avaliação de Integração Sensorial de Ayres), que segue a mesma proposta do teste anterior, porém com ajustes psicométricos e atualização dos grupos normativos.

O Quadro 1 apresenta os principais instrumentos de avaliação de TO que são utilizados na área da infância e adolescência.

REFERENCIAIS TEÓRICOS DA TERAPIA OCUPACIONAL

Na prática clínica do terapeuta ocupacional, o raciocínio clínico tem como objetivo organizar as ações terapêuticas neces-

QUADRO 1 Instrumentos de avaliação utilizados na área da infância e adolescência por terapeutas ocupacionais

Instrumentos	Objetivos	Referências
ACL – Avaliação do Comportamento Lúdico EIP – Entrevista Inicial com os Pais	São 5 áreas de observação: interesse geral da criança; interesses lúdicos básicos; capacidades lúdicas básicas; atitude lúdica e expressão das necessidades e dos sentimentos. A entrevista com os pais abrange 9 áreas, avaliadas sobre o comportamento lúdico da criança. **Faixa etária:** 2-6 anos.	Sant'Anna, 2015.
Acoordem – *Assessment of Motor Coordination and Dexterity*	Avaliar os transtornos da coordenação motora. **Faixa etária:** 4-8 anos.	Cardoso; Magalhães, 2012; Agostini et al., 2014; Silva et al., 2017.
Bayley III – *Bayley Scales of Infant Development*	Medida da função cognitiva, motora, habilidades sensoriais, aprendizado, linguagem/comunicação, comportamento adaptativo. 1. entrevista inicial com os pais/cuidadores; 2. observação clínica da criança. **Faixa etária:** 1 mês a 3 anos e 6 meses.	Madaschi et al., 2016.

(continua)

QUADRO 1 (*continuação*) **Instrumentos de avaliação utilizados na área da infância e adolescência por terapeutas ocupacionais**

Instrumentos	Objetivos	Referências
Cape – *The Children's Assessment of Participation and Enjoyment* PAC – *The Preference for Activities of Children*	Cape: avaliação para documentar a criança com ou sem incapacidade de participar em atividades do cotidiano. Determina quais são as atividades de preferência da criança. PAC: avaliação baseada na ocupação, composta por imagens de crianças envolvidas em ocupações e atividades de infância. Determinação dos níveis de desempenho ocupacional, padrões de atividade e engajamento das crianças em atividades de infância. **Faixa etária:** 6-12 anos.	Ferreira et al., 2022.
Chippa – *Child-initiated Pretend Play Assessment*	Avaliar a habilidade da criança em autoiniciar o brincar de faz de conta. **Faixa etária:** 3 anos.	Pfeifer et al., 2011.
Chores – *Children Helping out: Responsibilities, Expectations and Supports*	Entrevista semiestruturada de 31 itens, divididos em 2 escalas: autocuidado e cuidado familiar, nas quais se avalia se a criança/adolescente executa determinada atividade e o nível de assistência de que precisa. **Faixa etária:** 6-14 anos.	Amaral, 2012.
Core-set da CIF	A avaliação é realizada com base na impressão clínica do terapeuta ocupacional. Avalia as funções mentais (aspectos cognitivos) e de atividades e participação (aprendizagem e aplicação do conhecimento; tarefas e demandas gerais, comunicação e relações e interações interpessoais). **Faixa etária:** para todas as idades.	Vizzotto; Buchain, 2021
Denver II – Teste de Triagem do Desenvolvimento	Escala de rastreio que avalia o atraso do desenvolvimento infantil. **Faixa etária:** 0-6 anos.	Santos, 2022.
D LOTCA-CH – *Dynamic Occupational Therapy Cognitive Assessment for Children*	Identifica os pontos fortes e déficits da criança nas diferentes áreas cognitivas, e medida do potencial de aprendizagem, bem como reconhecimento de estratégias de pensamento da criança, utilizando procedimentos dinâmicos. **Faixa etária:** 6-12 anos.	Uchôa-Figueiredo et al., 2017.
DO-EAT – *Activity of Daily Living Performance Test for Children*	Avalia o desempenho de crianças com transtorno do desenvolvimento da coordenação, transtorno do déficit de atenção e hiperatividade e dificuldades de aprendizagem, tanto verbais quanto não verbais. **Faixa etária:** 5-8 anos.	Josman et al., 2010 (não validado no Brasil).
Easi Test – Avaliação em Integração Sensorial de Ayres	Composto por 21 testes para medir quatro domínios: (1) percepção sensorial; (2) práxis; (3) postural, controle visual e integração bilateral; (4) reatividade sensorial. **Faixa etária:** 3-12 anos.	Mailloux et al., 2023.

(*continua*)

QUADRO 1 (*continuação*) Instrumentos de avaliação utilizados na área da infância e adolescência por terapeutas ocupacionais

Instrumentos	Objetivos	Referências
Knox – Escala Lúdica Pré-Escolar	Avaliação que fornece uma descrição evolutiva do comportamento lúdico. **Faixa etária:** 0-6 anos.	Sposito et al., 2012.
Pedi – *Pediatric Evaluation of Disability Inventory*	Entrevista inicial com os pais/cuidadores ou educadores; observação clínica da criança. Desempenho funcional nas áreas: autocuidado, mobilidade e função social e modificações no ambiente para facilitar o desempenho. **Faixa etária:** 6 meses a 7 anos e 6 meses.	Mancini, 2005.
Pedi-CAT – *Pediatric Evaluation of Disability Inventory – Computer Adaptive Test*	Na versão computadorizada ampliou-se a idade e os domínios a serem avaliados: atividades diárias, mobilidade, social/cognitivo e responsabilidade. **Faixa etária:** 1-21 anos.	Versão computadorizada. Mancini et al., 2016.
Perfil Sensorial 2	Avalia os padrões de processamento sensorial da criança no contexto da vida cotidiana, além de revelar como esses padrões apoiam e/ou interferem no desempenho funcional em casa, na escola e na comunidade. É formado por 5 questionários: Infant Sensory Profile 2; Toddler Sensory Profile 2; Child Sensory Profile 2; Short Sensory Profile 2; School Companion Sensory Profile 2. **Faixa etária:** 6 meses a 14 anos	Dunn, 2014; Almohalha, 2018.
Pacs – *Pediatric Activity Card Sort for Children*	Avaliação para capturar o repertório de ocupações de crianças. **Faixa etária:** 5-14 anos.	Bernardo et al., 2020.
Pegs – *Perceived Efficacy and Goal Setting System*	A aplicação é feita por meio do uso de figuras; a criança mostra quais tarefas tem facilidade e dificuldade de executar e escolhe aquelas em que gostaria de melhorar ou que gostaria de aprender. **Faixa etária:** 6-9 anos.	Ruggio et al., 2018.
Perfil Sensorial 2	Questionário de avaliação de integração sensorial, preenchido com base na observação da família no dia a dia da criança, e que mensura frequência de comportamentos nas áreas de processamento sensorial e organiza o diagnóstico em 4 quadrantes padrões: exploração (criança exploradora), esquiva, sensibilidade e observação (criança observadora). **Subdividido em categorias por idade:** *Infant*: 0-6 meses. *Toddler*: 7-35 meses. Child: 3-14 anos. Há a versão Escola, em que a equipe escolar preenche o questionário segundo o comportamento da criança nesse ambiente.	Dunn W, 2014.

(continua)

QUADRO 1 (*continuação*) Instrumentos de avaliação utilizados na área da infância e adolescência por terapeutas ocupacionais

Instrumentos	Objetivos	Referências
Scope – *Short Child Occupational Profile*	São 25 itens organizados em 6 seções: Volição; Habituação; Habilidades de Comunicação e Interação; Habilidades Processuais; Habilidades Motoras; Ambiente. Avalia o que facilita ou restringe a participação de crianças e adolescentes nas ocupações. **Faixa etária:** 0-21 anos.	Mazak et al., 2022
SIPT – *Sensory Integration and Praxis Test*	São 17 subtestes organizados nas áreas de percepção visual motora livre, somatossensorial, práxis e sensório-motor. **Faixa etária:** 4 a 8 anos e 11 meses.	Ayres, 1996.
SPM *second edition – Sensory Processing Measure 2*	Questionário de avaliação de integração sensorial, preenchido com base na observação da família no dia a dia da criança. Mensura a frequência de comportamentos nas áreas de processamento sensorial, modulação, consciência corporal e práxis. Há versão Escola, na qual a equipe escolar preenche o questionário de avaliação da criança nesse ambiente. **Subdividido em categorias por idade:** SPM *Toddler*: 10-30 meses. SPM 2-5 anos. SPM: 5-12 anos.	Kuhaneck et al., 2021.
The Real – *The Roll Activities of Life*	Avalia o desempenho de crianças e adolescentes nas atividades básicas e instrumentais da vida diária (inventário aplicado nos pais/cuidadores). **Faixa etária:** 2-21 anos.	Roll; Roll, 2013.

sárias para uma boa prática terapêutica. Isso inclui a identificação inicial dos problemas e o desenvolvimento de hipóteses, de métodos, ensaios randomizados, revisões sistemáticas, entre outros. As abordagens devem ser baseadas em evidências, e o foco da atenção está na funcionalidade da criança e/ou adolescente. Os fatores ambientais e pessoais podem ser considerados facilitadores ou barreiras e devem ser incluídos no plano de tratamento.

O brincar e a terapia ocupacional

A TO entende o brincar como um caminho efetivo para desenvolver funções, tais como integração sensorial, motor, social, cognitivo, autocuidado, habilidades de trabalho, entre outros. A TO reconhece o brincar como uma ocupação da criança e que se estende na vida adulta de formas variadas. A análise de atividade, nesse caso a análise do brincar, inclui os seguintes componentes:

1. Componente sensorial: as crianças olham, sentem e manipulam os brinquedos desde bebê, contribuindo para o desenvolvimento da percepção.
   - Componente motor: motricidade fina, grossa e global, preensão palmar, pinça, polegar-indicador, ca-

pacidade de coordenar os gestos, movimentos dos olhos (coordenação visomotora) e equilíbrio.

- Componente cognitivo: aprender a solucionar os problemas durante a brincadeira é um exercício essencial, pois experimenta o conceito de causa e efeito.
- Componente afetivo: iniciativa, expressão de si, reações à frustração, prazer imediato e agressividade são componentes afetivos que podem surgir na brincadeira.
- Componente social: na brincadeira compartilhada, aprender a dividir o brinquedo, comunicar ideias, levar em conta a opinião do outro, esperar a sua vez.

Sintomas emocionais e comportamentais podem interferir no processo natural do brincar, e cabe ao terapeuta ocupacional adaptar, analisar e propiciar o brincar na vida cotidiana de crianças e adolescentes. A **Escala Lúdica Pré-Escolar Knox** e o instrumento **Chippa** avaliam a habilidade da criança em autoiniciar o brincar de faz de conta (Quadro 1).

Modelo Lúdico

O Modelo Lúdico propõe utilizar o ato do brincar de modo que a criança brinque a partir de suas próprias possibilidades e consiga desenvolver capacidades e potencialidades, permeado pelo prazer, interesse e espontaneidade. Constitui-se de três componentes:

2. Capacidade de realizar a atividade de maneira habitual.
3. Capacidade de adaptar a atividade a suas possibilidades.
4. Capacidade de reagir diante da impossibilidade de realizar a atividade.

É uma intervenção dinâmica que ocorre entre o terapeuta ocupacional, a brincadeira ou até três crianças, pois o prazer e a capacidade de agir não estão relacionados somente aos objetos, mas também às pessoas. EIP e **ACL** são os instrumentos de avaliação do Modelo Lúdico (Quadro 1).

Integração Sensorial

A teoria da Integração Sensorial de Ayres explica as relações entre déficits de interpretação das sensações do corpo e no ambiente com as dificuldades acadêmicas e de planejamento motor de crianças. A Integração Sensorial é um processo neurológico que diz respeito aos modos como o cérebro recebe informações por meio dos sistemas sensoriais, percebe, discrimina e organiza as sensações para que o corpo possa atuar de forma eficiente à demanda do ambiente. Ayres concentrou sua teoria nos sistemas tátil, proprioceptivo e vestibular, e os sistemas visual e auditivo foram incluídos posteriormente.

Os diagnósticos identificados como transtornos do processamento sensorial podem ser observados nos seguintes padrões: problemas de modulação sensorial, problemas de práxis ou, ainda, problemas mistos – em que a criança apresenta alterações tanto na modulação como no desenvolvimento de suas praxias. De forma geral, seguindo o quadro nosológico agrupado por Ayres e reformulado e atualizado por meio de estudos fatoriais por Bundy e Lane, indivíduos podem apresentar transtornos de modulação (quadros de hiper-reatividade e hiporreatividade), problemas de práxis (indicativos de pobre coordenação oculomotora, problemas de discriminação sensorial, integração bilateral e pobre consciência corporal).

Os padrões de transtornos do processamento sensorial são identificados pelo terapeuta ocupacional com formação em Integração Sensorial de Ayres com base em uma análise clínica, utilizando os instrumentos de avaliação disponíveis e citados no Quadro 1.

Atualmente há uma extensa literatura dedicada aos achados e eficácia de intervenções utilizando o método de Integração Sensorial de Ayres (TO-ISA), especialmente nas crianças com diagnósticos de problemas de aprendizagem e TEA. Esses estudos revelaram resultados positivos significativos para intervenção de TO-ISA, utilizando os preceitos teóricos da teoria e com impacto positivo na evolução de aspectos como autonomia na vida diária, aprendizagem, habilidades sensório-motoras e interação socioemocional.

Integração Sensorial de Ayres® com crianças com transtorno do espectro do autismo

Crianças com TEA apresentam preocupações relacionadas às alterações sensoriais, e diferenças motoras relacionadas a essas disfunções afetam de forma significativa os papéis ocupacionais. As alterações sensoriais causam impacto significativo na autonomia das atividades cotidianas, habilidades sociais e comunicação social.

Crianças com hiper-reatividade poderão apresentar dificuldades importantes em manusear materiais e objetos na escola e em seu cotidiano; poderão exibir quadros de recusa e seletividade alimentar, evitar tocar e ser tocadas pelos outros, impactando de forma severa sua interação no ambiente e com outras pessoas. Em contrapartida, crianças com problemas de discriminação tátil ou vestibular podem mostrar comportamentos de busca de sensações e alto nível de atividade motora. Podem apresentar mecanismos de *feedback* sensoriais pouco eficientes, com problemas na percepção e discriminação, o que leva a um quadro de problemas de planejamento motor e dificuldades de coordenar seus movimentos. Nesses casos, as disfunções no processamento sensorial impactam em sua *performance* motora, autonomia das AVD, como uso de talheres, vestuário etc., e/ou habilidades acadêmicas, como escrita, uso de materiais escolares, entre outros.

Quando a avaliação do terapeuta ocupacional detecta tais desafios na participação ocupacional dessas crianças ou problemas de comportamento relacionados às dificuldades e imaturidade em receber e interpretar sensações, a TO com Integração Sensorial de Ayres é fundamental para compor um diagnóstico preciso, estabelecer objetivos de intervenção e orientar a família, equipe e escola. Crianças com outros diagnósticos, como trissomia do cromossomo 21, transtorno do déficit de atenção e hiperatividade (TDAH), bem como prematuridade, podem associar quadros de disfunções do processamento sensorial e poderão se beneficiar da intervenção da TO com Integração Sensorial de Ayres.

Orientação cognitiva para desempenho ocupacional diário

Conhecida como **CO-OP** (***Cognitive Orientation to Daily Occupational Performance***), esta é uma abordagem centrada na pessoa, baseada no desempenho de resoluções de problemas, que permite a aquisição de habilidades por um processo de utilização de estratégias e descoberta guiada. **Objetivo, Plano, Realização e Verificação** são as estratégias para a resolução de problemas usadas no CO-OP. O indivíduo, ao escolher o objetivo que deseja desempenhar ou habilidade que deseja aprender, é orientado pelo terapeuta ocupacional quanto ao uso da estratégia que deve ser aplicada. O COP-OP foi indicado principalmente para crianças que apresentam problemas de desempenho motor, também chamado de transtorno do desenvolvimento da coordenação.

Os princípios do Modelo Interativo Dinâmico de Cognição baseiam-se na interação pessoa-ocupação-ambiente. As estratégias de processamento e a autoconsciência representam os principais aspectos da função cognitiva que interagem dinamicamente com os fatores externos, tais como atividade e o ambiente, assim como com as outras variáveis internas (capacidade estrutural, contexto pessoal). Esse modelo pode ser aplicado e integrado com uma abordagem cognitivo-comportamental. As premissas fundamentais do Modelo Interativo Dinâmico de Cognição são:

- O desempenho ocupacional precisa da capacidade de reconhecer os pontos fortes e limitações, utilizar estratégias eficientes de processamento e monitorar o desempenho.
- O desempenho pode ser facilitado ao modificar as exigências da atividade ou tarefa, o ambiente, a utilização de estratégias da pessoa e sua autoconsciência, ou uma combinação destes.
- Pistas externas e modificações do ambiente ou da atividade (tarefa) podem apoiar e melhorar o desempenho ocupacional.

Um dos testes indicados para combinar com esse modelo é o **DLOTCA-CH** (Quadro 1), por incluir componentes estáticos e dinâmicos fundamentais para a avaliação nesse contexto de intervenção.

Modelo de Ocupação Humana

O Modelo de Ocupação Humana (Moho) é centrado na pessoa e focado na ocupação. Apresenta quatro constructos: **motivação, habituação, capacidade de desempenho** e **ambiente**. A participação ocupacional é definida como o envolvimento das pessoas nas ocupações e é compreendida nas categorias de trabalho/estudo, lazer e AVD que estruturam o dia a dia. As limitações de desempenho podem influenciar, mas não impedir a participação ocupacional se a criança/adolescente puder fazer escolhas e tiver suportes ambientais adequados. Em relação aos quatro constructos do Moho, a volição é que motiva a pessoa para a ocupação.

As dificuldades volitivas na infância e adolescência podem prejudicar a aprendizagem escolar, o brincar, a socialização. Os hábitos se estabelecem na medida em que a criança/adolescente se torna cada vez mais capaz de realizar tarefas e rotinas de autocuidado, enquanto o desempenho ocupacional é estimulado pelos papéis que ela internaliza, bastante atrelados às expectativas dos outros, visto que os principais papéis ocupacionais da criança são como membro da família e como "aquela que brinca". Aos poucos são incluídos os papéis de estudante, amigo(a), entre outros.

A capacidade de desempenho está relacionada ao fazer e o que a criança/adolescente sente de bom ou ruim ao fazer algo e ao longo do tempo, a capacidade de desempenho e transformações à medida que as crianças e adolescentes adquirem experiência e competência ao interagirem com o ambiente.

Os ambientes ocupacionais das crianças e adolescentes podem incluir sua casa, escola e trabalho, ou até mesmo o hospital. Nesse sentido, as intervenções podem incluir a adaptação do ambiente físico e dos recursos, ou a conscientização de outras pessoas sobre as necessidades e habilidades da criança/adolescente, a fim de aumentar sua capacidade de participação. O instrumento de avaliação desenvolvido por meio desse modelo é o **Scope**, descrito no Quadro 1.

Modelo Metacognitivo

A prática é baseada na ocupação, e a atuação do terapeuta é voltada para os objetivos, desejos e necessidades da pessoa, tendo em vista suas capacidades, o contexto de seu ambiente e o suporte e demandas que ela apresenta. A premissa básica é que a saúde da criança e/ou adolescente seja apoiada e mantida para que participem de tarefas, atividades e ocupações em vários ambientes. Três conceitos principais são relevantes nesse modelo: funções executivas, consciência e estratégias. Nesse modelo, a intervenção é customizada de acordo com as necessidades e interesses da criança e/ou adolescente.

A capacidade de transferir de uma atividade para outra é o componente principal do Modelo Metacognitivo. O objetivo da intervenção é ajudar a criança e/ou adolescente a alcançar seu nível melhor de atividade e participação, e os terapeutas ocupacionais devem coordenar entre pais, professores e outros profissionais da área da saúde. O "DO-EAT", teste ecológico, apresentado no Quadro 1 é indicado nesse modelo, porque inclui princípios dinâmicos com o objetivo de avaliar os tipos de condições, assistência e mediação de que a criança precisa para desempenhar a atividade de maneira bem-sucedida.

CONCLUSÕES

Este capítulo teve como objetivo principal descrever os principais modelos teóricos e de intervenção da TO na área da psiquiatria infantil.

São inúmeros os estudos que apoiam pressupostos teóricos e avanços nos instrumentos de medida e avaliação, bem como suportam evidências na eficiência de intervenções no campo da TO. Oferecemos este recorte como um estímulo aos leitores atentos para aprofundarem-se em seus novos aprendizados. Compreender o desenvolvimento humano em sua integralidade e apoiar-se nos estudos e na literatura científica para compor diagnósticos terapêuticos precisos contribui para o sucesso da intervenção necessária na infância e, especialmente, para compor uma equipe multidisciplinar atenta e precisa.

DICAS DO ESPECIALISTA

- A terapia ocupacional na área infantojuvenil tem como finalidade possibilitar que crianças e adolescentes desenvolvam habilidades físicas, motoras, sensoriais, emocionais, cognitivas e sociais necessárias para alcançarem um adequado nível de autonomia e independência em suas atividades de vida diária, desde as ocupações mais simples, até as mais complexas do cotidiano.
- O brincar é uma ferramenta essencial no setting terapêutico da Terapia Ocupacional. É por meio de brincadeiras que o terapeuta ocupacional estimula e desenvolve habilidades que podem ser relevantes para o desenvolvimento infantil. O brincar permite que a criança desenvolva e aprenda a lidar de forma lúdica com as atividades da vida real. Os benefícios que o brincar traz para as crianças durante as intervenções são o desenvolvimento da coordenação motora, desenvolvimento cognitivo, sensorial, social e emocional.
- A Integração Sensorial de Ayres® é um método da Terapia Ocupacional que compreende os quadros de disfunções de integração sensorial e determina diagnósticos por meio de uma avaliação abrangente, com uso de protocolos e propõe uma intervenção específica baseada na Medida de Fidelidade de Ayres® auxiliando as crianças a ter autonomia e qualidade de vida na participação dos seus papéis ocupacionais como brincar, aprender, interagir no ambiente e nas atividades de vida diária. A avaliação e intervenção em ISA® são fundamentais para as crianças no TEA e com diagnósticos de TDAH.

SUGESTÕES DE LEITURA

1. Agostini OS, Magalhães LC, Campos AF. Assessment of motor coordination and dexterity of six years old children: a psychometric analysis. Motriz: Revista de Educação Física. 2014;20(2):167-76.
2. Almohalha L. Tradução, adaptação cultural e validação do Infant Sensory Profile 2 e do Toddler Sensory Profile 2 para crianças brasileiras de 0 a 35 meses [tese – Doutorado em Enfermagem em Saúde Pública]. Ribeirão Preto, Universidade de São Paulo; 2018.
3. Amaral M, Drummond A, Dunn L, Mancini MC. Tradução do questionário Children Helping Out – Responsibilities, expectations and supports (Chores) para o português – Brasil: equivalências semântica, idiomática, conceitual, experiencial e administração em crianças e adolescentes normais e com paralisia cerebral. Brazilian Journal of Physical Therapy. 2012;16(6):515-22.
4. American Occupational Therapy Association (Aota. Occupational therapy practice framework: domain and process (4.ed.). American Journal of Occupational Therapy. 2020;74(Suppl. 2):7412410010.
5. Arbesman M, Bazyk S, Nochajski SM. Systematic review of occupational therapy and mental health promotion, prevention, and intervention for children and youth. Am J Occup Ther. 2013;67(6):e120-e130.
6. Ashburner J, Ziviani J, Rodger S. Sensory processing and classroom emotional, behavioral and educational outcomes in children with autism spectrum disorder. American Journal of Occupational Therapy. 2008;62:564-73.
7. Ayres AJ. Patterns of perceptual motor dysfunction in children: a factor-analytic study. American Journal of Occupational Therapy. 1965;20:288-92.
8. Ayres AJ. Sensory integration and learning disorders. Los Angeles: WPS; 1972.
9. Ayres AJ. Sensory integration and the child. Los Angeles: Western Psychological Services; 1979.
10. Ayres AJ. The sensory integration and praxis test. Los Angeles: Western Psychological Services; 1989.
11. Ayres AJ. Sensory integration and the child. 25th anniversary edition. Los Angeles: WPS; 2005.
12. Bernardo LD, Pontes TB, Souza KI, et al. Adaptação transcultural e validade de conteúdo do Activity

Card Sort ao português brasileiro. Cadernos Brasileiros de Terapia Ocupacional. 2020;28(4):1165-79.

13. Brown GT, Rodger S, Brown A, Roever C. A profile of Canadian pediatric occupational therapy practice. Occup Ther Health Care. 2007;21(4):39-69.
14. Cardoso AA, Magalhães LC. Análise da validade de critério da Avaliação da Coordenação e Destreza Motora: Acoordem para crianças de 7 e 8 anos de idade. Brazilian Journal of Physical Therapy. 2012;16(1):16-22.
15. Case-Smith J, Weaver LL, Fristad MA. A systematic review of sensory processing interventions for children with autism spectrum disorder. Autism: The International Journal of Research and Practice. 2014.
16. Cermark SA, Curtin C, Bandini LG. Food selectivity and sensory sensitivity in children with autism spectrum disorders. Journal of American Dietetic Association. 2010;110:238-46.
17. Conselho Federal de Fisioterapia e Terapia Ocupacional (Coffito). Home page. Disponível em: https://www.coffito.gov.br. Acesso em: 26 set. 2025.
18. Cruz DMC. Os modelos de terapia ocupacional e as possibilidades para a prática e pesquisa no Brasil. Revista Interinstitucional Brasileira de Terapia Ocupacional. 2018:2(3):504-17.
19. Dunn W. Sensory profile. San Antonio Psychological Corporation; 1999.
20. Dunn W. Sensory profile 2: user's manual. San Antonio: NCS Pearson; 2014.
21. Ferland F. O Modelo Lúdico: o brincar, a criança com deficiência e a terapia ocupacional. 3.ed. São Paulo: Roca; 2006.
22. Fisher AG. Occupation-centred, occupation-based, occupation-focused: same, same or different? Previously published in Scandinavian Journal of Occupational Therapy 2013;20:162-173. Scand J Occup Ther. 2014;21(Suppl 1):96-107.
23. Goldman SE, Surdyka K, Cuevas R, et al. Defining the sleep phenotype in children with autism. Developmental Neuropsychology. 2009;34:560-73.
24. Graver HC, La Vesser P. Relationship between social competence and sensory processing in children with high functioning autism spectrum disorders. Research Autism Spectrum Disorders. 2007;1:164-73.
25. Jones DE, Greenberg M, Crowley M. Early social-emotional functioning and public health: the relationship between kindergarten social competence and future wellness. Am J Public Health. 2015;105(11):2283-90.
26. Josman N, Rosenblum S. Modelo Metacognitivo para crianças com desenvolvimento cerebral atípico. In: Katz N. Neurociência, reabilitação cognitiva e modelos de intervenção em terapia ocupacional. Gabay S, Oppido T, trad. 3.ed. São Paulo: Santos; 2014. p.207-29.
27. Kandel E, Schawrtz JH, Jessel TM. Essentials of neuroscience and behavior. Norwalk: Appleton & Lange; 1995.
28. Kielhofner G. The model of human occupation. In: Conceptual foundations of occupational therapy practice. Philadelphia: F. A. Davis Company; 2009. p.147-74.
29. Madaschi V, Mecca TP, Macedo EC, Paula CS. Bayley-III Scales of Infant and Toddler Development: transcultural adaptation and psychometric properties. Paidéia (Ribeirão Preto). 2016;26:64:189-97.
30. Mancini MC. Inventário de avaliação pediátrica de incapacidade (Pedi) manual da versão brasileira adaptada. Belo Horizonte: Editora UFMG; 2005.
31. Mancini MC, Coster WJ, Amaral MF, et al. New version of the Pediatric Evaluation of Disability Inventory (Pedi-CAT): translation, cultural adaptation to Brazil and analyses of psychometric properties. Brazilian Journal of Physical Therapy. 2016;20(6):561-70.
32. Mazak MSR, et al . Adaptação Transcultural do Instrumento the Short Child Occupational Profile (SCOPE) para o Português Brasileiro. Rev. Bras. Educ. Espec. 2022;28:e0007. Disponível em http://educa.fcc.org.br/scielo.php?script=sci_arttext&pid=S1413-65382022000100318&lng=pt&nrm=iso. Acesso em: 2 out. 2025. Epub 09-Nov-2022. https://doi.org/10.1590/1980-54702022v28e0007.
33. May-Benson TA, Roley SS, Mailloux Z, et al. Interrater reliability and discriminative validity of the structural elements of the Ayres Sensory Integration Fidelity Measure. American Journal of Occupational Therapy. 2014;68:506-13.
34. Organização Mundial da Saúde (OMS). CIF: Classificação Internacional de Funcionalidade, Incapacidade e Saúde. São Paulo: Edusp; 2020.
35. Organização Mundial da Saúde (OMS). CIF-CJ: Classificação Internacional de Funcionalidade, Incapacidade e Saúde: versão para crianças e jovens [Centro colaborador da Organização Mundial da Saúde para a Família de Classificações Internacionais (org.). Coordenação da tradução Heloisa Ventura Dinubila. São Paulo: Edusp; 2011.
36. Pfeifer L, Queiroz MA, Santos JLF dos, Stagnitti KE. Cross-cultural adaptation and reliability of child-initiated pretend play assessment (Chippa). Canadian Journal of Occupational Therapy. 2011;78(3):187-95.
37. Polatajko HJ, Mandich A, McEwen SE. Orientação cognitiva para desempenho ocupacional diário / intervenção com base na cognição para crianças e adultos. In: Katz N. Neurociência, reabilitação cognitiva e modelos de intervenção em terapia ocupacional. Gabay S, Oppido T, trad. 3.ed. São Paulo: Santos; 2014. p.279-300.
38. Roll K, Roll W. The Real: The Roll Evaluation of Activities of Life. User's guide: the evaluation of activities of daily living skills (ADLs) and the instrumental activities of daily living skills (AIDLs). Green Valley Drive Bloomington: Pearson; 2013.
39. Roley SS, Mailloux Z, Parham LD, et al. Sensory integration and praxis patterns in children with autism. American Journal of Occupational Therapy. 2015;69:6901220010.

40. Ruggio CIB, Costa AS, Missiuna C, et al. Validity and reliability of the Perceived Efficacy and Goal Setting System (Pegs) for Brazilian children. Cadernos Brasileiros de Terapia Ocupacional. 2018;26(4):828-36.
41. Sanches-Ferreira M, Alves S, Silveira-Maia M. Translation, adaptation and validation of the Portuguese version of Children's Assessment of Participation and Enjoyment / Preferences for Activities of Children (Cape/PAC). Journal of Occupational Therapy, Schools, & Early Intervention. 2022;16(4):593-607.
42. Sant'Anna MMM (org.). Instrumentos de avaliação do Modelo Lúdico para crianças com deficiência física (EIP-ACL): manual da versão brasileira adaptada. São Carlos: ABPEE, M&M Editora; 2015.
43. Sant'Anna MMM, Ferland F. Modelo Lúdico: intervenção para o brincar de crianças com deficiência. In: Pfeifer LI, Sant'Anna MMM (orgs.). Terapia ocupacional na infância: procedimentos na prática clínica. São Paulo: Memnon; 2020. p.378-99.
44. Santos JAT, Ayupe KMA, Lima ALO, et al. Propriedades psicométricas da versão brasileira do Denver II: teste de triagem do desenvolvimento. Ciência & Saúde Coletiva. 2022;27(3):1097-106.
45. Schaaf R, Benevides T, Kelly D, Mailloux Z. Occupational therapy and sensory integration for children with autism: a feasibility, safety, acceptability and fidelity study. Department of Occupational Therapy Faculty Papers. Paper 13, 2012.
46. Schaaf RS, Davies PL. Evolution of the Sensory Integration Frame of Reference. Letter from editors. American Journal of Occupational Therapy. 2010;64(3).
47. Schaaf R, Mailloux Z. Clinician's guide for implementing Ayres Sensory Integration. Promoting Participation for Children with Autism. Aota Press; 2015.
48. Schoen S, Lane S, Mailloux Z, et al. A systematic review of ayres sensory integration intervention for children with autism. Autism Research. 2019;12:6-19.
49. Silva CG, Van Petten AMVN, Harsányi E, Magalhães LC. Análise psicométrica dos itens da Avaliação da Coordenação e Destreza Motora (Acoordem) em crianças de 4 anos. Rev Ter Ocup Univ São Paulo. 2017;28(1):9-18.
50. Sposito P, Mota A, Pfeifer Li, Santos JLF. Adaptação transcultural da Escala Lúdica Pré-Escolar de Knox – revisada para uso na população brasileira. Interação em Psicologia. 2012;16(2).
51. Steinbrenner JR, Hume K, Odom S, et al. Evidence-based practices for children, youth, and young adults with autism. National Clearinghouse on Autism Evidence and Practice Review Team. 2020.
52. Taylor RR, Kielhofner G. Kielhofner's Model of Human Occupation: theory and application. 5.ed. Philadelphia: Wolters Kluwer; 2017.
53. Toglia JP. Modelo Interativo Dinâmico de Cognição na reabilitação cognitiva. In: Katz N. Neurociência, reabilitação cognitiva e modelos de intervenção em terapia ocupacional. Gabay S, Oppido T, trad. 3.ed. São Paulo: Santos; 2014. p.149-88.
54. Vizzotto ADB. Avaliação de terapia ocupacional. In: Boarati MA, Pantano T, Scivoletto S (eds.). 2.ed. Psiquiatria da infância e adolescência: cuidado multidisciplinar. Barueri: Manole; 2023. p.247-64.
55. Vizzotto ADB, Buchain PC. Classificação Internacional de Funcionalidade (CIF) e o diagnóstico de disfunção. In: Miguel EC, et al. Clínica psiquiátrica: terapêutica psiquiátrica. v.3. Barueri: Manole; 2021.

PARA SABER MAIS

- Schaaf RC, Dumont RL, Arbesman M, May-Benson TA. Efficacy of occupational therapy using Ayres Sensory Integration®: a systematic review. American Journal of Occupational Therapy. 2018;72.

Seção V

Na sociedade

45

Promoção da saúde e prevenção de transtornos mentais

Daniel Fatori
Marina Aranha Fondello

PONTOS-CHAVE DESTE CAPÍTULO

- O número de crianças e adolescentes com transtornos mentais vem aumentando, o que representa um desafio crescente para a sociedade. Por isso, promoção e prevenção são essenciais para reduzir o número de pessoas afetadas.
- Programas de prevenção de transtornos mentais na infância e na adolescência visam à modificação de fatores de risco, geralmente por meio de intervenções que ocorrem no contexto escolar, e têm demonstrado eficácia em ensaios clínicos randomizados.
- Há necessidade de avanços metodológicos e do desenvolvimento de programas de promoção e prevenção específicos para contextos sociais e culturais a fim de que estes sejam implementados em larga escala.

INTRODUÇÃO

Os transtornos mentais frequentemente têm início cedo na vida e afetam aproximadamente 13% da população mundial de crianças e adolescentes. Pesquisas realizadas nas últimas décadas apresentam indícios de que, apesar da disponibilidade de tratamentos baseados em evidências e da maior conscientização da sociedade acerca do tema, as taxas de prevalência de transtornos mentais nessa faixa etária não têm diminuído, mas sim aumentado. Diante disso, o foco exclusivo na oferta de tratamento para abordar os problemas de saúde mental tem alcance limitado, já que a força de trabalho, assim como os recursos econômicos, são escassos mundialmente.

Nesse cenário, intervenções que procurem reduzir a prevalência dos transtornos mentais em crianças e adolescentes são de extrema relevância do ponto de vista da saúde populacional. Ao evitar que novos casos surjam, o sistema de saúde é aliviado, assim como a sociedade como um todo tem a carga (impacto na qualidade de vida, desempenho, produtividade) reduzida, produzindo benefícios sociais e econômicos importantes. Intervenções com esse caráter estão associadas a estratégias de prevenção.

A prevenção tem como objetivo reduzir a incidência de transtornos mentais, ou seja, o surgimento de novos casos, por meio de intervenções que modificam a exposição a fatores de risco ou que fortalecem mecanismos adaptativos e de resiliência. O campo da prevenção tem sofrido importantes mudanças teóricas nos últimos 50 anos, demonstrando uma evolução que procura adequar aspectos teóricos, científicos e práticos.

Na década de 1960, o campo da saúde mental tinha como princípios norteadores o modelo que separa prevenção em três categorias: primária, secundária e terciária. Esse modelo, trazido da área da saúde pública, sofreu críticas importantes em razão da dificuldade de clínicos e pesquisadores distinguirem entre os três níveis, além da confusão com o conceito de tratamento. Posteriormente, na década de 1980, um novo modelo de conceitualização de prevenção foi proposto, pressupondo um contínuo amplo que contempla promoção, prevenção, tratamento e manutenção. Desde então, esse modelo tem sido atualizado e é considerado o mais aceito (Figura 1).

Primeiramente, na base do contínuo, a promoção é voltada para promover há-

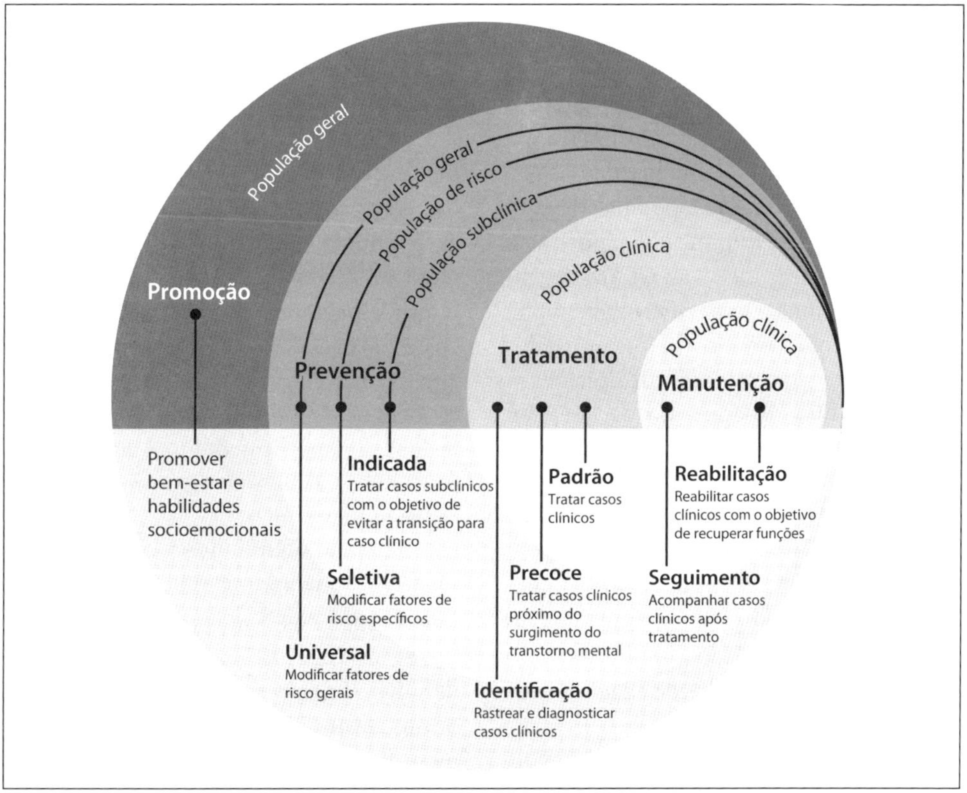

FIGURA 1 Diagrama do contínuo de promoção, prevenção, tratamento e manutenção de transtornos mentais.
Fonte: adaptação de NRC e IOM (2009).

bitos, comportamentos e atividades que estejam relacionadas com um senso positivo de autoestima, competência, bem-estar, inclusão social e resiliência. A promoção não é focada em transtornos mentais específicos, e sim em um contexto mais abrangente de saúde mental. Esse tipo de intervenção é direcionado à população geral, sem restrições e procurando uma abrangência populacional grande. Além disso, a promoção não tem como alvo a modificação de fatores de risco, ponto crucial em que difere das práticas de prevenção. Um exemplo seria um programa implementado em escola ou centro comunitário focado em aprimorar habilidades socioemocionais, ou um programa escolar voltado para a estimulação de hábitos saudáveis (p. ex., exercícios físicos ou higiene do sono).

Em seguida, a prevenção é dividida em três abordagens distintas. A primeira é a prevenção universal. Estratégias dessa natureza são direcionadas à população geral com o objetivo de modificar a exposição a fatores de risco gerais, sem focar subgrupos populacionais específicos. Exemplo: campanhas que visam melhorar indicadores de saúde materno-infantil tipicamente relacionados ao aumento de risco do surgimento de transtornos mentais, como nascimento pré-termo e complicações obstétricas, entre outros. Outro exemplo seria uma campanha que procura melhorar a socialização de crianças pré-escolares. Como esse tipo de intervenção é realizado em larga escala, é importante que a aceitabilidade seja grande, de fácil implementação e baixo custo.

Em seguida, há a prevenção seletiva. Seu objetivo é focar esforços em grupos populacionais que, pelas características que os definem, apresentam risco aumentado, estabelecido por evidências científicas, de desenvolver transtornos mentais. O risco pode pertencer a diversas categorias, mas geralmente envolve fatores biológicos, psicológicos ou sociais. Aqui, um exemplo seriam programas para crianças que têm pais com transtorno mental ou para crianças vivendo em situações econômicas adversas. O conteúdo da intervenção é usualmente voltado para mecanismos que explicam a relação do fator de risco com o desenvolvimento do transtorno mental ou mesmo mudanças comportamentais e cognitivas que possam diminuir a chance de um transtorno mental surgir. É importante notar que intervenções de prevenção seletiva precisam ser muito bem embasadas em conhecimento científico de qualidade, caso contrário podem produzir efeitos nulos ou até mesmo negativos.

Por fim, a prevenção indicada é para populações que já apresentam sintomas ou diagnóstico subclínico. A distinção entre clínico e subclínico é essencial. Entende-se como diagnóstico clínico aquele que é pautado nos manuais diagnósticos atuais (DSM e CID, em suas versões atualizadas). Já um diagnóstico subclínico ocorre quando crianças e adolescentes apresentam um conjunto de sintomas psicopatológicos, mas não preenchem os critérios necessários para diagnosticar um transtorno mental preconizado pelos manuais diagnósticos. A compreensão contemporânea dos transtornos mentais é de um contínuo entre saúde e doença, entre desenvolvimento típico e atípico, por isso o transtorno subclínico é entendido como um estágio importante no surgimento dos transtornos mentais. Esse grupo populacional, então, é frequentemente definido como de alto risco, e as intervenções indicadas visam especificamente evitar que o quadro progrida, seja evitando que mais sintomas apareçam ou atenuando os sintomas subclínicos já instalados. Intervenções dessa natureza podem ser focadas em crianças com problemas precoces de agressividade ou sintomas de ansiedade sem prejuízo funcional específico.

Apesar de o foco central deste capítulo ser apresentar promoção e prevenção, é certamente útil definir mais dois conceitos que fazem parte do contínuo apresentado na Figura 1. Essa utilidade se dá pelo fato de que a distinção entre promoção, prevenção e tratamento é importante. Tratamento é um termo relacionado à intervenção para indivíduos que têm um diagnóstico de transtorno mental estabelecido, o que significa dizer que há prejuízo funcional ou desenvolvimental. Assim, a identificação do caso é crucial para que este receba tratamento, por isso a identificação também faz parte do contínuo. Após a identificação ocorrer e o tratamento precoce ou tradicional ser ministrado, ocorrem estratégias de manutenção. A manutenção tem como objetivo a aderência ao tratamento, principalmente quando este é de longo prazo, assim como diminuir as chances de que ocorra recaída (recorrência do diagnóstico). Faz parte da manutenção também o pós-cuidado relacionado a reabilitação de funções que foram prejudicadas pelo transtorno mental (p. ex., sociabilidade, memória de trabalho etc.).

EVIDÊNCIAS ATUAIS

Nas últimas décadas, pesquisadores ao redor do mundo desenvolveram e testaram diversos programas de promoção e prevenção de saúde mental em crianças e adolescentes. O contexto escolar é frequentemente o local de escolha para a implementação de tais intervenções. Isso se dá pelo fato de que crianças e adolescentes passam um grande tempo no ambiente escolar e este perpassa suas vidas em diversos aspectos. A escola, então, é um local privilegiado para ações de saúde mental. A seguir serão apresentadas as evidências mais recentes acerca das intervenções de promoção e prevenção de saúde mental em escolares, considerando revisões sistemáticas e metanálises.

Uma revisão sistemática objetivou identificar e avaliar intervenções de promoção de saúde mental no contexto de escolas (O'Reilly et al., 2018). A busca dos autores, centrada entre 2007 e 2017, revelou 10 estudos que implementaram e testaram intervenções dessa natureza nos EUA, na Europa e na Oceania. Sete das intervenções foram entregues por professores e duas por especialistas da área da saúde mental. A maioria das intervenções abordou a competência socioemocional de escolares usando atividades que eram usualmente integradas no currículo. Entre os estudos levantados, apenas dois não obtiveram sucesso em promover mudanças positivas. É importante ressaltar que, do ponto de vista metodológico, a maioria dos estudos não utilizou um desenho randomizado e com grupo controle, o que compromete a robustez dos achados e a capacidade de generalização destes. É esperado que tais intervenções tenham um tamanho de efeito pequeno; logo, estudos que visam testá-las necessitam de amostras relativamente grandes.

Um estudo de revisão sistemática e metanálise procurou avaliar as evidências de efetividade de programas de prevenção no contexto escolar voltados para prevenção de depressão e ansiedade (Werner-Seidler et al., 2021). Os 118 ensaios clínicos randomizados (ECR) levantados somavam mais de 45 mil participantes. Entre os estudos, 57% testaram programas de prevenção universal, 33% de prevenção indicada e 7% prevenção seletiva. Mais da metade dos estudos focou simultaneamente a depressão e a ansiedade e intervenções baseadas em terapia cognitivo-comportamental (TCC) (77%). Os pesquisadores também avaliaram a modalidade de entrega da intervenção, mostrando que na maioria dos estudos (63%) quem realizava a intervenção era um profissional de fora da escola contratado pelos pesquisadores. O formato de grupo foi o mais utilizado (89%). As intervenções variavam de uma sessão única até mais de 20 sessões, com duração típica entre 45 e 60 minutos. A análise dos estudos revelou que intervenções escolares de prevenção para depressão e ansiedade tem um tamanho de efeito padronizado pequeno (aproximadamente 0,2). Heterogeneidade moderada foi detectada para depressão e ansiedade. Em análise de subgrupo, dados demonstraram que a prevenção universal tem efeito maior que a prevenção indicada quando o alvo é a depressão, mas para ansiedade não houve diferença.

Siegenthaler et al. (2012) revisaram a literatura com o objetivo de avaliar intervenções de prevenção seletiva para crianças e adolescentes com pais que têm diagnóstico de transtorno mental. Esse grupo populacional é conhecido pelo alto risco para o desenvolvimento de transtornos mentais ao longo da vida, e as intervenções têm o potencial de prevenir o surgimento desses desfechos. Os autores encontraram 17 artigos científicos que reportaram dados de 13 ECR que incluíram grupo controle. Os estudos ao todo somaram 1.490 participantes, de recém-nascidos até adolescentes. A maioria dos estudos foi conduzida nos EUA, mas também houve estudos no Canadá, no Reino Unido e na Finlândia. O alvo das intervenções, que tinham duração de 1 a 32 sessões, foi a família, somente os pais e somente a mãe ou adolescentes, e o arcabouço teórico mais utilizado foi a TCC. Os dados metanalisados revelaram que o risco de os filhos(as) desenvolverem transtorno mental foi reduzido em 40%. O tamanho do efeito (diferenças de médias padronizadas) das intervenções para os transtornos internalizantes (p. ex., depressão, ansiedade) foi de 0,2 (efeito pequeno), enquanto para transtornos externalizantes não houve diferença estatisticamente significativa. Em termos de qualidade metodológica, é importante ressaltar que em apenas três dos estudos os avaliadores eram cegos (isto é, não sabiam para qual grupo o participante fora randomizado).

Uma metanálise conduzida por Fisak Jr. et al. (2011) procurou avaliar os estudos de prevenção específicos para transtornos de ansiedade. Os autores encontraram 30 estudos (cinco não se utilizaram de grupo controle) e demonstraram que o tamanho de efeito agregado das intervenções foi de 0,2 (efeito pequeno). Em estudos com seguimento de 6 meses o tamanho de efeito foi de 0,2 também, mas em seguimentos de 12 meses o valor caiu para menor que 0,1. Em análises de moderação, os dados não demonstraram diferenças significativas entre programas universais *versus* seletivo e indicado. Programas em que profissionais de saúde mental entregavam a intervenção, ao invés de leigos, tinham tamanhos de efeitos maiores. Outro achado interessante foi que, quanto maior o número de sessões, maior era o efeito da intervenção. Entre as diversas intervenções avaliadas, o programa australiano Friends teve maior destaque em termos de tamanho de efeito quando comparado aos demais. Esse programa, endossado pela Organização Mundial de Saúde (OMS), utiliza-se de conceitos da TCC para construir resiliência ao longo da vida em diversos contextos sociais, mas principalmente em escolas.

DESAFIOS E RECOMENDAÇÕES METODOLÓGICAS

Avaliando a literatura disponível acerca da promoção e prevenção de transtornos mentais na infância e na adolescência é possível notar uma série de limitações e perspectivas para novos avanços. Primeiramente, o número de estudos, quando comparado com a literatura de tratamento, é pequeno. Mais ainda, a distribuição geográfica dos estudos é extremamente restrita. A maioria dos estudos tem sido conduzida nos países desenvolvidos, limitando então a possibilidade de generalização dos achados encontrados. Sabe-se que, atualmente, a maior parte das crianças e adolescentes no mundo vive em países em desenvolvimento, como o Brasil; logo, esses são os países que justamente mais precisam de intervenções dessa natureza. Assim, é fundamental que pesquisadores em nosso meio desenvolvam intervenções apropriadas para o contexto cultural e social e testem por meio de ensaios clínicos randomizados. Assim, é fundamental que pesquisadores em nosso meio desenvolvam intervenções apropriadas para o contexto cultural e social e testem por meio de ensaios clínicos randomizados, como nos casos dos programas #TamoJunto (Sanchez et al., 2017) e Primeiros Laços (Fatori et al., 2021).

Em termos de metodologia, nota-se que muitos estudos não apresentam randomização ou mesmo grupo controle, o que diminui significativamente a robustez dos achados. A ausência de avaliação cega em muitos estudos também é um aspecto importante que prejudica a confiança nas evidências. É sabido que estudos sem avaliação cega frequentemente têm tamanhos de efeito maiores que estudos com avaliação cega, contudo essa diferença é relacionada ao viés metodológico, não à qualidade das intervenções. Esses problemas metodológicos são conhecidos por inflar os tamanhos de efeito, ou seja, aumentar artificialmente o efeito da intervenção. Assim, é importante que novos estudos sejam randomizados, idealmente com grupos controle ativos (outra intervenção sem os componentes ativos, que garanta o controle para aspectos não específicos da intervenção e para o efeito do tempo), e avaliadores cegos.

Outra limitação importante são os tamanhos amostrais, normalmente reduzidos e abaixo do que se esperaria para intervenções de promoção e prevenção. Do ponto de vista estatístico, prevenir desfechos de saúde usualmente necessita de grandes amostras (em razão de os efeitos serem em geral pequenos); e, do ponto de vista metodológico, grandes amostras auxiliam na generalização dos achados. Ainda, é frequente a escassez de seguimento de médio e longo prazo, o que torna difícil entender se o efeito dessas intervenções permanece com o tempo.

Um ponto importante se refere à possibilidade de incorporação das estratégias a serviços de saúde pública e ao potencial de escalabilidade. Uma das metanálises mencionadas demonstrou que na maioria dos estudos quem realizava a intervenção era um profissional de fora da escola e contratado pelos pesquisadores. Esse dado é preocupante, porque não permite saber se as intervenções realmente se encaixam na dinâmica escolar usual, considerando os profissionais que já trabalham no ambiente. A ciência da implementação, área que busca entender métodos e estratégias que facilitam a adoção de intervenções e práticas baseadas em evidências, tem alertado nas últimas décadas para a dificuldade de generalização de achados científicos em que a intervenção é testada em um ambiente excessivamente controlado ou ideal. Dessa forma, recomenda-se que programas sejam testados por meio de estudos pragmáticos em que as intervenções ocorram no contexto real, utilizando-se de recursos humanos dos sistemas.

CONCLUSÕES

Há uma crescente discussão acerca das novas direções que os diversos sistemas da sociedade precisam tomar para se adequar aos enormes desafios impostos pelos transtornos mentais na infância e na adolescência. No século passado era grande a ênfase nos tratamentos, enquanto promoção e prevenção ficavam em segundo plano. As diretrizes atuais enfatizam que programas de promoção e prevenção serão cruciais para reduzir as consequências negativas trazidas pelos transtornos mentais. Assim, é apenas investindo em todo o contínuo de cuidado em saúde mental — da promoção e prevenção à manutenção — que a sociedade conseguirá dar conta desse desafio de saúde pública.

Contudo, como demonstrado ao longo deste capítulo, as evidências científicas acerca de programas de promoção e prevenção ainda são escassas e com tamanho de efeito aquém do que seria necessário para produzir mudanças profundas. Há, desse modo, uma grande oportunidade de desenvolvimento de estratégias de promoção e prevenção, que devem ser adaptadas para cada cultura e sociedade e testadas nesse contexto. Para tanto, é fundamental a articulação entre pesquisadores, educadores e gestores de políticas públicas.

DICAS DO ESPECIALI STA

- Um olhar além do tratamento: os transtornos mentais em crianças e adolescentes estão aumentando, e o foco apenas no tratamento é insuficiente devido à escassez de recursos. É crucial que a sociedade invista em estratégias de promoção e prevenção, que buscam reduzir a incidência de novos casos e diminuir o impacto desses problemas.
- Promoção e prevenção: a promoção tem como alvo a população geral e visa aprimorar o bem-estar e habilidades socioemocionais. Já a prevenção é dividida em três abordagens: (a) universal: direcionada a toda a população para modificar fatores de risco gerais; (b) seletiva: focada em grupos com risco aumentado para desenvolver transtornos mentais; (c) indicada: voltada para populações com sintomas ou diagnósticos subclínicos, para evitar a progressão do quadro.

- Priorizar intervenções baseadas em evidências: é importante que as intervenções utilizadas sejam embasadas cientificamente. Programas de prevenção, especialmente no contexto escolar, demonstraram eficácia em ensaios clínicos randomizados para reduzir o risco de transtornos como depressão e ansiedade. Embora os efeitos sejam, em geral, pequenos, eles são estatisticamente significativos.
- Adaptação ao contexto local: a maioria dos estudos sobre o tema foi realizada em países desenvolvidos. É essencial que novas pesquisas sejam desenvolvidas no Brasil e em outros países em desenvolvimento, adaptando as intervenções ao contexto cultural e social para que possam ser implementadas em larga escala de forma eficaz.

SUGESTÕES DE LEITURA

1. Arango C, Díaz-Caneja CM, McGorry PD, et al. Preventive strategies for mental health. Lancet Psychiatry. 2018;5(7):591-604.
2. Fatori D. A randomized controlled trial testing the efficacy of a Nurse Home Visiting Program for Pregnant Adolescents. National Library of Medicine. 2021;11(1):14432.
3. Fisak Jr BJ, Richard D, Mann A. The prevention of child and adolescent anxiety: a meta-analytic review. Prev Sci. 2011;12(3):255-68. Disponível em: http://link.springer.com/article/10.1007/s11121-011-0210-0. Acesso em: 11 dez. 2024.
4. National Research Council (NRC); Institute of Medicine (IOM). Defining the Scope of Prevention. National Academies Press (US); 2009. Disponível em: https://www.ncbi.nlm.nih.gov/books/NBK32789/. Acesso em: 11 dez. 2024.
5. O'Reilly M, Svirydzenka N, Adams S, Dogra N. Review of mental health promotion interventions in schools. Soc Psychiatry Psychiatr Epidemiol. 2018;53(7):647-62.
6. Patel V, Saxena S, Lund C, et al. Transforming mental health systems globally: principles and policy recommendations. Lancet. 2023;402(10402):656-66.
7. Piao J, Huang Y, Han C, et al. Alarming changes in the global burden of mental disorders in children and adolescents from 1990 to 2019: a systematic analysis for the Global Burden of Disease study. Eur Child Adolesc Psychiatry. 2022;31(11):1827-45.
8. Polanczyk GV, Salum GA, Sugaya LS, et al. Annual research review: a meta-analysis of the worldwide prevalence of mental disorders in children and adolescents. J Child Psychol Psychiatry. 2015;56(3):345-65.
9. Sanchez ZM. The #Tamojunto Drug Prevention Program in Brazilian Schools: a Randomized Controlled Trial. National Library of Medicine. 2017;18(7):772-782.
10. Siegenthaler E, Munder T, Egger M. Effect of preventive interventions in mentally ill parents on the mental health of the offspring: systematic review and meta-analysis. J Am Acad Child Adolesc Psychiatry. 2012;51(1):8-17.e8.
11. Solmi M, Radua J, Olivola M, et al. Age at onset of mental disorders worldwide: large-scale meta-analysis of 192 epidemiological studies. Mol Psychiatry. 2021.
12. Werner-Seidler A, Spanos S, Calear AL, et al. School-based depression and anxiety prevention programs: an updated systematic review and meta-analysis. Clin Psychol Rev. 2021;89:102079.

PARA SABER MAIS

- Arango C, Díaz-Caneja CM, McGorry P, et al. Preventive strategies for mental health. The Lancet – Psychiatry. 2018;5(7):591-604.
- O'Connell M, Boat T, Warner K. Preventing mental, emotional, and behavioral disorders among young people. Washington (DC): National Academies Press; 2009.
- Werner-Seidler A, Spanos S, Calear AL, et al. School-based depression and anxiety prevention programs: an updated systematic review and meta-analysis. Clinical Psychology Review. 2021;89:102079.

46

Aspectos éticos e legais do cuidado da criança e do adolescente

Thiago Fernando da Silva
Gustavo Bonini Castellana
Daniel Martins de Barros
Ênio Roberto de Andrade

PONTOS-CHAVE DESTE CAPÍTULO

- O atendimento de crianças e adolescentes envolve invariavelmente aspectos éticos que podem colocar o psiquiatra em conflito sobre a melhor tomada de decisão. Por isso é fundamental que o psiquiatra tenha conhecimento aprofundado dos principais aspectos bioéticos e legais envolvidos.
- A criação do atual arcabouço jurídico de proteção a crianças e adolescentes é resultado de uma longa e tortuosa evolução e luta social e política a fim de reconhecer esses indivíduos como sujeitos e titulares de direitos.
- A sociedade brasileira, por meio de suas leis e ordenamentos, garante cuidado especial com essa população.

INTRODUÇÃO

A relação de dependência entre o conhecimento técnico-científico e a dimensão subjetiva e valorativa das práticas de saúde, especialmente na psiquiatria, é um fenômeno cada vez mais explorado na literatura científica. Tal relação adquire contornos mais nítidos especialmente na psiquiatria da infância e adolescência. Discussões acerca da saúde mental são tão antigas quanto a humanidade, e há diversas descrições sobre o quadro clínico e tratamento do que atualmente são considerados transtornos psiquiátricos nas obras de autores como Hipócrates, na Grécia ou Galeno, em Roma. Entretanto, tais obras se concentram exclusivamente nos adultos e suas necessidades. As crianças e os adolescentes eram geralmente vistos pela sociedade como objetos, cuja posse era de seus pais. Gradualmente ocorreram mudanças na sociedade sobre a visão de cuidado das crianças e adolescentes, e esses indivíduos passaram a ser considerados pertencentes a um grupo especial, com necessidades específicas e detentores de direitos especiais dentro da sociedade. Essa visão é relativamente recente dentro da história da humanidade: noções sobre educação formal de crianças e adolescentes emergiram apenas no século XVII, e mesmo naquela época a aplicação era restrita a classes sociais mais privilegiadas.

Acompanhando as mudanças na sociedade, observaram-se diversas transformações na medicina e na psiquiatria. Por exemplo, a pediatria emergiu como especialidade médica nas últimas décadas do século XIX. Já a psiquiatria da infância e adolescência é bastante recente, tendo sido definida como especialidade médica apenas em 1937, data da realização do I Congresso de Psiquiatria Infantil de Paris. A Academia Americana de Psiquiatria Infantil surgiu em 1953, e seu primeiro código foi publicado somente em 1980.

Em relação ao cenário nacional, a criação de uma política de saúde mental para crianças e adolescentes é recente, e baseia-se em um modelo integrado e intersetorial, com a presença de serviços com diferentes níveis de complexidade. A promulgação da lei que trata das políticas de saúde mental no Brasil é um marco legal fundamental no ordenamento jurídico nacional. A lei é clara ao afirmar que os direitos e a proteção das pessoas acometidas por transtorno mental são assegurados sem qualquer forma de discriminação quanto à idade. Portanto, todos os pacientes, incluindo crianças e adolescentes, enquadram-se nessa lei. Ela afirma que é responsabilidade do Estado o desenvolvimento da política de saúde mental, a assistência e a promoção de ações de saúde aos portadores de transtornos mentais, com a devida participação da sociedade e da família.

Além disso, a proteção integral à criança e ao adolescente em nosso país é ressaltada no Estatuto da Criança e do Adolescente. Em seu art. 7º, a Lei n. 8.069/90 determina que "A criança e o adolescente têm direito à proteção à vida e à saúde, mediante a efetivação de políticas sociais públicas que permitam o nascimento e o desenvolvimento sadio e harmonioso, em condições dignas de existência".

FUNDAMENTOS BIOÉTICOS

O nascimento da bioética remonta ao século XX, e um dos textos embrionários dessa disciplina foi publicado em 1927 por Fritz Jahr com o título de "Bio-Ethik: Eine Umschau über die ethischen Beziehungen des Menschen zu Tier und Pflanze", em tradução livre, "Bioética: uma revisão das relações éticas entre seres humanos, animais e plantas". Nesse artigo o autor ampliou o conceito do imperativo kantiano, propondo um imperativo bioético – respeite todo ser vivo, como princípio e fim em si mesmo. e trate-o, se possível, como tal.

Em 1971 foi publicado o influente livro de Potter *Bioética: uma ponte para o futuro*, e após alguns anos foi publicado o livro seminal de Beauchamp e Childress *Princípios de ética biomédica*, no qual os autores lançaram as bases do modelo bioético principialista, que é um dos principais modelos utilizados no mundo. Nesse modelo, os autores discutem alguns princípios bioéticos básicos a serem seguidos pelos profissionais de saúde:

- Autonomia: direito do paciente a decidir sobre sua própria vida e dever do profissional de saúde de respeitar essa decisão.
- Beneficência: princípio segundo o qual toda ação do profissional de saúde deve promover o bem do paciente e os

benefícios e possíveis prejuízos de determinada intervenção devem ser considerados.

- Não maleficência: dever do profissional de não causar dano ou algum mal ao paciente.
- Justiça: dever de distribuir recursos de saúde de maneira equânime.

Porém, nos últimos anos houve questionamentos a esse modelo principialista e novos modelos bioéticos foram discutidos e pensados a fim de abarcar a complexidade da atuação dos profissionais, especialmente no campo da saúde mental. Um dos modelos emergentes é o da deliberação moral, sistematizada pelo psiquiatra espanhol Diego Gracia. A deliberação moral é um itinerário sistematizado e contextualizado para a análise de conflitos éticos. Tal modelo distingue-se da chamada abordagem dilemática, na qual, em face de determinado conflito ético, dispõem-se os argumentos "pró" e "contra" e elege-se uma única saída, geralmente em detrimento de determinado valor. Por exemplo, a fim de priorizar o princípio da beneficência, pode-se renunciar ao princípio da autonomia em determinada situação clínica. Já a abordagem problemática, cerne da teoria da deliberação moral, parte do pressuposto básico de que a realidade é rica e complexa, com múltiplos valores envolvidos, relacionados aos diferentes indivíduos envolvidos em um conflito ético (pacientes, profissionais de saúde, familiares, operadores do direito).

O método da deliberação moral é constituído por alguns momentos predefinidos:

- **Deliberação sobre os fatos:** fato é todo dado de percepção que pode ser observado, como diagnósticos psiquiátricos, medicamentos em uso, tratamentos realizados. Nesse momento são apresentados todos os dados objetivos do caso em questão.
- **Deliberação sobre os valores:** todos os valores presentes no caso em tela são avaliados. Não há uma definição única para valores, mas podemos defini-los como tudo aquilo que é importante para os indivíduos envolvidos em uma relação terapêutica. A prática da medicina baseada em valores é um modelo que visa trazer ao encontro terapêutico as expectativas, preferências e preocupações dos pacientes e médicos. A análise bioética começa com os dados clínicos, mas a inclusão dos valores no processo de tomada de decisão aumenta a qualidade da atenção à saúde. Nesse momento são identificados os valores em conflito e listados os problemas bioéticos, com identificação de um problema bioético fundamental. O problema bioético fundamental deve ser formulado como uma "pergunta-problema" da forma mais clara possível.
- **Deliberação sobre os deveres:** nesse momento são identificados os possíveis cursos de ação. Devem ser identificados os cursos de ação extremos possíveis para o caso, levando em consideração os dois polos opostos dos valores em conflito. Um curso de ação extremo é uma solução possível para o caso, porém é um caminho que opta por um dos valores em conflito e o realiza às custas do aniquilamento do outro. A tendência do pensamento em um processo de tomada de decisão complexa é pender para os extremos, reduzindo problemas complexos a di-

lemas binários. Porém, de acordo com o pensamento de Gracia, os cursos extremos são soluções chamadas de "imprudentes" e idealmente devem ser evitadas. Após a definição dos cursos extremos são identificados os cursos de ação intermediários, "prudentes", que levam em consideração o respeito a todos os valores envolvidos. Dentre esses cursos de ação é identificado um "curso ótimo", que prejudica o menos possível todos os valores envolvidos no conflito.

- **Deliberação sobre as responsabilidades:** nessa fase final o curso ótimo de ação é submetido às provas de consistência, que são a legalidade (essa decisão é legal?), a publicidade (estaria disposto a defender publicamente a decisão tomada?) e a temporalidade (tomaria a mesma decisão se tivesse mais tempo para decidir?).

FUNDAMENTOS JURÍDICOS

A criação do atual arcabouço jurídico de proteção a crianças e adolescentes é resultado de uma longa e tortuosa evolução e luta social e política a fim de reconhecer esses indivíduos como sujeitos e titulares de direitos, embora infelizmente esses direitos ainda sejam constantemente desrespeitados.

Ao longo da evolução histórica do direito, a análise do reconhecimento da criança e adolescente como titular de direitos especiais de proteção revela uma construção duramente conquistada ao longo das últimas décadas. Isso é evidenciado, inclusive, pela notável assinatura generalizada da Convenção sobre os Direitos da Criança da ONU, que a torna o tratado internacional mais amplamente assinado na história. Essa tendência ressalta a importância de reconhecer a fase peculiar de desenvolvimento da criança e adolescente, na qual suas habilidades são progressivamente aprimoradas, assegurando-lhes, assim, um *status* jurídico mais elevado de proteção e cuidado.

A sociedade brasileira, por meio de suas leis e ordenamentos, garante cuidado especial a essa população. De especial importância foi a promulgação do Estatuto da Criança e do Adolescente (ECA). O ECA é a primeira legislação latino-americana a se adequar às normativas internacionais, consistindo em um sistema de garantias que reproduz os princípios fundamentais definidos pela Constituição Federal de 1988. O ECA afirma que "A criança e o adolescente gozam de todos os direitos fundamentais inerentes à pessoa humana, sem prejuízo da proteção integral de que trata esta Lei, assegurando-se-lhes, por lei ou por outros meios, todas as oportunidades e facilidades, a fim de lhes facultar o desenvolvimento físico, mental, moral, espiritual e social, em condições de liberdade e de dignidade".

O ECA é cristalino ao assegurar a prioridade de atendimento em saúde, incluindo o tratamento em saúde mental:

"Art. 4º É dever da família, da comunidade, da sociedade em geral e do poder público assegurar, com absoluta prioridade, a efetivação dos direitos referentes à vida, à saúde, à alimentação, à educação, ao esporte, ao lazer, à profissionalização, à cultura, à dignidade, ao respeito, à liberdade e à convivência familiar e comunitária.

Parágrafo único. A garantia de prioridade compreende:

A. primazia de receber proteção e socorro em quaisquer circunstâncias;

B. precedência de atendimento nos serviços públicos ou de relevância pública;
C. preferência na formulação e na execução das políticas sociais públicas;
D. destinação privilegiada de recursos públicos nas áreas relacionadas com a proteção à infância e à juventude".

O ECA sofreu alterações ao longo dos anos a fim de acompanhar as mudanças da sociedade, e algumas dessas mudanças refletem o cuidado em saúde mental. Em seu primeiro capítulo, que versa sobre o Direito à Vida e à Saúde, constam as seguintes determinações:

"Art. 11. *É assegurado acesso integral às linhas de cuidado voltadas à saúde da criança e do adolescente, por intermédio do Sistema Único de Saúde, observado o princípio da equidade no acesso a ações e serviços para promoção, proteção e recuperação da saúde.*

§ 1º A criança e o adolescente com deficiência serão atendidos, sem discriminação ou segregação, em suas necessidades gerais de saúde e específicas de habilitação e reabilitação.

[...]

§ 3º Os profissionais que atuam no cuidado diário ou frequente de crianças na primeira infância receberão formação específica e permanente para a detecção de sinais de risco para o desenvolvimento psíquico, bem como para o acompanhamento que se fizer necessário.

[...]

Art. 14. O Sistema Único de Saúde promoverá programas de assistência médica e odontológica para a prevenção das enfermidades que ordinariamente afetam a população infantil, e campanhas de educação sanitária para pais, educadores e alunos.

[...]

§ 5º É obrigatória a aplicação a todas as crianças, nos seus primeiros dezoito meses de vida, de protocolo ou outro instrumento construído com a finalidade de facilitar a detecção, em consulta pediátrica de acompanhamento da criança, de risco para o seu desenvolvimento psíquico".

A preocupação do legislador com os cuidados em saúde mental fica evidente com os dispositivos acima. Cabe comentário à determinação de que crianças e adolescentes com deficiência, incluindo deficiências psíquicas, devem ser atendidos sem discriminação. A existência de discriminação a indivíduos portadores de transtornos psiquiátricos, especialmente crianças e adolescentes, é um fato bastante abordado na literatura científica mundial, com consequências graves ao pleno desenvolvimento dessa população. A determinação de que os profissionais que atuam no cuidado de crianças na primeira infância recebam formação específica para a detecção de sinais de risco psíquicos, além da obrigatoriedade de aplicação de instrumentos para facilitar a detecção de risco para o desenvolvimento psíquico, é fruto de constantes esforços para detecção e tratamento precoce de transtornos psiquiátricos.

Outro marco legal importante foi a Lei n. 12.764/2012, que institui a Política Nacional de Proteção dos Direitos da Pessoa com Transtorno do Espectro Autista. Apesar de ser uma lei que contempla também os pacientes adultos com esse transtorno, o espírito de proteção ganha importância maior nas crianças e adolescentes. A determinação do *§ 2º* de que "A pessoa com transtorno do espectro autista é considerada pessoa com deficiência, para todos os efeitos legais", é fundamental para garantir direitos fundamentais para esses indivíduos. Por exemplo, ao definir que um paciente com transtorno do espectro autista é considerado pessoa com deficiência há um melhor entendimento para a prestação de determinados benefícios, como o benefício de prestação continuada aos portadores de deficiência (BPC/Loas). Trata-se de um benefício da assistência social, assegurado pela Constituição Federal de 1988, que garante o pagamento de um salário-mínimo à pessoa idosa (65 anos de idade ou mais) ou portadores de deficiência incapacitante para a vida independente e para o trabalho. Porém, é necessária a comprovação da ausência de meios próprios ou familiares para a subsistência do indivíduo, e a renda *per capita* familiar não pode ultrapassar um quarto do salário-mínimo vigente.

Outras proteções garantidas por essa lei são:

- "Em casos de comprovada necessidade, a pessoa com transtorno do espectro autista incluída nas classes comuns de ensino regular, nos termos do inciso IV do art. 2º, terá direito a acompanhante especializado" (art. 3º, § 1º).
- "A pessoa com transtorno do espectro autista não será impedida de participar de planos privados de assistência à saúde em razão de sua condição de pessoa com deficiência [...]" (art. 5º).
- "O gestor escolar, ou autoridade competente, que recusar a matrícula de aluno com transtorno do espectro autista, ou qualquer outro tipo de deficiência, será punido com multa de 3 (três) a 20 (vinte) salários-mínimos" (art. 5º).

AUTONOMIA E CONSENTIMENTO

O consentimento livre e esclarecido é um dos aspectos mais importantes da prática médica moderna, e a avaliação da capacidade de consentir ao tratamento encontra respaldo em nossos ordenamentos éticos e legais. De acordo com recomendação do Conselho Federal de Medicina (CFM) n. 1/2016, por muito tempo a relação médico-paciente foi assimétrica. Em prol do princípio da beneficência, o paciente era submetido a procedimentos médicos de acordo somente com a indicação médica, sem que houvesse oportunidade para discutir em conjunto com seu médico sobre as alternativas de tratamento. Porém, conforme argumentado em editorial publicado na revista *Arquivos de Neuropsiquiatria*, entrou-se em uma nova era, com novos paradigmas acerca do consentimento esclarecido. Uma das competências necessárias ao médico é determinar a capacidade do paciente de entender sua própria condição e as intervenções médicas propostas, incluindo seu impacto, as possíveis alternativas de cuidado, com suas vantagens e desvantagens.

A capacidade de crianças ou adolescentes, com ou sem transtornos psiquiátricos, de exercerem sua autonomia constitui um dos assuntos mais debatidos nas esferas bioéticas e jurídicas. As controvérsias nas discussões acadêmicas sobre a autonomia desses pacientes são múltiplas, e não há um consenso estabelecido.

O Código Civil, em redação dada pelo Estatuto da Pessoa com Deficiência, define como absolutamente incapazes de exercer pessoalmente os atos da vida civil os menores de 16 anos, e como incapazes, relativamente a certos atos ou à maneira de os exercer, os indivíduos entre 16 e 18 anos. Porém, é importante frisar que tais delimitações têm caráter operacional para os operadores do direito, e é essencial que os profissionais de saúde realizem uma análise clínica individualizada do desenvolvimento da autonomia, à luz dos conhecimentos atualizados do desenvolvimento de crianças e adolescentes. O referencial clínico a ser adotado é a psiquiatria do desenvolvimento, segundo o qual a aquisição da autonomia é um processo de evolução constante, em que novas capacidades são adquiridas e aperfeiçoadas. Adotar somente um critério de idade é falacioso na medida em que dois indivíduos de uma mesma idade podem estar em momentos diferentes de desenvolvimento.

A avaliação da capacidade de autonomia em relação ao tratamento, por exemplo, é tema de muitas discussões. A Sociedade Canadense de Pediatria publicou documento oficial especificamente sobre esse tema, fornecendo diretrizes práticas para avaliação da autonomia dos pacientes, objetivando-se avaliar se a criança ou adolescente já atingiu:

- A habilidade de receber, entender e transmitir informações importantes.
- A capacidade de refletir e realizar escolhas com algum grau de independência.
- A habilidade de prever riscos, benefícios e possíveis danos, bem como de considerar múltiplas opções e consequências.
- A interiorização de um conjunto de valores razoavelmente estável.

Outra publicação oficial, da Academia Americana de Pediatria, discorre sobre a questão do consentimento informado e as decisões sobre saúde envolvendo crianças e adolescentes. Os autores afirmam que o processo de consentimento informado é uma parte central do atendimento a essa população, e que o consentimento dos pais e o assentimento das crianças deve ser um processo ativo que envolve as crianças e adolescentes, seus cuidadores e os profissionais de saúde.

O entendimento sobre a capacidade de crianças ou adolescentes de exercerem sua autonomia deve ser analisado à luz dos conhecimentos neurocientíficos mais atuais. Sabe-se que a infância e a adolescência constituem um período crítico do desenvolvimento cerebral, com padrões específicos de crescimento, conectividade e poda sináptica. Crianças e adolescentes encontram-se ainda em um processo de desenvolvimento de mielinização e conexão entre estruturas corticais e subcorticais. Há imaturidade em processos cognitivos (como inibição) e regulação emocional, e maior ativação de estruturas límbicas, como *nucleus accumbens*, relacionadas com impulsividade, busca por novidades e envolvimento em comportamentos de risco.

O atendimento dessa população deve englobar a ideia de que, com o processo de maturação e desenvolvimento, a criança e o adolescente devem participar de forma cada vez mais ativa de decisões que envolvam sua saúde. Além da questão do desenvolvimento, a presença de algum transtorno psiquiátrico pode também interferir diretamente na capacidade de discernimento do paciente sobre sua saúde.

Trata-se de um desafio para os profissionais de saúde que atendem essa população levar em consideração todas as nuances envolvidas e sempre almejar a maior participação e autonomia possíveis de cada paciente.

Sigilo médico

Uma situação específica sobre a qual cabe discussão é a questão do sigilo. O sigilo médico é um dos fundamentos da medicina. A prática da psiquiatria depende, em grande medida, do entendimento de que a confidencialidade entre paciente e psiquiatra será mantida. O sigilo é fundamental para fornecer ao paciente confiança e permitir o estabelecimento de uma relação terapêutica eficaz. O sigilo médico aplica-se ao atendimento de crianças e adolescentes; porém, como a participação de pais e responsáveis no tratamento é muito importante, deve-se discutir esse assunto de forma clara com todos os envolvidos, em um processo de elaboração do contrato terapêutico. O profissional deve sempre balancear o direito do paciente à privacidade e o direito dos responsáveis às informações, sempre pensando nos melhores interesses do paciente. As situações que justifiquem a quebra de sigilo, como risco de auto ou heteroagressividade, por exemplo, devem ser discutidas com todos os envolvidos, a fim de diminuir a chance de conflitos.

O Código de Ética Médica, em seu artigo 74, deixa claro que é vedado ao médico "Revelar sigilo profissional relacionado a paciente criança ou adolescente, desde que estes tenham capacidade de discernimento, inclusive a seus pais ou representantes legais, salvo quando a não revelação possa acarretar dano ao paciente". Cabe então ao médico avaliar a capacidade de discernimento do paciente e ponderar quais situações de risco devem motivar a quebra do sigilo.

Um parecer de 2020 do Conselho Regional de Medicina do Estado de São Paulo (Cremesp) (Parecer n. 205756) explicita as delicadas questões que podem surgir sobre essa questão do sigilo. De acordo com o parecer: "Na presente Consulta formulada pelo Dr. R.M.S., Secretário de Saúde de cidade do interior do Estado, o consulente questiona a regularidade, sob o ponto de vista ético, do Projeto de Lei Municipal que determina a obrigatoriedade da informação, por parte de hospitais daquela cidade, da identificação completa e dados de prontuários de menores de idade atendidos em situação de uso de álcool e outros entorpecentes, para o Conselho Tutelar e Ministério Público. Para tanto, encaminhou cópia do referido Projeto de Lei".

A resposta do Cremesp é clara ao afirmar que:

- "O prontuário médico encontra-se revestido do sigilo médico, espécie do segredo profissional, disposto no art. 73 do Código de Ética Médica de 2009 (Resolução CFM n. 1.931/09) repetido no Código de Ética Médica de 2018 (Resolução CFM n. 2.217/18)".
- "Veja-se que a premissa maior é o sigilo, inclusive de crianças e adolescentes com capacidade de discernimento, havendo apenas uma exceção: se a não revelação acarretar dano ao paciente. Nos casos, portanto, em que o médico julga que o sigilo pode acarretar um dano maior à criança ou ao adolescente, está autorizada a quebra. É importante, porém, que o médico tenha consciência de que se trata de medida excepcional e que a informação deve ser levada aos pais ou representantes legais, e não a terceiros. A sociedade atual reconhece o direito da criança e do adolescente em ter suas informações protegidas, independentemente de sua maioridade civil. O fato de ser menor sob a ótica do Direito Civil não impacta diretamente na questão do sigilo. O que está em voga é a proteção do indivíduo e de sua autonomia em decidir sobre si e sobre seu corpo. Isto

porque, para a bioética, deve ser levada em consideração a capacidade que a criança ou adolescente tem de entender o que está acontecendo consigo, cabendo a ele decidir se tais informações devem ser passadas para seus familiares ou não".

- "Ante o exposto, conclui-se, s.m.j., que o Projeto de Lei Municipal de cidade do interior de São Paulo, ao prever a quebra de sigilo de informações de crianças e de adolescentes, fere o Código de Ética Médica, bem como demais normativas em vigor sobre o tema".

ASPECTOS ÉTICOS E LEGAIS DE SITUAÇÕES DE MAUS-TRATOS

A Organização Mundial da Saúde (OMS) define os maus-tratos na infância e adolescência como todas as formas de tratamento cruel físico e emocional, abuso sexual, negligência e exploração que resulta em danos reais ou potenciais à saúde da criança e adolescente, seu desenvolvimento e dignidade. Há diversas formas de maus-tratos, como abuso físico, abuso sexual, negligência e abuso emocional, sendo comum a ocorrência simultânea de diversas formas de maus-tratos. Questões específicas sobre os maus-tratos serão abordadas em outro capítulo desta obra. Nesta seção serão abordadas as implicações bioéticas e legais desse tipo de situação.

A proteção de crianças e adolescentes contra as diversas formas de maus-tratos é um fato relativamente recente na história. Em textos influentes da história ocidental, como *Ética a Nicômaco, de Aristóteles*, é defendida a ideia de que não havia possibilidade de injustiça na relação entre os pais e seus filhos, pois as crianças eram consideradas partes de seus pais e, portanto, submetidas integralmente à autoridade deles. Aristóteles defendia a ideia de que as crianças eram seres imperfeitos, porém em potência do desenvolvimento da perfeição. Sua visão era de que as crianças eram seres destituídos de pensamento racional e incapazes de tomar decisões autônomas.

Seguindo essa visão de posse das crianças por seus pais, as tradições patriarcais romanas garantiam o poder absoluto dos pais sobre seus filhos, com poder de vida e de morte sobre eles (*vitae necisque potestas*), incluindo o direito de matar um filho e não sofrer nenhuma punição. Porém, tal visão foi paulatinamente sendo abolida até chegarmos aos dias atuais.

No Brasil, o Código Civil de 1916 já apontava para a proteção de crianças e adolescentes. A figura do "pátrio poder" garantia que os pais fornecessem "sustento, guarda e educação" (art. 231, IV), a prestação de alimentos para a subsistência (art. 396 a 405), e previa a extinção do pátrio poder em situações de "abuso de poder" (art. 394) ou por "castigar imoderadamente o filho, deixá-lo em abandono e praticar atos contrários à moral e aos bons costumes (art. 395)".

Atualmente, a proteção das crianças e adolescentes é garantida pela atuação dos diversos integrantes do Sistema de Garantias e Direitos, que incluem os Conselhos Tutelares, Varas da Infância e Juventude, Defensoria Pública, Ministério Público, Centro de Referência de Assistência Social (Cras), Centro de Referência Especializado de Assistência Social (Creas). Todos esses integrantes devem atuar sempre que os direitos forem ameaçados ou violados, seja por ação ou omissão da sociedade ou do Estado; por falta, omissão ou abuso dos pais ou responsável ou mesmo em razão da conduta da criança e do adolescente.

O ECA, em seu art. 5º, estabelece que "nenhuma criança ou adolescente será objeto de qualquer forma de negligência, discriminação, exploração, violência, crueldade e opressão, punindo na forma da lei qualquer atentado, por ação ou omissão, aos seus direitos fundamentais".

Conforme determinado pelo ECA, caso se configure uma situação de ameaça ou violação desses direitos, a autoridade competente poderá determinar, dentre outras, as seguintes medidas:

"I – encaminhamento aos pais ou responsável, mediante termo de responsabilidade;

II – orientação, apoio e acompanhamento temporários;

III – matrícula e frequência obrigatórias em estabelecimento oficial de ensino fundamental;

IV – inclusão em serviços e programas oficiais ou comunitários de proteção, apoio e promoção da família, da criança e do adolescente;

V – requisição de tratamento médico, psicológico ou psiquiátrico, em regime hospitalar ou ambulatorial;

VI – inclusão em programa oficial ou comunitário de auxílio, orientação e tratamento a alcoólatras e toxicômanos".

Os principais estabelecimentos disponíveis atualmente e previstos para esse atendimento psiquiátrico são os Centros de Atenção Psicossocial (Caps) I e os Centro de Atenção Psicossocial Álcool e Drogas (Caps AD), além de hospitais (preferencialmente gerais), com leitos específicos para psiquiatria.

O Ministério da Saúde, gestor federal do SUS, seguindo as recomendações da OMS feitas na Assembleia Geral das Organizações das Nações Unidas (ONU) em 1996, declarou que a violência constitui um importante problema para a saúde pública, e em 2010 publicou o documento *Linha de cuidado para atenção integral à saúde de crianças, adolescentes e suas famílias em situação de violências – orientação para gestores e profissionais de saúde*. O objetivo dessa obra é sensibilizar e orientar os gestores e profissionais de saúde para uma ação contínua e permanente para a atenção integral à saúde de crianças, adolescentes e suas famílias em situação de violências. Os autores indicam algumas atitudes preventivas dos profissionais de saúde mediante situações de violência no âmbito familiar:

- "Orientar as famílias sobre a ressignificação das relações familiares em prol da tolerância e da formação de vínculos protetores".
- "Acompanhar e apoiar as famílias no processo de construção de novos modos de agir e de educar as crianças e adolescentes".
- "Buscar apoio de outros profissionais, quando julgar pertinente, e articular as ações desenvolvidas no serviço com a rede de cuidados e de proteção social no território".

O atendimento de crianças e adolescentes vítimas de maus-tratos deve seguir alguns princípios bioéticos básicos. Cabe ressaltar o conceito de ambiência, que é o tratamento dado ao espaço físico entendido como espaço social, profissional e de relação interpessoal, que proporciona a atenção acolhedora, resolutiva e humana, com respeito à privacidade, à individualidade e à subjetividade dos sujeitos. É comum que a criança ou adolescente não se sinta confortável para realizar seu relato na presença de familiares, que podem até ser os próprios perpetradores dos atos de violência. A criação de um ambiente seguro e acolhedor é um princípio bioético básico nesses casos. O respeito à privacidade é fundamental. Por exemplo, adolescentes podem ser atendidos sozinhos, caso desejem, como forma de respeito a sua autonomia. Além de fomentar uma visão de responsabilidade sobre a própria saúde, o profissional de saúde pode obter informações privilegiadas em caso de suspeita de violência.

A questão do sigilo é fundamental nesses casos, e as informações prestadas por adolescentes e crianças devem ter o sigilo garantido. Nem todas as informações prestadas no atendimento devem ser obrigatoriamente compartilhadas com terceiros, incluindo os pais e responsáveis. A quebra do sigilo deve ser feita sempre que houver riscos importantes, como situações de maus-tratos, risco de suicídio ou de heteroagressividade.

O documento *Linha de cuidado para atenção integral à saúde de crianças, adolescentes e suas famílias em situação de violências – orientação para gestores e profissionais de saúde* lista algumas atitudes que devem ser evitadas nesse tipo de atendimento:

- "perguntar diretamente se um dos pais foi responsável pelo ocorrido;
- insistir em confrontar informações contraditórias;
- demonstrar sentimentos de desaprovação, raiva e indignação;
- assumir postura de policial ou detetive;
- tentar resolver o caso sozinho e fazer promessas que não poderão ser cumpridas;
- desconsiderar os sentimentos da criança ou do(a) adolescente com frases do tipo 'isso não foi nada', 'não precisa chorar' e tratá-lo como um 'coitadinho(a)'".

Diante da suspeita de maus-tratos, o profissional deverá investigar as características do ato agressivo, o estado físico e emocional da vítima, o perfil do autor da violência e o perfil da família. É comum que profissionais de saúde questionem a veracidade das informações trazidas pela criança ou adolescente. No entanto, não é papel do profissional de saúde investigar a veracidade das informações. Na suspeita da ocorrência de maus-tratos de crianças e adolescentes é obrigação do profissional reportar a situação aos órgãos de proteção – Conselho Tutelar e Vara da Infância e da Juventude, por meio de relatório específico de notificação.

O ECA, em seu art. 245, define que é infração "Deixar o médico, professor ou responsável por estabelecimento de atenção à saúde e de ensino fundamental, pré-escola ou creche, de comunicar à autoridade competente os casos de que tenha conhecimento, envolvendo suspeita ou confirmação de maus-tratos contra criança ou adolescente", com pena de multa de 3 a 20 salários de referência, aplicando-se o dobro em caso de reincidência. Além disso, a Portaria n. 104/2011 do Ministério da Saúde inclui a "violência doméstica, sexual e outras violências" entre os agravos a serem notificados obrigatoriamente pelos profissionais da saúde. Ou seja, trata-se de uma situação de quebra de sigilo obrigatória imposta por dever legal. Durante a investigação realizada pelos órgãos de proteção, o profissional de saúde pode ser intimado a prestar depoimento ou elaborar relatório sobre o atendimento prestado. Tal relatório deverá ser escrito de forma clara e objetiva, com o intuito de prover aos operadores do direito o máximo de informações para que as medidas cabíveis sejam tomadas.

Outro marco legal digno de nota é a Lei n. 13.010/2014, que estabelece o direito da criança e do adolescente a serem educados e cuidados sem o uso de castigos físicos ou de tratamento cruel ou degradante. A lei é clara ao afirmar que "Os pais, os integrantes da família ampliada, os responsáveis, os agentes públicos executores de medidas socioeducativas ou qualquer pessoa encarregada de cuidar de crianças e de adolescentes, tratá-los, educá-los ou protegê-los que utilizarem castigo físico ou tratamento cruel ou degradante como formas de correção, disciplina, educação ou qualquer outro pretexto estarão sujeitos, sem prejuízo de outras sanções cabíveis, *às seguintes medidas, que serão aplicadas de acordo com a gravidade do caso: I* – encaminhamento a programa oficial ou comunitário de proteção à família; II – encaminhamento a tratamento psicológico ou psiquiátrico; III – encaminhamento a cursos ou programas de orientação; IV – obrigação de encaminhar a criança a tratamento especializado; V – advertência".

TRATAMENTO DE CRIANÇAS E ADOLESCENTES EM CONFLITO COM A LEI

A história da psiquiatria demonstra uma estreita relação entre as questões de saúde mental e a prática de delitos criminais, em um processo conhecido como "medicalização do crime". De acordo com alguns autores, a "medicina foi assumindo progressivamente uma função de retaguarda moral do comportamento humano, o que contribuiu para a institucionalização do papel dos médicos como árbitros da vida social" (Mitjavila e Mathes, 2016). Vale lembrar a contribuição de Cesare Lombroso (2017), que com sua influente obra já buscava analisar crianças e adolescentes com o objetivo de identificar um "criminoso nato": "Nos dois primeiros meses, manifesta-se, por movimentos das sobrancelhas e das mãos, uma verdadeira cólera quando se quer lavá-la ou privá-la de um objeto. Com um ano, tal cólera leva-a a bater nas pessoas, a quebrar pratos, a lançá-los contra quem a desagrada".

O fenômeno da delinquência juvenil é um processo complexo, que pode ser definido da seguinte forma: "Transtorno psicossocial do desenvolvimento complexo, apresentando inúmeras variáveis, como as biológicas, as comportamentais e as cognitivas. Além delas, o contexto familiar e social e as experiências de vida negativas também desempenham papel relevante nesse âmbito" (Abdala-Filho et al., 2015). A literatura científica identifica a presença de um fenômeno chamado curva "idade-crime", na qual as taxas de delitos aumentam durante a adolescência e atingem pico no final da adolescência e início da vida adulta, com declínio posterior.

É fundamental que o psiquiatra conheça a relação entre alguns transtornos presentes na infância e adolescência e a prática de atos delituosos, como o transtorno de conduta: "um padrão de comportamento repetitivo e persistente no qual são violados direitos básicos de outras pessoas ou normas ou regras sociais relevantes e apropriadas para a idade" (APA, DSM-5), que pode cursar com um padrão de agressão a pessoas e animais, destruição de propriedade, falsidade e violação grave de regras.

Do ponto de vista jurídico brasileiro, de acordo com o Código Penal de 1940 (Decreto-lei n. 2.848), estabelece-se o critério de imputabilidade penal aos 18 anos (critério biológico), independentemente da análise sobre o discernimento a respeito da prática delituosa. Tal entendimento é ratificado na Constituição da República Federativa do Brasil – "São penalmente inimputáveis os menores de 18 anos, sujeitos às normas da legislação especial".

O ECA determina as medidas cabíveis na ocorrência dos atos infracionais. Para as crianças (até 12 anos de idade incompletos) admite-se apenas a aplicação das medidas de proteção, que são: encaminhamento aos pais ou responsável, mediante termo de responsabilidade; orientação, apoio e acompanhamento temporários; matrícula e frequência obrigatórias em estabelecimento oficial de ensino fundamental; inclusão em programa comunitário ou oficial de auxílio à família, à criança e ao adolescente; requisição de tratamento médico, psicológico ou psiquiátrico, em regime hospitalar ou ambulatorial; inclusão em programa oficial ou comunitário de auxílio, orientação e tratamento para alcoólatras e toxicômanos; acolhimento institucional; inclusão em programa de acolhimento familiar; colocação em família substituta.

Já para os adolescentes (entre 12 e 18 anos), além das medidas de proteção acima, também podem ser aplicadas as medidas socioeducativas, que diferem em graus distintos de rigor: I – advertência; II – obrigação de reparar o dano; III – prestação de serviços à comunidade; IV – liberdade assistida; V – inserção em regime de semiliberdade; VI – internação em estabelecimento educacional.

Castellana, Serafim, Barros e Busatto (2014) demonstraram que os fatores psicossociais associados à delinquência juvenil têm maior importância do que fatores biológicos em populações economicamente desfavorecidas. Tal achado é de fundamental importância a fim de estabelecer uma conexão entre a psiquiatria e o direito, e permitir a criação de medidas amplas de proteção para crianças e adolescentes, em uma linha de intervenção preventiva.

As medidas socioeducativas contemplam três princípios fundamentais: brevidade, excepcionalidade e respeito à condição peculiar de pessoa em desenvolvimento. Porém, diversos autores apontam que nenhum desses três princípios é totalmente respeitado pelo Poder Público.

O *Habeas Corpus* coletivo n. 143.988 foi impetrado pela Defensoria Pública do Estado do Espírito Santo a partir dos dados da superlotação da unidade de internação de adolescentes nesse Estado, demonstrando as graves violações a que estavam submetidos os socioeducandos. Em seu voto, o Ministro Ricardo Lewandowski tece duras críticas à situação atual desses jovens: "Além de haver adotado a Doutrina da Proteção Integral, a Constituição, em inúmeros de seus artigos, tutela a dignidade humana, veda o tratamento desumano ou degradante, e protege a infância e a juventude. Sob sua égide, a prática de violência contra a criança e o adolescente, ainda que considerada suportável ou que venha disfarçada de disciplina, consiste em violação da dignidade humana e da integridade física e psíquica da criança, sendo, portanto, inadmissível. Infelizmente, o que a análise dos autos permite constatar é que a violência vem sendo tolerada ou mesmo praticada por agentes estatais, cabendo a esta Suprema Corte coibir tais condutas. Devo desde já destacar que a violência anda lado a lado com a institucionalização sistemática de adolescentes, prevalecendo em unidades superlotadas, razão pela qual não vejo como dissociar a análise que este *habeas corpus* coletivo demanda do Supremo Tribunal Federal da crítica, que se faz imperiosa, à excessiva institucionalização de adolescentes, por meio da imposição exagerada e recorrente de medidas de internação, inclusive em casos nos quais outras medidas socioeducativas, menos traumáticas, seriam suficientes. É preciso ter plena clareza de que a institucionalização provoca, na maioria das vezes, dano irreversível e permanente aos menores, porque, tendencialmente, sofrerão com a inconsistência do afeto, sobretudo do familiar, do qual são privados como decorrência da internação, e ainda, possivelmente, com outras formas de abuso e opressão".

CONCLUSÕES

O atendimento de crianças e adolescentes envolve invariavelmente aspectos éticos que podem colocar o psiquiatra em conflito sobre a melhor tomada de decisão. Por isso é fundamental que o psiquiatra tenha conhecimento aprofundado dos principais aspectos bioéticos e legais envolvidos, a fim de garantir a plena proteção aos direitos dessa população. Ademais, reconhecer as situações potencialmente conflitantes exige do psiquiatra da infância e adolescência a capacidade de se manter em diálogo com os valores de uma sociedade em constante transformação.

DICAS DO ESPECIALISTA

- O ECA é a primeira legislação latino-americana a se adequar às normativas internacionais, e trata-se de um sistema de garantias que reproduz os princípios fundamentais definidos pela Constituição Federal de 1988.
- O entendimento sobre a capacidade de crianças ou adolescentes de exercerem sua autonomia deve ser analisado à luz dos conhecimentos neurocientíficos mais atuais. O atendimento dessa população deve englobar a ideia de que, com o processo de maturação e desenvolvimento, a criança e o adolescente devem participar de forma cada vez mais ativa em decisões que envolvam sua saúde.
- É fundamental que o profissional reconheça a fase peculiar de desenvolvimento da criança e adolescente, na qual suas habilidades são progressivamente aprimoradas, assegurando-lhes, assim, um *status* jurídico mais elevado de proteção e cuidado.

- O sigilo médico aplica-se ao atendimento de crianças e adolescentes; porém, como a participação de pais e responsáveis no tratamento é muito importante, deve-se discutir esse assunto de forma clara com todos os envolvidos, em um processo de elaboração do contrato terapêutico. O profissional deve sempre balancear o direito do paciente à privacidade e o direito dos responsáveis às informações, sempre pensando nos melhores interesses do paciente.
- Diante da suspeita de maus-tratos, o profissional deverá investigar as características do ato agressivo, o estado físico e emocional da vítima, o perfil do autor da violência e o perfil da família. É comum que profissionais de saúde questionem a veracidade das informações trazidas pela criança ou adolescente. No entanto, não é papel do profissional de saúde investigar a veracidade das informações. Na suspeita da ocorrência de maus-tratos de crianças e adolescentes, é obrigação do profissional reportar a situação aos órgãos de proteção.
- O fenômeno da delinquência juvenil é um processo complexo, que pode ser definido da seguinte forma: "transtorno psicossocial do desenvolvimento complexo, apresentando inúmeras variáveis, como as biológicas, as comportamentais e as cognitivas. Além delas, o contexto familiar e social e as experiências de vida negativas também desempenham papel relevante nesse âmbito" (Abdala-Filho et al., 2015).

SUGESTÕES DE LEITURA

1. Abdala-Filho E, Chalub M, Telles LEB. Psiquiatria forense de Taborda. 3.ed. Artmed; 2015.
2. American Psychiatric Association (APA). DSM-5: Manual diagnóstico e estatístico de transtornos mentais. 5.ed. Artmed; 2014.
3. Appelbaum PS. Clinical practice: assessment of patients' competence to consent to treatment. N Engl J Med. 2007;357(18):1834-40.
4. Barros DM, Castellana GB (orgs.). Psiquiatria forense: interfaces jurídicas, éticas e clínicas. 2.ed. Artmed; 2020.
5. Beauchamp TL, Childress JF. Principles of biomedical ethics. 8.ed. New York: Oxford University Press; 2019.
6. Beech A, Carter A, Mann R, Rotshtein P. The Wiley Blackwell handbook of forensic neuroscience. John Wiley & Sons; 2018. Disponível em: https://onlinelibrary.wiley.com/doi/abs/10.1002/9781118650868.fmatter. Acesso em: 3 set. 2025.
7. Canadian Paediatric Society. Treatment decisions regarding infants, children and adolescents. Paediatr Child Health. 2004;9(2):99-103.
8. Caplan AL, Arp R (orgs.). Contemporary debates in bioethics. Chichester: Wiley-Blackwell; 2013.
9. Castellana GB, Barros DM de, Serafim AP, Busatto Filho G. Psychopathic traits in young offenders vs. non-offenders in similar socioeconomic condition. Braz J Psychiatry. 2014;36(3):241-4.
10. Castellana GB. O psiquiatra em conflito: fatos, valores e virtudes nas internações involuntárias. 1.ed. São Paulo: Blucher; 2021.
11. Couto MCV, Delgado PGG, Couto MCV, Delgado PGG. Crianças e adolescentes na agenda política da saúde mental brasileira: inclusão tardia, desafios atuais. Psicol Clínica. 2015;27(1):17-40.
12. Feitosa HN. A saúde mental das crianças e dos adolescentes: considerações epidemiológicas, assistenciais e bioéticas. Rev Bioét. 2011;19(1). Disponível em: http://www.revistabioetica.cfm.org.br/index.php/revista_bioetica/article/view/521. Acesso em: 3 set. 2025.
13. Gracia D. Ethical case deliberation and decision making. Med Health Care Philos. 2003;6(3):227-33.
14. Gracia D. Moral deliberation: the role of methodologies in clinical ethics. Med Health Care Philos. 2001;4(2):223-32.

15. Hartung P. Levando os direitos das crianças a sério. São Paulo: Revista dos Tribunais; 2023. Disponível em: https://www.jusbrasil.com.br/doutrina/levando-os--direitos-das-criancas-a-serio-ed-2023/1804177311. Acesso em: 3 set. 2025.
16. Katz AL, Webb SA, Bioethics CO. Informed consent in decision-making in pediatric practice. Pediatrics. 2016;138(2). Disponível em: https://pediatrics.aappublications.org/content/138/2/e20161485. Acesso em: 3 set. 2025.
17. Kaushik A, Kostaki E, Kyriakopoulos M. The stigma of mental illness in children and adolescents: a systematic review. Psychiatry Res. 2016;243:469-94.
18. Lei n. 10.216, de 6 de abril de 2001. Dispõe sobre a proteção e os direitos das pessoas portadoras de transtornos mentais e redireciona o modelo assistencial em saúde mental. Disponível em: http://www.planalto.gov.br/ccivil_03/leis/LEIS_2001/L10216.htm. Acesso em: 3 set. 2025.
19. Lei n. 13.146, de 6 de julho de 2015. Institui a Lei Brasileira de Inclusão da Pessoa com Deficiência (Estatuto da Pessoa com Deficiência). Disponível em: http://www.planalto.gov.br/ccivil_03/_Ato2015-2018/2015/Lei/L13146.htm#art114. Acesso em: 3 set. 2025.
20. Lei n 8.069, de 13 de julho de 1990. 1990. Estatuto da Criança e do Adolescente. Disponível em: http://www.planalto.gov.br/ccivil_03/leis/l8069.htm. Acesso em: 3 set. 2025.
21. Leone C. A criança, o adolescente e a autonomia. Rev Bioét. 2009;6(1). Disponível em: http://revistabioetica.cfm.org.br/index.php/revista_bioetica/article/view/324. Acesso em: 3 set. 2025.
22. Lombroso C. O homem delinquente. 2017.
23. Martin A, Bloch MH, Volkmer FR (orgs.). Lewis's child and adolescent psychiatry: a comprehensive textbook. 5.ed. LWW; 2017.
24. Matanzaz S. Direito penal dos silenciados. São Paulo: Revista dos Tribunais; 2023.
25. Ministério da Saúde. Secretaria de Atenção à Saúde. Departamento de Ações Programáticas e Estratégicas. Linha de cuidado para atenção integral à saúde de crianças, adolescentes e suas famílias em situação de violências – orientação para gestores e profissionais de saúde. 2010.
26. Mitjavila M, Mathes P. Labirintos da medicalização do crime. Saúde e Soc. 2016;25(4):847-56.
27. Munhoz RP. The new era and paradigms for patient consent. Arq Neuropsiquiatr. 2017;75:1-2.
28. Polanczyk GV, Fatori D, Matijasevich A. Integrating child and adolescent psychiatry and the field of early childhood development. Eur Child Adolesc Psychiatry. 2018;27(2):137-8.
29. Polanczyk GV. Child psychiatry and the developmental perspective. Eur Child Adolesc Psychiatry. 2012;21(3):123-4.
30. Potter VR. Bioethics: bridge to the future. Ex-library edition. Englewood Cliffs: Prentice-Hall; 1971.
31. Zeanah CH, Humphreys KL. Child abuse and neglect. J Am Acad Child Adolesc Psychiatry. 2018;57(9):637-44.

PARA SABER MAIS

- Abdala-Filho E, Chalub M, Telles LEB. Psiquiatria forense de Taborda. 3.ed. Artmed; 2015.
- Barros DM, Castellana GB (orgs.). Psiquiatria forense: interfaces jurídicas, éticas e clínicas. 2.ed. Artmed; 2020.
- Beauchamp TL, Childress JF. Principles of biomedical ethics. 8.ed. New York: Oxford University Press; 2019.

47

Acolhimento institucional e adoção

Analin Ono Baraniuk
Maria Teresa Ferreira Côrtes
Tatiane Aparecida Bonifacio Agappes

PONTOS-CHAVE DESTE CAPÍTULO

- O Estatuto da Criança e do Adolescente (ECA) determina como obrigatória a denúncia às autoridades de todos os casos suspeitos ou confirmados de maus-tratos contra crianças e adolescentes.
- O acolhimento das crianças e adolescentes ocorre como conduta excepcional, somente em situações de grave risco a sua integridade física e/ou psíquica.
- Nos casos de acolhimento institucional, deve-se viabilizar, no menor tempo possível, o retorno da criança ou do adolescente ao convívio familiar, priorizando-se a busca da reintegração com a família nuclear ou extensa.
- Constatando-se a impossibilidade dessa reintegração, há a destituição do poder familiar ou de tutela ou guarda, podendo-se recorrer à adoção.

INTRODUÇÃO

O Estatuto da Criança e do Adolescente (ECA), promulgado em 1990, ratificou a situação da criança e do adolescente como sujeitos de direitos, tendo como eixo fundamental a garantia de sua proteção integral. Diante de uma situação de violência contra essa população, entre as medidas essenciais está a notificação aos órgãos de proteção, como Conselho Tutelar, Delegacias e Ministério Público. O ECA determina como obrigatória a denúncia às autoridades de todos os casos suspeitos ou confirmados de maus-tratos contra crianças e adolescentes. Nos casos de violência intrafamiliar, há, então, a avaliação da capacidade da família de protegê-los de novos episódios e da necessidade ou não do afastamento imediato do agressor ou da vítima do ambiente.

De acordo com a regulamentação do ECA, deve-se recorrer ao encaminhamento da criança ou do adolescente aos serviços de acolhimento somente em situações de grave risco a sua integridade física e/ou psíquica, sendo uma conduta excepcional, quando forem esgotados todos os possíveis recursos para sua manutenção no convívio familiar (com a família nuclear ou extensa). Não há dados sistemáticos e representativos, mas há uma estimativa de que 2 a 8 milhões de crianças ao redor do mundo vivam em instituições de acolhimento. Tais indivíduos podem ter maior prejuízo no desenvolvimento físico, emocional e social, com aumento de risco de transtornos psiquiátricos e problemas comportamentais e a possibilidade de prevenção de desfechos negativos em alguns casos de adoção em idade precoce.

BREVE HISTÓRICO E MODALIDADES DE ACOLHIMENTO NO BRASIL

Previamente à implantação do ECA, as instituições existentes para o acolhimento de crianças e adolescentes eram os antigos orfanatos e educandários, amparados pelo Código do Menor.[1] Durante muito tempo, tais instituições foram conhecidas como espaços de abandono e funcionavam de maneira fechada e isolada da comunidade, com caráter mais punitivo, conforme o contexto histórico e social daquele período.

Em 1988, a Constituição Federal Brasileira (CFB) fundamentou e serviu como parâmetro para outras legislações normativas do Brasil, dispondo, no artigo 226, que "a família, base da sociedade, tem especial proteção do Estado", e, no artigo 227, que "é dever da família, da sociedade e do Estado assegurar à criança, ao adolescente e ao jovem, com absoluta prioridade, o direito à vida, à saúde, à alimentação, à educação, ao lazer, à profissionalização, à cultura, à dignidade, ao respeito, à liberdade, e à convivência familiar e comunitária, além de colocá-los a salvo de toda forma de negligência, discriminação, exploração, violência, crueldade e opressão". A CFB serviu, então, de base para o ECA, que, pela Lei federal n. 8.069, de 1990, regulamenta o artigo 227, que determina que "é direito da criança e do adolescente ser criado e educado no seio de sua família, e, excepcionalmente, em família substituta, assegurada a convivência familiar e comunitária, em ambiente que garanta seu desenvolvimento integral". Dessa forma, a família é considerada a rede de proteção primária da criança e do adolescente, e, portanto, devem ser asseguradas a ela condições de cuidar e educar seus filhos em todos os aspectos do desenvolvimento.

Em 2009, com a Lei n. 12.010, o termo "abrigo" passou a ser substituído por "acolhimento institucional". A nova terminologia possibilita a compreensão de que as instituições não devem ser consideradas lugares de "guardar" ou "abrigar" crianças e adolescentes, mas sim ambientes de acolhimento, cuidado e proteção. Há algumas modalidades de acolhimento (Quadro 1), e os programas podem ser geridos por instituições governamentais ou não governamentais.

CUIDADO DE CRIANÇAS E ADOLESCENTES EM SITUAÇÃO DE ACOLHIMENTO E PROCESSO DE ADOÇÃO

O afastamento de crianças e adolescentes do convívio familiar na forma de

1 Primeira lei do Brasil dedicada à proteção da infância e adolescência que vigorou entre o período de 1927 a 1990, sendo substituída pelo Estatuto da Criança e do Adolescente.

QUADRO 1 Modalidades de acolhimento com seus objetivos e características

Modalidades de acolhimento	Objetivos/características
Serviço de Acolhimento Institucional para Crianças e Adolescentes (Saica)	Garantir a proteção integral ao acolher crianças e adolescentes em situação de risco pessoal, social e de abandono
Casa Lar	Acolher crianças e adolescentes, assim como o Saica, mas são unidades residenciais oferecidas preferencialmente para grupos de irmãos destituídos do poder familiar
Família acolhedora	Acolher provisoriamente a criança ou o adolescente que foi afastado do convívio familiar por meio de medida protetiva, até que ocorra o retorno ao convívio familiar de origem ou o encaminhamento para adoção
República	Serviço de acolhimento provisório, destinado a indivíduos que foram institucionalizados, mas que passaram para a vida adulta e necessitam de auxílio na transição para a construção da autonomia pessoal e social

acolhimento institucional é uma medida de proteção integral utilizada quando os direitos de crianças ou adolescentes se encontram ameaçados ou violados, como medida de caráter excepcional e provisório; e, nesses casos, é essencial que seja realizado o acompanhamento profissional adequado desses indivíduos, para que tal decisão não seja julgada pela vítima como forma de punição, que reforça a crença de que pode ter sido responsável pelo ato de violência. Vale destacar que a vulnerabilidade econômica não serve como critério para a perda do poder familiar.

Após o acolhimento, a equipe técnica do serviço deve elaborar um Plano de Atendimento Individual e Familiar, com os objetivos, estratégias e ações a serem desenvolvidos, considerando os motivos que resultaram no afastamento do convívio familiar, visando ao atendimento das necessidades específicas de cada indivíduo. A elaboração desse Plano de Atendimento deve ser realizada em parceria com o Conselho Tutelar, e, sempre que possível, com os outros órgãos de proteção.

Quando há o acolhimento institucional, a rede de proteção deve empreender esforços para viabilizar, no menor tempo possível, o retorno da criança ou do adolescente ao convívio familiar, priorizando-se a busca da reintegração com a família nuclear ou extensa. No entanto, sendo constatada a impossibilidade dessa reintegração, encaminha-se um relatório ao Ministério Público, com a descrição das providências tomadas e a recomendação de destituição do poder familiar ou de destituição de tutela ou guarda, podendo-se recorrer à adoção.

Ressalta-se que há o prazo máximo, previsto por lei, de 2 anos de permanência da criança ou adolescente em acolhimento institucional, com preferência aos programas de acolhimento familiar, mas, na prática, esse prazo é ultrapassado na maioria dos casos. A criança e o adolescente que se encontra institucionalizado, além de enfrentar as dificuldades que ocasionaram essa medida, muitas vezes passa por essa estadia que não é transitória, deparando-se com processos judiciais demorados e desgastantes, perpetuando a situação de acolhimento. O tempo prolongado de permanência nas instituições pode, ainda, dificultar esse processo de cuidado em famílias substitutas, por ultrapassar a idade de maior interesse de adoção no Brasil. As crianças e os adolescentes são direcionados para essas famílias de maneira provisória, via tutela ou guarda, ou para adoção, que ocorre em caráter definitivo.

Segundo o artigo 41 do ECA, a adoção "atribui a condição de filho ao adotado, com os mesmos direitos e deveres, inclusive os sucessórios, desligando-o de qualquer vínculo com pais e parentes, salvo impedimentos matrimoniais". O processo de adoção é gratuito e deve ser iniciado pela Vara da Infância e Juventude mais próxima ao território de residência dos interessados. Constitui-se por sentença judicial e é irrevogável. Segundo a legislação brasileira, qualquer pessoa maior de 18 anos, independentemente do estado civil, pode adotar, com a restrição de diferença mínima de 16 anos entre o adotante e o adotado, e de impossibilidade de adoção por ascendentes (avós e bisavós) e irmãos.

ACOLHIMENTO INSTITUCIONAL E PRINCIPAIS IMPACTOS

As crianças expostas a múltiplas adversidades em idade precoce apresentam um risco cumulativo de transtornos psiquiátricos e de prejuízo no desenvolvimento em diversos âmbitos. Indivíduos criados em instituições apresentam maior probabilidade de piora da atenção e de funções executivas, de transtornos de apego, de alteração comportamental e da capacidade de autorregulação emocional, além de elevados níveis de ansiedade e déficit na interação social. Uma metanálise recente mostra, ainda, que crianças institucionalizadas podem apresentar atrasos no desenvolvimento físico e cerebral.

As pesquisas sobre o impacto causado por situações de privação extrema, institucionalização e adoção envolvem dificuldades metodológicas e questões éticas. Dessa forma, as principais evidências da literatura são advindas de estudos realizados em situações de exceção, como a institucionalização em massa de crianças na Romênia, durante o regime do ditador comunista Nicolau Ceausescu, em 1989. Destaca-se a seguir dois dos principais estudos realizados com essa população.

O *ERA* (*English and Romanian adoptees*) é um estudo longitudinal que acompanhou algumas dessas crianças romenas que passaram os primeiros anos de vida institucionalizadas com importante privação e que foram posteriormente adotadas por famílias inglesas. Observou-se que a maioria das crianças que vivenciaram mais de 6 meses de privação teve significativo e persistente prejuízo cognitivo e social. Além disso, verificou-se que esse grupo de crianças com maior tempo de privação teve um aumento de risco de manifestação de sintomas de interação social desinibida e de transtornos de neurodesenvolvimento, como transtorno do espectro autista e transtorno de déficit de atenção/hiperatividade.

O estudo *Beip* (*Bucharest early intervention project*) consiste em outra pesquisa relevante, que acompanhou crianças romenas em situação de privação extrema e institucionalizadas desde os primeiros meses de vida. Nesse estudo, 68 crianças institucionalizadas foram randomizadas para seguir em cuidado institucional, enquanto outras 68 foram encaminhadas para cuidado domiciliar (*foster homes*). Além disso, 59 crianças que nunca passaram por situação de acolhimento e que viviam com seus pais biológicos foram recrutadas da comunidade para acompanhamento e comparação aos demais grupos (grupo controle). Como resultado, o estudo constatou que as crianças que já haviam vivido em instituições tiveram significativamente mais chances de preencher critérios para um transtorno mental (internalizante ou externalizante), em comparação com aquelas que nunca haviam sido institucionalizadas. Além disso, crianças que seguiram em instituições tradicionais de acolhimento apresentaram maiores taxas de transtornos internalizantes, quando comparadas às crianças encaminhadas para acolhimento domiciliar.

Resultados do seguimento longitudinal do estudo *Beip* também mostraram alterações na arquitetura cerebral. Aos 16 anos, crianças expostas à institucionalização apresentaram redução de substância cinzenta global e de substância branca, menor volume intracraniano e diminuição de 2,5 a 5,5% do volume cerebral em comparação com crianças que nunca haviam sido institucionalizadas. Nessa idade, não foram encontradas diferenças na substância cinzenta, branca ou volume total entre as duas modalidades de institucionalização (tradicional e acolhimento domiciliar).

Em relação à prevalência de transtornos mentais entre crianças institucionalizadas, a maior parte dos dados é proveniente de amostras de regiões específicas do mundo, sendo raros os dados de estimativas globais. Estudos de revisão apontam que entre 40 e 96% das crianças institucionalizadas são diagnosticadas com, ao menos, um transtorno mental, sendo os mais comuns o transtorno de apego reativo (17 a 50%), transtorno de conduta (17 a 45%), transtorno de déficit de atenção e hiperatividade (10 a 30%), depressão (4 a 30%) e transtorno de ansiedade generalizada (4 a 20%).

Destaca-se que experiências precoces de maus-tratos e outras formas de violência já se relacionam a múltiplos prejuízos, incluindo mudanças comportamentais e dificuldade para o estabelecimento de padrões saudáveis de apego. É frequente que crianças em situação de institucionalização apresentem padrões de comportamento marcados por reatividade emocional e impulsividade, o que pode acarretar episódios de desregulação emocional, agressividade verbal e física, baixa percepção de cuidado e dificuldade em demonstrar afeto. Tais características podem impor desafios significativos na assistência à criança e ao adolescente e fazer as equipes dos serviços de acolhimentos se sentirem bastante sobrecarregadas. Tendo em vista o importante papel mediador do ambiente, um estudo recente de revisão verificou que o treinamento de cuidadores, as mudanças estruturais e o enriquecimento ambiental em instituições de acolhimento exercem um efeito benéfico no desenvolvimento emocional, social e cognitivo das crianças acolhidas, embora os tamanhos de efeito variem nos diversos estudos analisados. O mesmo estudo evidenciou que ainda são poucos os trabalhos que propõem intervenções estruturadas e baseadas em teorias específicas, o que dificulta a replicação dos modelos e resultados.

No ambulatório do Programa Equilíbrio do Instituto de Psiquiatria do Hospital das Clínicas da Faculdade de Medicina da Universidade de São Paulo, serviço especializado no cuidado de crianças e adolescentes vítimas de violência e/ou em situação de vulnerabilidade social, a abordagem de psicoeducação individual e em grupo acerca dos transtornos mentais e orientações de cuidado, realizada de forma contínua com cuidadores dos serviços de acolhimento, tem demonstrado bons resultados, com aumento da adesão ao tratamento e redução de comportamentos disruptivos dos pacientes acompanhados.

A adoção é considerada uma forma de fornecer fatores protetivos em âmbito familiar, que ajudam na redução desse potencial impacto das vivências de adversidades em idade precoce, permitindo que as crianças e adolescentes se recuperem de alguns prejuízos. A literatura demonstra que, quanto mais cedo a criança é adotada, melhores são os desfechos, com a prevenção de possíveis prejuízos. Com a adoção, geralmente são vistos avanços no desenvolvimento físico, social e cognitivo, mas há crianças que permanecem com prejuízos atencionais, dificuldade de aprendizagem, e há estudos que demonstram redução de quociente de inteligência (QI).

CONCLUSÕES

Experiências precoces de violência, em suas diversas formas, relacionam-se a alterações no neurodesenvolvimento e na arquitetura cerebral, além de serem associadas a maiores taxas de transtornos mentais e alterações comportamentais. Os serviços de acolhimento constituem um importante pilar na rede de proteção de crianças e adolescentes, mas devem ser considerados como conduta excepcional, quando todas as tentativas de manutenção da criança no convívio familiar forem esgotadas. Após o acolhimento, é fundamental o estabelecimento de um projeto terapêutico singular, que articule os cuidados na esfera social, educacional e da saúde, buscando a redução do tempo de acolhimento e das consequências de experiências de violência e abandono.

DICAS DO ESPECIALISTA

- Todo relato da criança e adolescente sobre uma situação de violência merece credibilidade. Caso isso não ocorra, e se não forem tomadas as medidas protetivas cabíveis, pode-se gerar revitimizações.
- Como prevê o ECA, todos os casos suspeitos ou confirmados de maus-tratos ou outras formas de violência devem ser reportados às autoridades responsáveis por meio do Sistema de Notificação de Violência (Sisnov) e do Conselho Tutelar da Região, bem como à Vara da Infância e Juventude, em casos específicos. No Brasil, existem altas taxas de subnotificação, o que interfere no cuidado e na proteção direta da criança em questão, além de dificultar o desenvolvimento de políticas públicas voltadas a essa população.
- Não raro, a notificação do Conselho Tutelar pode ser encarada de forma bastante aversiva pelas famílias e, até mesmo, enfraquecer a vinculação com a equipe de saúde. Para que isso não ocorra, é importante que a família seja previamente avisada sobre a notificação e que compreenda essa medida como ferramenta de cuidado e garantia dos direitos da criança e do adolescente.

- O cuidado de crianças em situação de acolhimento deve ser multidisciplinar. Dessa forma, é importante manter um diálogo contínuo entre os diversos profissionais de saúde (pediatras, psiquiatras, psicólogos, entre outros), com a assistência social e os sistemas educacional e judiciário.

SUGESTÕES DE LEITURA

1. Ayaz M, Ayaz AB, Başgül SS, et al. Prevalence of mental disorders and associated factors in institutionalized 3-5 year old children. Turkish Journal of Psychiatry. 2012;23(2):82-8.
2. Bins HDC, Panichi RMD, Grassi-Oliveira R. Violência infantil. In: Abdalla-Filho E, Chalub M, Telles LEB. Psiquiatria forense de Taborda. 3.ed. Porto Alegre: Artmed; 2016.
3. Bos K, Zeanah CH, Fox NA, et al. Psychiatric outcomes in young children with a history of institutionalization. Harv Rev Psychiatry. 2011;19(1):15-24.
4. Brasil. Conselho Nacional de Justiça. Sistema Nacional de Adoção e Acolhimento. Brasília, 2019. Disponível em: https://www.cnj.jus.br/programas-e-acoes/adocao. Acesso em: 9 set. 2025.
5. Brasil. Constituição da República Federativa do Brasil de 1988. Promulgada em 5 de outubro de 1988. Diário Oficial da União, Brasília, 5 out. 1988. Disponível em: http://www.planalto.gov.br/ccivil_03/Constituicao/Constituicao.htm. Acesso em: 9 set. 2025.
6. Brasil. Decreto-lei nº 17.943-A, de 12 de outubro de 1927. Consolida as leis de assistência e proteção a menores. Revogado pela Lei nº 6.697 de 1979, revogada pela Lei nº 8.069, de 1990. Disponível em: http://www.planalto.gov.br/ccivil_03/decreto/1910-1929/D17943A.htm. Acesso em: 9 set. 2025.
7. Brasil. Lei nº 8.069, de 13 de julho de 1990. Dispõe sobre o Estatuto da Criança e do Adolescente e dá outras providências. Diário Oficial da União, Brasília, 16 jul. 1990. Disponível em: http://www.planalto.gov.br/ccivil_03/Leis/L8069.htm. Acesso em: 9 set. 2025.
8. Brasil. Lei nº 12.010, de 3 de agosto de 2009. Dispõe sobre adoção. Diário Oficial da União, Brasília, 3 ago 2009. Disponível em: https://www.planalto.gov.br/ccivil_03/_ato2007-2010/2009/lei/l12010.htm. Acesso em: 9 set. 2025.
9. Brasil. Ministério da Mulher, da Família e dos Direitos Humanos. Adoção e o direito de crianças e adolescentes à convivência familiar e comunitária. 2020. Disponível em: https://www.gov.br/mdh/pt-br/navegue-por-temas/crianca-e-adolescente/publicacoes/adocao-e-o-direito-de-criancas-e-adolescentes-a-convivencia-familiar-e-comunitaria.pdf. Acesso em: 9 set. 2025.
10. Brasil. Ministério do Desenvolvimento Social e Combate à Fome. Orientações técnicas: Serviços de acolhimento para Crianças e Adolescentes. Brasília. 2009. Disponível em: https://www.mds.gov.br/webarquivos/publicacao/assistencia_social/Cadernos/orientacoes-tecnicas-servicos-de-alcolhimento.pdf. Acesso em: 9 set. 2025.
11. DeJong M, Hodges J, Malik O. Children after adoption: exploring their psychological needs. Clin Child Psychol Psychiatry. 2016;21(4):536-50.
12. Habigzang LF, Ramos MS, Koller SH. A revelação de abuso sexual: as medidas adotadas pela rede de apoio. Psicologia: Teoria e Pesquisa. 2011;27(4):467-73.
13. Hermenau K, Goessmann K, Rygaard NP, et al. Fostering child development by improving care quality: a systematic review of the effectiveness of structural interventions and caregiver trainings in institutional care. Trauma Violence Abuse. 2017;18(5):544-61.
14. McCall RB. Review: the consequences of early institutionalization: can institutions be improved? Should they?. Child Adolesc Ment Health. 2013;18:193-201.
15. Merz EC, McCall RB, Wright AJ, Luna B. Inhibitory control and working memory in post-institutionalized children. J Abnorm Child Psychol. 2013;41(6):879-90.
16. Sheridan MA, Mukerji CE, Wade M, et al. Early deprivation alters structural brain development from middle childhood to adolescence. Sci Adv. 2022;8(40):eabn4316.
17. Sonuga-Barke EJS, Kennedy M, Kumsta R, et al. Child-to-adult neurodevelopmental and mental health trajectories after early life deprivation: the young adult follow-up of the longitudinal English and Romanian Adoptees study. Lancet. 2017;389(10078):1539-48.
18. van IJzendoorn MH, Bakermans-Kranenburg MJ, Duschinsky R, et al. Institutionalisation and deinstitutionalization of children 1: a systematic and integrative review of evidence regarding effects on development. Lancet Psychiatry. 2020; 7(8):703-20.
19. Zeanah CH, Egger HL, Smyke AT, et al. Institutional rearing and psychiatric disorders in Romanian preschool children. Am J Psychiatry. 2009;166(7):777-85.

PARA SABER MAIS

- Bucharest early intervention project. Site oficial do estudo Beip. Disponível em: https://bucharestearlyinterventionproject.org/. Acesso em: 9 set. 2025.
- Podcast de entrevista com Edmund J. Sonuga-Bark, um dos líderes do estudo ERA (English and Romanian adoptees). Disponível em: https://open.spotify.com/episode/2mrhMR4476cSt2BojHcAzK?si=kyaSXmHjT22-VcNOP9-E0A&utm_source=whatsapp. Acesso em: 9 set. 2025.
- van IJzendoorn MH, Bakermans-Kranenburg MJ, Scott S. Residential and foster care. In: Thapar A, Pine DS (eds.). Rutter's child and adolescent psychiatry. Oxford: Oxford Press; 2015 (sobre acolhimento institucional).

48

Situações de violência, catástrofes e guerras

Caio Borba Casella

PONTOS-CHAVE DESTE CAPÍTULO

- Desastres são frequentes e estão associados a maior risco de psicopatologia em crianças e adolescentes.
- Existem mais de 110 milhões de pessoas deslocadas à força em todo o mundo, das quais cerca de metade são crianças e adolescentes.
- A intervenção para crianças que viveram situações de emergência humanitária pode se dar em vários níveis, de acordo com a necessidade individual.

INTRODUÇÃO

Infelizmente a ocorrência de desastres, tanto os naturais quanto os voluntariamente ou involuntariamente provocados pelo homem, tem crescido nos últimos anos. A frequência de desastres naturais cresceu cerca de quatro vezes nas últimas décadas, com uma estimativa de quase 3 bilhões de pessoas afetadas por algum evento entre 2000 e 2012, sendo 1,2 milhão de mortos. Guerras como a da Síria, a da Ucrânia e o conflito Israel-Palestina também vêm trazendo uma exposição crescente à violência. Cerca de 1 bilhão de crianças vivem em regiões afetadas por conflitos armados, entre as quais 300 milhões têm menos de 5 anos, e 250 mil a 300 mil ainda são usadas como soldados. Diversos fatores estão relacionados ao aumento da ocorrência de eventos de trauma de massa como esses, como o aumento rápido da população em algumas regiões e mudanças climáticas, contribuindo para instabilizar ainda mais regiões já instáveis.

Essas catástrofes causam a exposição a diversos eventos estressores, tanto estressores primários (que são consequência da exposição direta ao evento, como de violência em um contexto de guerra) como secundários (que são consequências do impacto do desastre, como perda da casa, desestruturação da comunidade, perda das escolas, afastamento ou morte de familiares), com efeitos cumulativos. Crianças são particularmente mais vulneráveis a esses estressores, por terem habilidades de enfrentamento (*coping*) menos desenvolvidas e consequente maior dependência dos adultos.

A SITUAÇÃO DOS REFUGIADOS

Desastres e conflitos armados com frequência provocam deslocamentos forçados de um grande número de pessoas, seja para outra região em um mesmo país (deslocados internos) ou para outros países (refugiados). Em 2023, havia cerca de 110 milhões de pessoas deslocadas à força em todo o mundo, sendo a maioria originária da Síria, da Ucrânia e do Afeganistão. É uma população com uma sobrerrepresentação de crianças, composta de 40 a 50% de pessoas com menos de 18 anos, e que está sujeita a diversas adversidades. Além da exposição aos eventos que motivaram a migração em si, o percurso migratório traz estressores próprios. Durante o trajeto de fuga, as crianças estão expostas a violências e outras situações potencialmente perigosas, além do risco de separação da família e de um grande sentimento de incerteza.

No período após a migração, os desafios são outros, mas também presentes. Nem sempre os campos de refugiados têm uma estrutura adequada e permitem um acesso satisfatório a itens de necessidade primária, como água, comida e cuidados médicos. No Líbano, por exemplo, 98% dos refugiados sírios moram em tendas improvisadas e 74% passam por insegurança alimentar. Os processos de aculturação e integração à comunidade do país que os recebe também são complexos, com inseguranças quanto à possibilidade de permanência legal no país e dificuldades com o idioma, discriminação e um desafio dialético entre manter sua identidade cultual original e assimilar novos aspectos. Um melhor acolhimento cultural tem um impacto benéfico na saúde mental dos refugiados. Adolescentes do Sudeste Asiático refugiados nos EUA que foram recebidos por famílias da mesma origem étnica, por exemplo, tiveram menores índices de depressão e melhor desempenho escolar do que aqueles acolhidos por famílias caucasianas.

IMPACTO DA EXPOSIÇÃO A GRANDES DESASTRES

Situações como essas são fontes de grande estresse e estão associadas a maior risco de psicopatologia. Embora a maioria das crianças e adolescentes que passaram por elas não vá desenvolver um transtorno psiquiátrico, muitas apresentarão manifestações de sofrimento psíquico que tenderão a se atenuar com o tempo. Reações como aumento dos níveis de ansiedade, com um estado de hipervigilância e medo de separação dos familiares, maior irritabilidade, inquietação, comportamentos regressivos (como enurese e crises de birra), queixas somáticas difusas e piora da qualidade de sono (com pesadelos, recusa em dormir sozinho, sono entrecortado) são relativamente frequentes. Crianças poderão replicar alguns eventos traumáticos em suas brincadeiras, e adolescentes poderão apresentar uma intensificação no uso de substâncias. Após os ataques de 11 de setembro de 2001 nos EUA, por exemplo, 10,9% dos alunos do ensino médio apresentaram um aumento no uso de álcool e 5,4%, de tabaco.

Os estudos de prevalência de transtornos psiquiátricos em contextos humanitários trazem resultados muito variados, tanto por questões metodológicas quanto por aspectos como o tipo de trauma e a população afetada. Uma revisão sistemática de Wang et al. (2013) encontrou prevalências que variaram de 1 a 60% para transtorno do estresse pós-traumático (TEPT) e 1,6 a 33% para depressão em crianças e adolescentes sobreviventes de desastres. Outro estudo, uma metanálise de Blackmore et al. (2020) focada em adolescentes refugiados e requerentes de asilo, encontrou prevalências de 22,71% para TEPT, 13,81% para depressão e 15,77% para ansiedade.

O primeiro ano após o desastre é o período em que os sintomas psiquiátricos costumam se apresentar de forma mais intensa. Na revisão de Wang et al. (2013), a maioria dos estudos mostrou uma queda nas prevalências de sintomas de TEPT com o passar dos anos. Do ponto de vista individual, no entanto, existem diferentes trajetórias possíveis de evolução. Em um estudo de Kronenberg et al. (2010) que acompanhou crianças e adolescentes após o furacão Katrina, em 2005, nos EUA, por exemplo, 45% não desenvolveram sintomas de reação ao estresse e 27% apresentaram apenas alguns sintomas transitórios, enquanto 23% tiveram sintomas persistentes e 5% tiveram um início tardio dos sintomas. No Quadro 1 estão descritos alguns fatores associados a essas diferentes evoluções e intensidades dos sintomas.

PAPEL DOS CUIDADORES

Os pais costumam ser a principal fonte de suporte às crianças após desastres, e seu comportamento pode ter grande impacto

QUADRO 1 Alguns fatores que influenciam o surgimento e a evolução dos sintomas psiquiátricos após desastres

Fator	Descrição dos sintomas relacionados
Gênero	Meninas tendem a apresentar mais problemas internalizantes (como sintomas emocionais) e meninos, mais problemas externalizantes (como comportamentos disruptivos)
Idade	Marcador inconsistente nos estudos; alguns sugerem que crianças mais novas seriam mais vulneráveis, por terem habilidades de enfrentamento menos desenvolvidas e maior dependência dos adultos para suporte
Habilidades de enfrentamento (*coping*)	*Coping* por meio da regulação emocional, resolução de problemas e reestruturação cognitiva está associado a menos sintomatologia do que estratégias mais passivas, como a esquiva
Efeito "dose-resposta"	Maior proximidade física do local afetado, maior tempo de exposição a determinado conflito, maior desestruturação comunitária e familiar secundária ao desastre, ferimento físico, relacionamento próximo com vítimas, dentre outros fatores associados a maior exposição aos desastres, estão associados à maior ocorrência de sintomas
Psicopatologia parental	Sintomas psiquiátricos nos pais estão associados à maior ocorrência de sintomas nos filhos
Funcionamento familiar	Melhor ambiente e funcionamento familiar, com mais suporte e menos conflitos, está associado a menor surgimento de sintomas nas crianças; refugiados desacompanhados apresentam maior sintomatologia do que refugiados que estão com seus pais
Suporte social	No caso de refugiados, experiências de exclusão da comunidade, como discriminação, não inserção escolar e insegurança/criminalidade na região de moradia, estão associados à maior psicopatologia

na resiliência delas. Ao proverem um ambiente seguro, uma explicação compatível com o nível de desenvolvimento da criança sobre o ocorrido e um reasseguramento adequado, eles ajudam as crianças a conseguirem melhor interpretar os eventos potencialmente traumáticos e diminuírem a sensação de medo e incerteza. As crianças tendem a refletir as respostas e comportamentos dos pais em face desses eventos. Um distanciamento geográfico da criança de seus pais no meio de uma situação de catástrofe é, portanto, um fator estressor significativo. Refugiados desacompanhados de seus pais, por exemplo, tendem a apresentar mais sintomas psiquiátricos.

No entanto, essa capacidade de suporte dos pais muitas vezes está comprometida nessas situações, uma vez que eles também são vítimas dos desastres e estão sujeitos a estressores como luto, insegurança econômica, perda de moradia e necessidade súbita de mudança. Estresse e psicopatologia parentais aumentam o risco de um comportamento parental mais severo e de maus-tratos, com um vínculo mais inseguro entre pais e filhos, e menos comportamentos parentais afetuosos e suportivos. Pais excessivamente ansiosos, mais protetivos, que permitem menos autonomia aos filhos e comunicam os perigos relacionados ao desastre de forma exagerada, também aumentam a incidência de sintomas psiquiátricos em seus filhos.

ABORDAGEM DA SAÚDE MENTAL INFANTIL EM UM CONTEXTO DE CATÁSTROFE

As diretrizes do Comitê Permanente Interagências (Inter-Agency Standing Committee, Iasc) sobre Saúde Mental e Apoio Psicossocial em Emergências Humanitárias recomendam que, nessas situações, seja desenvolvido um sistema de apoio em diferentes níveis que se complementam, esquematizados em uma pirâmide (Figura 1). Todos os níveis são importantes e devem ser implementados simultaneamente, com a participação conjunta de diferentes atores. A base da pirâmide representa intervenções mais gerais, para toda a população, e, conforme vai se caminhando em direção ao topo, estão re-

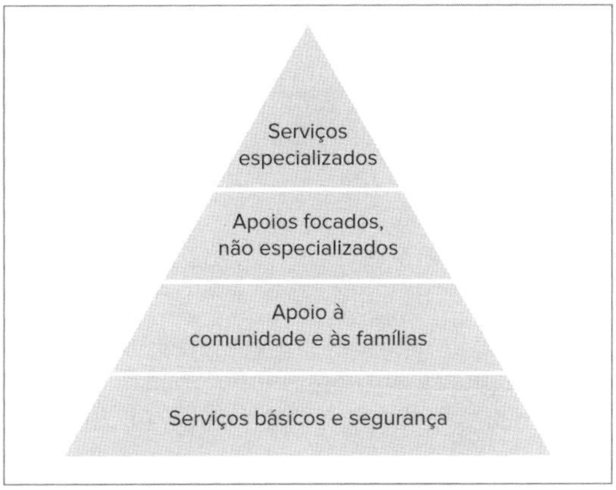

FIGURA 1 Pirâmide de intervenções para os serviços de saúde mental e apoio psicossocial em emergências, segundo o Comitê Permanente Interagências (Inter-Agency Standing Committee, Iasc).

presentadas intervenções mais específicas, para uma parcela menor da população, mais acometida.

O primeiro nível, "serviços básicos e segurança", representa o atendimento às necessidades primárias da população (como abrigo, acesso à água e alimentação e serviços básicos de saúde). Em seguida, "apoio à comunidade e às famílias" expressa a necessidade de serviços como rastreamento e reunificação familiar, informações em massa para a população sobre como enfrentar a crise, ativação de redes sociais como promoção de grupos de mulheres e jovens, e a criação de espaços de acolhimento para crianças. Esse segundo nível é necessário porque, nas situações de grandes desastres, com frequência as redes de suporte comunitário e familiar são rompidas e seu restabelecimento tem um papel importante para manter a saúde e o bem-estar psicossocial.

O terceiro nível, "apoios focados não especializados", refere-se a uma parcela da população que necessitará de um suporte mais focado, seja em nível individual, familiar ou de grupo. São intervenções para redução dos sintomas de estresse relacionados ao trauma e são fornecidas por profissionais da saúde não especializados em saúde mental, mas que receberam um treinamento para isso, como o suporte à saúde mental realizado pelo médico da atenção primária. Por sua vez, o quarto nível, "serviços especializados", é voltado para uma porcentagem ainda menor da população, que apresenta um grande sofrimento psíquico, com grande impacto em sua funcionalidade. Nesse nível estão serviços como o atendimento psicológico e psiquiátrico.

Em termos de intervenções não especializadas, uma das mais usadas são os "Primeiros Cuidados Psicológicos" (*Psychological First Aid* – PCP). Essa é uma abordagem que pode ser administrada por pessoas treinadas que não são profissionais da área de saúde mental e deve ser iniciada logo após a exposição ao evento potencialmente traumático. Ela é mais focada em prover uma assistência prática (como ajudar os sobreviventes a identificar sua rede de apoio já existente e a dar informações sobre locais em que eles podem se registrar para receber assistência material) e conforto emocional do que uma terapia formal e pode ser usada para crianças e adultos. Os PCP envolvem escutar as pessoas de forma calma e sem julgamentos, caso as pessoas queiram falar sobre o ocorrido (mas não se deve pressioná-las a falar), além de confortá-las dentro do possível. Podem envolver o ensino de algumas técnicas básicas de relaxamento, como respiração diafragmática, e apoio na resolução de problemas, ajudando a pessoa a identificar e priorizar as necessidades mais urgentes. Deve-se estimular estratégias de enfrentamento positivas, como conversar com família e amigos, realizar atividade física, tentar manter hábitos regulares de sono e não fazer uso excessivo de álcool ou de outras substâncias. Para cuidadores, é importante explicar algumas reações normais de uma criança perante situações potencialmente traumáticas, ressaltar a importância de manter uma rotina dentro do possível e ajudá-los a conversar sobre a situação com as crianças de uma forma adequada a seu nível de desenvolvimento.

Quanto a intervenções especializadas, as mais estudadas são as abordagens de terapia cognitivo-comportamental (TCC), como trazido na metanálise de Gillies et al. (2016). O Quadro 2 descreve os componentes mais frequentes das abordagens em TCC focadas em trauma para crianças e adolescentes, segundo Cohen et al. (2010).

Eye Movement Desensitisation and Reprocessing (EMDR) é outro modelo de intervenção que já se mostrou efetivo em reduzir os níveis de sintomas de estresse pós-traumático nessa população (Gillies et al., 2016). Nessa abordagem, o objetivo é que o indivíduo possa processar memórias angustiantes e reduzir seus efeitos negativos ao focar simultaneamente nelas e em um estímulo atencional provocado pelo terapeuta, como movimentos com os olhos ou com as mãos, ou ainda estímulos sonoros.

Abordagens em grupo podem ser benéficas para conseguir atingir maior número de pessoas e ajudá-las a perceber que outros estão passando por reações parecidas também, e que não estão sozinhos. Existem inclusive modelos de intervenções em escolas, como o *Cognitive Behavioral Intervention for Trauma in Schools* (CBITS).

Para a maior parte dos casos, não há a necessidade de tratamento farmacológico. A maioria das reações ao estresse constitui uma resposta normal a catástrofes e tenderá a melhorar com o tempo e suporte. Para casos mais graves e/ou com comorbidades importantes, no entanto, pode-se considerar essa forma de tratamento um adjuvante às terapêuticas não farmacológicas. Inibidores seletivos da recaptura de serotonina, por exemplo, podem ser considerados para ansiedade e depressão comórbidas. Têm sido estudadas algumas medicações como forma de tentar prevenir sintomas do estresse pós-traumático, mas a maioria dos estudos ainda apresenta qualidade baixa, como revisado em Astill Wright et al. (2019). Alguns estudos sugerem um possível benefício do uso de hidrocortisona em adultos. Propranolol e imipramina não se mostraram eficazes para essa finalidade em crianças e adolescentes.

QUADRO 2 Elementos frequentes das abordagens de terapia cognitivo-comportamental focadas em trauma

Fator	Abordagem
Psicoeducação	Informações sobre o trauma e sobre reações comuns a eventos traumáticos
Habilidades parentais	Ensino sobre o uso de técnicas como atenção positiva, atenção seletiva, *time out*, pelos pais, para ajudar no manejo dos comportamentos dos filhos
Técnicas de relaxamento	Ensino de técnicas para diminuir as manifestações fisiológicas da reação ao trauma, como respiração diafragmática e relaxamento muscular progressivo
Técnicas de modulação afetiva	Identificação de sentimentos; uso de uma conversa positiva consigo mesmo; interrupção de pensamentos negativos; criação de imagens positivas; habilidades sociais e de resolução de problemas; como reconhecer e manejar estados afetivos negativos
Enfrentamento e processamento cognitivos	Reconhecer relações entre pensamentos, sentimentos e comportamentos; modificar pensamentos inexatos e que não ajudam para regulação afetiva
Narrativa de trauma	Criar uma narrativa para as experiências traumáticas da criança, corrigindo distorções cognitivas associadas a elas
Exposição	Exposição gradual a estímulos que remetem ao trauma
Sessões conjuntas com os pais	Nessas sessões a criança pode compartilhar a narrativa de trauma com seus pais e outras questões da dinâmica familiar podem ser abordadas
Melhorando a segurança para o futuro e o desenvolvimento	Abordar preocupações em relação à prevenção de traumas futuros e reestabelecimento da trajetória normal de desenvolvimento

CONCLUSÕES

Situações de emergência humanitária vêm se tornando cada vez mais frequentes. Após esses eventos, crianças e adolescentes poderão se beneficiar de intervenções que fortaleçam sua resiliência e suas habilidades naturais de recuperação; e, quando há uma separação da família, deve-se almejar a reunificação assim que possível. É importante realizar uma psicoeducação sobre respostas esperadas a situações traumáticas; a maioria das crianças não irá desenvolver um transtorno psiquiátrico. Porém, quando um tratamento se fizer necessário, é fundamental a inclusão dos cuidadores mais próximos.

DICAS DO ESPECIALISTA

- Forçar a criança ou o adolescente a falar sobre o efeito traumático pode ter um efeito negativo; deve-se oferecer uma escuta, mas permitir que fale apenas se quiser e se sentir confortável para isso.
- Devido à falta de profissionais especializados em saúde mental, cada vez mais se tem discutido e implementado o treinamento de profissionais de outras áreas, como agentes de saúde ou enfermeiros generalistas, para implementação de intervenções de saúde mental no contexto de emergências humanitárias, em uma estratégia chamada de *task-shifting* ou *task-sharing* ("transferência de tarefas" ou "compartilhamento de tarefas").
- Cuidadores devem monitorar e controlar a exposição das crianças à mídia nessas situações de grandes desastres. Apesar de poder ser uma fonte de informações, também pode exacerbar sintomas de trauma, dependendo da maneira como é explorada a situação e da capacidade de compreensão da criança do que está sendo noticiado.

SUGESTÕES DE LEITURA

1. Astill Wright L, Sijbrandij M, Sinnerton R, et al. Pharmacological prevention and early treatment of post-traumatic stress disorder and acute stress disorder: a systematic review and meta-analysis. Transl Psychiatry. 2019;9(1):334.
2. Arakelyan S, Ager A. Annual research review: a multilevel bioecological analysis of factors influencing the mental health and psychosocial well-being of refugee children. J Child Psychol Psychiatry. 2021;62(5):484-509.
3. Blackmore R, Gray KM, Boyle JA, et al. Systematic review and meta-analysis: the prevalence of mental illness in child and adolescent refugees and asylum seekers. J Am Acad Child Adolesc Psychiatry. 2020;59(6):705-14.
4. Cobham VE, McDermott B, Haslam D, Sanders MR. The role of parents, parenting and the family environment in children's post-disaster mental health. Curr Psychiatry Rep. 2016;18(6):53.
5. Cohen JA, Bukstein O, Walter H, et al.; AACAP Work Group on Quality Issues. Practice parameter for the assessment and treatment of children and adolescents with posttraumatic stress disorder. J Am Acad Child Adolesc Psychiatry. 2010;49(4):414-30.
6. Chrisman AK, Dougherty JG. Mass trauma: disasters, terrorism, and war. Child Adolesc Psychiatr Clin N Am. 2014;23(2):257-79.

7. Christie H, Hamilton-Giachritsis C, Alves-Costa F, et al. The impact of parental posttraumatic stress disorder on parenting: a systematic review. Eur J Psychotraumatol. 2019;10(1):1550345.
8. Gillies D, Maiocchi L, Bhandari AP, et al. Psychological therapies for children and adolescents exposed to trauma. Cochrane Database Syst Rev. 2016;10:CD012371.
9. Hazer L, Gredebäck G. The effects of war, displacement, and trauma on child development. Humanit Soc Sci Commun. 2023;10:909.
10. Kronenberg ME, Hansel TC, Brennan AM, et al. Children of Katrina: lessons learned about postdisaster symptoms and recovery patterns. Child Dev. 2010;81(4):1241-59.
11. Lustig SL, Kia-Keating M, Knight WG, et al. Review of child and adolescent refugee mental health. J Am Acad Child Adolesc Psychiatry. 2004;43(1):24-36.
12. Pfefferbaum B, Nitiéma P, Newman E. A critical review of effective child mass trauma interventions: what we know and do not know from the evidence. Behav Sci (Basel). 2021;11(2):25.
13. Pfefferbaum B, Shaw JA; American Academy of Child and Adolescent Psychiatry (AACAP) Committee on Quality Issues (CQI). Practice parameter on disaster preparedness. J Am Acad Child Adolesc Psychiatry. 2013;52(11):1224-38.
14. Slone M, Mann S. Effects of war, terrorism and armed conflict on young children: a systematic review. Child Psychiatry Hum Dev. 2016;47(6):950-65.
15. Wang CW, Chan CLW, Ho RTH. Prevalence and trajectory of psychopathology among child and adolescent survivors of disasters: a systematic review of epidemiological studies across 1987-2011. Soc Psychiatry Psychiatr Epidemiol. 2013;48:1697-720.

PARA SABER MAIS

- Inter-Agency Standing Committee (IASC, Comitê Permanente Interagências). Diretrizes do IASC sobre saúde mental e apoio psicossocial em emergências humanitárias. Tradução de Márcio Gagliato. Genebra: IASC; 2007.
- Organização Mundial da Saúde. War Trauma Foundation e Visão Global internacional. Primeiros Cuidados Psicológicos: guia para trabalhadores de campo. OMS: Genebra; 2015.
- Unicef. Community-based mental health and psychosocial support in humanitarian settings. 2018. Disponível em: https://www.unicef.org/reports/community-based-mental-health-and-psychosocial-support-guidelines-2019. Acesso em: 3 set. 2025.

49

O mundo digital

Marina Aranha Fondello
Daniel Fatori

PONTOS-CHAVE DESTE CAPÍTULO

- Trata-se de uma área de estudo relativamente recente, que progride mais lentamente do que a velocidade da evolução dos próprios recursos digitais e que carece de desenhos metodológicos de qualidade.
- As evidências atuais continuam consistentes em apontar prejuízos do uso de tela para o desenvolvimento saudável nos primeiros 3 anos de vida.
- Durante a segunda metade da adolescência, baixos níveis de satisfação com a vida associam-se não apenas ao uso excessivo de redes sociais, mas também ao pouco uso delas.
- É bem conhecido o impacto do uso de tela na qualidade do sono de crianças e adolescentes, o que também causa prejuízos notáveis no desenvolvimento cognitivo e socioemocional.
- Diretrizes internacionais vêm estimulando a construção de planos individuais de uso de mídias digitais para cada família em vez de fazerem recomendações universais quanto ao tempo máximo de tela por faixa etária.

INTRODUÇÃO

O termo "mundo digital" é utilizado livremente, com muitos significados e variações possíveis. Originalmente, foi elaborado pela engenharia elétrica, antes mesmo da criação da internet, para descrever a disponibilidade e utilização de dispositivos eletrônicos digitais em oposição aos dispositivos analógicos. A partir da década de 1990, artigos sobre o mundo digital passaram a ser mais comuns, e atualmente se faz referência ao termo com naturalidade e diferentes finalidades. Para o economista alemão Jörn Lengsfeld, estudioso da transformação digital, **mundo digital** refere-se às circunstâncias que caracterizam as condições de vida na era digital, significativamente moldadas por uma multiplicidade de tecnologias digitais. Lengsfeld afirma que tais tecnologias influenciam a vida humana de forma primordial e abrangente a ponto de estarem se tornando indispensáveis.

O avanço, a acessibilidade e o maior valor utilitário e de entretenimento da tecnologia levaram a um rápido aumento do uso de telas como forma de facilitar o cotidiano e as interações com o mundo, e as crianças e adolescentes não foram excluídos desse processo. Atualmente, testemunhamos o crescimento da primeira geração de crianças nascidas na era digital, os chamados **nativos digitais**, para os quais a tecnologia é uma extensão de sua forma de conhecer o mundo e interagir com ele. Se, na década de 1970, começavam a assistir à televisão regularmente aos 4 anos, hoje as crianças começam a interagir com a mídia digital aos 4 meses. O uso de telas na infância quase triplicou entre 1997 e 2014, e em 2019 crianças de 8 a 12 anos relataram usar telas cerca de 5 horas por dia, sem incluir o tempo gasto com trabalhos escolares.

Em 2020, a pandemia de covid-19 e os subsequentes requisitos de distanciamento social e aprendizagem online levaram à crescente dependência dos meios digitais para quase todas as esferas da vida. Naquele ano, adolescentes norte-americanos de 12 e 13 anos passaram a relatar média de 7,7 horas diárias de uso de telas, gastas, principalmente, com vídeos, filmes, programas de televisão e jogos. Os *videogames* também continuam muito populares, e se estima que 4 em cada 5 famílias nos EUA possuam um dispositivo específico para jogos.

Em um levantamento de 2021, identificou-se que os brasileiros passaram quase 5 horas e meia por dia diante de seus aparelhos celulares, o que se aproxima da média global e representa aumento de 30% em relação a dados pré-pandêmicos. Isso significa que mais de um terço do tempo acordado vem sendo dedicado ao uso do celular, sobretudo a aplicativos de redes sociais, fotos e vídeos. Segundo o Centro Regional de Estudos para o Desenvolvimento da Sociedade da Informação (Cetic), 70,8% das crianças e adolescentes de 9 a 17 anos tinham celular próprio em 2021, e 88,5% tinham perfis em redes sociais. Quanto à idade de início do uso da internet, 20,3% haviam feito o primeiro acesso antes dos 6 anos.

Assim, fica evidente que a maioria das crianças e dos adolescentes atendidos por profissionais de saúde atualmente faz uso ou já foi exposta à tecnologia, sendo indispensável que o tema faça parte da prática clínica e ganhe espaço crescente em pesquisas e eventos científicos. Nesse sentido, vale destacar quão desafiadora é a produção de conhecimento atualizado e aprofundado sobre o tema, especialmente porque as tecnologias estão em transformação constante e mais acelerada do que a capacidade de a ciência estudar seus efeitos sobre o bem-estar, o comportamento e o desenvolvimento dos usuários.

DESAFIOS METODOLÓGICOS

Há limitações metodológicas que justificam a falta de consenso sobre o impacto do uso de mídias digitais no desenvolvimento de crianças e adolescentes e que devem ser avaliadas de forma crítica pelos profissionais envolvidos no cuidado dessa população. A maioria dos resultados obtidos até então é bastante variada e inconclusiva, e as associações encontradas têm tamanhos de efeito apenas pequenos.

Grande parte dos trabalhos considera a quantidade de tempo gasto nos dispositivos digitais, também chamada de **tempo de tela**, o principal determinante dos efeitos positivos ou negativos da tecnologia. No entanto, há diversos motivos para considerar que as atuais medições do tempo de tela carecem de qualidade. Muitos estudos se baseiam em escalas de autorrelato retrospectivo, mesmo sendo questionável a precisão desse tipo de julgamento, sobretudo porque as pessoas têm dificuldade de perceber o tempo que passam em atividades específicas. Scharkow, por exemplo, demonstrou que apenas um terço dos participantes foi capaz de avaliar de forma acurada sua utilização semanal da internet, enquanto 42% superestimaram e 26% subestimaram sua utilização. Outros autores observaram que os usuários frequentes tendem a subestimar a quantidade de tempo que passam online, enquanto os usuários menos frequentes relatam exageradamente esse comportamento.

A aplicação de diários de uso do tempo e o rastreamento direto do tempo de tela e das atividades digitais no nível dos dispositivos são abordagens promissoras para minimizar tal limitação metodológica, mas ainda restritas à minoria dos estudos.

Além disso, outros aspectos são tão ou mais relevantes na avaliação dos efeitos dos recursos digitais na vida dos jovens, como as particularidades de cada dispositivo e aplicativo, o local e o momento do dia em que são utilizados, a presença ou não de supervisão adequada, a idade e outras características individuais dos usuários.

EVIDÊNCIAS ATUAIS

A idade é o parâmetro central utilizado pelas principais diretrizes sobre o uso de mídia na infância e adolescência (Sociedade Brasileira de Pediatria e Organização Mundial de Saúde), o que é coerente com as particularidades biológicas, psicológicas e sociais de cada etapa do desenvolvimento, incluindo as características das relações parentais.

As evidências atuais são consistentes em apresentar benefícios educacionais limitados e, ao contrário, prejuízos significativos associados ao uso de tela nos primeiros 3 anos de vida. Na realidade, tal alerta não é novidade, e estudos mais antigos já apontavam para possíveis efeitos negativos do uso da televisão e de vídeos no desenvolvimento de crianças pequenas. Os primeiros anos de vida são marcados pelo franco desenvolvimento de habilidades cognitivas, de linguagem, sensório-motoras e socioemocionais, que exigem exploração prática e interação social com os cuidadores de confiança para ocorrerem de forma bem-sucedida.

Yamamoto et al. identificaram associação negativa entre o tempo de tela e os escores de desenvolvimento durante a primeira infância, com associação bidirecional entre o tempo de tela e as habilidades de comunicação aos 12 e aos 24 meses de idade e associação negativa entre o tempo de tela aos 2 anos e os domínios motores e pessoal-social aos 3 anos. Os mesmos autores também notaram associação entre escores mais baixos de desenvolvimento, com destaque para o domínio da comunicação, e maior tempo de tela posterior, sobretudo na presença de sofrimento psicológico materno, o que indica a necessidade de atenção e suporte às crianças e famílias potencialmente mais vulneráveis. Além disso, a falta de pensamento simbólico e a imaturidade do controle da atenção e da flexibilidade de memória não permitem que crianças menores de 30 meses consigam aprender efetivamente a partir de representações de vídeo bidimensionais.

Durante as etapas subsequentes do desenvolvimento, as crianças passam a estabelecer uma relação progressivamente mais ativa com os recursos digitais, e muitas já possuem seus próprios dispositivos móveis, despertando atenção para o tipo de conteúdo consumido por elas. Alguns estudos apontam o conteúdo de má qualidade como preditor de déficits de funções executivas e da teoria da mente em pré-escolares, e outros destacam, especificamente, os riscos da exposição a conteúdos violentos e sexuais na internet. A exposição precoce e desassistida a conteúdos violentos parece aumentar a probabilidade de os jovens utilizarem a violência para a resolução de problemas interpessoais e estar associada a pensamentos e comportamentos agressivos, sentimentos de raiva e excitação psicológica. Em paralelo, ao substituírem as potencialidades da socialização primária, cuja complexidade tende a acompanhar a velocidade da maturação cerebral, pela socialização virtual, desacompanhada e com pouca inibição, as crianças se tornam vulneráveis a desenvolverem percepções distorcidas da realidade, inclusive em relação ao comportamento sexual.

No entanto, é a adolescência que suscita maior preocupação das famílias e de parte significativa dos profissionais, uma vez que os jovens utilizam as mídias digitais mais extensamente do que qualquer outra faixa etária. Trata-se de uma fase do desenvolvimento caracterizada por profundas mudanças biológicas, psicológicas e sociais, que não ocorrem de forma linear e atingem certa estabilidade apenas por volta dos 25 anos de idade.

Os adolescentes vivem um estado de efervescência cognitiva, em que transitam do período operatório concreto para o operatório formal, segundo Piaget, e adquirem maturidade crescente para a autorreflexão e a tomada de decisões. No entanto, tendem a reagir de forma imatura em situações de estresse, principalmente porque apresentam funcionamento pleno de regiões cerebrais como a amígdala e o núcleo *accumbens*, responsáveis por respostas emocionais e motivadas por prazeres imediatos, mas ainda carecem da maturação completa do córtex pré-frontal, responsável por habilidades cognitivas como planejamento e inibição de respostas. Nesse sentido, torna-se claro o quanto a tecnologia corresponde precisamente ao tipo de atividade que desperta o interesse dos jovens – um recurso de fortalecimento da própria identidade e de engajamento social, mas, também, um prazer passivo e imediato, supostamente isento de riscos. Além disso, o egocentrismo e a onipotência juvenil são aspectos que contribuem para a postura frequentemente confrontativa em relação aos pais, alimentando as preocupações destes com o uso das mídias digitais.

A fim de investigar janelas de maior sensibilidade ao uso de tecnologia, Orben et al. (2022) analisaram a associação entre o uso de redes sociais e a sensação de bem-estar em adolescentes, além de terem verificado as diferenças entre os sexos e estabelecido comparações com outras fases da vida. Apesar de possíveis variações qualitativas em relação ao conceito de bem-estar, os resultados encontrados apontaram para associações significativamente mais negativas entre o uso de redes sociais e a satisfação com a vida na adolescência, em comparação a outras faixas etárias.

Jovens adolescentes entre 12 e 16 anos apresentaram relação mais linear entre esses fatores – quanto maior o tempo de uso de redes sociais, menor a sensação de bem-estar –, porém com diferenças significativas entre os sexos. As meninas que relataram maior uso de redes sociais obtiveram pontuações mais baixas do que os meninos nos índices de satisfação com a vida. Foi observada janela de sensibilidade às mídias digitais mais precoce em meninas (entre 11 e 13 anos) e discretamente mais tardia em meninos (entre 14 e 15 anos), sugerindo associação com processos de maturação, como a puberdade, que ocorrem mais cedo no sexo feminino.

Já durante a fase tardia da adolescência, entre 16 e 21 anos, foi observado um padrão específico de associação que difere das demais etapas do desenvolvimento, no qual os índices mais baixos de satisfação com a vida se mostraram associados não apenas ao uso excessivo de redes sociais (mais de 3 horas por dia), mas, também, ao pouco uso delas (menos de 1 hora por dia). Tal padrão havia sido descrito anteriormente como *Hipótese Cachinhos Dourados* e ilustra o quanto a tecnologia passou a ser reconhecida como parte essencial da vida pela atual geração de crianças e adolescentes.

Os mesmos autores compararam o efeito do tempo de tela com o de outros comportamentos humanos sobre a sensação de bem-estar e constataram que, apesar de haver efeitos significativamente negativos do uso de mídias digitais, o consumo de *cannabis* e a vivência de *bullying*, por exemplo, apresentaram impacto muito maior sobre o bem-estar. Igualmente ilustrativa foi a demonstração de que ações simples, como dormir o suficiente e tomar café da manhã regularmente, têm associações muito mais positivas com o bem-estar do que o uso de tecnologia.

Além da faixa etária, é relevante notar de que forma as condições socioeconômicas e as diferenças raciais se correlacionam com o uso da tecnologia. Dados transversais dos EUA apontam para associação entre baixa renda e menor escolaridade dos pais e tempo mais prolongado de tela, e crianças negras relataram 1,58 hora a mais de tempo de tela por dia em comparação com crianças brancas. O ambiente desfavorecido socialmente carece de oportunidades atrativas e saudáveis, incluindo atividades físicas ao ar livre, e oferece menor sensação de segurança, contribuindo para que os jovens recorram ao mundo digital como maneira de ocupar o tempo, se entreter e lidar com situações estressoras.

Quanto às diferentes formas de utilizar as mídias digitais, há necessidade de maior volume de estudos de qualidade para o reconhecimento dos tipos de uso mais ou menos prejudiciais. O uso passivo das redes, sem intencionalidade definida e com gasto desproporcional de tempo, vem sendo associado à redução da sensação de bem-estar, enquanto o uso ativo tem o potencial de ser mais satisfatório. Similarmente, as experiências autênticas nas redes sociais podem amplificar a sensação de bem-estar e o fortalecimento da identidade, enquanto as experiências inautênticas se associam a menor autoestima e maior ansiedade.

Tão relevante quanto a análise das associações entre o uso de mídia e a satisfação com a vida é a pesquisa sobre seu impacto na qualidade do sono das crianças e dos adolescentes. Os eletrônicos têm sido associados a atraso na iniciação do sono e diminuição do tempo total de sono, o que é agravado pelo fato de a maioria dos adolescentes possuírem pelo menos um dispositivo tecnológico em seu quarto. Já foi demonstrado que as telas emitem comprimentos de onda de luz azul curtos capazes de suprimir a melatonina, hormônio que participa da indução do sono. Além disso, sons, vibrações e luzes de notificações dos dispositivos durante a noite podem interferir na manutenção do sono e, especialmente na adolescência, contribuir para um estado de hipervigilância, que torna o sono menos reparador.

RECOMENDAÇÕES

É com base nas evidências descritas que a maioria das diretrizes para promoção de saúde de crianças e adolescentes recomenda restrições quanto ao tempo de tela de acordo com cada faixa etária. A Sociedade Brasileira de Pediatria, tal como outras entidades pediátricas, preconiza:

- Evitar a exposição de crianças menores de 2 anos às telas digitais, mesmo que passivamente.
- Limitar o tempo de tela ao máximo de 1 hora por dia, sempre com supervisão, para crianças de 3 a 5 anos.
- Limitar o tempo de tela ao máximo de 2 horas por dia, sempre com supervisão, para crianças de 6 a 12 anos.
- Dialogar abertamente sobre os prós e contras do uso de tela com adolescentes a partir dos 13 anos.
- Restringir o uso de telas durante as refeições e nas 2 últimas horas antes de dormir.

No entanto, reconhecendo a complexidade da relação das novas gerações com a tecnologia, a Academia Americana de Pediatria (2015) passou a defender o chamado **Plano de Uso de Mídia Familiar** em vez de uma recomendação universal de tempo de tela para todos. Trata-se de uma ferramenta a ser construída entre o pediatra e a família do paciente com o objetivo de estabelecer metas saudáveis e coerentes em relação ao uso de mídias digitais por todos os membros da família. É um recurso que permite explorar e compreender os valores de cada família e, com isso, sugerir maneiras de utilizar a tecnologia para se conectar, aprender e criar, em vez de apenas consumir. Além disso, essa abordagem abre espaço para a psicoeducação sobre o tema e a triagem de padrões preocupantes de uso de mídia, a serem devidamente contornados pelo próprio pediatra ou profissionais de saúde mental.

As recomendações do Quadro 1 devem ser consideradas no planejamento da rotina de uso de telas por crianças e adolescentes, porém adaptadas ao contexto de vida de cada paciente e sua família.

QUADRO 1 Recomendações para o uso de telas na infância e adolescência

Defina uma agenda pessoal de atividades ou um quadro de rotinas que inclua o tempo de uso de telas, bem como de outras atividades (tarefas escolares, atividades extracurriculares, atividades domésticas, comer, tomar banho, dormir).
Não autorize a criança a ter os dispositivos eletrônicos 24 horas à sua disposição.
Evite ou proíba o uso de telas durante as refeições.
Evite ou proíba o uso de telas nas últimas 2 horas antes de iniciar o sono.
Evite ou proíba o uso de telas não supervisionado durante a infância.
Estabeleça acordos desde o início, incluindo o uso de senhas compartilhadas ou de aplicativos de controle parental.
Estabeleça dias ou horários sem tecnologia para toda a família e momentos constantes de conversa sem o celular.
Ensine sobre as responsabilidades de ter um dispositivo digital próprio.
Converse sobre a internet.
Seja um modelo de como deve ser o uso saudável da tecnologia.

CONCLUSÕES

Ao se constatar que a literatura disponível atualmente ainda não é capaz de apontar direcionalidade e causalidade para os fatores associados ao uso de mídias digitais, cabe aos profissionais de saúde abordar o tema de forma crítica, sensível e personalizada. Nesse sentido, é indispensável que conversas sobre o mundo digital façam parte das consultas médicas e convidem não apenas a criança ou o adolescente, mas também os pais, para reflexões sobre o assunto. Estes devem compreender e reconhecer seu próprio papel na modelagem do uso apropriado de mídia de seus filhos e, muitas vezes, precisam de orientações específicas para isso.

DICAS DO ESPECIALISTA

- Tempo de tela não é tudo: pergunte como, quando e com quem a tecnologia é usada. Apesar de a quantidade de tempo diante das telas ser relevante, o impacto da tecnologia na infância e adolescência depende de vários fatores. Considere também o tipo de conteúdo consumido, o contexto em que é acessado (sozinho ou com supervisão), o momento do dia e as características individuais da criança. Exploração qualificada do uso ajuda a evitar julgamentos apressados e amplia as possibilidades de intervenção.
- Atenção especial aos primeiros 3 anos de vida: as evidências são consistentes em demonstrar que o uso de telas na primeira infância, especialmente antes dos 2 anos, pode ter efeitos negativos no desenvolvimento cognitivo, motor e socioemocional. A interação com cuidadores e a exploração sensorial concreta são insubstituíveis nessa fase.
- Adolescência – fase crítica, mas não só de riscos: adolescentes são usuários intensos de mídias digitais, mas a relação com a tecnologia também pode ser uma forma legítima de construção de identidade e pertencimento. Evite abordagens punitivas e crie oportunidades para diálogo, psicoeducação e escuta qualificada das necessidades emocionais envolvidas no uso.
- Proponha estratégias familiares personalizadas: cada família tem seus valores, rotinas e recursos. Em vez de prescrever limites rígidos, convide os responsáveis a construir um plano de uso de mídia incluindo todos os membros da família. Essa abordagem favorece a adesão e permite que a tecnologia seja integrada de forma consciente e saudável à dinâmica familiar.

SUGESTÕES DE LEITURA

1. Chen W, Adler JL. Assessment of screen exposure in young children, 1997 to 2014. JAMA Pediatrics. 2019;173(4):391.
2. Lengsfeld J. Digital era framework. 2019.
3. Nagata JM, Cortez CA, Cattle CJ, et al. Screen time use among US adolescents during the covid-19 pandemic: findings from the Adolescent brain cognitive development (ABCD) study. JAMA Pediatrics. 2021;176(1):94-6. Disponível em: https://jamanetwork.com/journals/jamapediatrics/fullarticle/2785686. Acesso em: 24 mar. 2024.
4. Nagata JM, Ganson KT, Iyer P, et al. Sociodemographic correlates of contemporary screen time use among 9- and 10-year-old children. J Pediatr. 2022;240:213-220.e2.
5. Nagata JM, Singh G, Yang JH, et al. Bedtime screen use behaviors and sleep outcomes: findings from the Adolescent brain cognitive development (ABCD) study. Sleep Health. 2023;9(4):497-502.
6. Orben A, Przybylski AK. Screens, teens, and psychological well-being: evidence from three time-use-diary studies. Psychol Sci. 2019;30(5):682-96.
7. Orben A, Przybylski AK. The association between adolescent well-being and digital technology use. Nat Hum Behav. 2019;3(2):173-82.
8. Scharkow M. The accuracy of self-reported Internet use: a validation study using client log data. Communication Methods and Measures. 2016;10(1):13-27.
9. Wakefield J. Brasileiro usa celular por um terço de seu tempo acordado, diz estudo. BBC News Brasil. 2022. Disponível em: https://www.bbc.com/portuguese/geral-59974046. Acesso em: 24 mar. 2024.
10. Yamamoto M, Mezawa H, Sakurai K, Mori C. Japan Environment and Children's Study Group. Screen time and developmental performance among children at 1-3 years of age in the Japan environment and children's study. JAMA Pediatr. 2023;177(11):1168-75.

PARA SABER MAIS

- Cartilha O uso inteligente da tecnologia. Secretaria Nacional da Família. Ministério da Mulher, da Família e dos Direitos Humanos. 2019.
- Orben A, Przybylski AK, Blakemore SJ, Kievit RA. Windows of developmental sensitivity to social media. Nat Commun. 2022;13(1):1649.
- Reid Chassiakos Y, Radesky J, Christakis D, et al. AAP Council on Communications and Media. Children and Adolescents and Digital Media. Pediatrics. 2016;138(5):e20162593.

50

Sistema de saúde mental

Ênio Roberto de Andrade
Luisa Shiguemi Sugaya

PONTOS-CHAVE DESTE CAPÍTULO

- No Brasil, a assistência a pessoas com transtornos mentais é realizada pelo Sistema Único de Saúde, por meio da Rede de Atenção Psicossocial.
- Conforme estabelecido pelo Estatuto da Criança e do Adolescente (ECA – Lei n. 8.069/90), crianças e adolescentes são sujeitos de direitos e devem ter assegurado o acesso à saúde mental.
- Para que se efetive o cuidado integral à saúde mental de crianças e adolescentes é necessário um modelo de atenção intersetorial que envolva saúde, educação, assistência social, Conselho Tutelar e Ministério Público da Infância e Adolescência.
- Embora tenham ocorrido avanços significativos na implementação e estruturação da Rede de Atenção Psicossocial, ainda existem lacunas importantes no acesso à saúde mental de crianças e adolescentes.

INTRODUÇÃO

A Política Nacional de Saúde Mental é uma política de Estado definida pela Lei federal n. 10.216/2001, que dispõe sobre a proteção e os direitos das pessoas com transtornos mentais. As ações do Governo Federal nesse tema são coordenadas pelo Ministério da Saúde, cuja política se materializa por meio das estratégias e diretrizes adotadas para organizar a atenção às pessoas com transtornos mentais, incluindo as demandas decorrentes do uso de substâncias psicoativas.

Atualmente, no Brasil, a assistência à saúde mental é ofertada de forma integral e gratuita pela Rede de Atenção Psicossocial (RAPS), que faz parte do Sistema Único de Saúde (SUS). Desse modo, a RAPS segue os princípios (universalização, equidade e integralidade) e as diretrizes do SUS, que enfatizam a organização dos serviços de forma regionalizada, a divisão das responsabilidades entre os entes federados e o estabelecimento de ações pactuadas por meio de instâncias colegiadas deliberativas.

Este capítulo mostrará quais são e como se organizam os serviços que compõem a RAPS; destacará particularidades da assistência à saúde mental de crianças e adolescentes; e discutirá alguns dos desafios enfrentados nos cuidados de saúde mental dessa população.

A REDE DE ATENÇÃO PSICOSSOCIAL

Segundo as diretrizes do Ministério da Saúde, a RAPS constitui-se como uma rede de serviços que promove a assistência integral para pessoas com transtornos mentais. São objetivos da RAPS ampliar e promover o acesso à atenção psicossocial e garantir a articulação dos serviços de saúde mental no território. Assim, a RAPS é quem organiza e estabelece os fluxos de atendimento para pessoas com transtornos mentais. Conforme descrito no Instrutivo Técnico da RAPS no SUS, a RAPS é formada por 6 eixos de serviços, que serão detalhados ao longo do capítulo:

1. Atenção Primária em Saúde.
2. Atenção psicossocial especializada.
3. Atenção residencial de caráter transitório.
4. Atenção de urgência e emergência.
5. Atenção hospitalar.
6. Estratégias de desinstitucionalização e reabilitação psicossocial.

De acordo com informações do Ministério da Saúde, atualmente a RAPS é formada por:

- 48 mil Unidades Básicas de Saúde (UBS).
- 183 Consultórios na Rua.
- 128 Equipes Multiprofissionais de Atenção Especializada em Saúde Mental (eMAES).
- 2.795 Centros de Atenção Psicossocial (Caps).
- 69 Unidades de Acolhimento (UA adulto e infantojuvenil).
- 1.894 Serviços Hospitalares de Referência (Leitos em Hospitais Gerais).
- 13.219 Leitos em Hospitais Psiquiátricos.
- 801 Residências Terapêuticas.

A ATENÇÃO PRIMÁRIA EM SAÚDE

A Atenção Primária em Saúde é a principal porta de entrada do SUS e atua como a atenção ordenadora da rede de saúde. Ela é composta pelas UBS, equipes de Saúde da Família e equipes de atenção básica para populações específicas, como as equipes de Consultório na Rua. Os serviços da atenção primária são de base territorial e estão inseridos na comunidade, próximos aos locais de moradia das pessoas. As ações desenvolvidas por esses serviços visam garantir o acesso e assegurar uma atenção integral à saúde, incluindo o acolhimento de pessoas em sofrimento, a promoção da saúde, a prevenção, o diagnóstico, o tratamento, a reabilitação e a redução de danos. Dessa forma, a atenção primária busca não só impactar a saúde dos indivíduos, mas também atuar em relação aos determinantes de saúde nas comunidades.

Dada sua capilaridade no território e o vínculo com a comunidade, a atenção primária tem papel importante na identificação precoce de indivíduos com transtornos mentais e no acompanhamento de pacientes com quadros clínicos estáveis, leves e moderados, devendo atuar de forma articulada com os serviços especializados em saúde mental.

Especificamente, a estratégia Consultório na Rua pretende ampliar o acesso aos serviços de saúde para a população em situação de rua, que se encontra em condições de vulnerabilidade e com os vínculos familiares interrompidos ou fragilizados. Para isso, as equipes realizam suas atividades de forma itinerante e, quando necessário, desenvolvem ações em parceria com as equipes das UBS. Já os Centros de Convivência são espaços de sociabilidade, que oferecem atividades para crianças, adolescentes, adultos e idosos. Esses espaços são administrados pelo poder público ou por entidades sociais e estão vinculados aos Centros de Referência de Assistência Social (CRAS).

ATENÇÃO PSICOSSOCIAL ESPECIALIZADA

A atenção psicossocial especializada é, atualmente, composta pelas equipes multiprofissionais de Atenção Especializada em Saúde Mental (eMAES) e pelos Centros de Atenção Psicossocial (Caps). As eMAES são um "serviço intermediário" e têm como objetivo realizar a assistência para os pacientes que apresentem os transtornos mentais mais prevalentes e de gravidade moderada. Assim, a formação dessas equipes deve ser feita de acordo com as características epidemiológicas e socioeconômicas de cada região, e sua atuação deve ocorrer de forma integrada às atividades da atenção primária e do Caps.

Os Caps são serviços de caráter territorial e comunitário e têm papel estratégico na articulação da Raps. São constituídos por equipes multiprofissionais que incluem enfermeiro, psiquiatra, técnicos/auxiliares de enfermagem, profissional administrativo e outras categorias profissionais, como psicólogo, assistente social e terapeuta ocupacional. Essas equipes atuam de forma interdisciplinar e realizam atendimento às pessoas com transtornos mentais graves e persistentes.

Nos Caps, o cuidado de cada paciente deve ser norteado por um Projeto Terapêutico Singular (PTS), pactuado entre o usuário e a equipe multidisciplinar, composto por abordagens terapêuticas farmacológicas e não farmacológicas e elaborado de acordo com as necessidades de saúde, contexto familiar, socioeconômico e cultural de cada indivíduo. Os Caps funcionam com "portas abertas" e atendem a demandas espontâneas e demandas referenciadas. Além disso, devem articular suas atividades com a atenção primária e com os serviços de média e alta complexidade.

As modalidades dos Caps diferenciam-se em função de sua tipologia e de seu porte. A tipologia está relacionada ao público-alvo e inclui:

- Os Caps, voltados ao público em geral ou público adulto.
- O Caps Infantojuvenil (Caps i), destinado ao atendimento de crianças e adolescentes.
- O Caps Álcool e Drogas (Caps AD), destinado a indivíduos com problemas decorrentes do uso de álcool e drogas de todas as faixas etárias.

O porte está relacionado ao recorte populacional de sua referência e inclui:

- Caps I, para populações acima de 15 mil habitantes.

- Caps II, (Caps II, Caps i e Caps AD), para populações acima de 70 mil habitantes.
- Caps III (Caps III, Caps i III e Caps AD III), para populações acima de 150 mil habitantes.
- Caps AD IV, para populações com mais de 500 mil habitantes.

No caso de municípios pequenos, que não tenham Caps i, os atendimentos de crianças e adolescentes devem ocorrer no Caps I.

As diferentes modalidades de Caps distinguem-se pelas composições de suas equipes, pela carga horária dos profissionais e pelos horários de funcionamento. Os Caps I e II atendem somente durante o dia. Os Caps III oferecem atenção contínua, 24 horas, mas sem a obrigatoriedade de realizar o acolhimento de pacientes no período noturno. O Caps III possui até 5 leitos e o Caps AD III tem até 12 leitos para observação e monitoramento. Por fim, o Caps AD IV mantém as portas abertas 24 horas, oferecendo assistência a urgências e emergências em tempo integral, além de possuir leitos de observação.

A atenção residencial de caráter transitório

A atenção residencial de caráter transitório é composta pelas Unidades de Acolhimento (UA) e pelas comunidades terapêuticas (CT). As UA são residências temporárias para pessoas com transtornos decorrentes do uso de álcool e outras drogas que estejam em acompanhamento pelo Caps e que apresentem situação de vulnerabilidade social com necessidade de acolhimento terapêutico e protetivo. As UA oferecem cuidados contínuos, 24 horas, em um ambiente de moradia inserido na comunidade. A permanência nas UA deve ocorrer de acordo com o PTS pactuado com o usuário e o Caps de referência. Na Raps, existem tanto UA para adultos como UA infantojuvenis, que recebem pacientes de 10 a 18 anos incompletos. No caso das UA infantojuvenis, é fundamental que sua atuação esteja articulada com outros setores responsáveis pela proteção e garantia de direitos da criança e do adolescente.

As CT são instituições privadas, sem fins lucrativos, integrantes do Sistema Nacional de Políticas Públicas sobre Drogas (Sisnad), que prestam serviços de acolhimento, de caráter transitório e voluntário, para pessoas com transtornos decorrentes do uso de álcool e drogas. Embora uma discussão aprofundada sobre o tema fuja do escopo do capítulo, é importante destacar que a atuação das CT tem sido alvo de muitos questionamentos, entre eles o de promover o isolamento de seus usuários e o de oferecer condições de atendimento inadequadas, com práticas que, muitas vezes, levam à violação de direitos humanos.

SERVIÇOS DE URGÊNCIAS E EMERGÊNCIAS

Os serviços de urgências e emergências são compostos pelos Serviços de Atendimento Móvel de Urgência (Samu), Salas de Estabilização, Unidades de Pronto Atendimento 24 horas (UPA) e Prontos-Socorros (PS). Esses serviços atendem pacientes em crise e são responsáveis, em seu âmbito de atuação, pelo acolhimento, classificação de risco e realização dos cuidados necessários nas situações de urgência e emergência.

ATENÇÃO HOSPITALAR

O componente da atenção hospitalar é constituído pelas Unidades de Referência Especializadas em Saúde Mental em Hospitais Gerais (HG), os Leitos em Hospitais Psiquiátricos Especializados (HP) e os Leitos em Hospital-Dia. Esses serviços exercem a função de retaguarda para os demais serviços da Raps, atendendo situações de crises e agudizações, por meio de internações de curta permanência (inferior a 90 dias). Como estabelecido pelas diretrizes do SUS, esses serviços devem contar com equipe multidisciplinar e ter estrutura adequada para atender às necessidades de pacientes com transtornos mentais, de modo a proporcionar segurança e conforto para os pacientes, disponibilizando espaços de convivência, lazer e espaços para a prática de atividades físicas. Todos os municípios devem contar com rede de referência para internações, seja ela própria, em consórcios ou via regulação de leitos (municipal ou regional).

Municípios e regiões com alta demanda para tratamento de crianças e adolescentes devem ter unidades específicas para atendimento dessa população, que atendam às especificidades determinadas pelo ECA, entre elas: acompanhamento presencial por responsável legal durante toda a internação, privacidade e medidas que assegurem a proteção da integridade da criança e adolescente.

As vagas ("leitos") em hospitais-dia são destinadas aos pacientes com transtornos mentais que necessitem de acompanhamento semi-intensivo. Nesses serviços, os pacientes ficam sob os cuidados da unidade durante o dia e retornam diariamente para suas casas. São, portanto, uma assistência intermediária entre a internação e o atendimento ambulatorial e devem proporcionar tratamento multiprofissional visando à retomada do seguimento extra-hospitalar.

ESTRATÉGIAS DE DESINSTITUCIONALIZAÇÃO E REABILITAÇÃO PSICOSSOCIAL

As estratégias de desinstitucionalização e reabilitação psicossocial incluem os Serviços Residenciais Terapêuticos (SRT) e o Programa de Volta para Casa (PVC). As SRT são moradias assistidas, inseridas na comunidade, destinadas a acolher e cuidar das pessoas com transtornos mentais graves e persistentes, sem suporte social e familiar. São destinadas, preferencialmente, para pacientes que passaram por internações prolongadas, mas podem também receber outras pessoas com transtornos mentais graves em situação de vulnerabilidade.

O PVC foi criado pela Lei federal n. 10.708/2003 e tem como objetivo promover os direitos civis, a autonomia e o exercício de cidadania dos beneficiários, envolvendo também as famílias dos pacientes. Oferece auxílio financeiro, após internações psiquiátricas de longa permanência (mínimo 2 anos) em hospitais psiquiátricos e hospitais de custódia. O valor do auxílio é entregue diretamente ao beneficiário, exceto quando este não se apresenta capaz de exercer pessoalmente os atos da vida civil. Nesses casos, o benefício é entregue ao representante legal do paciente.

PARTICULARIDADES DOS CUIDADOS NA INFÂNCIA E ADOLESCÊNCIA

Um princípio fundamental para as políticas de saúde mental é o de que crianças e adolescentes são sujeitos de direitos, sendo, conforme determinado pelo ECA, "dever da família, da comunidade, da sociedade em geral e do Poder Público assegurar, com absoluta prioridade, a efetivação dos direitos das crianças e adolescentes [...]", entre eles o "acesso integral às linhas de cuidado voltadas à saúde da criança e do adolescente, por intermédio do SUS [...]".

A Raps tem, portanto, papel central nos cuidados da saúde mental de crianças e adolescentes. Contudo, para que o cuidado integral se efetive é imprescindível um modelo de atenção articulado intersetorialmente e que inclua saúde, educação, assistência social, Conselho Tutelar, Ministério Público da Infância e Adolescência e outros atores que compartilham a responsabilidade do cuidado da criança e do adolescente. A escola, que tem papel fundamental na educação e socialização das crianças e adolescentes, pode também atuar de maneira significativa na promoção de fatores protetivos, na detecção de fatores riscos, no estabelecimento de políticas de inclusão e na redução de prejuízos decorrentes dos transtornos mentais. A assistência social é essencial para oferecer o suporte a crianças, adolescentes e famílias e, assim, minimizar fatores de risco relacionados ao contexto social. Seu trabalho é particularmente necessário nos casos de ocorrência de maus-tratos, crianças em situação de rua ou acolhimento institucional. Nessas situações, o trabalho conjunto com o Conselho Tutelar, Vara da Infância e Juventude e Ministério Público também é indispensável para garantir os direitos de crianças e adolescentes em situação de vulnerabilidade.

Seguindo essa lógica de cuidado, o Ministério da Saúde inclui entre os princípios da Política Nacional de Saúde Mental Infantojuvenil os conceitos de:

- **Acolhimento universal**, que preconiza que todas as demandas sejam recebidas, ouvidas e respondidas, entendendo que o próprio acolhimento é uma forma de cuidado, e que este pode levar a diferentes tipos de encaminhamentos.
- **Encaminhamento implicado e corresponsável**, que orienta o profissional que está em contato com a criança/adolescente a se incluir no processo de encaminhamento e promover o acompanhamento do caso até sua inclusão em outro serviço.
- **Construção permanente da rede e da intersetorialidade**, que inclui no escopo do trabalho de cada serviço a articulação com os demais setores e serviços, inclusive aqueles oferecidos pela própria comunidade no território.

A IMPLEMENTAÇÃO DA REDE DE ATENÇÃO PSICOSSOCIAL E SEUS DESAFIOS

No Brasil, o processo de estruturação das políticas de saúde mental esteve estreitamente relacionado à Reforma Psiquiátrica; à criação do SUS, na Constituinte de 1988; e às mudanças sociais e culturais que ocorreram na sociedade brasileira nesse período. No final da década de 1980, houve a criação do primeiro Caps e as primeiras intervenções em hospitais psiquiátricos que buscaram a desinstitucionalização de pacientes internados em más condições. Em 1989, foi proposto o projeto de lei que deu origem à Lei federal n. 10.216, sancionada em 2001. Essa lei, que determina os direitos das pessoas com transtornos mentais, é considerada um marco, pois, além de estabelecer a Política Nacional de Saúde Mental, redirecionou a assistência em saúde mental, modificando as linhas de financiamento e contribuindo para a expansão de serviços de base comunitária e a redução de leitos psiquiátricos no país.

Ao final de 2010, dando continuidade ao processo de estruturação do SUS, foram estabelecidas as Redes de Atenção à Saúde (RAS). Por definição, as RAS: "são arranjos organizativos de ações e serviços de saúde, de diferentes densidades tecnológicas, que, integradas por meio de sistemas de apoio técnico, logístico e de gestão, buscam garantir a integralidade do cuidado". No contexto das RAS, a Rede de Atenção Psicossocial (Raps), definida pela Portaria GM/MS n. 3.088/2011, destinada aos cuidados com a saúde mental, foi considerada uma das redes temáticas prioritárias. Nesse período, também foram estabelecidas as regiões de saúde, articuladas de forma supramunicipal, de acordo com a disponibilidade de serviços de saúde em uma dada região, tendo como objetivo reduzir a fragmentação e aumentar a eficiência do sistema de saúde.

Desde então, houve avanços significativos em relação à implementação e à estruturação da Raps. No entanto, ainda existem múltiplos obstáculos para que seja garantido o acesso e a integralidade do cuidado a crianças e adolescentes com transtornos mentais. O subfinanciamento crônico do SUS, fatores políticos, a complexa articulação necessária nas negociações interfederativas e a falta de dados e indicadores sobre o sistema de saúde são alguns dos desafios para a ampliação e melhora da qualidade dos cuidados ofertados pela Raps.

No Brasil, como em outros lugares do mundo, é evidente a escassez de serviços para o atendimento em saúde mental e, especialmente, para o atendimento de crianças e adolescentes. Em todo o país, existem 5.568 municípios, além do Distrito Estadual de Fernando de Noronha e do Distrito Federal. No entanto, há somente 2.795 Caps e, entre eles, somente 275 Cap i. Mesmo no setor privado, os serviços especializados geralmente se concentram nas grandes cidades e são inacessíveis para a maior parte da população A situação é ainda mais preocupante se considerarmos a distribuição geográfica desigual, a falta de profissionais capacitados, a permanência de estruturas hospitalares inadequadas e a falta de mecanismos claros para a articulação entre os diferentes serviços e setores. Consequentemente, a maior parte das crianças e adolescentes com transtornos mentais permanece desassistida. Estudo realizado em 2011 com amostras representativas de crianças e adolescentes de 4 cidades brasileiras de até 30 mil habitantes, de 4 regiões do país, identificou que somente 19,2% das crianças diagnosticadas com algum transtorno mental haviam utilizado um serviço de saúde mental no último ano. Taxas semelhantes foram encontradas em amostras comunitárias de São Paulo e Porto Alegre, avaliadas entre 2010 e 2011.

Dessa forma, para que o cuidado integral em saúde mental seja garantido, o investimento nos diferentes eixos de atenção é urgente. Na atenção primária, a capacitação em saúde mental de profissionais não especialistas, disponíveis em maior número, pode ampliar o acesso à assistência. Já para o atendimento de indivíduos com problemas graves, especialmente em regiões menos favorecidas, é fundamental o aumento do número de Caps i e a formação de profissionais especializados. Assim como é também necessário o aumento de leitos hospitalares que ofereçam atendimento para pacientes em situações de urgência/emergência.

Embora ainda existam preocupações com o retorno de políticas asilares, é importante destacar que a falta de leitos hospitalares para atendimentos de situações de crise expõe os pacientes ao risco de ocorrerem manejos inadequados, situações de violência e violações de direitos. Além disso, a melhor integração dos serviços que compõem a Raps com fluxos claramente estabelecidos e o uso de intervenções baseadas em evidências científicas também podem melhorar a efetividade das ações.

Ainda, investimentos em pesquisas científicas podem trazer contribuições significativas através, por exemplo, da avaliação do custo-efetividade das intervenções ofertadas, do desenvolvimento de intervenções escaláveis que possam ampliar o acesso à saúde mental e do aprimoramento de indicadores sobre o sistema de saúde. Além disso, a participação ativa de indivíduos com "experiência vivida" em diferentes âmbitos tem se mostrado cada vez mais relevante para a melhora na qualidade do cuidado. Ademais, é importante que existam medidas que busquem minimizar outras barreiras como a falta de conhecimento sobre os transtornos mentais por parte da população e o estigma relacionado aos transtornos mentais.

CONCLUSÕES

Nas últimas décadas, houve avanços significativos em relação à estruturação do sistema de saúde mental brasileiro, especialmente se considerarmos o contexto de um país de renda média com dimensões continentais. Hoje, a Rede de Atenção Psicossocial é um exemplo de rede de saúde mental orientada para a comunidade, com acesso universal e que conta com um sistema coordenado de serviços que inclui atenção primária, atenção especializada, atenção residencial de caráter transitório, atenção de urgência e emergência, atenção hospitalar e estratégias de desinstitucionalização e reabilitação psicossocial.

No entanto, apesar desses progressos, ainda existem grandes desafios a serem enfrentados. Nesse contexto, o aumento de investimentos em saúde mental e a articulação de setores governamentais, comunidade científica e sociedade civil serão fundamentais para assegurarmos o cuidado integral de saúde mental para crianças e adolescentes.

DICAS DO ESPECIALISTA

- Além da garantia ao acesso a tratamentos efetivos, medidas que considerem os determinantes sociais da saúde e que visem à promoção da saúde e à prevenção de transtornos mentais serão necessárias para assegurar o cuidado integral à saúde mental.
- A capacitação em saúde mental de profissionais não especialistas pode não só ampliar o acesso a intervenções psicossociais, mas também promover vínculos na comunidade e reduzir o estigma relacionado aos transtornos mentais.
- A participação de pessoas com "experiência vivida" deve se dar em diferentes âmbitos, incluindo o projeto, a implementação e a avaliação da qualidade dos serviços de saúde mental.

SUGESTÕES DE LEITURA

1. Brasil. Lei n. 10.216, de 6 de abril de 2001. Dispõe sobre a proteção e os direitos das pessoas portadoras de transtornos mentais e redireciona o modelo assistencial em saúde mental. Brasília, DF; 2001.
2. Brasil. Ministério da Mulher, da Família e dos Direitos Humanos. Estatuto da Criança e do Adolescente: Lei n. 8.069, 13 de julho de 1990. Brasília, DF; 2022.
3. Brasil. Ministério da Saúde. Gabinete do Ministro. Portaria n. 3.088, de 23 de dezembro de 2011. Institui a Rede de Atenção Psicossocial para pessoas com sofrimento ou transtorno mental e com necessidades decorrentes do uso de crack, álcool e outras drogas, no âmbito do Sistema Único de Saúde (SUS). Brasília, DF; 2011.
4. Fatori D, Salum GA, Rohde LA, et al. Use of mental health services by children with mental disorders in two major cities in Brazil. Psychiatr Serv. 2019;70(4):337-41.
5. Onocko-Campos RT. Mental health in Brazil: strides, setbacks, and challenges. Cad Saude Publica. 2019;35(11):e00156119.
6. Patel V, Saxena S, Lund C, et al. Transforming mental health systems globally: principles and policy recommendations. Lancet. 2023;402(10402):656-66.
7. Paula CS, Bordin IA, Mari JJ, et al. The mental health care gap among children and adolescents: data from an epidemiological survey from four Brazilian regions. PLoS One. 2014;9(2):e88241.
8. Sampaio ML, Bispo Júnior JP. Towards comprehensive mental health care: experiences and challenges of psychosocial care in Brazil. BMC Public Health. 2021;21(1):1352.
9. Trapé TL, Campos RO. The mental health care model in Brazil: analyses of the funding, governance processes, and mechanisms of assessment. Rev Saude Publica. 2017;51(0):19.

PARA SABER MAIS

- Brasil. Ministério da Saúde. Atenção psicossocial a crianças e adolescentes no SUS: tecendo redes para garantir direitos. Brasília, DF; 2014.
- Brasil. Ministério da Saúde. Secretaria de Atenção Primária à Saúde. Departamento de Ações Programáticas. Instrutivo Técnico da Rede de Atenção Psicossocial (Raps) no Sistema Único de Saúde (SUS). Brasília, DF; 2022.
- Marchionatti LE, Rocha KB, Becker N, et al. Mental health care delivery and quality of service provision in Brazil. SSM – Mental Health. 2023;3:100210.

Índice remissivo

E

F

G

H

I

L

M

U

V